W0256186

HANDBUCH DER GEISTESKRANKHEITEN

BEARBEITET VON

K. BERINGER · K. BIRNBAUM · A. BOSTROEM · E. BRAUN · A. v. BRAUNMÜHL
O. BUMKE · H. BÜRGER · H. CREUTZFELDT · J. L. ENTRES · G. EWALD
E. GAMPER · F. GEORGI · H. GRUHLE · E. GRÜNTHAL · J. HALLERVORDEN
A. HAUPTMANN · A. HOMBURGER · F. JAHNEL · W. JAHRREISS · A. JAKOB
H. JOSEPHY · V. KAFKA · E. KAHN · F. KEHRER · B. KIHN · H. KORBSCH · E. KRETSCHMER · E. KÜPPERS · J. LANGE · W. MAYER-GROSS · F. MEGGENDORFER · K. NEUBÜRGER · P. NITSCHE · B. PFEIFER · F. PLAUT · M. ROSENFELD · W. RUNGE
H. SCHARFETTER · K. SCHNEIDER · F. SCHOB · W. SCHOLZ · J. H. SCHULTZ · H. SPATZ
W. SPIELMEYER · J. STEIN · G. STEINER · G. STERTZ · W. STROHMAYER · R. THIELE
W. VORKASTNER · W. WEIMANN · A. WETZEL · K. WILMANNS · O. WUTH

HERAUSGEGEBEN VON

OSWALD BUMKE

MÜNCHEN

DRITTER BAND

ALLGEMEINER TEIL III

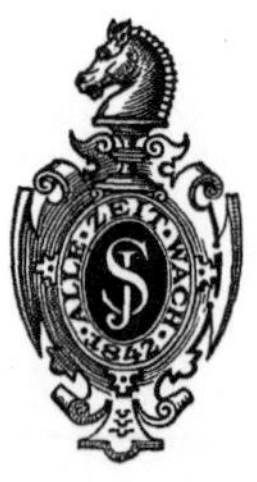

BERLIN
VERLAG VON JULIUS SPRINGER
1928

ALLGEMEINER TEIL

DRITTER TEIL

KÖRPERLICHE STÖRUNGEN

BEARBEITET VON

F. GEORGI-BRESLAU · V. KAFKA-HAMBURG
E. KÜPPERS-FREIBURG I. BR. · M. ROSENFELD-ROSTOCK
O. WUTH-MÜNCHEN-KREUZLINGEN

MIT 77 ABBILDUNGEN

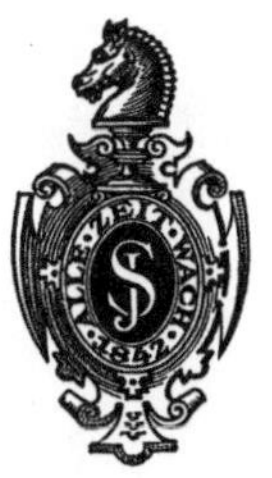

BERLIN
VERLAG VON JULIUS SPRINGER
1928

ISBN-13:978-3-642-88992-9 e-ISBN-13:978-3-642-90847-7
DOI: 10.1007/978-3-642-90847-7

SOFTCOVER REPRINT OF THE HARDCOVER 1ST EDITION 1928

Inhaltsverzeichnis.

Körperbau und seelische Anlage.

Von

F. GEORGI

Breslau.

Mit 23 Abbildungen.

Das Problem „Körperbau und seelische Anlage" gehört zu den Fragen, die seit dem Altertum Ärzte, Philosophen und Laien mehr als alle anderen im Rahmen dieses Handbuchs besprochenen Gebiete beschäftigt haben. Kaum ein anderes medizinisches Problem ist im Laufe der Jahrhunderte so wie dieses immer wieder in den Mittelpunkt des Interesses gerückt, hat zeitweise über die engeren Fachgenossen hinaus in allen Kreisen Interesse erregt, um nach mehr oder weniger längerer Zeit wieder in völlige Vergessenheit zu geraten. Man darf dem im übrigen nicht mit Unrecht viel geschmähten LAVATER darin wenigstens beistimmen, wenn er für die Popularität der Körperbaufrage den Umstand verantwortlich macht, „daß die Physiognomik alle Menschen täglich leitet, daß, wie SULZER sagt, jeder Mensch, er mag es wissen oder nicht, etwas von der Physiognomik versteht, daß nicht ein lebendiges Wesen ist, welches nicht aus dem Äußeren auf das Innere, wenigstens nach seiner Art, Schlüsse macht, nicht von dem, was in die Sinne fällt, das beurteilt, was nicht in die Sinne fallen kann."

Auch heute stehen wir in der Gesamtmedizin unverkennbar in dem Zeichen einer solchen Phase, in der unter neuen Gesichtspunkten im Rahmen der Konstitutionsforschung der Habitus in ursächliche Beziehung zu Krankheiten verschiedenster Art gesetzt wird. In der Psychiatrie speziell war es KRETSCHMER, der 1921 als erster umfassend die Beziehungen des Körperbaues zu psychisch abnormen Reaktionsweisen studierte, um dann auf Grund der Befunde bei Geisteskranken in neuer, prägnanter Form die Bedeutung des Körperbaues für die seelische Anlage ganz allgemein darzutun.

Bei dem Schiffbruch, den bisher alle Deutungen eines psychophysischen Parallelismus erlitten, soweit sie besonders Habitusmerkmale als Symbol für seelische Eigenart aufzustellen suchten, ist es ohne weiteres verständlich, daß auch der modernen „Typendiagnostik" von psychiatrischer wie internistischer Seite starkes Mißtrauen entgegengebracht wird. Da wir noch mitten im Kampf der Meinungen stehen, erscheint eine abschließende lehrbuchmäßige Darstellung dieses Fragekomplexes kaum möglich. Es wird vielmehr auf Grund einer Gegenüberstellung alter und neuer Lehren darzustellen sein, inwiefern sich die heutigen Anschauungen, von Spekulationen und Phantastereien früherer Lehren befreit, bei anfänglich intuitiver Erfassung, auf wissenschaftlicher Grundlage aufbauen.

A. Historische Vorbemerkungen.

Unabhängig von den Unterlagen, die jedem Jahrhundert zur wissenschaftlichen Bearbeitung der Frage nach den Beziehungen zwischen Körperbau und seelischer Art zur Verfügung standen, können wir ganz allgemein 3 Epochen unterscheiden. In der ersten — etwa bis 500 v. Chr. — liegt das Hauptinteresse auf dem Seelischen, das Körperliche wird als Ausdruck zu seiner Ergründung herangezogen. Schon die alten Inder glaubten das Gefühlsleben auf Grund äußerlicher Merkmale erkennen zu können. Sie achteten nicht nur auf die Art des Knochengerüsts, des Körperumfanges usw., sondern bereits auf Größe der Genitalien, auf Beschaffenheit von Haar und Stimme und unterschieden danach z. B. bei Männern 3 Typen, die sie symbolisch „den Hasen, den Ochsen und das Pferd" benannten. Auch bei den Arabern scheint (s. Weichbrodt) der Habitus als Ausdruck seelischen Verhaltens weitgehend berücksichtigt worden zu sein. Nicht anders ist wohl z. B. eine Überlieferung zu verstehen, nach der ein Araberkönig durch Abgesandte ein Bild von Moses malen ließ, um aus diesem durch seine Weisen den Charakter zu ergründen. Daß eine „Fehldiagnose", also die falsche Beurteilung des Charakters auf Grund des hergestellten Bildes den König überraschte, dürfte wohl darauf hinweisen, wie eingewurzelt die Idee eines „psychophysischen Parallelismus" schon zu jenen Zeiten war. Auch in der Kunst der alten Ägypter finden sich nach Carus vor allem in der variierenden Darstellung des Schädels Anzeichen, die auf die Bedeutung hinweisen, die man derartigen Abweichungen als Ausdruck eines besonderen Wesens, einer besonders gearteten Persönlichkeit zuschrieb.

Mit dem Einsetzen der hellenistischen Epoche sehen wir einen Wandel in den Anschauungen eintreten. Das Psychische trat in den Hintergrund, die Krasenlehre, die neuentdeckte Humoralpathologie beherrschte jahrhundertelang alle Kreise; eine Temperamentenlehre konnte sich nur in ihrem Schlepptau bewegen — dem individuellen Körperbau wurde wenig Beachtung geschenkt, das Primäre und Wichtigste war die Säftemischung. So entstand auf Grund einer Dyskrasie, einer falschen Säftemischung durch Überfluß an gelber Galle das cholerische, durch schwarze Galle das melancholische, durch Überwiegen von Blut das sanguinische und durch das Vorherrschen von Schleim das phlegmatische Temperament. Beziehungen dieser Dyskrasien und Temperamente zur äußeren Konfiguration wurden zunächst vernachlässigt. Erst Galen schließt den Ring, indem er den 4 Temperamenten als weiteren Ausdruck andeutungsweise verschiedene Körperbautypen zuordnet. Beim Überwiegen der gelben Galle spricht er von einem straffen Körperbau, von lebhafter Durchblutung, bei schwarzer Galle von Hagerkeit, einer dunklen Haut und einem düsteren Blick, beim Vorherrschen des „Blutes" von einem frischen Aussehen, während dem 4. Typ (Schleim) ein stumpf-blaß-aufgeschwemmtes Aussehen zukommen soll.

Derartigen Auffassungen begegnen wir noch weit ins Mittelalter hinein, soweit nicht noch primitivere Vorstellungen Platz greifen. Dazu sind die Anschauungen eines Bartholomäus Coclitus von Bononien (1530) zu rechnen, der dickes großes Haar auf dem Haupt als ein untrügliches somatisches Kennzeichen eines unkeuschen Menschen mit gutem Gedächtnis, Trägheit und Wunderlichkeit anspricht. Er übertrifft damit an Naivität sogar noch die Diktion des vielfach als Urvater der Konstitutionsforschung angesprochenen Aristoteles, der u. a. Menschen mit rauhem Haar als mutig pries, da ja auch der Löwe rauhes Haar habe. Ähnlich groteske Beispiele ließen sich beliebig vermehren. Immerhin fällt seit dem Mittelalter trotz der häufig abnormen und mit wunderlichstem Aberglauben durchsetzten Vorstellungen von angeblichen Beziehungen zwischen Körperbaugestaltung und seelischem Verhalten ein neuer Umschwung auf, der das Seelische wieder in den Mittelpunkt rückt. So ist es nicht verwunderlich, daß nach den Ausführungen, wie sie u. a. durch den Theologen Thomas von Aquino verbreitet wurden, der „die ernährende und wachstumbedingende Tätigkeit des Körpers ebenso der Seele wie die bewegende, auffassende und erkennende zuwies", die Idee allmählich Platz griff, daß das Individuelle jeder seelischen Anlage sich in einer besonderen Gestaltung des Körpers kund tun müsse. Aber auch dieser Gedanke wurde nicht konsequent verfolgt, sondern lieferte im allgemeinen lediglich einen Deckmantel für Aberglauben, Wahrsagekunst u. ä. Unternehmungen, wie sie sich als Physiognomik der Hand, der Chiromantie namentlich im 15. und 16. Jahrhundert ungehindert ausbreiten konnten. Es fehlte immerhin schon damals nicht an warnenden Stimmen, die wie LEONARDO DA VINCI ein derart pseudowissenschaftliches Treiben als „Chimäre", die jedes „wissenschaftlichen Fundaments ermangele", bezeichneten.

Nach den Aufzeichnungen von CARUS, über dessen Schriften noch eingehender zu berichten ist, scheint vom Mittelalter bis ans Ende des 18. Jahrhunderts nur ein Gelehrter, der sich mit Physiognomik beschäftigt, der Neapolitaner JOHANN BAPTISTA PORTA (16. Jahrhundert) ernstlich erwähnenswert, da er seine physiognomischen Studien auf den *gesamten* Bau des Menschen ausdehnte. „Erwähnt man (nach CARUS) seine wenn auch in dunkler Zeit mit vielem Wunderlichen und Irrigen vermischten Betrachtungen, erkennt man, wie er von der Gesamtbildung ausgeht und die Bedeutung deren verschiedener Verhältnisse bespricht und sieht man dann, wie nichts seiner Betrachtung entgeht, wie er bemüht ist, in allem eine gewisse *seelische* Bedeutung nachzuweisen, wie er vom Kopf und Kopfhaar anfängt, dann alle Teile des Antlitzes, des Stammes, der Glieder (usw.) durchgeht, so bekommt man eine wahre Achtung vor einem Geiste, welcher in einer im allgemeinen so wenig wissenschaftlichen Zeit einen großen Gedanken erfassen, verfolgen und in dieser Weise aussprechen konnte."

Entfacht durch den Enthusiasmus des Züricher Predigers JOHANN KASPAR LAVATER, wird die Physiognomik am Ende des 18. Jahrhunderts wieder im wahrsten Sinne des Wortes populär. In 4 Bänden — physiognomische Fragmente — schildert LAVATER in rascher Folge (1775—1778) die Seele, wie er sie aus dem Äußeren des Menschen, aus Kopfform und Gesicht intuitiv erkennt. „Das Gesicht ist der Spiegel der Seele." „So widersprechend die Urteile über ein und dieselbe Gestalt seien, so gebe es doch gewisse Extreme (gewisse Gestalten, Physiognomien usf.), von denen alle Menschen, die nicht augenscheinlich toll seien, dasselbe Urteil fällten." In seiner temperamentvollen unkritischen Art schießt LAVATER weit übers Ziel, richtet auf intuitiv erfaßtem Anschauungsmaterial ohne sachliche Argumente ein Gebäude auf, das nach anfänglicher Begeisterung bald das Gespött seiner Mitwelt wurde. So erachtet SCHILLER, trotzdem er eine organische Grundlage der ganzen Physiognomik für möglich hält, LAVATER für einen leeren Schwärmer, und GOETHE, der ihn zunächst als das „größte, weiseste, innigste aller sterblichen und unsterblichen Wesen", das er kannte, bezeichnet, spricht als 39jähriger ein nicht mißzuverstehendes cavete aus.

Auch den um 17 Jahre jüngeren GALL (1758—1828) trifft ein gleiches Schicksal, obwohl er zunächst mit mehr Kritik und wissenschaftlich weit besseren Unterlagen ans Werk geht, wie sein Vorgänger. Schon als Schüler ein scharfer und kritischer Beobachter, vergleicht er Schädelbau und geistige Verfassung seiner Mitschüler. Nach anatomischen Studien wurden dann die Beziehungen und Auswirkungen des Gehirns und dessen Form auf den knöchernen Schädel untersucht. Bei dem Bestreben, über diese sachlichen Feststellungen hinaus eine Organologie (von GALLS Schüler SPURZHEIM Phrenologie benannt) in größtem Ausmaß zu schaffen, verfiel auch GALL der leeren Spekulation. Zunächst wird noch vorsichtig einer bestimmten seelischen Veranlagung eine festumrissene Körperbeschaffenheit zugeschrieben; so zeichnet sich der Choleriker, der Tätige, Lebhafte, Reizbare u. a. durch mäßige Fülle, scharfe ausdrucksvolle Züge, schwarzes Haar, dunkle Augen und gelbbraune Haut aus, während der Melancholiker kleine Muskeln, feine Züge, ein blasses und weiches Gesicht und zarte Haut besitzt; der Phlegmatiker wird durch eine große Unterleibshöhle, schlaffe Haut und helles Haar charakterisiert, der Sanguiniker endlich besitzt bei allgemein ausgesprochenen Körperformen vor allem eine große Brusthöhle, massige Körperfülle, rostbraune Haare und ein frisches Gesicht. Mag hier bei intuitiver Erfassung neben vielen Irrtümern manch guter Kern stecken — besonders wenn wir in Rechnung ziehen, daß im allgemeinen noch die griechische Temperamentenlehre übernommen ist — so geht im folgenden, z. B. der willkürlichen Einteilung des Gehirns in Quadrate und Kreise mit Abteilungen für Kindesliebe, Diebessinn, Gewissen usf., jeder annehmbare Maßstab verloren.

Eine große Reihe unkritischer Schüler und Dilettanten sorgten in der Folge dafür, daß der letzte Rest der Gallschen Leitidee, soweit sie überhaupt aus dem Wust von phantastischer Spekulation noch ersichtlich war, begraben wurde.

Erst von dem der Leipziger Fakultät angehörenden vergleichenden Anatomen und Physiologen Karl Gustav Carus (1789—1869) wurde das Leib-Seele-Problem einem für diese Zeit kritischen Studium unterzogen. In seinem 1856 erschienenen Buche: „Symbolik der menschlichen Gestalt" hält Carus nach historisch-kritischer Würdigung seiner Vorgänger selbst den Zeitpunkt für gekommen, wo es, „da das Material der naturhistorischen und physiologischen Beobachtung des Menschen so ins Ungeheure sich gehäuft hatte, als eine empfindliche Lücke erscheinen mußte, daß es immer noch an einem wirklichen Gesamtwerke über die menschliche Gestalt fehlte; an einem Werke, welches von allgemeinen Proportionen der verschiedenen menschlichen Individualitäten ausging, welches selbst die Substanz des Organismus in Anschlag brachte und welches endlich alle besonderen Gegenden des menschlichen Wunderbaues hinreichend in Betrachtung nehme, um auszusprechen und darzulegen, was irgendwie über die psychische Bedeutung aller seiner Abweichungen und Besonderheiten genügende Auskunft zu bieten imstande war". Damit hatte Carus nicht nur seine eigene Fragestellung umrissen, sondern er hielt auch seine Versprechungen in ganz außergewöhnlicher Weise.

Wollte man Carus in gleichem Atem mit Lavater, Gall und ihren Anhängern nennen, so würde dies fast dem Gleichsetzen moderner konstitutioneller Forschungsergebnisse mit den in unseren Augen von phantastischen Spekulationen durchsetzten Bemühungen der Phrenologen entsprechen. Carus selbst trennt seine Ergebnisse scharf von allen seinen Vorgängern, wenn er schreibt, daß „alle früheren physiognomischen Versuche von Aristoteles bis auf Porta und Gall ... sich keines großen Resultates versehen konnten, da von einer wissenschaftlichen Entwicklungsgeschichte, einer begründeten physiologischen Symbolik so gut wie keine Ahnung bestand". Seine „Symbolik" schrieb Carus am Ende seiner wissenschaftlichen Laufbahn, die durch eine Reihe ernster anatomischer, vergleichend anatomischer und vergleichend pathologischer Studien ausgezeichnet war. Dementsprechend gründete sich seine Temperamentenlehre nicht auf einer intuitiven Erfassung der Körperbauverhältnisse, sondern fußte auf umfangreichen Studien über die Maßverhältnisse des menschlichen Skeletts. Bemerkenswert ist, daß Carus, ähnlich den Bestrebungen einer Reihe moderner Konstitutionsforscher (vgl. Florschütz, Rautmann, I. Bauer, Brugsch u. a.), die „Normalwerte" für Größe, Gewicht, Brustumfang, Herzgröße usf. aufzustellen suchten, als erste Aufgabe nach Feststellung gewisser Proportionen innerhalb des Skelettbaues eine „*rein mittlere*, sozusagen abstrakt menschliche Bildung" in Erwähnung zog und dann erst auf „die wesentlichsten

Bildungsabweichungen von dieser Mitte, d. h. auf individuelle menschliche Gestalten und deren symbolische Bedeutung für jegliche Art von Konstitution, Temperament und geistige Anlage . . . ausging".

Aber die Maße sind ihm nicht die einzige Handhabe zur „symbolischen Betrachtung", er gründet seine Anschauung vielmehr auf die Resultate dreier verschiedener Untersuchungsmethoden, die an sich heterogen zum gleichen Schluß führen sollen, „indem er einmal messend verfährt (Organoskopie), indem er ein anderes Mal die Oberfläche genau, je nach dem Charakter der ihr eigentümlichen ‚Modellierung' beschreibt (Physiognomik) und endlich, indem er diejenigen Umstimmungen der äußeren Form, welche nicht von ursprünglicher Bildung, sondern von der Art der Lebensführung abhängen, besonders ihrer Bedeutung nach berücksichtigt (Pathognomik)". Man glaubt KRETSCHMER zu hören, wenn CARUS treffend weiterhin bemerkt, „daß auch eine solche wissenschaftliche *Symbolik* in ihrer Anwendung nie eines richtig vermittelnden Gefühls, eines feineren Takts, welcher selbst angeboren sein muß, ermangeln kann, kurz, daß sie wie viele Wissenschaften in ihrer Anwendung gewissermaßen zugleich *zur Kunst* werden müsse. Der organische Bau des Menschen enthält neben der großen Macht des Rationalen so viel ganz unerläßliches Irrationales, daß nicht Wägen, Messen und Zählen allein ausreichen. Nur eine gewisse Übersicht und allgemeine Erwägung, nur eine feinere Fühlung des Übereinstimmenden und Nichtübereinstimmenden, das Mehr und Weniger wird es sein, wodurch die wirkliche Anwendung der Grundsätze wissenschaftlicher Symbolik zu einer wahren Geltung gelangen kann, wodurch sie aber auch dann imstande sein wird, der Grundpfeiler dessen zu werden, was dem Menschen zu seinem Weltleben das Unentbehrlichste bleibt, der Menschenkenntnis." Bemerkenswert, wie CARUS vor Aufstellung seiner 5 Konstitutionsgruppen (I. cerebrale, sensible und athletische Konstitution, II. phlegmatisch-asthenische Konstitution, III. plethorische [arterielle, venöse], böotische, pneumatische, cholerische Konstitution, IV. chlorotische, phthisische, atrophische und lymphatische Konstitution, V. laszive und sterile Konstitution), denen er 6 Temperamentsanlagen (I. cholerisches oder energisches Temperament, II. phlegmatisches, III. sanguinisches, IV. melancholisches, V. psychisches und VI. elementares Temperament) in für uns noch in vieler Hinsicht unbefriedigender Weise gegenüberstellt, bereits Einwänden von selbst Rechnung trägt, die gerade heute stark umstritten sind. Nach der schon von ihm erkannten Tatsache, daß Frauen weit schwieriger als Männer in konstitutionell-typologischer Beziehung zu klassifizieren sind, meint er, daß es „übrigens am Tage liege, daß bei Beurteilung der Typen *das Alter* mit in Anschlag gebracht werden müsse, da mit jedem späteren zunehmenden Jahre das Widersprechende der Bildung immer mehr sich steigere". In gewissem Gegensatz auch zur gegenwärtigen Auffassung steht ein von CARUS angeführtes Beispiel des Erscheinungswechsels von Körperkonstitution und Temperamentsanlage: „einen solchen Übergang zeigte z. B. Napoleon, von der Eigentümlichkeit des jungen femininen Korsen zum Embonpoint, des ruhigeren, aber despotischen Kaisers bis zur kranken und trüben Aufgedunsenheit des Verbannten auf St. Helena". Obwohl wir innerhalb der von CARUS aufgestellten Konstitutionstypen die später zu besprechenden Typen KRETSCHMERS unschwer erkennen können, kann namentlich, wie erwähnt, in der Zuordnung der Temperamente seiner Lehre in vielen Einzelheiten heute keine Gefolgschaft mehr geleistet werden. Eine Reihe von Beobachtungen und die ganze Einstellung zu dem Problem sind, wie auch folgende Beispiele im Vergleich mit den späteren Erörterungen zeigen sollen, aber doch derart treffend, daß CARUS ohne Übertreibung als *der wissenschaftliche Begründer* der Lehre von Körperbau und seelischer Anlage bezeichnet werden darf. So sind schon für Carus neben den Körperformen der Brustumfang und die „Breite der Schultergegend" wichtig; sind sie ausgesprochen entwickelt, so spricht er von „pneumatischer Konstitution" (pyknisch) und sanguinischem Temperament (zyklothym), besteht „außerdem noch sehr muskulöse Entwicklung dieser Gegend, so ist u. a. eine athletische Konstitution mit cholerischem, d. h. „energischem" Temperament vorhanden. Dagegen soll „wirkliche Verkümmerung der Brustgegend immer gestatten, auf phthisische, chlorotische oder asthenische Konstitution (Vorläufer von Stiller) und dementsprechend u. a. auf ein elementares Temperament zu schließen. Endlich muß bei der Beckengegend zunächst darauf Rücksicht genommen werden, ob sie in Wahrheit dem Geschlechte, an welchem wir sie beobachten, angemessen erscheint oder nicht. Ist sie diesem Charakter unangemessen, so wird sie allemal auf Herabsetzung ihrer Geschlechtsbedeutung hinweisen ... weibisch breite Hüften am Manne werden ebenso auf mehr sterile Konstitution (dysplastische Formen Kretschmers) hinweisen, wie dürftige und zusammengezogene beim Weibe."

Was schließlich schon bei Carus im Zusammenhang mit den übrigen Konstitutionsmerkmalen den Embonpointtyp und seine Temperamentenanlage betrifft, so hebt Carus „bei vorhandener feiner Schärfe, geistiger Auffassung und Kombination den heiteren und gutmütigen Humor hervor, dem sich öfters noch jenes Saillante zugeselle, welches dem Gourmand und Lebemann wieder eine gewisse Liebenswürdigkeit verleihe, wie es von Shakespeare in unsterblicher Weise im Bilde des edlen Sir John Falstaff dargestellt worden ist".

Derartige Beispiele, die wie das letzte in groben Umrissen eine der heute vor allem geltenden Typen (Pykniker) mit der für ihn charakteristischen seelischen Verfassung schildern, ließen sich noch weitere anführen. Sie zeigen, daß die modernen Anschauungen *hier* anschließen, während z. B. die *nach* Carus am Ende des 19. Jahrhunderts aufgestellten ein für allemal feststehenden, gleichbleibenden Verbrechertypen Lombrosos einen Rückschritt in ihrer einseitigen völlig abwegigen Beurteilung des gesamten Fragekomplexes bedeuten.

B. Allgemeine Konstitutionsfragen.

Erst die Fortschritte der letzten Jahrzehnte auf vererbungswissenschaftlichem und anthropologischem Gebiet eröffnen die Aussicht, eine „Biologie der Person" auch in körperbaulicher Beziehung wissenschaftlich zu betreiben und damit das immer wiederkehrende Bestreben, die Menschen nach sog. konstitutionellen Gesichtspunkten zu klassifizieren, wissenschaftlich zu überwachen. Dabei kann es sich ja auch auf körperbaulichem Gebiet nur darum handeln, nach gewissen Häufigkeitsbeziehungen bestimmte Merkmalsgruppen einzuteilen, da nach dem Stande unserer heutigen Kenntnisse, abgesehen von eineiigen Zwillingen, letzten Endes niemals 2 Menschen die gleiche Konstitution besitzen können.

Gleichzeitig ist zu berücksichtigen, daß der Begriff Konstitution auch heute noch vielfach umstritten ist. Wir werden hier bei den zunächst tabellarisch angeführten, in den letzten Jahrzehnten aufgestellten Konstitutionstypen immer die Frage zu erheben haben, wieviel von den Merkmalspaaren sind ererbt, sind auf die Keimanlage zurückzuführen, sind idiotypisch, autochthon, wieviel sind paratypisch, d. h. von Umweltsfaktoren, von exogenen Kräften bedingt, und, wenn wir einen Schritt weiter gehen, gibt es Zuordnungen dieser rein körperlichen Merkmalsgruppen zu bestimmten seelischen Verfassungen, disponiert diese oder jene Gliederung zu bestimmten seelischen Störungen? Dabei bezeichnen wir mit KEHRER als Disposition die ganz spezifische Bereitschaft, „unter bestimmten alltäglichen oder außergewöhnlichen Lebensbedingungen, bald aus vorwiegend erblicher, bald aus vorwiegend erworbener Anlage in einen krankhaften ... Zustand zu verfallen, dessen Symptome und Verlauf ebenfalls durch individuelle Eigenschaften bestimmt werden".

In einem derart gefaßten Anlagebegriff ist damit nach KEHRER „das Schicksal des Individuums, eine bestimmte Gestalt und bestimmte Funktionen des Körpers und der Seele zu entwickeln, auf alle erdenkbaren Reize der Umwelt in spezifischer Weise zu reagieren, festgelegt". Die nächste Frage nach der Genese einer direkten oder indirekten Koppelung zwischen Körperbau und seelischer Anlage wird bekanntlich durch rein körperliche und psychische Auffälligkeiten bei schwer dysglandulären Störungen (Eunuchoidismus usf., vgl. auch FRANKL-HOCHWART, CUSHING, VAN DER SCHEER u. a.), bis zu einem gewissen Grade erhellt. Darüber hinaus aber „Vermutungen über die Zuordnung bestimmter Teile des großen endokrin-telencephalischen Systems zu diesen seelischen Seinsweisen zu äußern", scheint mir nicht nur mit KEHRER deshalb verfrüht, weil über die Abgrenzung von Charakter und Temperament so wenig Einheitlichkeit herrscht, sondern vor allem auch deshalb, weil infolge unserer noch sehr mangelhaften Kenntnisse der Drüsenfunktionen, deren Verkettung und gegenseitigen Ersetzbarkeit die Möglichkeit einer Entscheidung solcher Hypothesen noch in weiter Ferne liegt.

An dieser Stelle stehen daher weniger die spärlichen naturwisssenchaftlich begründeten Vermutungen über die Art der Verkettung im „Leib-Seele-Problem" in Frage — auf erkenntnistheoretische Fragen soll hier nicht eingegangen werden — es wird vielmehr vor allem die Frage nach dem selbständigen Bestehen von Konstitutions- neben Rassetypen und die Häufigkeitsbeziehung ersterer mit seelischen Merkmalsgruppen zu entscheiden sein.

Sehen wir von den Versuchen ab, die *nicht* wie die hier anzuführenden den Habitus in den Vordergrund ihrer Erwägungen stellen, sondern wie z. B. die von EPPINGER und HESS oder JÄNSCH den Zustand des vegetativen Nervensystems (dessen Funktion wiederum richtungsgebend für die Steuerung des endokrinen Systems und damit indirekt auch für den Körperbau werden kann) zu erfassen suchen, so bleiben einschließlich CARUS folgende konstitutionsphysiologische und -pathologische Einteilungen der letzten 70 Jahre hervorzuheben.

Ein Überblick über die Tabelle 1 lehrt, daß von CARUS bis WEIDENREICH anscheinend regellos von den verschiedensten Gesichtspunkten aus eine Konstitutionsgliederung versucht wurde. Das hängt vor allem damit zusammen, daß namentlich die älteren Autoren schon in ihrer Nomenklatur die von ihnen vermuteten, bis heute noch unbewiesenen Zusammenhänge mit dem Somatopathologischen zum Ausdruck zu bringen suchten. Ein derartiges Vorgehen findet sich ja vor allem bei CARUS, der außerdem noch die von ihm studierten psychopathologischen Beziehungen in seinen Konstitutionsbenennungen (wie z. B. sensible Konstitution) festzulegen sucht. In klarer Einsicht dieses irreführenden Vorgehens hat dann auch KRETSCHMER seinen asthenischen Habitus zugunsten des von ihm gewählten Oberbegriffs „leptosom" fallen lassen; er hat sich damit nachdrücklichst zu der Anschauung der Mehrzahl der jüngeren Konstitutionsforscher bekannt, die unabhängig vom Somato- und Psychopathologischen Konstitutionseinheiten aufstellen, deren späteres rein statistisches Inbeziehungsetzen zu körperlich und psychisch Kranken wissenschaftlich unanfechtbar erscheint.

Tabelle 1.

Übersicht über die wesentlichsten Versuche einer Gliederung der Menschen nach konstitutionellen Gesichtspunkten.[1]

Autoren	I	II	III	IV
1. CARUS 1856	plethorische (arterielle u. venöse) Konstitution	cerebrale, sensible asthenische Konstitution	athletische Konstitution (von CARUS nicht v. II getr.	laszive und sterile Konstitution
2. DE GIOVANNI 1870	plethorischer Habitus	phthisischer Habitus	athletischer Habitus	
3. BENECKE 1881	carcinomatöse und rachitische Konstitution	skrofulöse-phthisische Konstitution		
4. MANOUVRIER 1902	brachyskeler Typ	makroskeler Typ		
5. STILLER 1907	apoplektischer, arthritischer, hypertoner Habitus	asthenisch-atonischer Habitus		
6. (CHAILLON u. MAC AULIFFE) SIGAUD 1908	Type digestive	Type respiratoire	Type musculaire	Type cerebrale
7. VIOLA 1909	makrosplanchnicus, apoplecticus, brachy-Typ	mikrosplanchnicus, longytyp	megalosplanchnicus	
8. KRETSCHMER 1921	pyknischer Habitus	leptosomer Habitus	athletischer Habitus	dysplastischer Spezialtyp
9. PENDE 1922	hypervegetativ, anabolischer Typ	hypovegetativ, katabolischer Typ		
10. ASCHNER 1924	breite Indiv.	schmale Indiv.	mittlere Indiv.	
11. MAC AULIFFE 1925	Type ronde	Type plat.		
12. WEIDENREICH 1927	eurysomer Habitus	leptosomer Habitus		

Sehen wir aber von der Bezeichnungs*form* ab und legen unseren Vergleichungen die ausführlichen Temperamentschilderungen der einzelnen Autoren zugrunde, so heben sich trotz mancher Unklarheiten bei allen Untersuchern unabhängig, ob sie inspektiv oder metrisch vorgingen, mindestens 2 Haupttypen (I und II)

[1] Außer der hier vermerkten Gliederung finden sich seit dem Altertum noch eine Reihe ähnlicher Versuche konstitutioneller Einteilung; es seien genannt: HALLER (1750), HALLE (1797), WALKER (1823), HUTER (1886), STERN (1912), TANDLER (1913), BRYANT (1913), MILLS (1917), BRUGSCH (1918), BAUER (1919), HELLPACH (1922), DAVENPORT (1923), STOCKARD (1923), BEAN (1923), MATTHES (1924), JÄNSCH (1924), FRIEDENTHAL (1925).

heraus, die in ihren Grundzügen auch den ausführlich zu schildernden Kerngruppen KRETSCHMERS (I = pyknisch, II = leptosom) entsprechen. Die extremen Vertreter der beiden Reihen I und II sind von auffallendem Gegensatz. Es dürften diesen nach WEIDENREICH 2 prinzipiell verschiedene Wuchsformen zugrunde liegen. Ist der eine Habitus (I) dick und eher kurz, so ist der andere (II) schwach und eher lang. Sie können somit als die entgegengesetzten Entwicklungsformen einer „sonst einheitlichen Formenreihe" bezeichnet werden. Ob noch weitere Merkmalsgruppen als selbständige Konstitutionstypen Berechtigung haben, ist umstritten. Insbesondere gilt dies von dem Type musculaire SIGAUDS, der in vielem dem KRETSCHMERschen Athletentyp entspricht. WEIDENREICH glaubt diesen, besonders auf Grund der Maßzahlen, lediglich als eine besondere, funktionell bedingte Variante aller möglichen normalen Körperbautypen und nicht als Eigenform ansprechen zu dürfen (s. auch WERTHEIMER).

Auch die in Kolonne IV vermerkten Formen stellen wahrscheinlich nur gewisse, durch gröbere endokrine Störungen bedingte Abweichungen der Haupttypen (vor allem von II) dar. Höchstens in dem Type cerebrale der Franzosen könnte man in gewissen Grenzen einen selbständigen Habitus erblicken, da die für ihn charakteristische Schädelform — kleiner Gesichts- bei besonders stark entwickeltem Gehirnschädel — sowohl mit Typ I wie mit Typ II verbunden, anzutreffen sind.

Innerhalb der in der Tabelle vermerkten Klassifizierungsversuche nehmen aber die KRETSCHMERschen Typen für die hier vorliegenden Fragen eine besondere Stellung ein. So bemerkt WEIDENREICH mit Recht, daß trotz oder gerade bei weitgehender Übereinstimmung der beiden KRETSCHMERschen Haupttypen mit den entsprechenden Habitusbildern von BENEKE, STILLER, VIOLA und SIGAUD KRETSCHMER das Verdienst habe, „das Wesentlichste dieser beiden Formen, die allerdings schon MANOUVRIER klar erkannt hatte, scharf pointiert zu haben". Darüber hinaus war er unter der Reihe dieser Spezialforscher nach CARUS der erste, der in umfassender und neuer Form die von ihm umrissenen Typen in Beziehung zur seelischen Anlage setzte. Inwieweit in dieser Richtung vermutete Korrelationen in der Tat zu Recht bestehen, ob KRETSCHMERS Vorgehen, zunächst die Verhältnisse zwischen Körperbau und psychopathologischen Erscheinungen zu überprüfen, arbeitstechnisch zweckmäßig war, wird nach der hier folgenden Schilderung der KRETSCHMERschen Typen zu erörtern sein.

C. Körperbauuntersuchungen nach KRETSCHMER.

I. Methodik.

Die Beurteilung und Klassifizierung des Körperbaues erfolgt auf Grund dreier, ihrem Wesen nach verschiedener Maßnahmen, deren Ergebnisse sich bei genügender Beherrschung der Methoden einesteils decken, andernteils ergänzen. Es sind dies:

1. Die exakte Beschreibung des gesamten Habitus.
2. Die auf anthropometrischer Grundlage beruhende Messung bestimmter Körperabschnitte und die Berechnung der Proportionen.
3. Die ergänzende Skizze und photographische Registrierung.

Um eine Übersichtlichkeit, vor allem aber eine Vergleichsmöglichkeit der Befunde, die uncharakteristische, nicht treffende oder mehrdeutige Ausdrücke vermeidet, zu erleichtern, hat KRETSCHMER folgende Schemata ausgearbeitet:

Tabelle 2.

Konstitutionsschema I nach Kretschmer:

Name: Diagnose:
Alter: Spezieller Krankheitstypus:
Beruf:
Untersuchungstag:

I. Gesicht und Schädel:

Gesicht:	groß[1]	mittel	klein
	hoch	,,	nieder
	schmal	,,	breit
	zartknochig	,,	derbknochig
	hängend	,,	straff
	mager	,,	fett
	eckig	,,	rund
	scharfgeschn.	,,	weich plastisch (Oberfläche)
	dünnhäutig	,,	dickhäutig
	glänzend	,,	matt
	frischrot	,,	blaß
	gelblich, fahl, braun, kongestioniert, dunkelrot, bläulich, pastös, unrein, glatt, gespannt, runzlig, faltig, welk, eingefallen, verwaschen, gedunsen, Hautgefäßchen injiziert.		
Augen:	groß	mittel	klein
	vorstehend	,,	tiefliegend
	glänzend	,,	matt
	blau grün, grau, braun, schwarz.		
	Oberer Orbitalrand nieder, hoch, scharf, stumpf.		
Nase:	groß	mittel	klein
	lang	,,	kurz
	dünn	,,	dick (knorpliger Teil)
	schmal	,,	breit (knöcherner Teil)
	spitz	,,	stumpf
	gezogen	,,	gestülpt
	blaß	,,	rot
	flachgesattelt	,,	tiefgesattelt
	gebogen	gerade	eingezogen
	vorspringend	mittel	zurücktretend
	kräftig konturiert	mittel	schwach konturiert
	Nasenwurzel: scharf — weich abgesetzt		
Mund:	groß	mittel	klein
	kräftig konturiert	mittel	schwach konturiert
Lippen:	schmal	mittel	voll
	eingezogen	,,	aufgeworfen
	hängend	,,	fest
	offen	,,	geschlossen
	blaß	,,	rot
	Oberlippe: lang, kurz, rüsselförmig, gerafft, normal		
Jochbeine:	stark	mittel	schwach entwickelt
	vorspringend	,,	nicht vorspringend
Unterkiefer:	groß	mittel	klein
	hoch	,,	nieder
	breit	,,	schmal

Unterkiefer:	vorspringend	mittel	zurücktretend
	stark gebogen	,,	flach gebogen
	derb	,,	zart
Kinn:	stark herausgearbeitet	,,	schwach herausgearbeitet
	zapfenförmig		
Kehlkopf:	stark	mittel	schwach hervortretend
Zähne:	groß	,,	klein
	regelm. gewachsen	mittel	unregelmäßig
	gesund	mittel	schadhaft
Gaumen:	steil	,,	flach
Ohren:	groß	,,	klein
	abstehend	,,	anliegend
	flach	,,	gerollt
	dünn	,,	dick
	angewachsen	,,	frei
Stirn:	steil	,,	fliehend
	hoch	,,	nieder
	gewölbt	,,	flach
	breit	,,	schmal
	eckig	,,	gerundet
	kräftig konturiert	mittel	schwach konturiert
	Superciliarbögen stark	,,	schwach entwickelt
	Stirnhöcker stark	,,	schwach entwickelt
	Glabella breit	,,	schmal entwickelt
Profil:	gerade abfallend, schwach gebogen, stark gebogen, winklig		
	scharf	weich	verwaschen
	stark ausladend, gut entwickelt, unentwickelt, verkümmert		
Frontalumriß des Gesichts:	breite Schildform, flache Fünfeckform, steile Eiform, verkürzte Eiform, kindliches Oval, Siebeneckform, uncharakteristisch		
Gesichtsbildung:	maskulin, feminin, zu jung, zu alt, dem Alter entsprechend		
Hirn-Schädel:	groß[1]	mittel	klein
	lang	,,	kurz
	breit	,,	schmal
	hoch	,,	nieder
	Scheitel überhöht		
	Blasenschädel, caput quadratum, Turmschädel		
Hinterhaupt:	vorspringend	gerundet	steil
	Okzipitaltuberanz:		
	stark	mittel	schwach entwickelt
Asymmetrien:	Schädel, Gesicht, Augen, Ohren		
Mißbildungen:			

II. Körperbau:

	groß	mittel	klein
	rund	dick	gedrungen
	breitschultrig, schlank, schmächtig, langgliedrig, kurzgliedrig,		
	infantil	maskulin	feminin senil
Körperhaltung:	schlaff	mittel	straff
	gebückt	,,	aufrecht
Knochenbau:	zart	,,	derb
Gelenke:	schmal	,,	breit
Muskulatur:	dünn	,,	dick
	schlaff	,,	fest
	Muskelrelief:		
	stark	,,	schwach hervortretend
Fettpolster:	mager	,,	fett
	infantile, maskuline, feminine Fettverteilung, umschriebene Fettansammlung		
Kopf:	groß[2]	mittel	klein
	frei	,,	tiefsitzend
Hals:	lang	,,	kurz
	dünn	,,	gedrungen

Arme:	lang	,,	kurz
	dünn	,,	dick
Beine:	lang	,,	kurz
	dünn	,,	dick
	O-Beine, X-Beine,		
Hände:	groß	mittel	klein
	lang	,,	kurz
	schmal	,,	breit
	feingliedrig	,,	grobgliedrig
	schlaff	,,	fest
	weich	,,	knochig
	Fingerenden zugespitzt	mittel	verdickt
Füße:	groß	mittel	klein
	lang	,,	kurz
	breit	mittel	schmal
	Plattfuß, Hohlfuß, Zehenproportion		
Schultern:	schmal	mittel	breit
	hängend	,,	wagrecht
	ausladend	,,	zusammengeschoben
	geknickt (innerer Deltoideusrand),		

[1] Im Verhältnis zum Kopf.
[2] Im Verhältnis zum Rumpf.

Brustkorb: flach mittel gewölbt tief
langgezogen „ kurz
schmal „ breit
phthisischer, emphysematöser Typ
Hühnerbrust, Schusterbrust, Rosenkranz

Bauch: dick mittel dünn
straff „ schlaff
kompakter Fettbauch, kleiner Halbkugelbauch
Hängebauch Taillenbildung

Wirbelsäule: gestreckt mittel geschwungen
Lordose, Skoliose, Kyphose:
Hals-, Brust-, Lendenwirbelsäule

Becken: Im Skelett: stark mittel schwach entwickelt
Fettansatz: „ „ „ „
breit mittel schmal
wohlgebaut, maskulin, feminin, infantil, platt
Leistenbeuge: steil mittel flach ansteigend
stark mittel schwach abgesetzt

III. Körperoberfläche.

A. Haut:

dünn mittel dick
zart „ derb
schlaff „ gespannt
elastisch „ unelastisch
glatt „ rauh
durchsichtig „ gedeckt

Pigment: stark „ schwach

Talgabsonderung: stark „ schwach [pigment
Ekzem, Akne, Furunkulose, Schleimhaut-

B. Gefäße:

Hautgefäße: stark sichtbar, schwach sichtbar, unsichtbar: im Gesicht, an Händen und Füßen, am Körper
Dermographie: stark mittel schwach
Kopfvasomotorismus „ „ „
Kopf: bläulich dunkelrot mittel blaß
Hände: „ „ „ „
Füße: „ „ „ „
Allg. Hautfarbe: dunkelrot mittel blaß
Hände u. Füße: feucht mittel trocken
Körper: „ „ „
Hände u. Füße: warm mittel kalt
Körper: „ „ „
Achselschweiß

Arterien: kräftig mittel dünn und zart
verhärtet derb weich
stark geschlängelt, stark hervortretend.

Puls: ..... Schläge, stark schwach erregbar.
kräftig mittel schwach
voll, gespannt, respiratorische Unregelmäßigkeit, Extrasystolen.
Gräfe, Aschner.

Venen: stark hervortretend, sichtbar, unsichtbar
Varizen.

C. Behaarung:

	blond	braun	schwarz	grau	weiß
Haupthaar:	stark[1]	mittel	schwach		
Brauen:	„	„	„		
Bartwuchs:	„	„	„		

Rumpfbehaarung: stark mittel schwach
Armbehaarung: „ „ „
Beinbehaarung: „ „ „
Genitalbehaarung: „ „ „
Achselbehaarung: „ „ „

Haupthaar: lang mittel kurz
mittlere Begrenzung
zurücktretend an Stirn — Schläfen — Nacken
hereinwachsend an Stirn — Schläfen — Nacken

Schläfenwinkel: gebuchtet mittel verstrichen
horizontale Stirngrenze
feinfaserig mittel grobfaserig
weich buschig borstig
schlicht gewellt lockig
Glatze an Stirn — Schläfen — Hinterkopf; abgegrenzt — nicht abgegrenzt; spiegelnd — matt; „zerfressen"; unvollständig

Brauen: verwachsen an Stirn — an Schläfen
(Abstand cm)
buschig mittel glatt
breit „ schmal

Bartwuchs: weich buschig borstig
glatt gewellt lockig
schmal mittel breit begrenzt
stark hineinwachsend: zum Gesicht — zum Hals
gleichmäßig — ungleichmäßig verbreitet
vorwiegend: Schnurrbart, Kinnbart, Backenbart. Frauenbart.

Genitalbehaarung: maskulin — feminin begrenzt.
lang mittel kurz
feinfaserig „ grobfaserig

Körperbehaarung: liegend „ aufrecht
lang „ kurz

Lanugo: Nacken, Wirbelsäule, Brust, Arme, Beine

Behaarung an atypischen Stellen:

IV. Drüsen und Eingeweide:

Hoden: groß mittel klein

Genitale: „ „ „

Schilddrüse: „ „ „
Kropf: derb, weich, glatt, knotig, pulsierend.

Lymphdrüsen: normal, zahlreich, spärlich, groß, klein, hart, weich.

Brustdrüsen: groß — klein — maskulin — feminin —, fest, schlaff, fett, wohlgebildet. Warze stark — schwach entwickelt.

Innere Krankheiten:

V. Maße:

Körpergröße: **Gewicht[2]:**
(Nahrungsaufnahmex)

Umfang: Brust: Bauch[3] Hüften[4]
Vorderarm l: Hand[5] l: Wade l:

Länge: Beine[6] Arme[7]

Breite: Schulter[8] Becken[9]

Schädel: Umfang horizontal[10]:
Durchmesser sagittal[11]: Durchmesser frontal[12]
Durchmesser vertikal[13]:
Gesichtshöhe[14]:
Nasenlänge[15]:
Gesichtsbreite[16]:

[1] Im Verhältnis zum Geschlecht.

[2] Nackt. [3] In Weichenhöhe. [4] In Trochanterhöhe. [5] Über die Fingerwurzeln ohne Daumen. [6] Oberer Symphysenrand—Boden. [7] Schultergelenkspalt lateral—Mittelfingerspitze. [8] Akromion beiderseits. [9] Darmbeinkamm und Trochanter beiderseits. [10] Glabella (Stirn oberhalb Nasenwurzel)—Ohrmuschelansatz—Occipitalprotuberanz. [11] Glabella—Occipitalprotuberanz. [12] Kieferwinkel—Scheitelhöhe. [13] Größter über den Ohren. [14] a) Haargrenze—Nasenwurzel, b) Nasenwurzel (Brauenwinkel)—Mundspalte, c) Mundspalte—tiefster Kinnpunkt. [15] Nasenbrauenwinkel (scharf einsetzen!)—Nasenspitze (tiefster Punkt). [16] a) Jochbein beiderseits, b) Kieferwinkel bds.

VI. Zeitpunkte:

Eintritt der Geistesstörung:
„ „ Pubertät:
„ „ Involution:
„ „ Verfettung:

Eintritt der Abmagerung:
„ „ Glatzenbildung:
„ bestimmter Körperkrankheiten:
Sexuelle Anomalien:

VII. Zusammenfassung des Körperstatus:

VIII. Persönlichkeitstypus:

IX. Hereditát:

Konstitutionsschema II nach KRETSCHMER:

Untersuchungstag:

Name: Beruf:
Alter: Diagnose:

I. Maße:

Schädel: Umfang horizontal[1]:
Durchmesser sagittal[1]:
„ frontal[2]:
„ vertikal[3]:
Gesichtshöhe[4]:
„ -breite[5]:
Nasenlänge und -breite[6]:

Indices: Längenbreitenindex des Schädels[16]:
Pignets Index[17]:

Körpergröße: **Gewicht**[7]:

Umfang: Brust[8]: Vorderarm l.[11]:
Bauch[9]: Hand l.[12]:
Hüften[10]: Wade l.[11]:

Länge: Beine[13]: Armlänge:

Breite: Schulter[14]: Becken[15]:
Brustschulterindex[18]:
Differenz zw. Brustumf. und Hüftumf.[19]:
Differenz zw. Beinlänge und Körpergröße[19]:

II. Gesicht und Schädel:

Kopfform: Hochkopf, pyknischer Flachkopf, kleiner Rundkopf, Turmschädel, Blasenschädel, uncharakteristisch.

Profil: Winkelprofil, Langnasenprofil, hypoplastisches, pyknisches Profil, uncharakteristisch.

Gesichtsumriß frontal: breite Schildform, flaches Fünfeck, steile Eiform, verkürzte Eiform, kindliches Oval, Siebeneck, uncharakteristisch.

Einzelbeschreibung: a) Stirn:
b) Mittelgesicht: d) Kinn:
c) Nase: e) Ohr:

III. Körperbau:

Knochen:
Muskulatur (Relief?):
Fett:
Hals:

Schultergürtel:
Brustkorb:
Bauch:
Becken:

Extremitäten (bes. Länge):
Hände und Füße:
Beschreibung:

IV. Behaarung:

Haupthaar:
Brauen:
Bart:

Genital:
Achsel:
Rumpf:

Arme:
Beine:
Beschreibung:

V. Endokrine, vegetativ-nervöse Befunde u. ä.

(s. auch III und IV)

a) Drüsen:
Schilddrüse: Hoden (bzw. Ovar.):
Brustdrüse: Genitale:
Lymphdrüsen: Sexuelle Anomalien:

b) Augensymptome:
(Gräfe, Aschner, Pupillen, Lidspalte usw.):

c) Gefäßsymptome:
(stabil — labil, Puls, Gesichtsfarbe, Akrocyanose, vagotone, basedowoide Sympt. usw.):

d) Reflexe, Tremor:

e) Komplexion und Pigment:

f) Sekretorische Symptome:
(Schweiß, Talg usw.)

g) Hautbeschaffenheit:
(Turgor, Glätte, Dicke usw.):

h) Sonstige Befunde: (bes. auch Mißbildungen, Defekte der Sinnesorgane u. dgl.):

---

[1] Glabella-Occipitalprotuberanz (u. größter Hinterhauptvorsprung). [2] Größter über den Ohren. [3] Kieferwinkel — Scheitelhöhe. [4] Projektiv gemessen: a) Nasenwurzel (Nasion oder Brauenwinkel)—Mundspalte; b) Mundspalte — tiefster knöcherner Kinnpunkt. [5] a) Jochbeinhöhe bds.; b) Kieferwinkel beds. [6] a) Nasenwurzel (Nasion oder Brauenwinkel — scharf einsetzen) — Nasenspitze (tiefster Punkt); b) Nasenflügel bds. [7] Nackt. [8] Über die Brustwarzen (bei Frauen oberhalb Mammae) a) in Ruhe; b) größte Inspiration und Exspiration. [9] In Weichenhöhe. [10] In Trochanterhöhe. [11] Größter. [12] Über die Fingerwurzeln ohne Daumen. [13] Oberer Symphysenrand — Boden. [14] Akromion bds. [15] a) Darmbeinkamm bds.; b) Trochanter bds. [16] Größte Breite mal 100 durch größte Länge. [17] Index der Körperfülle = Körpergröße minus (Brustumfang plus Gewicht). [18] Schulterbreite mal 100 durch Brustumfang (Diff.-diagn. zwischen Pyknisch und Asthenisch-athletisch). [19] Indices der Sexualkonstitution.

Genaue metrische Anleitung s. MARTIN, Anthropometrie, Berlin: Julius Springer. Einige konstitutionsbiologisch wichtige Maße finden sich dort nicht, andere dort aufgezählte sind für unsere Zwecke überflüssig oder können metrisch vereinfacht werden.

Das 2. abgekürzte Schema hat sich für klinische Zwecke, besonders auch für Massenuntersuchungen als völlig ausreichend erwiesen; sein Gebrauch setzt jedoch die Beherrschung der im ersten Schema enthaltenen Nomenklatur voraus. Eine völlige Beherrschung für unsere Zwecke erfordert nicht nur Kenntnis der für bestimmte Figurationen angegebenen Bezeichnungen, sondern bedingt vor allem die Fähigkeit, die vielfachen Variationen in der Modellierung der Körperoberfläche in ihrer besonderen Plastik zu erfassen, sie zu *sehen*. Diese Kunst des Beobachtens, an sich schon individuell stark schwankend, weist häufig eine Verkümmerung auf, der sich der mit Körperbauuntersuchung Befassende gar nicht bewußt ist. Wie dem auch immer sei, ist es vor Beginn klinisch oder wissenschaftlich zu verwertender Untersuchungen notwendig, an Hand des großen Schemas eine gewisse Sicherheit in der Inspektion und Registrierung körperbaulicher Merkmale zu gewinnen. Die Schemata berücksichtigen dabei weitgehend die zu späterer Gruppierung notwendigen Merkmale. Werden davon abweichende oder anders zu charakterisierende Anzeichen getroffen, so werden sie, schriftlich im Diagramm vermerkt, besonders markant hervortreten. Im übrigen genügt zur Charakterisierung im Spezialfall eine Unterstreichung der in der jeweiligen Merkmalsgruppe zutreffenden Bezeichnung.

Demzufolge gestaltet sich die Untersuchung derart, daß zunächst an dem möglichst völlig entkleideten Patienten — um von vornherein nicht nur Einzelheiten, sondern auch den Gesamthabitus auf uns einwirken zu lassen — am besten an Hand des großen KRETSCHMERschen Schemas bei guter Beleuchtung (wenn möglich Tageslicht) sämtliche erwähnten Körperabschnitte inspiziert und durch Unterstreichung rubriziert werden. Durch Variieren der Strichart, wie z. B. *gestrichelt*, *ausgezogen*, *Doppelstriche* usf. wird man übersichtlich zur Darstellung bringen, ob die jeweiligen Merkmale nur angedeutet, deutlich ausgeprägt oder besonders hervorstechend sind. Bestehen auch nur kleine Zweifel bei der Wahl der Bezeichnung, so wird das für die spätere Einteilung unverfängliche „mittel“ besonders Anfänger vor Fehlschlüssen hüten. Bevor man zum exakten Messen übergeht, wird zweckmäßig eine kurze Zusammenstellung der charakteristischen Merkmale in der Rubrik „Zusammenfassung“ vor der Gefahr bewahren, Einzelheiten zu überwerten und die Grundlage für die folgende Typeneinteilung abgeben. Dieses schriftliche Urteil wird an Hand des Gesamteindrucks nochmals überprüft; erst dann greifen wir zum Bandmaß, Gleit- und Tasterzirkel.

Diese Reihenfolge der Untersuchungsmethoden (Inspektion, Palpation bzw. Messung usf.), die ja letzten Endes auch allen anderen ärztlichen Gepflogenheiten entspricht, ist unbedingt einzuhalten, da es nur so möglich erscheint, häufigen Einwänden gegen eine allzu große Subjektivität der Körperbauuntersuchungen, vor allem bei der Inspektionsmethode, wirksam entgegenzutreten. Die Versuchung, auch unbewußt das Ergebnis der Maße, sobald in ihren Bewertungen eine gewisse Sicherheit erlangt ist, bei der subjektiven Methode der Beschreibung unwillkürlich zu berücksichtigen, ist damit ausgeschlossen. Gleichzeitig bedeuten aber, wie wir noch sehen werden, die mit Bandmaß und Tasterzirkel erhobenen Werte eine genaue wissenschaftlich beweiskräftige Kontrolle unseres durch Beobachtung gewonnenen Befundes. Bei dieser Sachlage könnte die Meinung Platz greifen, daß überhaupt auf die stets mehr oder weniger subjektive Methode der Inspektion zu verzichten sei. In der Tat wäre es nach den bis heute vorliegenden Erfahrungen möglich, in einer großen Zahl der Fälle lediglich auf Grund des anthropometrischen Status die hier zu besprechende Einteilung vorzunehmen. Damit würde aber zugleich die Basis, auf der die ganze konstitutionspathologische Lehre KRETSCHMERS ruht, wesentlich eingeengt werden. Denn erfahrungsgemäß können Abweichungen von der Norm — KRETSCHMER erwähnt als Beispiel einen

Tabelle 3.

Beobachtungsblatt für klinisch-

Ausgabe

W = Wage A = Anthropometer B = Bandmaß

(Die Nummern der Maße beziehen sich auf die Somatometrische Technik in R. MARTINS in Millimeter ausgedrückt, in die schmalen, leeren Felder

Nr.	71. Körpergewicht	1. Körpergröße	4. Höhe des oberen Brustbeinrandes ü. d. B.	6. Höhe des oberen Symphysenrandes ü. d. B.	8. Höhe des rechten Akromion ü. d. B.	10. Höhe des Griffelfortsatzes des rechten Radius ü. d. B.	11. Höhe der rechten Mittelfingerspitze ü. d. B.	13. Höhe des rechten vorderen Darmbeinstachels ü. d. B.	17. Spannweite der Arme	23. Stammlänge (Körperhöhe im Sitzen)	35. Breite zwischen den Akromien	40. Breite zwischen den Darmbeinkämmen
	W	A	A	A	A	A	A	A	A	A	St	St
	B Größter Umfang des rechten Unterarmes 66.	B Kleinster Umfang des rechten Unterarmes 67.	B Größter Umfang des rechten Oberschenkels 68.	B Größter Umfang des rechten Unterschenkels 69.					a. Länge der vorderen Rumpfwand 4.—6.	b. Länge des rechten Armes 8.—11.	e. Länge der rechten Hand 10.—11.	f. Länge des rechten Beines 3—40 mm
Nr.												

Nr.	45. Horizontal-Umfang des Kopfes	48. Sagittaler Kopfbogen	49. Transversaler Kopfbogen	15. Ohrhöhe des Kopfes	16a. Ganze Kopfhöhe	17. Physiognomische Gesichtshöhe	18. Morphologische Gesichtshöhe	19. Physiognomische Obergesichtshöhe	20. Morphologische Obergesichtshöhe	21. Höhe der Nase	1. Größte Länge des Kopfes	3. Größte Breite des Kopfes
	B	B	B	St	St	St	St	St	St	St	T	T
	Wieviele ganze Kopfhöhen sind in der Körpergröße enthalten? $\frac{1.}{16\,a.}$	× Längenbreiten-Index des Kopfes $\frac{3 \times 100}{1}$	× Längenhöhen-Index des Kopfes $\frac{15 \times 100}{1}$	× Breitenhöhen-Index des Kopfes $\frac{15 \times 100}{3}$	× Transversaler Frontoparietal-Index $\frac{15 \times 100}{3}$	× Physiognomischer Gesichts-Index $\frac{17 \times 100}{6}$	× Morphologischer Gesichts-Index $\frac{18 \times 100}{6}$	× Physiognomischer Obergesichts-Index $\frac{19 \times 100}{6}$	× Höhenbreiten-Index der Nase $\frac{13 \times 100}{21}$	× Physiognomischer Ohr-Index $\frac{30 \times 100}{29}$	× Schädelkapazität	
Nr.												

psychiatrische Typenforschung (nach Martin).

1922.

St = Stangenzirkel T = Tasterzirkel.

Lehrbuch der Anthropologie. Alle durch Messung und Berechnung ermittelten Werte sind, über bzw. unter den Nummern der Maße einzutragen.)

42 a.	58.	59.	52.	36.	37.	63.	61.	61 a.	61 b.	62.	65.	65 (1).
Größte Hüftbreite	Länge des rechten Fußes	Breite des rechten Fußes	Breite der rechten Hand	Größte Breite des Brustkorbes	Sagittaler Brustdurchmesser	Umfang des Halses	Umfang der Brust bei ruhigem Atmen	Umfang der Brust bei Inspiration	Umfang der Brust bei Exspiration	Kleinster Umfang oberhalb der Hüfte (Taillenumfang)	Größter Umfang des rechten Oberarmes bei Strekkung	Größter Umfang des rechten Oberarmes bei Beugung
St	St	St	St	St	T.o.St	B	B	B	B	B	B	B

Exkursionsbreite des Brustumfanges	Spannweite in % der Körpergröße	Rumpflänge in % der Körpergröße	Armlänge in % der Körpergröße	Beinlänge in % der Körpergröße	Brustumfang in % der Körpergröße	Brustumfang in % der Länge der vorderen Rumpfwand	Armlänge in % der Beinlänge	Schulterbreite in % der Länge der vorderen Rumpfwand	Beckenbreite in % der Schulterbreite	Breiten-Index des Rumpfes	Breiten-Index des Stammes	Index der Körperfülle
61a.— 61b.	$\frac{17.\times 100}{1.}$	$\frac{a.\times 100}{1.}$	$\frac{b.\times 100}{1.}$	$\frac{f.\times 100}{1.}$	$\frac{61.\times 100}{1.}$	$\frac{61.\times 100}{a.}$	$\frac{b.\times 100}{f.}$	$\frac{35.\times 100}{a.}$	$\frac{40.\times 100}{35.}$	$\frac{\frac{1}{2}35+\frac{1}{2}40}{1.}$	$\frac{\frac{1}{2}35+\frac{1}{2}42a}{1.}$	$\frac{71.\times 100}{1.}$

4.	6.	8.	9.	10.	13.	14.	29.	30.				
Kleinste Stirnbreite	Jochbogenbreite	Unterkieferwinkelbreite	Breite zwischen den inneren Augenwinkeln	Breite zwischen den äußeren Augenwinkeln	Breite der Nase	Breite der Mundspalte	Physiognomische Länge des Ohres	Physiognomische Breite des Ohres				
T	T	T	G	G	G	G	G	G				

leichten Turmschädel — die unter Umständen bei der Messung wenig markant hervortreten können, optisch einen deutlichen Eindruck hinterlassen. Aber darüber hinaus vermittelt das 1. Schema hier eine Reihe von Merkmalen — ich nenne nur die Beschaffenheit der Haut, der Durchblutung, deren Verteilung — die sämtlich für den Gesamtbefund wichtig, größtenteils nur durch Beschreibung, teilweise am besten durch Skizze und Photographie festzuhalten sind. Ein derart erweiterter Körperbaubefund bietet dabei lediglich die Grundlage eines umfassenderen Konstitutionsstatus, wie er in Band I, S. 683 dieses Handbuches angegeben wird (Psychobiogramm nach Kretschmer) und in seinen für uns wesentlichsten Merkmalen auch in dem kleineren 2. Konstitutionsschema Berücksichtigung findet.

Leichter erlernbar und zuverlässiger in den Resultaten erscheint dem Anfänger der rein meßtechnische Teil der Körperbauforschung. Aber auch hier sind Vorübungen — möglichst unter fachmännischer Leitung — am Platze, um zu auswertbaren Resultaten zu gelangen. Leider ist ja auch heute noch vielfach die Meinung vertreten, daß das Körperbauproblem insofern Allgemeingut sei, als Arzt oder Laie ohne besondere Schulung dabei mitreden können. Diese Annahme läßt sich großenteils durch die historische Entwicklung der Probleme erklären. Einer solchen Auffassung muß entschieden entgegengetreten werden. Körperbauuntersuchungen sind „eine Kunst für sich", ein Satz, der andernorts selbst für die Erlernung eines biologischen Verfahrens, der Ausführung der Wassermannschen Reaktion, angewendet wurde. Eine wirkliche Beherrschung und richtige Auswertung wird erst nach anfänglicher Einführung durch den Kundigen erreicht werden; ein andersartiges Vorgehen bedeutet bei völliger Verkennung der schwierigen Methode eine ähnliche Zumutung, wie wenn beispielsweise ein Bakteriologe lediglich auf Grund von Bücherstudium ohne technische Lehrzeit selbständig ein Laboratorium eröffnen sollte.

Dort, wo keine persönliche Anleitung möglich ist, wird man sich der technischen Leitfäden der Anthropologie (R. Martin) bedienen. Das mit Ausnahme der deskriptiven Hälfte, die einen wesentlichen Auszug des Schemas I enthält, Seite 14/15 wiedergegebene „Beobachtungsblatt für klinisch psychiatrische Typenforschung", das Martin nach Fühlungnahme mit Kretschmer und anderen Konstitutionsforschern ausgearbeitet hat, wird im allgemeinen einer ganz speziellen wissenschaftlichen Untersuchung vorbehalten bleiben, für solche ist das vorherige Studium des Martinschen Lehrbuches unerläßlich.

Auch für das Studium der auf rein anthropometrischer Grundlage beruhenden Nachuntersuchungen zur Frage der Kretschmerschen Typen ist die Kenntnis des Martinschen Buches von Nutzen. Für die hier in Frage stehenden Zwecke genügt aber auch nach meinen eigenen Erfahrungen die Feststellung der von Kretschmer auf dem kleinen Konstitutionsschema angegebenen Maße. Sie ermöglichen bei Durcharbeitung der Protokolle die Berechnung einiger für die Konstitutionsvergleichungen u. U. wichtiger Indices (Pignet, Rohrer usf.), die auch Kretschmer auf seinen neuen Schemata vermerkt.

Als Rüstzeug empfiehlt sich vor allem das vollständige anthropologische Instrumentarium[1], das neben Bandmaß (aus Metall, zweckmäßig durch Stoffbandmaß zu ergänzen) Tasterzirkel, eine zerlegbare Meßstange und einen Gleitzirkel enthält. Durch sachkundige Anwendung des Gesamtinstrumentariums wird man am ehesten technischen Einwänden von Anthropologen begegnen, die sich u. a. mit der Anwendung des Bandmaßes nach Kretschmer für Nasenlänge usf. als ungenau nicht befreunden können. Vergleichende Untersuchungen zwischen der Technik, wie sie von Kretschmer auf der einen, von Anthropologen

[1] Zu beziehen durch Alois Baumgärtel, Präzisionsmeßwerkzeugfabrik, Aschaffenburg.

auf der anderen Seite geübt wird, haben für die hier vorliegenden Zwecke die Brauchbarkeit der KRETSCHMERschen Handhabung erwiesen[1].

Damit bedarf das Schema II auch in meßtechnischer Hinsicht keiner weiteren Erläuterung, es geht auch aus ihm hervor, daß auf das vollständige Instrumentarium, sofern Tasterzirkel und Bandmaß und eine gewöhnliche Meßstange vorhanden sind, verzichtet werden kann.

Schließlich schlägt KRETSCHMER als weitere Belege Skizzen und Photographien vor. Auch damit wird unter Umständen eine Ergänzung der bisherigen Befunde erreicht werden, wenn man z. B. an die teilweise recht umständliche Schilderung der Haarverteilung und der Haargrenzen denkt. Skizzen, die die Körperform betreffen, sind, soweit sie bei der Gesamtbeurteilung mitsprechen, dem Geübten zu überlassen. Für solche Zwecke ist ja stets die Photographie am Platz. Im allgemeinen genügen 2 Bilder, eine Profil- und eine Frontalaufnahme; dabei wird man es meist beim sog. Brustbild bewenden lassen, sofern durch Adduction des Unterarms die häufig in ihrer Form charakteristische Hand (Handrücken mit ausgestreckten Fingern) mit zur Darstellung gelangt. Besonders ist auf die Kopfhaltung (eher geringes Senken wie Heben, also keine „stramme Haltung“) zu achten, da sonst leicht durch Verzeichnung ein falscher Eindruck vom wahren Kopfumriß entsteht. Endlich wird ein einfarbiger dunkler Hintergrund die für uns wichtigen Konturen besser zur Geltung bringen.

II. Körperbau-Typen.

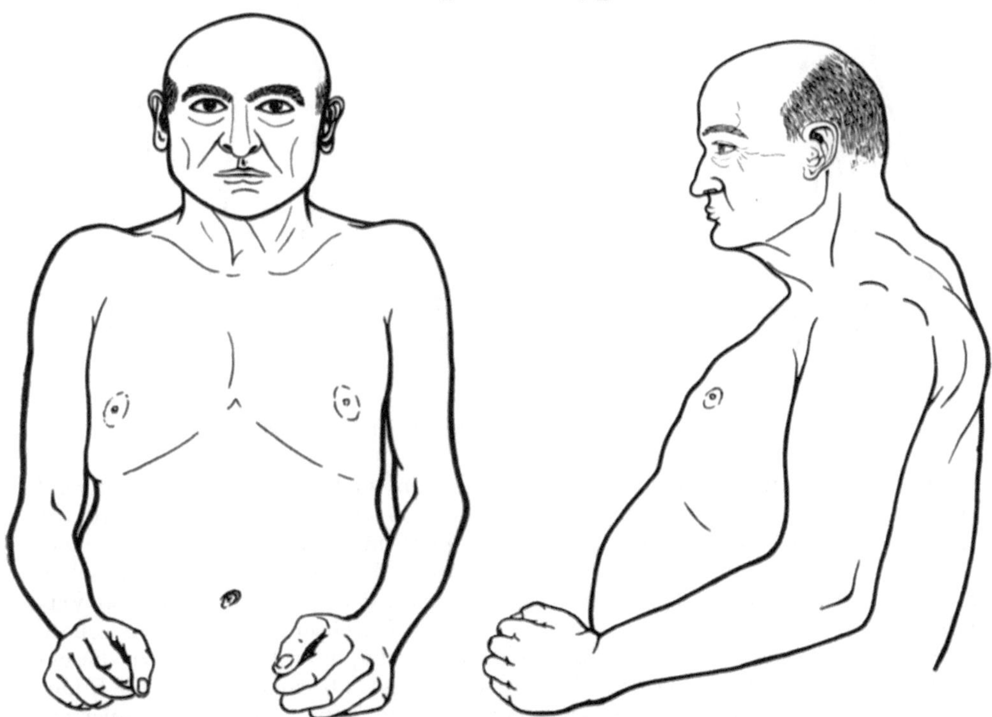

Abb. 1. Pyknischer Typ (schematisch). (Nach KRETSCHMER.)

[1] Immerhin wird man auch in Zukunft durch weitere methodische Verbesserungen die subjektive Note bei der Beurteilung des Körperbaues möglichst zu eliminieren suchen (vgl. VON ROHDEN in Abderhaldens Handbuch der biol. Arbeitsmethoden).

Geht man nun dazu über, in der eben geschilderten Art serienweise Geisteskranke, aber auch Gesunde zu untersuchen, so werden sich meist ebensoviel Diagramme wie Untersuchte ergeben. Trotzdem werden wir „Typen" erfassen können, wenn sich die Untersuchten durch eine Mehrzahl ausgeprägter charakteristischer Merkmale in zwei oder mehrere Gruppen einteilen lassen. Es ist dies ein durchaus wissenschaftliches Vorgehen, auf dem unter Betonung anderer Merkmalsgruppen, wie sie hier in Frage kommen, unter anderem die Rasseneinteilung beruht. Daß wir hier auch bei der Einteilung nach konstitutionellen Gesichtspunkten vielfach mit „Legierungen" rechnen müssen, ist ja selbstverständlich. Schon daraus geht hervor, daß wir nicht ohne *eingehende* Untersuchungen die Zuordnung des einzelnen zu einem Typus vornehmen können, wir sehen mit anderen Worten den meisten Menschen nicht ohne weiteres den Typus an. Gelingt uns mit dem rein empirischen Verfahren eine Gruppierung, so ergibt sich aus den Durchschnittswerten innerhalb einer Gruppe ohne weiteres gleichsam ein „reiner Typus". Wir gehen zu diesem Zweck also, wie KRETSCHMER beschreibt, so vor, „als ob wir gleichsam die Bilder von 100 Personen eines Typs auf einer einzigen Bildfläche aufeinander kopierten, wobei wiederum die sich deckenden Züge intensiv verstärken, die nicht aufeinander passenden aber verwischen. Nur die im Durchschnittswert sich verstärkenden Züge beschreiben wir als ‚typisch'."

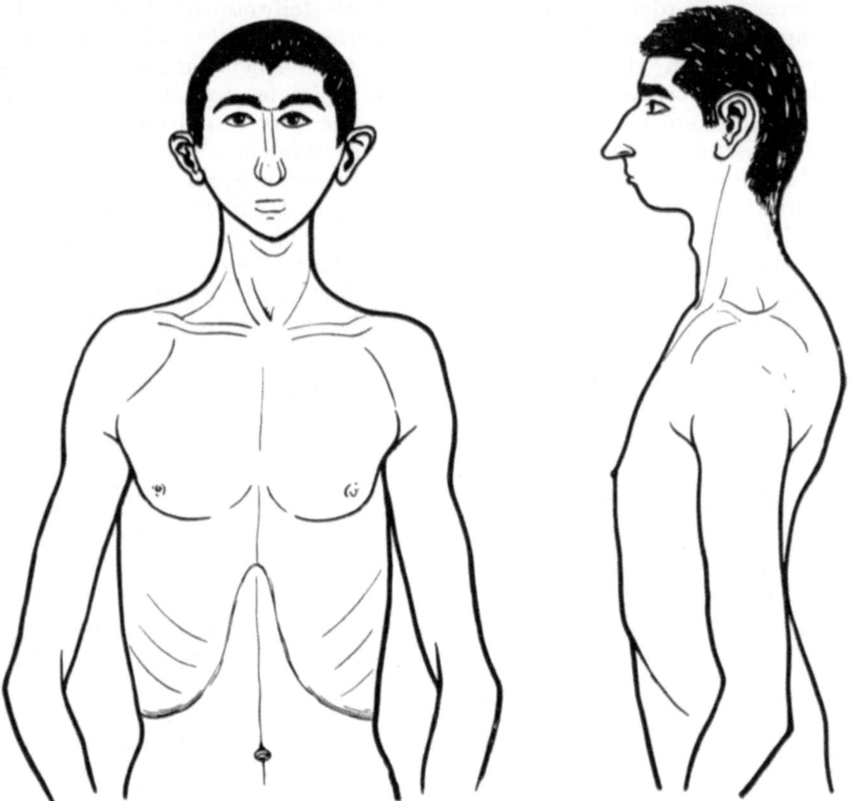

Abb. 2. Leptosomer (asthenischer) Typ (schematisch). (Nach KRETSCHMER.)

Die nach solchem Verfahren bisher Untersuchten haben sich in der Mehrheit in 3 Hauptgruppen, den sog. leptosomen (asthenischen), den athletischen und dem pyknischen Typ einteilen lassen. Daneben finden sich noch Fälle, „die infolge ihrer offensichtlich zutage tretenden dysglandulären Anzeichen“, von KRETSCHMER in der Sondergruppe der „dysplastischen Spezialtypen“ vereinigt wurden.

Die „klassischen“ Fälle, die dem eben erwähnten „reinen Typus“ am nächsten kommen, sind naturgemäß äußerst selten. Aus didaktischen Gründen werden wir sie in Bild und Zahl als Paradigmata voranstellen müssen, um sie späterhin als Maßstab vielfacher Abweichungen und deren Bewertung zur Verfügung zu haben. Einen ersten, zwar groben, aber sehr eindrucksvollen Anhaltspunkt gibt

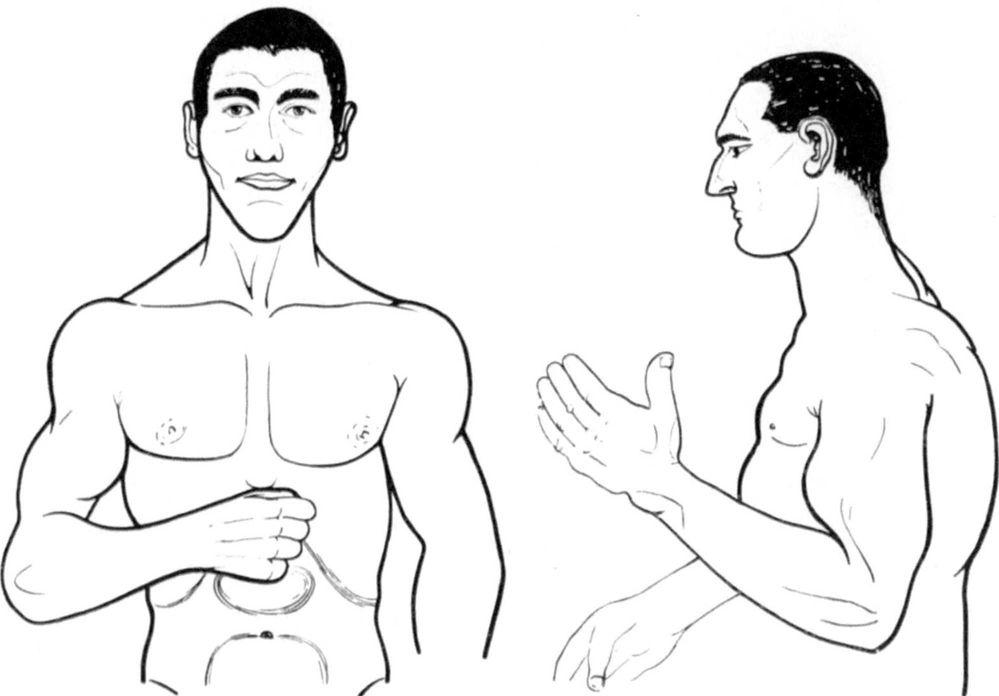

Abb. 3. Athletischer Typ (schematisch). (Nach KRETSCHMER.)

die Gegenüberstellung der schematischen Darstellung der 3 Hauptgruppen (Abb. 1—3):

Diese 3 Typen werden bei Kranken und Gesunden, wie noch zu zeigen sein wird, bei allen untersuchten Rassen angetroffen. Sie haben für psychiatrische Fragestellungen durch die Art ihrer zahlenmäßigen Zuordnung zu den beiden großen Formenkreisen der Schizophrenen und Zirkulären weitgehendes Interesse gewonnen.

Wohl am eindeutigsten hat sich bisher ein gehäuftes Auftreten vom pyknischen Typ beim manisch-depressiven Irresein gezeigt. Darüber hinaus stellt KRETSCHMER gewisse Beziehungen zwischen dem Körperbau des Gesunden und seiner Temperamentsanlage fest, über die später zu berichten ist. Wir lassen als erstes, uns auch im folgenden eng an die besonders plastische Nomenklatur KRETSCHMERS haltend, eine Charakteristik des pyknischen Typus folgen.

1. Pyknischer Habitus.

Der in Abb. 1 schematisch dargestellte Pykniker zeigt bis auf Behaarung und Durchblutung die Summe aller graphisch darstellbaren Merkmale, wie sie bei besonders charakteristischen Typen in mittleren Jahren angetroffen werden. Dieser Habitus ist im wesentlichen auch bei den 3 den verschiedensten Lebensaltern angehörenden Pyknikern der nächsten 6 Abbildungen anzutreffen.

Der erste Eindruck besonders ausgeprägter Fälle ist der einer untersetzten, gedrungenen Figur mit großem Kopf, fünfeckigem, breitem, weichem Gesicht, frischer Hautfarbe, erheblichen Schläfenaussparungen bei Glatzenbildung, kurzem, oft dickem Hals und kurzem, tiefem Brustkorb, an den sich ein meist ausgeprägter Fettbauch anschließt. Die Extremitäten scheinen eher kurz wie langgliedrig, weisen häufig bis auf die kurzen, breiten und weichen Hände grazile Formen auf. Dadurch ergibt sich ein deutlicher Kontrast zu den erheblich entwickelten Eingeweidehöhlen.

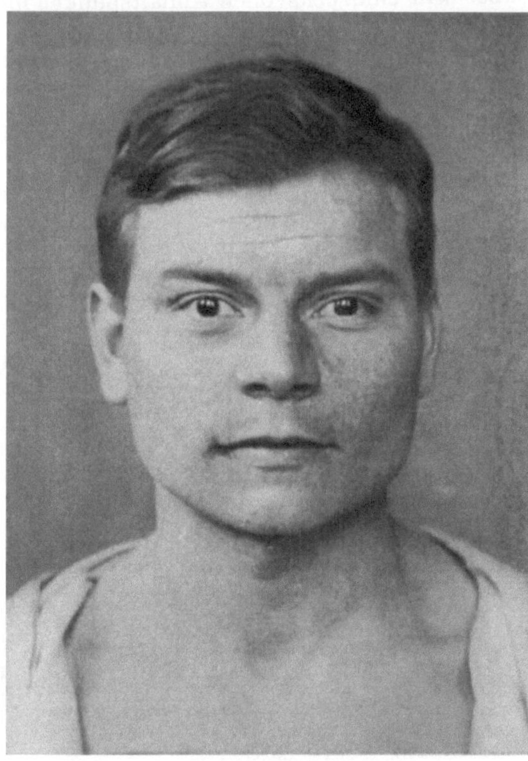

Abb. 4. Jugendlicher pyknischer Habitus, 20jährig. Endogene Depression. Flache Fünfeckform. (Nach Kretschmer.)

Bei der ausführlichen Untersuchung an Hand des Konstitutionsschemas werden wir zunächst die Körperformen inspizieren. Der ausgeprägte pyknische Kopf, der pyknische Flachkopf ist bei geringer Höhe groß, rund, breit und tief. Dies läßt sich später ohne weiteres an Hand der Maße bestätigen. Im Profil ist die Gesichtslinie meist schwach gebogen, nicht eben hoch, in den Einzelheiten der Nasen-, Lippen- und Kinnkonturen deutlich und vollkommen, doch nicht scharf und ausladend. Der frontale Gesichtsumriß nähert sich in ganz typischen Fällen einem flachen Fünfeck. Bei überdurchschnittlichem Mittelgesicht variiert er zu der sog. breiten Schildform. Dabei werden wir auf die für alle 3 Typen wichtige Höhenproportion von Mittelgesicht zu Kinn hingewiesen. Sie nimmt nach Kretschmer bei Pyknikern auch in der Maßzahl erwiesenarmaßen im Vergleich zu den anderen Typen eine Mittelstellung ein und prägt sich also einerseits in einer gut entwickelten, keinesfalls hypoplastischen Kinnpartie, andererseits in einem nicht überlangen Mittelgesicht aus. Die Form der *Nase* ist nicht besonders auffällig; Kretschmer schildert den Durchschnitt als mittelgroß mit geradem bis eingezogenem Rücken, an der Wurzel deutlich abgesetzt, mehr breit, doch nicht gequetscht, die Spitze fleischig bis dick, stumpf, weder gestülpt noch herabgezogen, die Nasenflügel häufig breit, lateral ausladend.

Das sind — abgesehen von Behaarung und Durchblutung — die wesentlichsten der für den Pykniker typischen Gesichts- und Schädelmerkmale. Wir werden bei deren zusammenfassender Beschreibung noch den meist wenig derben Knochenbau erwähnen, die Beschreibung der vorwiegend gut gewölbten breiten Stirn nicht vergessen, werden die fettansatzbevorzugten Stellen (laterale untere Wangenpartien, Doppelkinn) angeben, die im Gegensatz zu den später zu erwähnenden Gesichtszügen fetter Dysplastiker im Verein mit den erwähnten Proportionen den Pykniker häufig als „ausdrucksvoll gezeichneten Charakterkopf" erscheinen lassen. Schließlich wird gerade beim Pykniker bei der Beurteilung das Inbetrachtziehen von Alter, Geschlecht und Ernährung vor Fehlern hüten. Bei erst später typisch werdenden Pyknikern interferieren vor dem 30. Lebensjahr infolge Fehlens des typischen Fettansatzes neben sonst klassischen Maßverhältnissen hie und da ovale Gesichtsformen, längerer Hals und schmälerer Stamm. Diese Fälle sollen aber nach KRETSCHMER nicht die Mehrzahl ausmachen, bei der auch schon im jugendlichen Alter wie in Abb. 4 und 5 ein typisches Gepräge besteht. Die Gesichter der jungen Pykniker zeigen allerdings noch nicht die ausgeprägten Modellierungen, wie sie in späteren Jahren in Erscheinung treten. KRETSCHMER beschreibt sie als voll, rund und weich und, wenn sie gerötet sind, als blühend. — Die gleichen Gesichtspunkte gelten, nur in vermehrtem Maße, auch für jugendliche weibliche Pykniker, wie sich ja bei Frauen infolge ihrer Fettverteilung die Typendifferenzierung an sich schwieriger gestaltet. Auf andere differentialdiagnostische Schwierigkeiten wird bei Besprechung der weiteren Typen zurückzukommen sein.

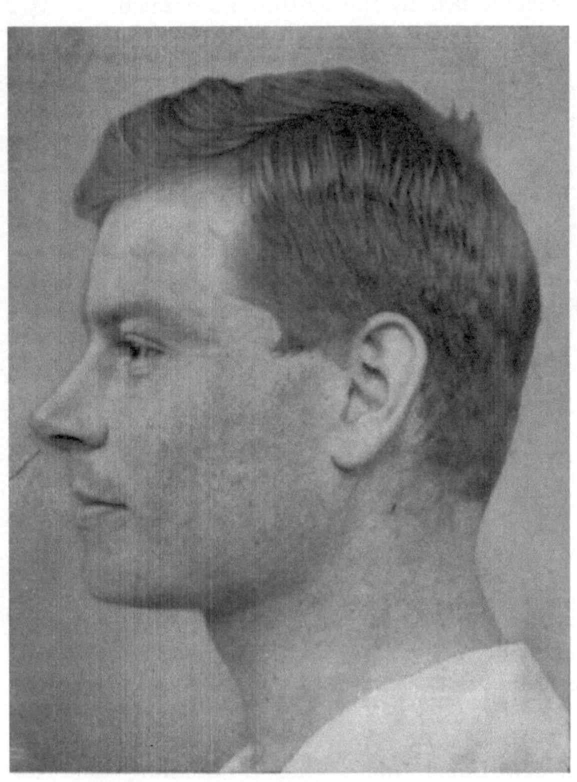

Abb. 5. Jugendlicher pyknischer Habitus (derselbe wie Abb. 4 Profil).

Wir wenden uns nun der Beschreibung von Stamm und Gliedern zu: Im Knochenbau unterscheidet sich der Pykniker vor allem vom später zu beschreibenden Athletiker. Zur Beurteilung wird man insbesondere die Schlüsselbeine, Handgelenke und die Knöchel der Fußknochen heranziehen. Sie sind eher feingliedrig, schlank und zart, nie als grob zu bezeichnen. Die *Muskulatur* ist beim „reinen Pykniker" mittel, d. h. weder nach der athletischen, noch hypotrophischen Seite neigend und von durchschnittlichem Tonus. Entsprechend ist auch am Muskelrelief nichts für den Typ als besonders Charakteristisches zu verzeichnen, wie dies z. B. für den Athletiker der Fall ist. Wichtig ist die Verteilung des *Fettansatzes*: Pykniker neigen an sich schon, wenigstens im Vergleich zum athletischen und asthenischen Typ, zum Fettansatz; besonders ist dies bei den ausgesprochenen Fällen der mittleren Jahre ein sehr auffälliges Symptom. Von vornherein ist dabei auf die Art des Fettansatzes zu achten, um gefährlichen Verwechslungen mit dysplastischen Typen vorzubeugen. Beim „Pykniker über 30 Jahre" ist der eingangs schon erwähnte Fettbauch in mehr oder weniger ausgeprägter Form unverkennbar. In auffälligem Kontrast dazu stehen die eher grazilen Extremitäten, die eine ab rundende Fetteinlagerung zwar nicht vermissen lassen, im ganzen aber auch, wie das Gesicht, durch ihre abgerundet

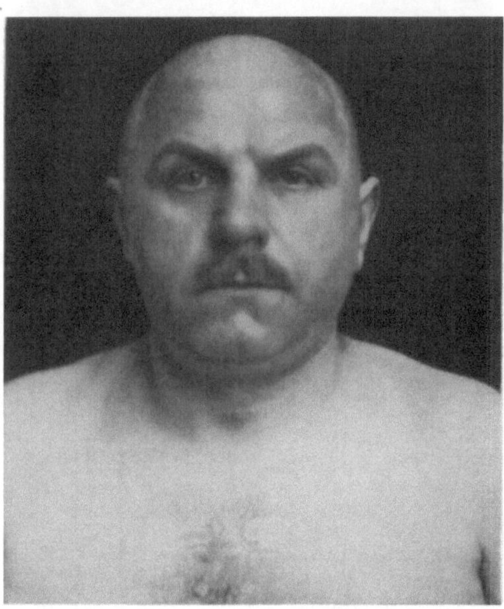

Abb. 6. Pykniker in mittleren Jahren (trotz Fehlen des Flachkopfes noch sehr charakteristisch).

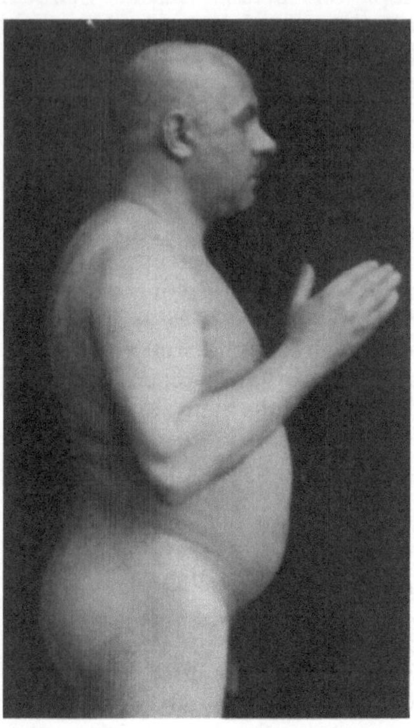

Abb. 7. Pykniker in mittleren Jahren (derselbe wie Abb. 6 Profil).

weichen Linien nicht eine Entstellung der Körperform bedingen, wie unter Umständen die dysplastischen Typen.

Der für den Pykniker typische *Hals* zeichnet sich durch seine schlechte Abgrenzung nach dem Kopf und der Rumpfpartie aus. Die Abb. 1, 6, 7 u. 9 liefern dafür markante Beispiele, ein dicker kurzer Hals, der vom Kinn fast geradlinig zum Sternum zieht und hinten, im Gegensatz zu den anderen Typen, keine scharfe Abgrenzung zeigt.

Wichtig ist das Verhältnis zwischen *Schultergürtel* (*Schulterbreite*) und *Brustkorb* (*Brustumfang*), rein zahlenmäßig vor allem auch bei jugendlichen Pyknikern zur Differenzierung gegenüber Athletikern geeignet. Die Proportion: mäßige Schulterbreite zu großem Brustumfang wird aber auch bei der Inspektion dem einigermaßen Geübten nicht entgehen: „Die *Schultern* sind nicht breit ausladend wie bei den Athletischen, sondern (hauptsächlich bei älteren Leuten) mehr rund, etwas hochgezogen und nach vorn zusammengeschoben, oft mit einem charakteristisch scharfen Knick am äußeren Deltoideusrand gegen die Brust abgesetzt." „Es scheint dann, als ob der ganze Schultergürtel über den sich *aufblähenden*

Brustkorb nach oben vorn zusammenrutsche; und auch der Kopf nimmt an dieser statischen Verschiebung teil: er senkt sich vorn zwischen die Schultern, so daß der kurze dicke Hals allmählich fast zu verschwinden scheint und die obere Brustwirbelsäule eine leichte kyphotische Biegung annimmt.“ Vom Bauch wurde schon bei der Fettverteilung gesprochen. Das Becken zeigt keine besonders hervorstechenden Merkmale. Die *Extremitäten* werden eher kurz als lang angetroffen, von ihrem Knochenbau wurde berichtet. Charakteristisch für den pyknischen Typus pflegen häufig die *Hände* zu sein, sie sind (sowohl Handrücken wie Finger) breit und kurz, dabei gut ausgepolstert (Gegensatz von „Knochenhand“) und heben sich im allgemeinen treffend von den mehr zarten Handgelenken ab. Die gleichen Verhältnisse, wenn auch weniger in die Augen springend, treffen für die Fußbildungen zu.

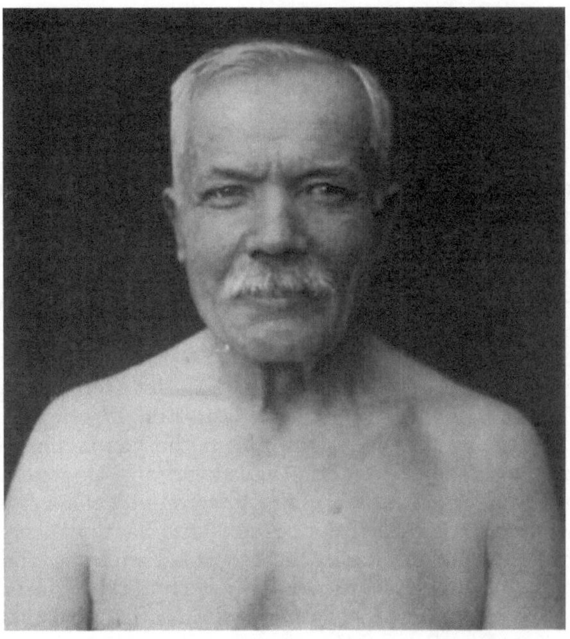

Abb. 8. Pykniker im fortgeschrittenen Alter, depressive Verstimmung, Arteriosklerose. Breite Schildform.

Bei Betrachtung der *Körperoberfläche* ist vor allem auf den *Behaarungstyp* zu achten. Auch hier finden sich bemerkenswerte Unterschiede zwischen den einzelnen Typen. Bei der weitgehenden Abhängigkeit der „Behaarungsformel“ vom Endokrinium — man denke nur an die Pubertät, an die Rolle der Schilddrüse, Hypophyse usw. — liegt ein solcher Zusammenhang auf der Hand. Drei Dinge sind zunächst zu berücksichtigen: Quantität, Qualität und Verteilung. Bei dieser Beurteilung ist noch die Primärbehaarung (Haupthaar, Brauen und die sog. feine Lanugo, vor allem an den Extremitäten) scharf von der sog. Terminalbehaarung, die mit der Pubertätszeit in Erscheinung tritt, zu trennen. Unter Terminalhaarkleid wird nach der Reihenfolge im Auftreten die Genital- und Achselbehaarung, der Bart und die Rumpfbehaarung verstanden. Gleich-

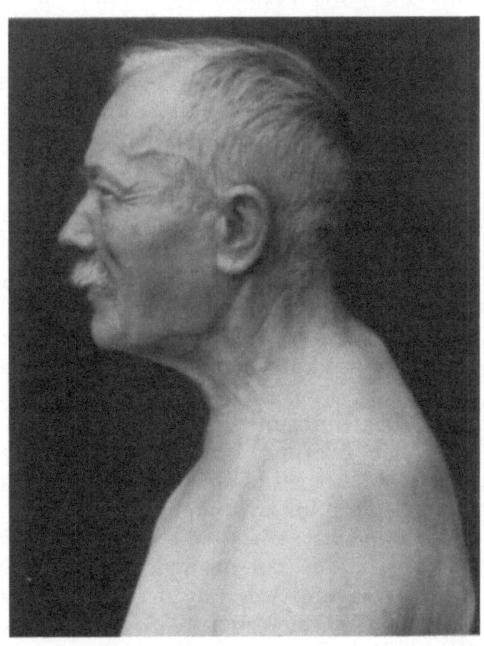

Abb. 9. Pykniker im fortgeschrittenen Alter (derselbe wie Abb. 8 Profil).

zeitig wird auch die Lanugobehaarung der Extremitäten durch ein derberes Terminalhaarkleid ersetzt. Dieser Wechsel ist zeitlich nicht eng begrenzt, vor allem kann ein Fehlen oder Zurückbleiben des Bartwuchses bis zum 22., der Rumpfbehaarung bis zum 25. Jahr nicht als pathologisch gebucht werden, während normalerweise die Achsel- und Genitalbehaarung nach dem 17. Lebensjahr deutlich erkennbar sein soll. Frauen sind auch hinsichtlich der Behaarung schwerer zu klassifizieren, zumal die für die Beurteilung nicht unwichtige Art des Bartwuchses fehlt. Das Kopfhaar ist im allgemeinen schlechter zu beurteilen; infolge des fast steten Mangels von Rumpf- und Extremitätenbehaarung entgehen auch diese Stigmen der Beurteilung.

Der ausgesprochene Pykniker pflegt in der Mehrzahl der Fälle ein weiches, eher wellig wie glatt anliegendes *Haupthaar* zu besitzen, das in seiner Begrenzung nicht nur die Stirn weitgehend frei läßt, sondern oft eine sog. Schläfenaussparung zeigt. Im übrigen findet sich häufig, wie erwähnt, die „*pyknische Glatze*", eine spiegelglatte, glänzende Fläche, die sich klar von der Haargrenze im Gegensatz zur Glatzenbildung bei Schizophrenen (s. dort) abhebt. Die *Brauen* zeigen keine besondere Charakteristik, dagegen ist der *Bartwuchs* durch seine gleichmäßige Ausdehnung ohne irgendwelche Aussparungen (z. B. an den Mundwinkeln) ausgezeichnet. Auch der Bart ist eher weich und wellig, dabei von breiter Ausdehnung gegen Oberbackenpartie und Hals. Wichtig ist die Genital- und Achselbehaarung, die sehr derb und langfaserig ist, sodaß das beim Pykniker in der Mehrzahl kleine Genitale häufig weitgehend von der Haardecke verdeckt wird. Die *Rumpfbehaarung* ist eher stark wie schwach zu nennen. Deutlich ist zumeist das sog. Brustdreieck (Spitze: Manubrium sterni, basale Ecken: Brustwarzen). Eine Verbindung bis zum oberen Zipfel der Schamhaargrenze ist nicht konstant, hie und da ist Behaarung zwischen den Schulterblättern festzustellen. Die Haare selbst sind häufig *gekräuselt*, die Behaarung der Extremitäten (vor allem der Beine) ist ausgesprochen, ohne dabei ein abnorm dichtes Haarkleid zu zeigen. Bei der Zusammenfassung werden wir weniger festzustellen haben, ob sämtliche pyknische Behaarungszeichen vorliegen, sondern mehr auf heterogene Merkmale achten.

Die nächste Inspektionsserie befaßt sich mit den von Kretschmer unter dem Sammeltitel: „endokrine, vegetativ-nervöse Befunde" u. ä. zusammengefaßten Symptomen. Der *Drüsenbefund* wird, soweit er durch Inspektion und Palpation direkt zu erfassen ist, im allgemeinen beim Pykniker nicht von der Norm abweichen; erwähnenswert ist höchstens bei ausgesprochenen Fällen der häufig auffallend kurze Penis. Mitunter vorhandene Beziehungen zu gewissen Stoffwechselerkrankungen, wie z. B. Fettsucht und Diabetes scheinen nach den bisherigen Stoffwechseluntersuchungen (S. Fischer u. a.) unwahrscheinlich. Evtl. Beziehungen zur Arteriosklerose und rheumatischen Störungen harren noch der Klärung. Pathologische *Augensymptome* finden sich in der Regel nicht. — Dagegen pflegt das Verhalten der Gefäße unter Umständen in gewissem Sinne typisch für Pykniker zu sein. Naturgemäß kommt für unsere Betrachtungsweise zunächst vor allem das Hautgefäßsystem in Betracht. Beim Pykniker finden wir eine vorwiegend rötliche Gesichtsfarbe, vor allem der Wangen und Nase. Während bei jungen Individuen neben diesem Dauerzustand des öfteren die leichte vasomotorische Ansprechbarkeit auffällt, sind die Wangen und Nase älterer Pykniker durch Gefäßektasien charakterisiert. Diese Tatsache ist vielleicht mit dem anscheinend häufigen Vorkommen von Akne rosacea bei diesen Typen in Beziehung zu bringen. Immerhin wird besonders bei Jugendlichen, die im übrigen charakteristische Merkmale besitzen, ein blasses Aussehen nicht unbedingt die Bezeichnung pyknisch beeinträchtigen dürfen. Im übrigen haben capillar-mikroskopische Studien (OTFRIED MÜLLER) beim Pykniker starke Gefäßinjektion an der Brusthaut, kleine Venektasien in der Gürtelgegend und an den unteren Extremitäten ergeben; an den Händen sollen aber keine wesentlichen Capillarveränderungen zur Beobachtung gelangen; entsprechend sind sie von normaler Färbung und bei guter Durchblutung warm.

Auf die übrigen in diesem Abschnitt erwähnten Anzeichen wie Reflexe, Pigment, Schweißsekretion usf. wird ebenfalls zu achten sein. Wir dürfen beim Pykniker in der Regel keine von der Norm abweichenden Befunde erwarten. Auch die Hautbeschaffenheit ist, vor allem was Turgor, Glätte und Dicke betrifft, von durchschnittlicher Art; immerhin ist sie, soweit die oberflächliche Beurteilung dies zuläßt, eher fein als grob zu bezeichnen; namentlich im Alter ist nach Abnahme des Fettpolsters eine „weiche, welke, sehr lose gelagerte Haut" an den Extremitäten zu beobachten.

Daß wir wie bei vielen der festgestellten Merkmale, wie z. B. Verfettung usf., die gleichzeitige Notierung des Zeitpunktes einer solchen Veränderung, soweit dies möglich ist, nicht versäumen, versteht sich von selbst. Auch damit wird man Irrtümern, z. B. Verwechslung dysplastischer und pyknischer Fettansätze, soweit dies nicht mit anderen Mitteln bereits geschehen ist, wirksam begegnen können. Das gleiche gilt von den exogenen Faktoren, die den pyknischen Habitus nach irgendeiner Richtung beeinträchtigen könnten. So werden wir u. a. die vorangegangene Ernährungslage und dann die soziale Stellung vermerken müssen. Es ist ohne weiteres verständlich, daß der Gastwirt, der Bäcker, der Metzger usf. bei gleicher pyknischer Veranlagung in seinem Habitus ausgesprochener erscheint, wie z. B. der Schwerarbeiter. Aber auch bei diesem lassen sich an Hand vor allem der Indices die wesentlichen differentialdiagnostischen Merkmalsgruppen nachweisen. Darüber ist später im Zusammenhang zu berichten.

Alles in allem ist mit KRETSCHMER zu betonen, daß „der pyknische Typ" ein in sich geschlossener ist und keine besondere starke Variantenbildung zeigt, daß er durch seinen Skelettbau, vor allem durch die vom *Fettansatz unabhängigen Maßverhältnisse* des Schädels, des Gesichts, des Handskeletts, oft auch durch die Brust-Schulter-Halsproportion an sich deutlich charakterisiert wird, und daß es zu seiner Diagnose eines stärkeren Fettansatzes nicht bedarf.

2. Leptosomer Habitus.

Der Pykniker, dem die Mehrzahl der eben geschilderten Anzeichen eigen sind, wird ohne weiteres rubriziert werden können. Differentialdiagnostisch kommen lediglich dysplastische Fettwuchsformen in Betracht, die den Unkundigen, wie die Erfahrung gezeigt hat, irreführen können. Schwieriger ist die Beurteilung des *leptosomen* Habitus an sich sowie seine Abgrenzung gegen die athletische und die dysplastische Form. Ein Blick auf unsere Schemata (Abb. 1 u. 2) läßt eine Verwechslung mit dem pyknischen Körperbau als ausgeschlossen erscheinen. Ist dort das Wesentliche kurz und dick, gedrungen, *pyknisch* oder eurysom, wie WEIDENREICH neuerdings den *breiten* Körperbau bezeichnet, so ist hier alles eher lang, dünn, *schmal: leptosom.* Diese Bezeichnung, die KRETSCHMER im Laufe seiner Untersuchungen der asthenischen vorzog oder wenigstens überordnete, ist viel bezeichnender, da mit dem Werturteil „asthenischer Habitus" im Sinne STILLERS bestimmte ins Pathologische gehende Vorstellungen des biologisch Minderwertigen verknüpft werden.

Innerhalb der von KRETSCHMER angewandten Nomenklatur nehmen die Astheniker die Rolle des, wenn man so sagen darf, karikierten Leptosomen ein.

Sie *sind* leptosom, weisen aber alle für diesen Typus charakteristischen Anzeichen in besonderer Prägnanz auf.

Die Hagerkeit, das sehnig Schlanke, das Schmale, das sich bei allen Körperteilen Leptosomer demonstrieren läßt, das alles findet sich, wie gesagt, im extremen Grade bei dem rein *asthenischen* Körperbau.

Auch hier wird es zweckmäßig sein, reine Fälle als Prototypen voranzustellen. KRETSCHMER schildert sie als magere, schmal aufgeschossene Menschen, die größer erscheinen, als sie sind, von saft- und blutarmer Haut. Von schmalen Schultern hängen magere dünne Arme mit knochenschlanken Händen herab; dabei ein langer, schmaler, flacher Brustkorb, dünner, fettloser Bauch, dem sich muskeldünne Beine anschließen.

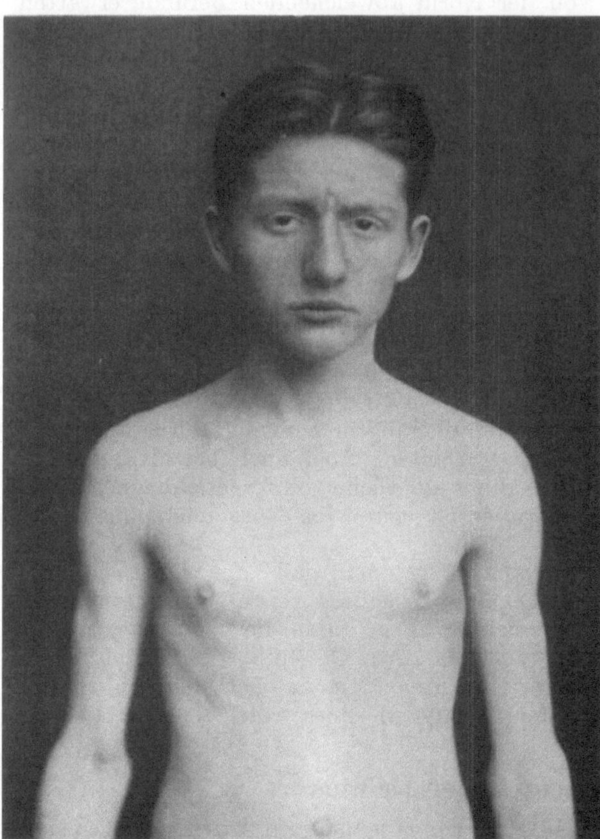

Abb. 10. Leptosomer Typus (frontal). Schizophrenie.

Soweit der Gesamteindruck. Der ausführlichen morphologischen Betrachtung ist voranzuschicken, daß KRETSCHMER seine Typen zunächst nur an Kranken untersuchte. Die Gesichtstypen — Winkelprofil, Langnasenprofil, verkürzte Eiform — scheinen aber eine ganz allgemeine, vom Krankhaften unabhängige Zuordnung zum asthenischen — bzw. leptosomen Typus zu besitzen. Ob ein solcher Merkmalskomplex bei krankhaftem Zustande prozentual häufiger oder ausgeprägter vorhanden ist, soll dabei zunächst dahingestellt bleiben.

Der typisch *asthenische Schädel* ist kurz, nieder und mittelbreit. Das Hinterhaupt pflegt im Gegensatz zum Rundkopf mehr oder weniger tief abzufallen (s. Abb. 13), wobei unabhängig von den Maßzahlen (evtl. nicht vergrößerter Höhendurchmesser) der Eindruck eines Hochkopfes entsteht. Die Übergänge zum angedeuteten Turmschädel, der bei den Dysplasien eine Rolle spielt, sind wie auch beim athletischen Habitus fließend. Von diesen Formen abgesehen, finden sich selbst bei im übrigen reinen Asthenikern sog. Blasenschädel, ohne irgendwelche Hinweise für besondere erbliche Belastung wie z. B. kongenitale Syphilis.

Das Profil zeigt, wie schon erwähnt, zwei Hauptkonturen. Beide gründen sich auf ein Mißverhältnis zwischen „gesteigerter Nasenlänge und hypoplastischem Unterkiefer“. Flieht die Stirn leicht zurück und bildet, wie bei Abb. 13

angedeutet, mit dem langen schmalen Nasenrücken eine schräg vorwärts verlaufende Linie, während durch die Hypoplasie des Gesamtunterkiefers oder Kinns von der Nase zur Kinnspitze eine schräg nach hinten verlaufende Linie vorhanden ist, so entsteht das sog. *Winkelprofil* (Abb. 13). Bei weniger ausgesprochener Kieferhypoplasie sprechen wir namentlich, wenn gleichzeitig die Nase weniger vorspringt, vom sog. Langnasenprofil.

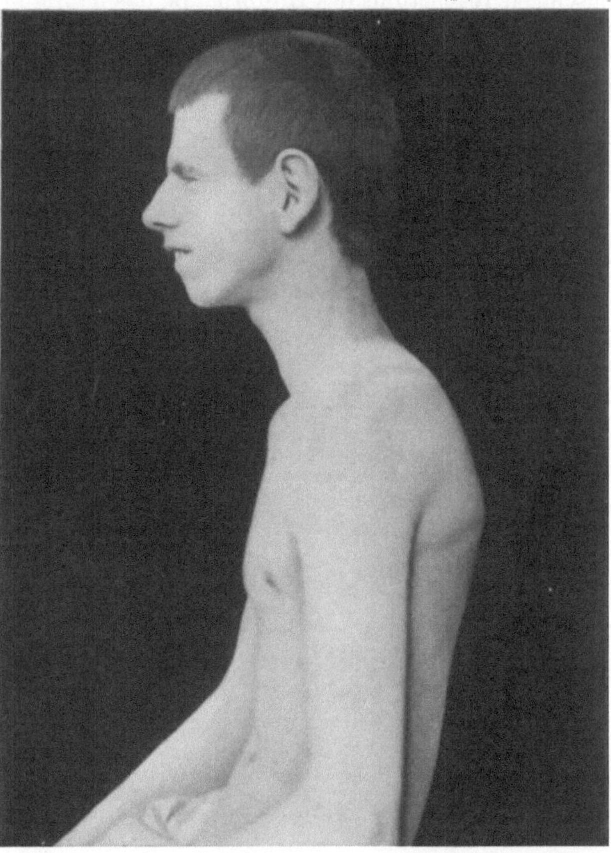

Abb. 11. Leptosomer (asthenischer) Typus (Profil). Schizophrenie. (Nach KRETSCHMER.)

Der frontale Gesichtsumriß typischer Astheniker bildet häufig die sog. „verkürzte Eiform“ (s. Konstitutionsschema II). „Sie beruht vor allem auf der Dürftigkeit der Kieferwinkel, die bei volleren Gesichtern sonst die laterale Gesichtskontur akzentuieren, sowie auf der fehlenden Fettpolsterung der seitlichen Wangenpartien; sodann auf der Dünne und Niedrigkeit der Unterkieferäste und der Schmalheit der zwischen ihnen liegenden Mundbodenfläche“. Die Beschreibung der einzelnen Gesichtsabschnitte ergibt sich dann von selbst und ist im übrigen aus dem Schema ohne weiteres ersichtlich.

Bei Frauen hat sich auch bei diesem Typus mit Ausnahme einer in Rußland durchgeführten Untersuchung (GUBER) die Differenzierung als schwieriger erwiesen. Besonders infolge geringer Nasenlänge und einem ganz allgemein hypoplastischen Mittelgesicht entsteht häufig nicht die typische Eiform, sondern ein bei näherer Betrachtung pseudopyknischer Gesichtsumriß; diese Gesichter wirken, wie KRETSCHMER sich ausdrückt, „verkümmert“.

Auch die Anzeichen der übrigen Körperbaumorphologie sind bei der allgemeinen Betrachtung schon vorweggenommen; in allen Regionen überwiegt das Schmale, Leptosome.

Unter den Gruppen asthenischer Merkmale nimmt die Haarbeschaffenheit und Verteilung eine besondere Stellung ein. KRETSCHMER beschreibt ursprünglich die „Behaarung der Schizophrenen“, wir können aber bereits hier bei Schilderung des leptosomen Typus die für diesen häufig charakteristische Haarform erwähnen, da sie über die später zu besprechende Korrelation mit den Typen der Kranken hinaus für diesen typisch sein kann.

Pflegt beim Pykniker der normalen Primärbehaarung ein ausgesprochenes

Terminalhaarkleid zu folgen, so zeigt der Leptosome, der Astheniker ausgesprochenen Grades, häufig gerade das umgekehrte Verhalten. „Die Primärbehaarung ist extensiv und intensiv gesteigert und auch verhältnismäßig dauerhaft", während das Terminalhaar häufig eine recht mäßige Entwicklung aufweist.

Namentlich in jüngeren Jahren entsteht infolge eines besonders dichten und buschigen Wachstums des Haupthaars, das häufig in Stirn, Schläfen und Nacken stark hineinwächst, die sog. „Pelzmütze", wie sie der Schizophrene in Abb. 12 besitzt. Aber auch beim älteren Leptosomen findet man im Verhältnis zum pyknischen Typus das Haupthaar dauerhafter und stärker. Glatzen finden sich relativ seltener und sind häufig atypisch lokalisiert. Dabei zeigt der Glatzenboden des Leptosomen nicht die spiegelglatte Politur der pyknischen Glatze, „er ist vielmehr ausgesprochen matt und neigt zu eigentümlich scharfer Faltenbildung, die einzeln in geradem Zug den Scheitel überqueren können, so daß sie von weitem wie Messerschnitte aussehen". Die Haarfaser selbst ist oft derb bis borstig und legt sich entsprechend nicht so leicht an wie das Haar des Pyknikers. Die Brauen sind gut entwickelt, breit und dicht. Häufig „konfluieren" sie und bilden so, wenn noch mitunter eine, wenn auch feine Haarbrücke zwischen Brauen und Schläfenhaar besteht, mit der Stirnhaargrenze einen kontinuierlichen *Behaarungsring*. Im Gegensatz dazu ist die Bartentwicklung Leptosomer im allgemeinen schwächer als die der Pykniker. In extremen Fällen, und dies gilt wiederum für die Mehrheit der später zu besprechenden pathologischen Fälle, finden sich vielfach Aussparungen, vor allem peroral, häufig aber auch diffus verteilt, wobei keine scharfe Begrenzung zu den *lichten* Haarinseln besteht.

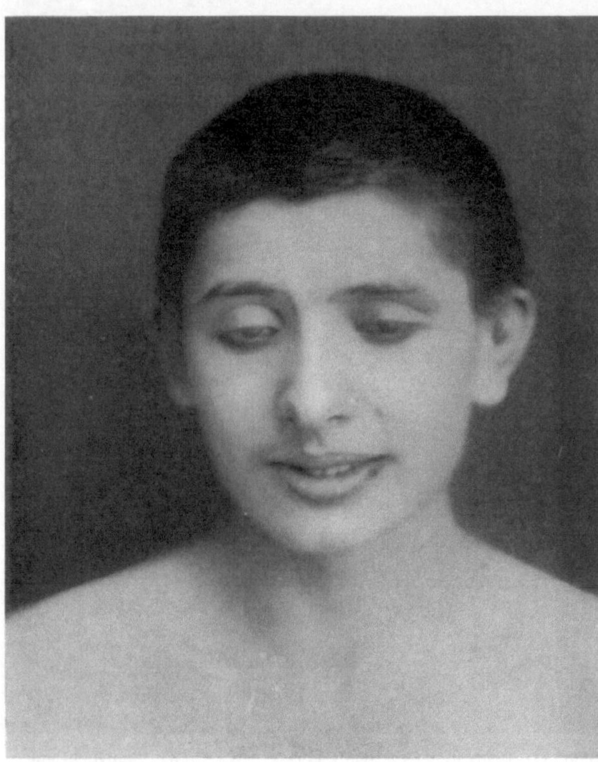

Abb. 12. Leptosomer Typus (frontal).

Die Genital- und Achselbehaarung weist, sofern nicht daneben Dysplasien bestehen, keine besonderen Merkmale auf. Im ganzen ist sie eher schwach, nur in Ausnahmsfällen kräftiger entwickelt. Das gleiche gilt von der Behaarung des Rumpfes und der Extremittäen. Kretschmer erwähnt daneben allerdings Fälle leichteren Grades, die in dieser Richtung eine kräftigere Terminalbehaarung entwickeln. Diese unterscheidet sich aber von der entsprechenden pyknischen Behaarung durch die Kürze und Schlichtheit der Haare, die ganz an der Haut anliegen.

Von Frauen gilt — soweit ein Vergleich möglich — im allgemeinen die gleiche Charakterisierung; aber auch hier begegnen wir aus dem gleichen Grunde, wie er für die pyknischen Frauen angegeben wurde, häufig gewissen Schwierigkeiten einer eindeutigen Charakterisierung der Merkmale, so daß auch diese Merkmalsgruppen eine Typendifferenzierung der Frau, wenigstens in Deutschland, erschwert.

Faßbare Störungen der endokrinen, vegetativ-nervösen Apparate finden sich beim Leptosomen ungleich häufiger als beim Pykniker. Größere Reihenuntersuchungen bestehen aber vorläufig erst beim Schizophrenen, so daß die zu besprechenden Befunde für den anscheinend gesunden Leptosomen nur bedingt gelten. Gerade aber auf die im Abschnitt V des Konstitutionsschemas II vermerkten Zeichen wird bei der z. Z. in allen Ländern einsetzenden körperbaulichen Durchmusterung zu achten sein. Bei schizophrenen Leptosomen finden sich häufig neben wenig entwickelten Schilddrüsen Hypoplasien des Genitalapparates; es ist in dieser Hinsicht vor allem auf die Untersuchungen von FRÄNKEL (Breslau) und seiner Schule hinzuweisen, die bei der Mehrzahl der von ihnen untersuchten Schizophrenen einen hypoplastischen Uterus konstatieren konnte. Daß schon aus forschungstechnischen Gründen im Fragebogen eventuelle sexuelle Anomalien vermerkt werden, erscheint selbstverständlich.

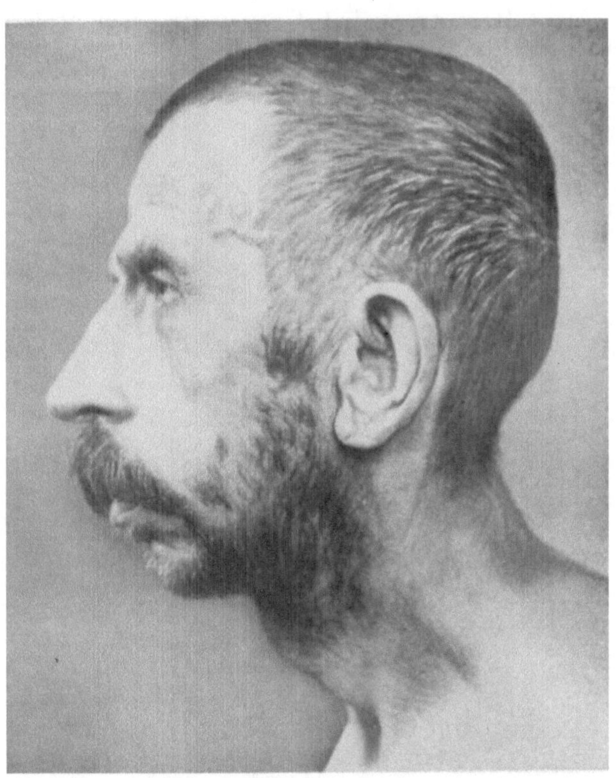

Abb. 13. Leptosomer Typus (Winkelprofil). Schizophrenie. (Nach KRETSCHMER.)

Schließlich ist als wichtigstes Typenmerkmal noch auf die Gefäßsymptome und die Hautbeschaffenheit zu achten. Im Gegensatz zum reinen pyknischen Typus mit seiner guten Durchblutung ist die Haut des Leptosomen meist blaß, „oft mit einem Stich ins Gelbliche oder Käsig-Pastöse, andererseits mit fahlbraunen Pigmentierungen"; die Pulswellenhöhe ist häufig niedrig, die Gefäße selbst dünn, zart. Die fettarme dünne Haut ist eher schlaff wie straff und entsprechend wenig elastisch, am besten wird die, wenn auch besonders subjektive Schätzung an der Außenseite der Oberarme und über dem Jochbein vorgenommen.

Daß ganz besonders auch bei der Bewertung des leptosomen Typus auf die im Schema genannten „Zeitpunkte" und auf die „exogenen Faktoren" zu achten ist, ergibt sich aus Vorstehendem von selbst; so weist uns, um nur ein Beispiel zu erwähnen, anomales Wachstumtempo und Pubertätsverschiebung auf Störungen im endokrinen Apparat hin. Es sind dies ja letzten Endes, abgesehen von dem heuristischen Wert, der solchen statistischen Feststellungen innewohnen kann, alles nur Anhaltspunkte, die uns vor Irrtümern bei der endgültigen Typendiagnose bewahren sollen.

3. Athletischer Habitus.

Als 3. Haupttypus hat Kretschmer den athletischen Habitus aufgestellt. Ob es sich dabei um eine Variante im allgemeinen Rahmen der Leptosomen handelt, sei dahingestellt. Hier seien nur referierend die von dem soeben geschilderten leptosom-asthenischen Typus abweichenden Momente hervorgehoben.

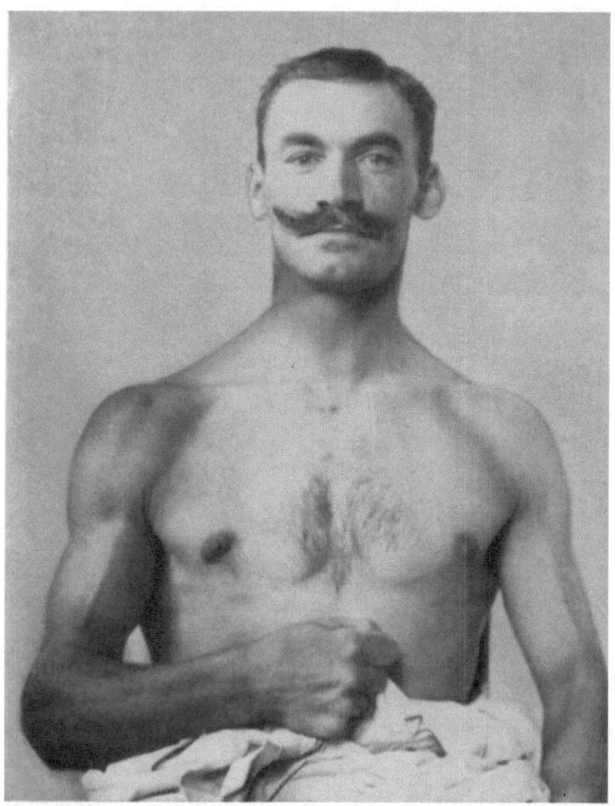

Abb. 14. Athletischer Typus (frontal). (Schizophrenie.) (Nach Kretschmer.)

Der Haupteindruck des athletischen Habitus (s. Abb. 14—19) besteht in einem mittel- bis hochgewachsenen Menschen „mit besonders breiten, *ausladenden Schultern*, stattlichem Brustkorb, straffem Bauch und einer Rumpfform, die sich eher nach unten verjüngt, so daß das Becken und die immer noch stattlichen Beine im Vergleich mit den oberen Gliedmaßen und besonders dem hypertrophischen“ (nicht krankhaft zu werten!) „Schultergürtel zuweilen fast grazil erscheinen“. Dabei außerordentlich derbe Knochen, häufig starke hyperplastisch in Erscheinung tretende Muskeln (auch ohne solche ist der athletische Habitus scharf zu fassen, s. Abb. 16 u. 17) und im Verhältnis zu den übrigen Typen mächtige Extremitätenenden. Ob eine von diesem Typus etwas abweichende „Variante“, die bei ähnlichen Maßverhältnissen durch eine alle Körperteile in Mitleidenschaft ziehende Plumpheit auffällt, einen eigenen Typus darstellt oder etwa zu den Dysplastischen, die vielfach athletischen Körperbau zeigen, Beziehungen hat, ist bei der relativ geringen Zahl derartiger Fälle nicht mit Sicherheit zu entscheiden.

Die Kopfform des Athletikers imponiert im allgemeinen durch ihre Höhe, dabei ist der Kopf schmal und mittellang (s. Abb. 14, 16, 18). Hie und da finden sich Andeutungen eines Turmschädels. Die Profillinie entspricht häufig der des

Leptosomen, mitunter ist sie aber auch sehr wenig charakteristisch. Die steile Eiform des Gesichtsumrisses, wie sie in Abb. 18 markant zum Ausdruck kommt, findet sich beim typischen Athletiker in der Mehrzahl. Sie entsteht im Gegensatz zu den Bedingungen, die eine verkürzte Eiform in Erscheinung tretenslassen, durch Verlängerung von Mittelgesicht und Kinn. Daneben erwähnt KRETCHMER bei geringer Längsentwicklung des Gesichts schildförmige Gesichtstypen, die sich, „rein morphologisch betrachtet, nur noch graduell durch größere Höhe von den flachen Fünfeckformen der Pykniker unterscheiden und insofern sich nicht scharf von diesen abgrenzen lassen". Auch hier wird die übrige Inspektion sowie die Resultate der anthropometrischen Feststellung vor Einteilungsirrtümern bewahren.

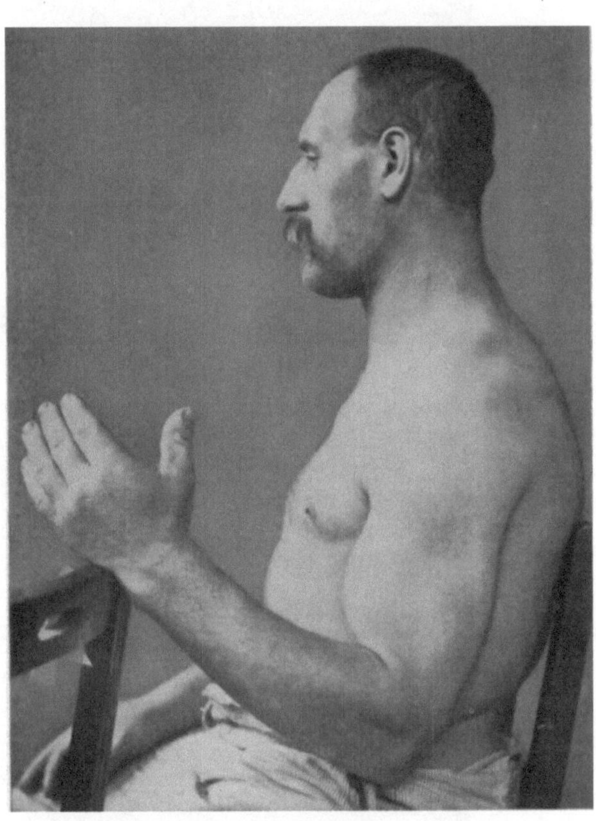

Abb. 15. Athletischer Typus (Profil). (Akromegalie.) (Nach KRETSCHMER.)

Ein näheres Eingehen auf die Einzelbeschreibung erübrigt sich. Erwähnenswert ist höchstens noch in differentialdiagnostischer Hinsicht, daß wie im allgemeinen auch bei den Nasen der Athletiker, die im Gegensatz zum Leptosomen eher stumpf zu nennen sind, der derbe Knochenbau hervortritt.

Was den übrigen Körperbau anlangt, so ist für Stamm und Glieder zu wiederholen: starke grobe Knochen — ähnlich wie beim pyknischen Körperbau am besten am Handgelenk und Schlüsselbein zu prüfen — wie erwähnt häufig plastisch modellierte Muskulatur, wenig Fett; dann breit ausladender Schultergürtel (dominierend für die ganze Figur), starker Brustkorb, straffer Bauch über einem relativ wenig ausladenden Becken; daneben lange kräftige Extremitäten mit in Länge und Breite mächtigen, derben Enden.

Die Behaarung entspricht im allgemeinen der des leptosomen Typus. Nur die Rumpfbehaarung, die nach KRETSCHMER bei der athletischen Gruppe stark und von normaler Verteilung sein soll, macht dabei eine Ausnahme.

Das gleiche gilt von der Hautbeschaffenheit. Wir finden im Gegensatz zu den beiden anderen Typen eine straffe, elastische, derbe, ja oft dicke Haut. Dabei ist die Durchblutungsart der des Leptosomen sehr genähert; die Haut ist blaß und soll mitunter Neigung zu Akne aufweisen. Beziehungen zur innersekretorischen Steuerung (z. B. Hypophyse und Keimdrüse) wurden vermutungsweise geäußert. Es liegt naturgemäß nahe, beim Vergleich gewisser sehr ausgesprochener Athletentypen — sofern sie besonders an seelischen Störungen leiden — mit der Gruppe der muskelhyperplastischen Akromegalen auch für

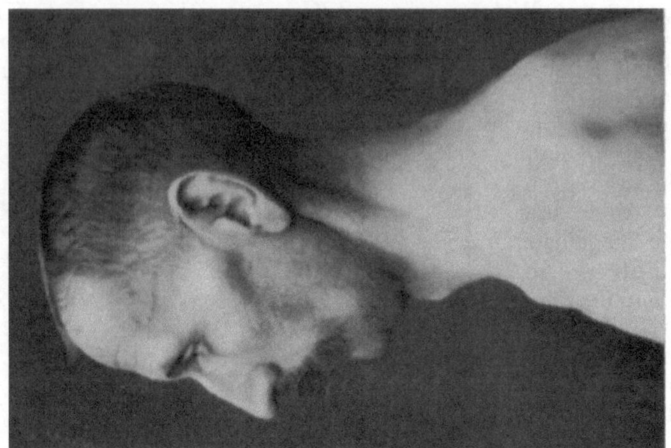

Abb. 17. Derselbe im Profil.

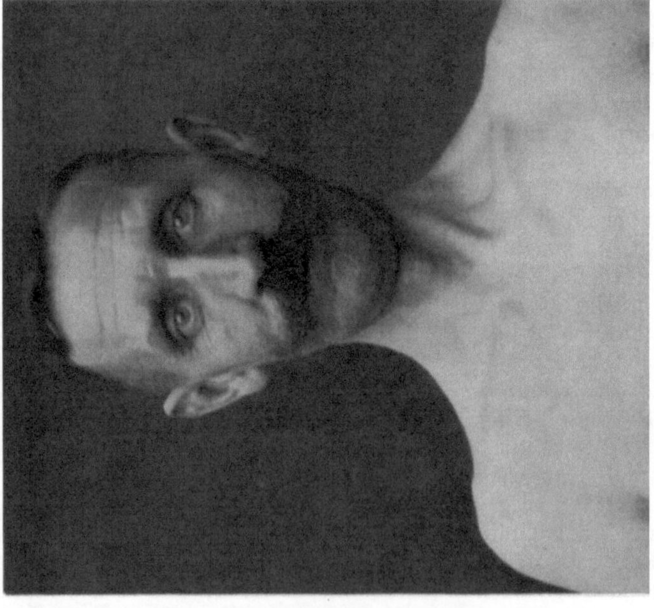

Abb. 16. Hagerer Athletiker (frontal). (Nach Kretschmer.)

die ersten Formen an eine Beteiligung von Hypophyse und Keimdrüse zu denken, eine Erwähnung, die allerdings nur heuristisches Interesse beansprucht.

Der athletische Typus scheint sich schon relativ frühzeitig zu differenzieren; auch bei ihm wird man ganz besonders auf exogene Faktoren (Beruf, Sport usf.) achten müssen, da eine auf exogenen Momenten beruhende Entwicklung in athletischer Richtung auf der Hand liegt.

Schließlich noch ein Wort über den athletischen Typ bei Frauen. Auch bei ihnen ist der kräftig und breit entwickelte Brust-Schultergürtel eines der charakteristischen Symptome; ist daneben das Becken typisch weiblich und entsprechend dem übrigen Körperbau kräftig entwickelt, dann resultieren schon in dieser

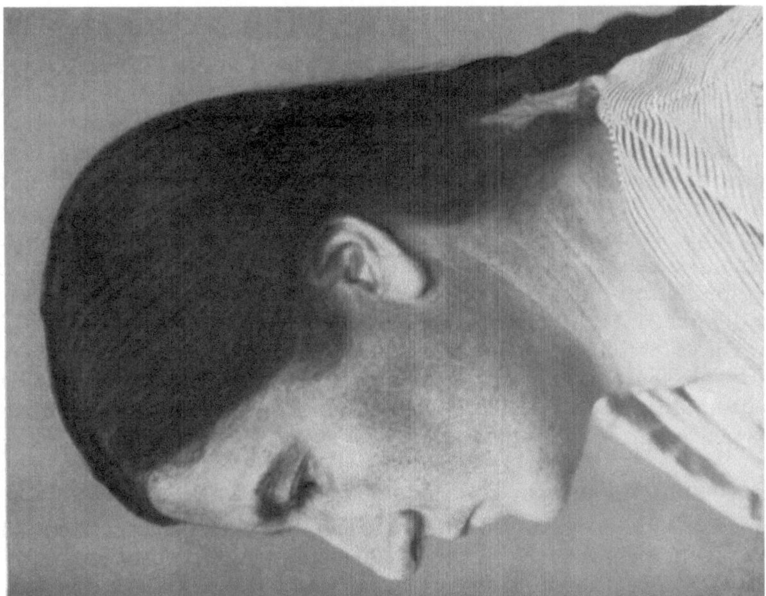

Abb. 19. Derbe, maskuline Gesichtsbildung einer athletischen Schizophrenen. (Nach KRETSCHMER.)

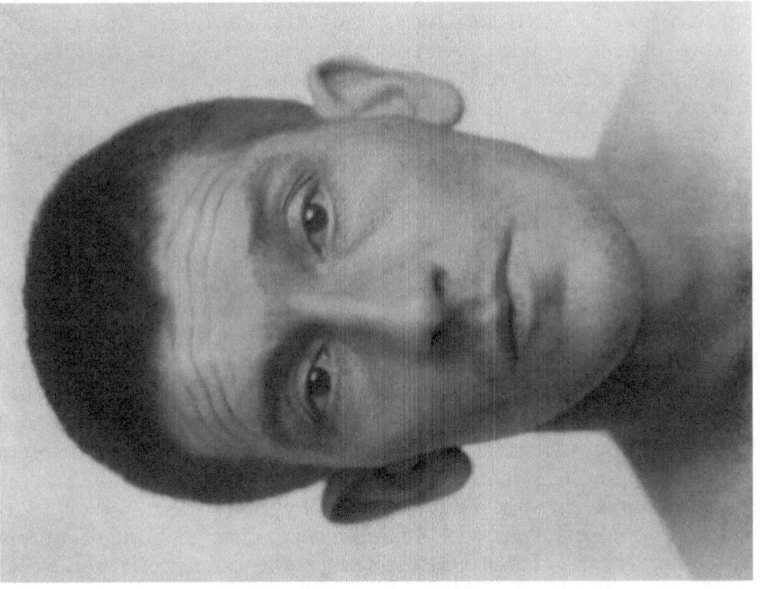

Abb. 18. Steile Eiform, Pelzmütze (Schizophrenie).

Hinsicht andere Proportionen, wie wir sie beim Mann kennengelernt haben; außerdem findet sich häufig eine recht deutliche Fettentwicklung, die allerdings im Gegensatz zum pyknischen Typus nicht einzelne Körpergegenden bevorzugt.

So entstehen immerhin abgerundete Formen mit wenig plastischem Muskelrelief, so daß auch der weibliche Athletentypus, sofern er nicht dysplastische Merkmale (wie atypisches Becken usf.) aufweist, weit schwieriger als der des Mannes zu differenzieren ist.

4. Dysplastischer Habitus.

Außer den eben geschilderten von Kretschmer aufgestellten Körperbautypen sind seit langem irgendwie von der Norm sichtlich abstechende Körperformen bekannt, die Kretschmer in einer Gruppe als „dysplastische Spezialtypen“ zusammenfaßte. Sie sind es ja vor allem gewesen, die seit dem Bestehen der modernen wissenschaftlichen Konstitutionsforschung unser Augenmerk auf den Zusammenhang zwischen endokriner Steuerung und Körperbau einerseits, und dessen indirekter Beziehung zur seelischen Anlage andererseits lenkten. Im allgemeinen stellen dabei die dysplastischen, soweit eine Anlehnung an die Haupttypen überhaupt zutrifft, irgendwie groteske Formen des leptosomen oder athletischen Typus dar; Anlehnung an den pyknischen Körperbau findet sich nur selten. Dieser Beobachtung entspricht auch die später zu erörternde Tatsache, daß Dysplasien bei Manisch-Depressiven im allgemeinen nicht, bei Schizophrenen recht häufig, bald mehr, bald weniger ausgesprochen angetroffen werden. Als Haupttypen seien erwähnt:

a) Der eunuchoide Hoch- und der polyglanduläre Fettwuchs.

Eunuchoide, also Menschen mit unterentwickelten Geschlechtsdrüsen, können sich körperbaulich als zwei völlig verschiedene Typen repräsentieren. Werden die einen (Hochwuchs) namentlich mit Einsetzen des Rückbildungsalters dünn und mager und zeigen frühzeitig das Bild der senilen Kachexie, so zeichnen sich die anderen trotz gleicher Lebensbedingungen durch eine abnorme Fettentwicklung und -verteilung aus. Die ersten Formen (s. Abb. 20) sind nach Kretschmer, der darin Tandler-Gross und Bauer folgt, durch überlange Beine und Arme charakterisiert, zeigen dabei mitunter, wie in den abgebildeten Fällen, nicht nur konträre Rumpfproportionen, die sich beim Mann vor allem durch eine mehr weibliche Beckenform dokumentieren, sondern neben der verkümmerten Terminalbehaarung unter Umständen auch hermaphroditische Merkmale. Die von Kretschmer beschriebene Hochwuchsform Schizophrener ist in der Mehrzahl schmal und grazil bei einer Körpergröße zwischen 1,64 und 1,96 m. Das Überwiegen der Beinlänge über die halbe Körperlänge wird in der Regel angetroffen. Kretschmer bemerkt aber mit Recht, daß dieses Anzeichen allein keineswegs für die Rubrizierung „eunuchoider Hochwuchs“ genügt, da bei allen Typen mitunter derartige Proportionen angetroffen werden. Bei 10 von 20 Schizophrenen mit eunuchoiden Körperformen fand Kretschmer ausgesprochene Anomalien an den Genitalien, teils Hypo-, teils Hyperplasien. Besonders markant tritt dieser Typ naturgemäß in anthropometrischer Beziehung hervor. So erhellt sich die Dysproportion ohne weiteres, wenn man die übernormale Trochanterbreite mit den nichts weniger als ausladenden Schultern in Beziehung setzt, oder den relativ geringeren Brustumfang mit dem seitlich stark ausladenden Becken vergleicht. Solche Typen wirken daher in diesen Proportionen gerade umgekehrt wie Athleten mit dem sich nach unten verjüngenden Knochengerüst. Unter Umständen in engster genetischer Beziehung zu diesem Habitus erwähnt Kretschmer Hochwüchsige, bei denen ein sog. Turmschädel, ein derbknochiges Gesicht mit sichtlichem Borstenbart und starkem Haupthaar als hervorstechendste Merkmale imponieren. Daneben finden sich häufig eunuchoide Stigmen.

Bei Frauen ist nicht nur die Differenzierung wie schon bei den früheren Typen schwieriger, sondern eine mit dem männlichen Habitus einigermaßen korrespondierende Form kaum aufzustellen. Denn ein Hauptcharakteristikum, die Verkümmerung der Geschlechtsdrüsen usf. trifft wenigstens bei Schizophrenen, wie schon erwähnt, für eine große Reihe von Kranken zu, bei denen andere heterogene Merkmale fehlten. Am ehesten dürften dem männlichen Eunuchoiden Frauen mit gehäuften „Maskulinismen" entsprechen. KRETSCHMER erwähnt aus seinem Material 7 schizophrene Frauen, die neben heterogen sekundären Geschlechtsmerkmalen sich durch Überlänge der Extremitäten bemerkbar machten. Dabei umgekehrte Rumpfproportion wie bei den nicht-dysplastischen weiblichen Konstitutionstypen, also geringe Beckenweite bei großer Schulterbreite. Auch sonst vielfache Anklänge an den männlichen Typus; so unter anderem hohe, derbe Gesichter, derbes Haar, geringe Brustentwicklung, Andeutung von männlicher Körperbehaarung bei sonst schwach entwickeltem Terminalhaarkleid.

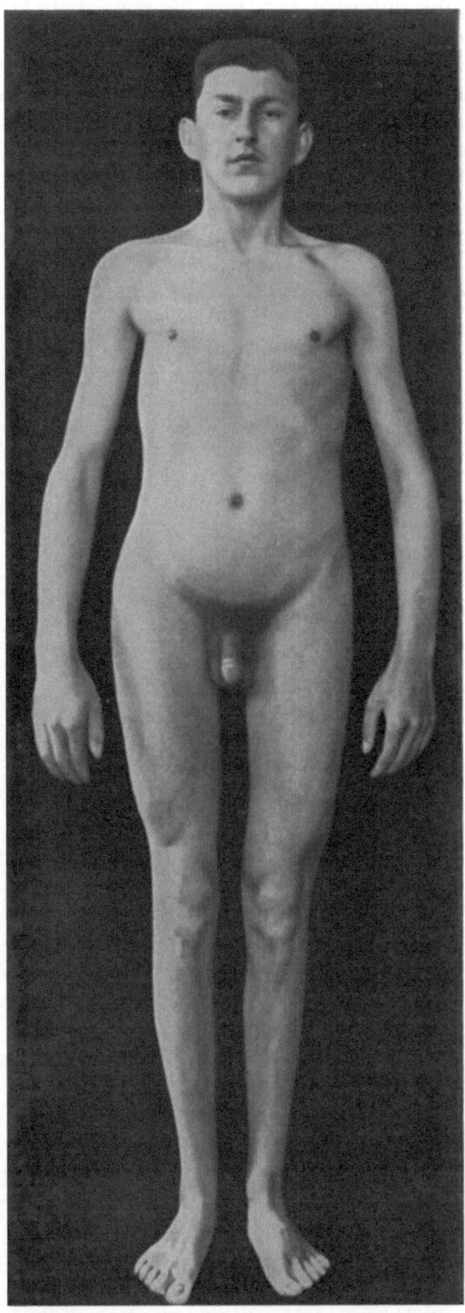

Abb. 20. Eunochoider Hochwuchs. (Schizophrenie, 18jährig.) Überlänge der Extremitäten, vermehrte Hüftschweifung. Maße: Körpergröße 173, Beinlänge 95 (!), Brustumfang 86/91, Hüftumfang 91 (!). (Nach KRETSCHMER.)

Einzelne der bisherigen wie der folgenden dysplastischen Stigmen finden sich ja relativ häufig bei Leptosomen und Athleten. Vor ihrer Überwertung bei der Einteilung wird man sich hüten müssen — sonst entsteht die Gefahr einer Falschbewertung, ähnlich etwa wie, wenn man Gesunde mit angewachsenen Ohrläppchen usf. ohne weiteres als „Degenerierte" ansprechen wollte.

Der Fettwuchs eunuchoider und polyglandulärer Genese spielt bei Geisteskranken eine zahlenmäßig äußerst geringe Rolle. Er muß an dieser Stelle aber gesondert hervorgehoben werden, weil, wie bei der Besprechung der Literatur noch zu zeigen sein wird, mitunter Verwechslungen mit den anders bedingten, gearteten und verteilten Fettformen der Pykniker angetroffen werden. KRETSCHMER erwähnt immerhin in seinem Ausgangsmaterial 7 Schizophrene mit dysglandulärem Fettwuchs. Wie sehr nahe für den nur oberflächlich Inspizierenden, die Maße und andere Merkmale (sexuelle Anomalien usf.) Vernachlässigenden eine Identifizierung mit einer Reihe pyknischer Typenmerkmale liegt, ist, was den Gesichtsumriß anlangt, andeutungsweise in Abb. 21 zu ersehen. Gerade in diesen Fällen, in denen nicht wie bei den polyglandulären Fettwuchsformen das Dysplastische infolge der allzu großen Unförmigkeit aller Körperteile in die Augen springt, ist ein Urteil erst auf Grund des *gesamten* Konstitutionsbefundes abzugeben. Die rein eunuchoiden Fettwuchsformen sind bei *eingehender* Betrachtung jedoch nicht zu verkennen. Beim eunuchoiden Habitus verschiebt sich die Fettanhäufung am Unterbauch in die Gegend des Mons pubis, dann sind die Hüften, die Leistenbeuge und die Schamfuge, die Oberschenkel und die Brüste mit einer unangenehm schwammig imponierenden Fettauflagerung bedacht. Durch dieses Schwammige verliert auch der scheinbar pyknische Gesichtsumriß (Abb. 21) seine Prägnanz, wie sie für den echten Pyknikerkopf ja charakteristisch ist. — Körperbaulich mitunter von der beschriebenen Gruppe scharf zu trennen, manchmal aber in sie übergreifend, sind bei offenkundig glandulärer Genese die Merkmalsgruppen der

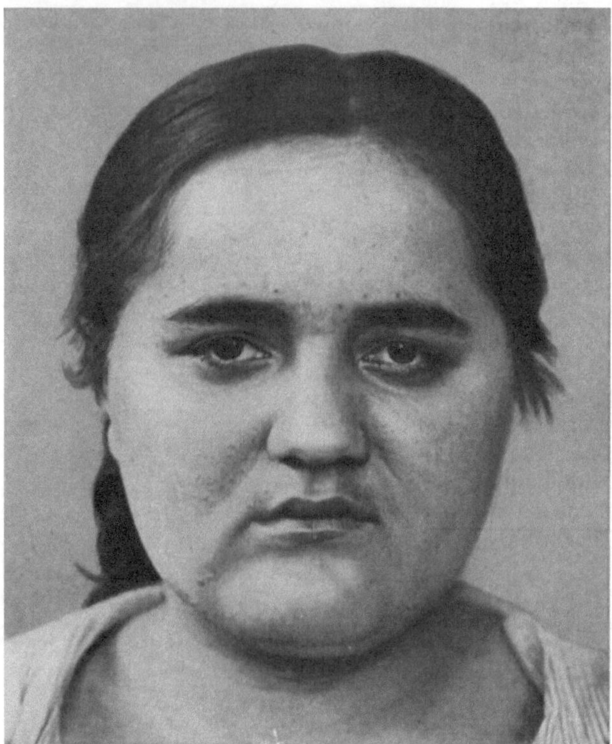

Abb. 21. Dysplastischer Fettwuchs. (Schizophrenieartige Pubertätsverblödung, 19jährig.) Hypoplastisch niederes Mittelgewicht bei sehr plumper, derber Entwicklung von Jochbeinen und Kinn und unförmlicher Fettsucht. (Nach Kretschmer.)

b) Hypoplasien (Infantilismen).

Sie sind insofern eigentlich auch nur eine Untergruppe der Dysplastischen, als es sich meist nicht um eine über den Gesamtkörper gleichmäßig verteilte Hypoplasie handelt, die die normale Proportion ja ohne weiteres wahren könnte, sondern in der Hauptsache um Zurückbleiben einzelner Körperteile wie Mittelgesicht, Hände, Füße und Becken, so daß asthenische oder ungewöhnliche Formen resultieren. Im allgemeinen sprechen wir in solchen Fällen von Hypoplasien; erst wenn es sich erwiesenermaßen um eine *verzögerte* Entwicklung, etwa in der Pubertätszeit — gleichsam um einen Wachstumsstillstand auf kindlicher Stufe — handelt, ist von Infantilismus zu sprechen.

Einen hypoplastischen Gesichtstypus gibt Abb. 22. Charakteristisch ist vor allem das niedrige Mittelgesicht, das häufig beinahe gerade abfallende Profil mit der geringen Modellierung der einzelnen Abschnitte. Eine Verwechslung mit den pyknischen Körperformen ist bei oberflächlicher Betrachtung durchaus möglich, beim Näherzusehen werden atypische Proportionen, die schlechte Modellierung der Formen, das häufig geradezu blaß-pastöse Aussehen vor Verwechslung hüten. Bei im übrigen kümmerlichen Formen mit Langnasentendenz wird diese Gefahr von vornherein nicht bestehen. — Besonders wichtig ist schließlich, auf Hypoplasien an den Extremitätenenden, die sog. Akromikrie zu achten, die KRETSCHMER öfter bei älteren Anstaltsinsassen gefunden hat. Allerdings sind derartige Hypoplasien stärkeren Grades zumeist noch von anderen Anomalien körperlicher Art begleitet. Solche finden sich unter anderem auch am Rumpf und drücken sich vor allem in einer hypoplastischen, wenig laterale Konturschweifung zeigenden Körperform aus. Finden sich diese Stigmen nur vereinzelt, so wird bei der Körperbaubetrachtung der übrige Eindruck prävalieren, sind sie sehr gehäuft, so kann genereller Infantilismus resultieren.

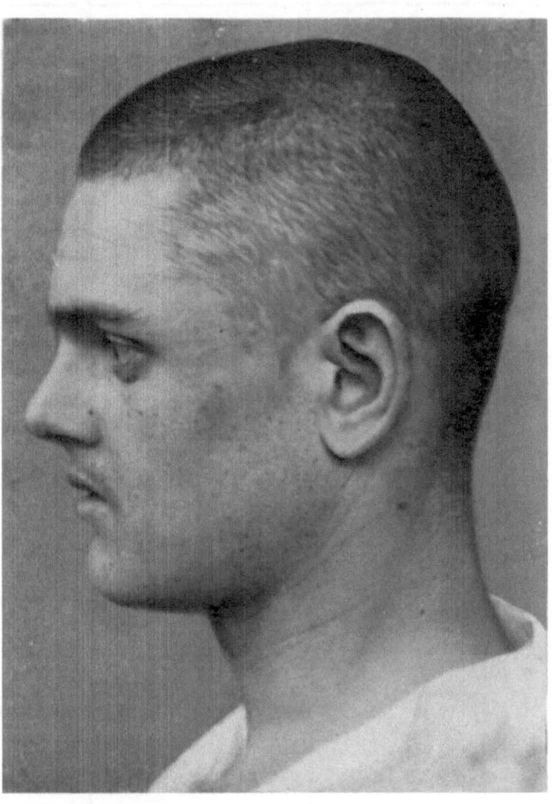

Abb. 22. Hypoplastischer Gesichtstypus. (Epilepsie, 20 jährig.) Mittelgesicht zu nieder, kümmerliche Nase ,stechender Blick, geraffte Oberlippe, Mittelgesichtshöhe $6^1/_2$ cm, Nasenlänge $4^1/_2$ cm. (Nach KRETSCHMER.)

III. Körperbaumaße der 3 Konstitutionstypen.

Die Inspektion erfährt ihre Kontrolle durch den Maßbefund. Hier sei aber nochmals betont, daß die „Zahlen", wie aus folgendem hervorgehen wird, zwar die grobe Typendifferenzierung ermöglichen, daß sie aber, ganz abgesehen von dem heuristischen Wert, der einer genauen Inspektion zukommen kann, abwegige Typen unter Umständen gar nicht erfassen. Dazu sind einzelne der zuvor besprochenen „dysplastischen" Spezialtypen zu rechnen. Bei ihnen wird unter Umständen erst die Fettverteilung, der Drüsenbefund, der Behaarungsmodus die Spezialeinteilung ermöglichen, während sie, ihren Maßen nach, im großen ganzen wenigstens einer der 3 großen Gruppen zuzurechnen sind.

Im folgenden in Anlehnung an eine Tabelle von RHODEN die wichtigsten Werte für die Differenzierung der KRETSCHMERschen Typen.

Auf Kolonne P finden sich die Durchschnittswerte für Pykniker, auf Kolonne L die für Leptosome und auf Kolonne A die der Astheniker. Die erste Zahl in jeder Rubrik gibt die in Halle-Nietleben, die 2. die in Schlesien und die 3. die in Tübingen erhobenen Befunde wieder. (Bei Frauen finden sich gleichsinnige Differenzen.)

Auf der Übersichtstabelle haben wir außer den KRETSCHMERschen Befunden an dieser Stelle weitere Untersucher (VON ROHDEN und GRÜNDLER [Halle-Nietleben],

Georgi, Mysliwiec und Welke [Breslau]) angeführt, um schon hier zu zeigen, daß bei gleicher Technik unabhängig von den örtlichen Verhältnissen und der rassialen Zusammensetzung auf Grund der absoluten Zahlen gewisse Merkmalsgruppen sich zu Typen vereinen lassen. Ein Überblick über die Tabelle lehrt, daß zur

Tabelle 4.

Maße	P	L	A	Maße	P	L	A
1. Größe	165,8 162,2 167,8	165,9 162,2 168,4	166,0 169,8 170,0	14. Hüftumfang	92,0 — 92,0	83,0 — 84,7	88,5 — 91,5
2. Gewicht	67,2 73,3 68,0	50,9 54,3 50,5	62,2 71,4 62,9	15. Beinlänge	85,3 79,1 87,4	84,9 83,8 89,4	86,6 83,9 90,0
3. *Kopfumfang*	57,5 57,5 57,3	55,3 55,1 55,3	56,7 56,2 56,0	16. Armlänge	72,5 — —	72,1 — —	75,0 — —
4. Schädeldurchmesser sagittal	19,0 18,8 18,9	18,5 18,3 18,0	18,9 18,4 18,7	17. *Schulterbreite*	37,2 37,3 36,9	34,8 36,2 35,3	38,2 38,3 39,0
5. Schädeldurchmesser frontal	15,6 16,0 15,8	15,3 15,5 15,6	15,4 15,6 15,3	18. *Beckenbreite*	30,3 29,1 —	27,6 28,5 —	28,9 28,4 —
6. Schädeldurchmesser vert.	20,2 21,7 20,3	19,8 21,8 19,9	20,3 24,9 20,6	19. größter Umfang Vorderarm l.	25,3 26,1 25,5	23,0 23,6 23,5	25,4 26,4 26,2
7. Mittelgesicht	8,2 7,9 7,8	7,6 7,7 7,8	7,9 7,6 8,3	20. größter Umfang Hand l.	20,8 20,1 20,7	19,4 19,2 19,7	20,9 21,1 21,7
8. Kinnhöhe	4,7 4,5 4,8	4,6 4,5 4,5	4,8 4,8 5,2	21. größter Umfang Wade l.	33,3 35,4 33,2	30,0 31,0 30,0	33,5 33,4 33,1
				Indices	P	L	A
9. *Jochbogenbreite*	14,2 13,5 14,3	13,6 14,6 13,9	14,2 14,3 14,2	22. nach Rohrer (Körperfülle)	1,47 1,40 —	1,11 1,03 —	1,36 1,45 —
10. *Unterkieferwinkelbreite*	11,0 11,7 11,0	10,3 10,7 10,5	10,8 10,9 11,0	23. nach Pignet Konstitutionsindex	6,2 13,0 —	35,2 21,3 —	14,5 4,0 —
11. Nasenlänge	5,9 5,8 5,5	5,6 5,5 5,8	5,7 5,4 5,8	24. *Becken-Schulter-Index*	81,4 78,0 —	79,4 78,7 —	75,6 74,2 —
12. *Brustumfang* (Ruhestellung)	92,3 101,7 94,5	79,7 86,6 84,1	89,3 94,4 91,7	25. Längen-Breiten-Index des Kopfes	82,1 85,2 —	81,0 84,7 —	81,7 84,7 —
13. *Bauchumfang*	88,4 — 88,8	69,7 — 74,1	79 — 79,6	26. Schulter-Brust-Index	40,3 — —	43,6 — —	42,8 — —

groben Differenzierung nicht etwa *alle* Maße und Indices vonnöten sind, daß im Gegenteil unter Umständen die Fülle der Maße für den Anfänger verwirrend wirken kann, so daß die Hauptmerkmale, die hier besserer Übersicht halber durch Fettdruck gekennzeichnet sind, weniger markant in Erscheinung treten.

Betrachten wir zunächst nur diese, so lassen sich in groben Umrissen die zuvor geschilderten Typen ohne weiteres reproduzieren. Zunächst der Pykniker mit dem großen Kopf (3), dem nach unten sich wenig verjüngenden breiten Gesicht (9 und 10), den mächtigen Eingeweidehöhlen (12 und 13), mit dem im Vergleich zum Astheniker typischen Becken-Schulter-Index — (17, 18 und 24) und entsprechend vom Leptosomen gut zu unterscheidenden Extremitätenumfängen (19, 20 und 21). Kurzum alles breit, voll, relativ mächtig, eurysom (wie schon erwähnt WEIDENREICH neuerdings es nennt) im Gegensatz zu dem auch aus den Zahlen (in den entsprechenden Rubriken vermerkt) reproduzierbaren leptosomen Typus. Bei diesem sei schon hier auf den Länge-Breiten-Index verwiesen, der gegen eine Dolichocephalie auch beim leptosomen Typus spricht. Ein Ergebnis, das u. a. auf das unabhängige Bestehen von Konstitutions- neben Rassetypen hinweist. Schließlich ergibt ein Vergleich mit den Zahlen der Athletiker, daß diese sich zumeist zwischen den Extremen Pyknisch-Leptosom bewegen. Von rein anthropologischer Seite (s. WEIDENREICH) wird das Bestehen einer selbständigen Konstitutionsgruppe der Athletiker bestritten. KRETSCHMER hebt aber mit Recht neben einer im allgemeinen kräftigeren Entwicklung von Knochenbau und Muskulatur, die schon eine deutliche Abgrenzung vom pyknischen Typ rein inspektiv zuläßt, das auch metrisch deutlich in Erscheinung tretende Überwiegen der Schulterbreite hervor. Für die hier vorliegenden Zwecke ist eine Entscheidung über die Genese und Selbständigkeit dieser Gruppe zunächst nicht wesentlich. In der Praxis ist sie jedenfalls zumindest bei Kombination von Messung und Inspektion unschwer zu identifizieren.

Kommt man für die rohe Scheidung der Typen mit den wenigen hier hervorgehobenen Maßen zwar aus, so sind für jede eingehende Konstitutionsforschung die übrigen unerläßlich. Denn alle noch im Fluß befindlichen Fragen über den Einfluß von Alter, Ernährung, Milieu, Krankheit, Rasse usf. bedürfen zu ihrer Klärung nicht nur eines eingehenden anthropologischen Status, sondern, was unseres Erachtens von anthropologischer Seite vielfach vernachlässigt wurde — einer Inspektion im Sinne KRETSCHMERS.

Noch ein Wort über die absoluten Zahlen. Man könnte infolge der bestehenden Differenzen zunächst zur Annahme kommen, daß ein solches Verhalten der Konstitutionstypenlehre zuwiderlaufe. Dem ist keineswegs so. Die noch zu erörternde Tatsache, daß nach anthropologischer Feststellung die beiden Haupttypen KRETSCHMERS sich durch *alle* Rassen verfolgen lassen, läßt vielmehr diese Differenzen durch Interferieren von Rasseneigentümlichkeiten erklärlich erscheinen. Demnach ist es vielleicht auch kein Zufall, daß die absoluten Zahlen in Schlesien dem Grazer Material noch näher stehen, als dem mitteldeutschen u. a., da wir hier wie dort mit einer stärkeren Vertretung der dinarischen Rasse rechnen dürfen. Das Wesentlichste bleibt jedenfalls, daß sowohl durch Inspektion wie durch Messung, unabhängig von den Merkmalsgruppen, die bei einer Mehrheit die Rasseneigentümlichkeiten bedingen, sich die hier beschriebenen Konstitutionstypen auffinden lassen.

IV. Körperbau und seelische Anlage.

Diese Körperbautypen, die, wie im historischen Überblick gezeigt wurde, zum Teil schon früher, wenn auch weniger prägnant und übersichtlich herausgearbeitet worden waren, hat KRETSCHMER zunächst auf Grund von Studien an Geisteskranken gewonnen. Es hat sich dabei zunächst herausgestellt, daß sich unter den Kranken aus dem manisch-depressiven Formenkreis im Sinne KRAEPELINS auffallend viel pyknische Körperbautypen fanden, während dieser

Habitus bei Schizophrenen völlig in den Hintergrund trat und vorwiegend leptosomen-athletischen und dysplastischen Merkmalen Platz machte. Dies zeigten schon die ersten Untersuchungen Kretschmers an Hand von 260 Geisteskranken.

Tabelle 5.

	Zirkuläre	Schizophrene
Asthenisch	4	81
Athletisch	3	31
Asthenisch-athletisch gemischt	2	11
Pyknisch	58	2
Pyknische Mischformen	14	3
Dysplastisch	—	34
Verwaschene und nicht rubrizierbare Bilder	4	13
Insgesamt	85	175

Kurz zusammenfassend formuliert Kretschmer die von ihm beobachteten Beziehungen folgendermaßen:

1. „Zwischen der seelischen Anlage des Manisch-Depressiven und dem pyknischen Körperbautypus besteht eine deutliche biologische Affinität.“

2. „Zwischen der seelischen Anlage der Schizophrenen und dem Körperbautyp der Astheniker (Leptosomen), Athletiker und gewisser Dysplastiker besteht eine deutliche biologische Affinität.“

3. „Umgekehrt besteht nur eine geringe Affinität zwischen schizophren und pyknisch einerseits, zwischen zirkulär und asthenisch-athletisch-dysplastisch andererseits“.

Tabelle 6. *Kopfumfang der Zirkulären und Schizophrenen. 142 Fälle ♂ (Zirk. 69, Schiz. 73).*

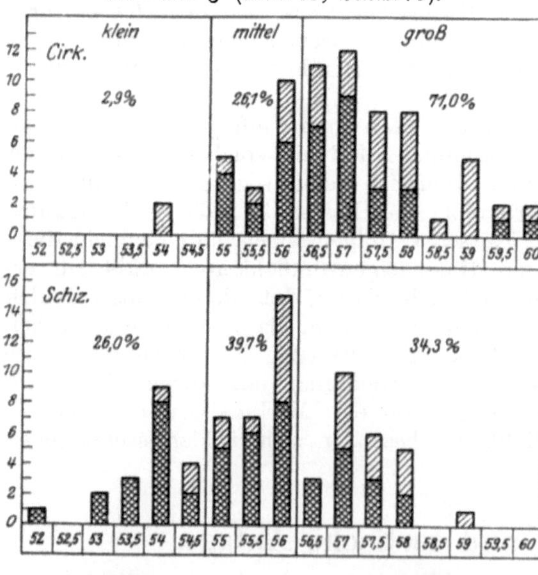

Kopfarbeiter und Handarbeiter verhalten sich je gleichsinnig.

Wie sich auch hier an Hand weniger Hauptmerkmale rein anthropologisch ein Überwiegen von pyknischen Formen beim manisch-depressiven Formenkreis, von leptosomen Merkmalen bei Schizophrenen erweisen läßt, kommt in den folgenden 3 Tabellen Kretschmers prägnant zum Ausdruck.

Auf Einzelheiten der Tabelle, wie Bedeutung des Lebensalters und Berufs, wird später im Zusammenhang einzugehen sein. Dagegen ist schon hier hervorzuheben, daß ähnliche Beziehungen, wie sie zwischen Körperbau und Psychose beschrieben wurden, nach Kretschmer auch zwischen dem Temperament der Zyklothymen einerseits und dem Körperbau und der seelischen Anlage der Schizothymen andererseits bestehen sollen. Es ist hier nicht der Ort, auf die noch vielfach u. a. auch in der Nomenklatur umstrittene Temperamentenlehre einzugehen und namentlich etwa die Abgrenzungen oder die evtl. Übergänge vom Normalen ins Pathologische zu diskutieren. In dieser Beziehung sei auf die entsprechenden Kapitel über die Temperamente verwiesen. Immerhin ist es wohl zumindest aus arbeitshypothetischen Gründen erlaubt, sich zur Verständigung der von KRETSCHMER benutzten Nomenklatur der „normalen“ Temperamentsskala zu bedienen, zumal damit eine allgemeine Verständigung am ehesten erzielt wird.

Welcher Art nun die empirisch gefundenen Beziehungen zwischen Körperbau und seelischer Anlage sind, muß heute noch ganz dahingestellt bleiben. Hin-

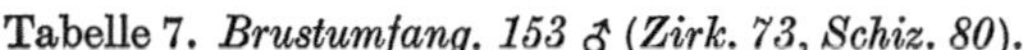
Tabelle 7. *Brustumfang. 153 ♂ (Zirk. 73, Schiz. 80).*

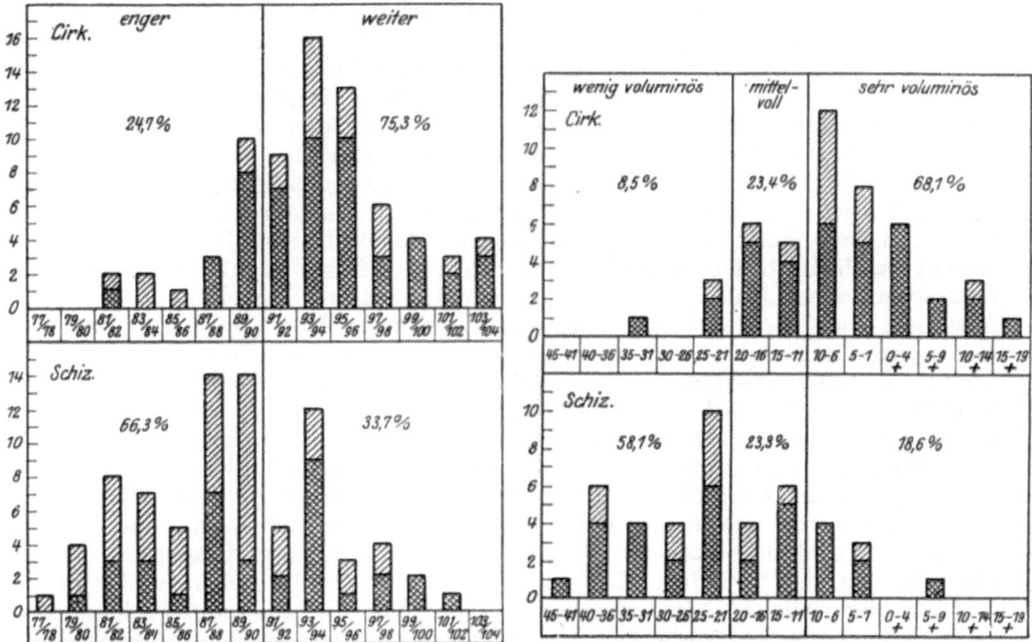

In Tabellen 7 und 8 sind die *Jugendlichen* (unter 30 Jahren) schräg schraffiert, die *Älteren* (über 30 Jahre) kreuzschraffiert. *Man sieht, daß die Konstitutionsunterschiede in beiden Lebensaltern je dieselben sind.*

weise finden sich allerdings bei den schwereren Körperbauveränderungen. Hier bestehen, wie schon erwähnt, offenkundige Beziehungen zwischen der endokrinen Steuerung und dem Affektleben einerseits, der Drüsenfunktion und dem Körperwachstum andererseits. Daß entsprechende Bedingungen und Abhängigkeiten auch beim Gesunden vorhanden sind, ist wahrscheinlich, bisher aber noch unbewiesen. Am ehesten dürfen wir in dieser Hinsicht eine Differenzierung bei den ausgesprochenen Psychosen erwarten, bei denen nach neueren Untersuchungen im Stoffwechsel (S. FISCHER, GEORGI u. a.) bei schizophrenen vorläufig im Gegensatz zu manisch-depressiven Störungen auf endokriner Grundlage festzustellen sind. KRETSCHMER hebt auch von Anfang an mit Nachdruck hervor, daß Körperbau und Psychose nicht etwa in einem *direkten* klinischen Verhältnis zueinander stehen, sondern daß Körperbau und Psychose, Körperfunktion und Krankheit, gesunde Persönlichkeit und Heredität, jedes für sich *Teilsymptome* des zugrunde liegenden Konstitutionsaufbaues seien. Ein Urteil über diesen wird sich daher erst nach Berücksichtigung aller Faktoren und ihrer Zusammenhänge fällen lassen, mit anderen Worten: sowohl Körperbau wie seelische Anlage sind zwei ganz *willkürlich* aus diesem ineinandergreifenden Räderwerk herausgehobene Teile oder deren Funktion.

V. Ausbau und Kritik der modernen Körperbaulehre.

Schon zu Beginn unserer Körperbaubetrachtung wurde darauf hingewiesen, daß eine gleichsam lehrbuchgemäße Verarbeitung dieses wieder aktuellen Problems heute noch verfrüht erscheint. Es ist vielmehr zweckmäßig, den ja kaum 6 Jahre alten Thesen Kretschmers erst an dieser Stelle die Resultate der im Verhältnis zur Schwierigkeit und Langwierigkeit der Methodik doch schon recht zahlreichen Nachuntersuchungen gegenüber zu stellen. Man wird sich dabei im allgemeinen auf diejenigen Autoren beschränken dürfen, die in ihrer Stellungnahme auf eigene Untersuchungen mit Bandmaß und Tasterzirkel fußen. Leider liegt es ja teilweise in der Materie selbst begründet, daß neben diesen wissenschaftlich ernsten Arbeiten vielfach vom grünen Tisch, sei es enthusiastisch zustimmend, sei es kühl ablehnend zum Körperbauproblem Stellung genommen wurde. Ein solches Vorgehen ist im allgemeinen, soweit es sich um eine Stellungnahme den nackten Tatsachen gegenüber und nicht um erkenntnistheoretische Erörterungen handelt, für jede biologische Untersuchungsmethode abzulehnen. Darüber hinaus besteht durch die bedauerlicherweise viel zu früh erfolgte Popularisierung der Kretschmerschen Leitideen die Gefahr der unkritischen Verarbeitung, falschen Auslegung und Schlußfolgerung durch Laien und in der Konstitutionsforschung nicht geschulte Ärzte. In dieser Richtung muß die moderne Konstitutionsforschung vor jeder „Verwässerung“ geschützt werden, mit anderen Worten, es handelt sich zur Zeit nicht um Hypothesen über psychophysische Bedingtheiten oder um eine laienhafte Zuordnung einzelner Habitusmerkmale zu bestimmten seelischen Reaktionsweisen, sondern um exakte naturwissenschaftliche Erfassung unseres gesamten Körperbaues bei gleichzeitiger Rubrizierung der seelischen Anlage. Denn wir müssen uns immer wieder vor Augen halten, daß innerhalb der in ihren Anfängen stehenden Konstitutionsforschung der Körperbau nur einen kleinen, durch vielfache Legierungen oft schwer zu beurteilenden Faktor darstellt, der vielleicht mit dem Fortschritt der Wissenschaft exakteren humoralen Befunden seinen vorläufig neben vererbungswissenschaftlichen Gesichtspunkten ersten Platz räumen muß.

Im folgenden wird daher besonders auf die *gegen* Kretschmer erhobenen Einwände einzugehen sein. Vorangestellt sei noch eine Zusammenfassung der im In- und Ausland vorgenommenen Untersuchungen, die unter Zugrundelegung der Kretschmerschen Angaben teilweise unter Benützung seiner anthropometrischen Technik zur Körperbaufrage Stellung nahmen.

Wenn man auf die Übersichtstabelle 9 im Zusammenhang eingehen will, wird man sich zuvor nochmals vergegenwärtigen müssen, daß der größte Teil der hier vermerkten Prozentzahlen letzten Endes auf Grund einer bis zu einem gewissen Grade subjektiven Beurteilung — Resultante aus Meß- und Inspektionsergebnis — beruht; bedenkt man weiter, daß die hier erfolgte klinische Gruppierung bei dem Stand unserer Kenntnisse zumindesten unter den einzelnen Autoren keineswegs sich völlig decken dürfte, so wird man den *absoluten* Zahlen von vornherein sehr skeptisch gegenüberstehen. Man wird danach auch Jaspers Standpunkt, der auch die statistischen Methoden zur Gewinnung physiognomischer Erkenntnisse vom wissenschaftlichen Standpunkt aus als nicht unbedenklich bezeichnet, doppelt beipflichten. Solche Überlegungen mußten namentlich kurz nach Erscheinen der an sich so bestechenden Mitteilungen Kretschmers nachdenklich machen und haben allenthalben kritische Stimmen (BUMKE, GRUHLE, KEHRER, WILMANNS u. a.) hervorgerufen.

Trotz all dieser berechtigten Einwände erscheint heute — es liegen, abgesehen von einer Reihe von Inspektionsbefunden (BEHRINGER, DÜSER, EWALD, LANGE), von 33 Autoren oder Autorengruppen durch Inspektion und Messung gewonnene Befunde vor — eine Stellungnahme möglich. Ein Überblick über die zusammenfassenden Hauptzahlen der Tabelle lehrt, daß, abgesehen von den an sich teilweise großen Differenzen, innerhalb der Autoren gewisse allgemeine Gesetzmäßigkeiten unverkennbar sind. Sehen wir in dieser Hinsicht zunächst von den Resultaten von RÖSLER (manisch-depressiv), MÖLLENHOFF und KOLLE, die besonders gewürdigt werden sollen, ab, so lassen sich folgende Punkte hervorheben.

I. Manisch-melancholische Gruppe: Starkes Überwiegen der pyknischen Körperbauelemente über die leptosom-athletischen; fast völliges Fehlen von dysplastischen Anzeichen.

II. Schizophrene Gruppe: Starkes Überwiegen der leptosom-athletischen Körperbautypen über die pyknischen, häufiges Vorkommen von dysplastischen Merkmalen.

Der Berechnung liegen, abgesehen von den Kolonnen KOLLE, MÖLLENHOFF und RÖSLER, alle Werte bis auf die der Kolonnen 20, 23 und 29—33 zugrunde, die erst im Druck der Tabelle eingefügt wurden. Auch bei Einbeziehung der letzteren behalten die obigen Leitsätze im allgemeinen ihre Geltung.

Zahlenmäßig gefaßt ergibt sich in Prozenten:

Gruppe I: pyknisch zu leptosom-athletisch wie 50 bis 100 zu 0 bis 37.

Gruppe II: pyknisch zu leptosom wie 2 bis 27 zu 54 bis 92.

Oder in Durchschnittswerten nach den Zahlen der Autoren:

Gruppe I: *76,7 pyknisch* zu *18,2 leptosom-athletisch; 0,19% dysplastisch.*

Gruppe II: *13,8 pyknisch* zu *69,2 leptosom-athletisch; 11,6% dysplastisch.*

Dieser Befund besagt zunächst lediglich, daß die hier geschilderten Typen auch in der Praxis allenthalben faßbar sind, daß eine Gruppierung im Sinne KRETSCHMERS möglich ist. Die weitere klar zutage tretende wichtige Feststellung einer *prozentual gegensätzlichen Zuordnung der 3 Typen zu den beiden Psychosekreisen* bedarf, um ihr wissenschaftlich gerecht zu werden, einer *Analyse an Hand eines an Gesunden gewonnenen Vergleichsmaterials.*

Zuvor sei aber noch ergänzend der Untersuchungen von BEHRINGER und DÜSER gedacht, die s. Zt. bei Schizophrenen im Gegensatz zu Manisch-Depressiven eunuchoide, infantile und undifferenziert plumpe Typen (20,5%) festgestellt haben, die im einzelnen bereits auf Störungen der Fettverteilung, auf Behaarungsstärke und Hodenentwicklung achteten und damit unabhängig von KRETSCHMER, dessen dysplastische Typen (19,4% der Schizophrenen KRETSCHMERS) gefaßt haben dürften. Auch ältere Beobachtungen von REHM und WUTH wiesen in dieser Richtung. Ohne zu messen, haben EWALD, BERZE und später LANGE die relative Häufung von Pyknikern bei Manisch-Depressiven bestätigen können.

Daß — um auf die Tabelle zurückzukommen — trotz sinngemäßer Übereinstimmung die absoluten Zahlen der einzelnen Autoren hie und da so erheblich divergieren, dürfte, soweit sich heute die Dinge übersehen lassen, weniger an prinzipiellen Differenzen — über die im Zusammenhang mit der Rassenfrage berichtet werden soll — wie an methodischen Schwierigkeiten liegen. Es war daher das Ziel einer Reihe von Nachuntersuchern (HENKEL, MAKAROW, WEISSENFELD, WERTHEIMER u. a.) von der bloßen „Schätzung“, von der mehr subjektiven Begriffsbildung loszukommen. Zu diesem Zweck wurde dann u. a. besonders von HENKEL, der als Anthropologe von Fach in Bayern sowohl wie in

Übersichts-

Verteilung der Körperbau-Typen auf den manisch-depressiven und schizophrenen

	1.	2.	4.	5.	6.	7.	8.	9	10.
I. Autor	KRETSCHMER	SIOLI, KLOTH und MEYER	VERCIANI	JAKOB und MOSER	HENKEL	V. D. HORST	MÖLLENHOFF	MICHEL und WEBER	WYRSCH
(Jahr)	1920	1922	1923	1923	1924	1924	1924	1924	1924
II. Land	Tübingen, Württemberg	Rheinland	Mittelitalien	Königsberg, Ostpreußen	München	Holland	Leipzig	Graz, Steiermark	Luzern, Schweiz
III. Zahl der untersuchten Manisch-Depressiven ♂	43	18	26	11	73	78	34	31	8
♀	42			13			15		10
I. pyknisch	68,2 } 84,7	33,3 } 83,3	22 } 84,6	75,0 } 87,5	45,3 } 57,6	— } 77	— } 20,41	61,3 } 74,2	55,6 } 100
pyknische Mischformen	16,5	50,0		12,5	12,3	—	—	12,9	44,4
II. leptosom (asthenisch)	4,7	—		—	16,4	—	8,16	12,9	
athletisch	3,5 } 10,6	— } 16,7	4 } 15,4	8,3 } 8,3	4,1 } 30,1	— } 12	18,34 } 26,50	9,7 } 25,8	} 0
leptos.-athl. Mischformen	2,4	16,7		—	9,6		—	3,2	
dysplastisch	0	0	0	0	0		2,4	0	0
III. atypisch	4,7	0	—	4,2	12,3	11,0	51,02	0	0

	1.	2.	3.	4.	5.	6.	7.	8.	9.	10.
I. Autor	KRETSCHMER	SIOLI, KLOTH und MEYER	OLIVIER 1922	VERCIANI	JAKOB und MOSER	HENKEL 1923	V. D. HORST	MÖLLENHOFF	MICHEL und WEBER	WYRSCH
II. Land	Tübingen	Rheinland	Rheinland	Mittelitalien	Königsberg	München	Holland	Leipzig	Graz	Luzern
III. Zahl der untersuchten Schizophrenien ♂	125	43	64	74	100	100	69	91	141	98
♀	50		61		68			49		94
I. pyknisch	1,1 } 2,9	2,3 } 23	9,4 } 23,4	} 22,9	7,8 } 14,9	— } 2	— } 4	} 5,0	12,05 } 18,47	3,64 } 9,4
pyknische Mischformen	1,7	20,7	14,0		7,1	2	—		6,38	5,73
II. leptosom (asthenisch)	46,3	16,3	42,2		14,3	34	—	15,7	43,26	42,71
athletisch	17,7 } 70,3 (89,7)	16,3 } 67,5 (76,7)	12,5 } 59,4 (71,9)	} 59,3 (70,1)	33,3 } 54,2 (66,7)	25 } 86 (97)	— } 66 (66)	2,9 } 18,6 (39,3)	20,56 } 74,5 (80,9)	14,58 } 76 (84,9)
leptos.-athl. Mischformen	6,2	34,9	4,7		6,6	27	—	—	10,62	18,75
dysplastisch	19,4	9,2	12.5	10,8	12,5	11		20,7		8,9
III. atypisch	7,4	—	4,7	—	18,4	1	— 30	55,7		5,4

Tabelle 9.

Formenkreis. (In Erweiterung einer Tabelle von v. ROHDEN-GRÜNDLER.)

11.	12.		13.	14.	16.	17.	18.	21.	22.	23.	24.
v. ROHDEN und GRÜNDLER 1925	a) KOLLE b) (KOLLE-JACOBI) 1926		ROESLER 1925	WEISSENFELD 1925	DALMA 1925	HAGEMANN 1925	MAKAROW 1925	MAUZ 1925	MAUZ 1925	HENKEL 1925	HENKEL 1926
Halle-Nietleben	Jena a	b	Württemberg	München	Reggio Emilia	Schleswig-Holstein	Leningrad	Württemberg Winnental	Württemberg Tübingen	München	Schweden
36	50		14		107	22	29	17	70		49
55		50		28			15			78	
70,3	18,0	20	30	—		40,9	54,4	41	60	33,3	28,7
} 84,6			} 50	} 71,4	} 69,1	} 50	} 79,4	} 47	} 63,6	} 42,3	} 63,4
14,3	16,0		20	—		9,1	25,0	6	8,6	9	34,7
7,7	18,0	48	10	21,4	5,6	13,6	2,3			33,3	20,4
2,2 } 12,1	20,0		10 } 50	14,2 } 28,6	5,6 } 11,2	13,6 } 27,2	6,8 } 20,6	41	27	10,3 } 52,0	8,1 } 36,6
2,2	10,0		30	—	—	—	11,5			9	8,1
0	0	12	0	0	0	0	0	6	3	—	0
3,3	18,0	20,0			19,6	22,8		6	1,4	5,1	

11.	12.	13.	14.	15.	16.	17.	18.	19.	20.	21.	22.	23.
v. ROHDEN und GRÜNDLER	KOLLE 1925	ROESLER	WEISSENFELD	SCHUBERT 1925	DALMA	HAGEMANN	MAKAROW	KOLLE 1925	HINZEN 1925	MAUZ	MAUZ	HENKEL
Halle-Nietleben	Norddeutschland, Mecklenburg	Württemberg	München	Moskau	Reggio Emilia	Schlesw.-Holstein	Leningrad	Jena	Münster	Winnental	Tübingen	München
139	100	143	65	197	203	78	84	100	112	183	130	97
81							60					
2,7	18,0	9,8	—	19,5		3,9	4,6	21	5,3	7,1	5,4	3,1
} 6,8	} 30,0	} 23,1	} 6,2		} 18,2	} 6,5	} 10,15	} 36	} 10,7			} 7,2
4,1	12,0	13,3	—			2,6	5,55	15	5,4	—	—	4,1
45,5	18,0	25,9	27,7	43,0	43,8	29,5	34,0	11	43,8			39,2
12,3 } 72,3 (87,8)	8,0 } 40,0 (44,0)	6,9 } 64,5 (71,3)	64,6 } 92,3 (92,3)	20,0 } 63 (63)	12,8 } 56,6 (69,9)	32,0 } 75,5 (80,7)	42,6 } 89,85 (89,8)	8 } 29 (33)	28,6 } 80,4 (89,3)	} 54,6	} 63	21,7 } 76,3 (37,0)
14,5	14,0	28,7	—	—	—	14,0	13,25	10	8	* 21,8	* 10	15,4
15,5	4,0	9,8	—		13,3	5,2		4	8,9	11,5	18,5	11,3
5,4	26,0	5,6			11,8[1]	12,8		31		5	3	5,2

* Dabei auch die übrigen Mischformen.

Übersichts-Tabelle 9.
(Fortsetzung.)

	26.	27.	28.	29.	30.	31.	32.	33.
I. Autor	Georgi, Welke u. Mysliwiec	v. Rohden	Andrew	Lange	Wertheimer-Hesketh	Kahn	Kaltenbach	Travaglino
(Jahr)	1926	1926	1926	1926	1926	1927	1927	1927
II. Land	Breslau	Halle-Nietleben	Ost-Rußland	München	Nord-Amerika	München	Hamburg	Java
III. Zahl der untersuchten Manisch-Depressiven ♂	12	127 (ab 91 früher)	9	19	19	32		12 ♂ u. ♀ Eingeborene
♀	10					21	11	
pyknisch	68,2	67,7			26,3	43,4	81,8	41,7
I.	} 90,9	} 82,0	} 64,5	73,7	} 68,4	} 50,9	} 90,9	} 75
pyknische Mischformen	22,7	14,3			42,1	7,5	9,1	33,3
II. leptosom (asthenisch)	—	7,9			10,5	30,2		
athletisch	9,1 } 9,1	2,3 } 14,1	} 31,0	26,3	5,3 } 21,1	3,8 } 49,1	} 9,1	} 25
leptos.-athl. Mischformen	—	3,9			5,3	15,1		
dysplastisch	0	0	3,5	—	—	—	—	—
III. atypisch	0	3,0		—	10,5	—	—	—

	24.	25.	26.	27.	28.	30.	32.	33.
I. Autor	Henkel	Guber-Gritz	Georgi, Welke und Mysliwiec	v. Rohden	Andrew	Wertheimer-Hesketh	Kaltenbach	Travaglino
II. Land	Schweden	Charkow Süd-Rußland	Breslau	Halle-Nietleben	Ost-Rußland	Nord-Amerika	Hamburg	Java
III. Zahl der untersuchten Schizophrenien ♂	408	136	61	467 (220 davon früher)	61	25	39	142 ♂ u. ♀ Eingeborene
♀		115	21				61	
pyknisch	3,0	12,3	2,4	4,3		4	8	8,5
I.	} 5,2	} 44,7	} 20,7	} 8,8	} 14,7	} 20	} 14	} 20,5
pyknische Mischformen	2,2	32,4	18,3	4,5		16	6	12
II. leptosom (asthenisch)	38,7	34,6	42,7	40,7		16	44	43,7
athlethisch	20,1 } 79,4 (91)	4,3 } 51,2 (51,2)	9,7 } 59,8 (75,7)	17,1 } 72,1 (83,0)	} 70,8	28 } 76	15 } 66 (75)	7 } 57,7 (68,3)
leptos.-athl. Mischformen	20,6	12,3	7,4	14,3		32	7	7
dysplastisch	12		15,8	10,9		—	9	10,6
III. atypisch	3,4	3,5	3,6	8,2		4	11	11,3

Schweden die Angaben KRETSCHMERS sehr weitgehend bestätigen konnte, dann auch von v. ROHDEN u. a. auf die Indices der Anthropologen, die aber noch nicht allen Anforderungen gerecht wurden, zurückgegriffen. Ob bei Anwendung einer neuerdings von WERTHEIMER (Amerika) angegebenen Formel:

$$\text{Index} = \frac{\text{Beinlänge} \times 10^3 \times 100}{\text{frontalen} \times \text{sagittalen Brustdurchmesser} \times \text{„vordere Sitzrumpflänge"}}$$

die subjektive Wertung durch Inspektion für gewisse *statistische* Untersuchungen überflüssig wird, müssen erst Nachprüfungen ergeben. Immerhin ist es jetzt schon von Interesse, festzuhalten, daß in dem allerdings noch sehr kleinen Material von 180 Patienten (WERTHEIMER) stets Indexzahl und Inspektionsbefund sich deckten, indem die extrem niedrigen Indexwerte, deren Durchschnitt mit 217,2 angegeben wird, mit den pyknischen Typen korrespondierten, während die auffallend hohen Zahlen (Durchschnittswerte 289,4) dem leptosomen Habitus entsprachen. Auch die große Zahl der Legierungen wird verständlich, wenn einzelne Autoren ähnlich wie WEIDENREICH u. a. der Ansicht sind, daß „Typen" im strengsten Sinne des Wortes gar nicht existieren, sondern daß nur in eine normale Häufigkeitskurve passende Übergänge vorhanden sind, deren extremste Form als „Typen" imponieren. Von besonderer Wichtigkeit wäre es, wenn auf diese Weise der Nachweis in der Tat gelänge, daß der zwischen leptosomem und pyknischem Typ stehende athletische Habitus seinem Indexwert nach der leptosomen Form näher stünde als der pyknischen. Auch Beobachtungen WEISSENFELDS, der bei allgemeiner Bestätigung von KRETSCHMER auf Grund anthropometrischer Studien eine neue Einteilung der athletischen Typen (Hoch-, Breit- und Weichathleten) vorschlägt, würden, mit einem derartigen Index berechnet, auf ihre Existenzberechtigung hin geprüft werden können.

Allen diesen sinngemäß übereinstimmenden Befunden — die Resultate erscheinen noch prägnanter, wenn tabellarisch eine scharfe Trennung zwischen den Geschlechtern (Frauen sind, wie schon erwähnt, nach allen Untersuchern mit Ausnahme von GUBER schwieriger als Männer konstitutionell zu klassifizieren) vorgenommen wird — stehen die teilweise bisher nicht ausgewerteten Ergebnisse von RÖSLER, MÖLLENHOFF und KOLLE gegenüber, scheinbar wenigstens bei RÖSLER und zum Teil bei MÖLLENHOFF. Denn RÖSLER, der bei den Untersuchungen Schizophrener mit dem Resultat der Mehrzahl der Untersucher konform geht, macht sich schon selbst den Einwand, daß sein Material an Manisch-Depressiven (10 Männer und Frauen) zu gering sei, um Schlußfolgerungen irgendwelcher Art zu ziehen. Bei MÖLLENHOFF, der noch zum ersten Drittel der bisherigen Nachprüfer zu zählen ist, muß seine kritische Einstellung, die ihn nur körperbaulich extrem ausgebildete Fälle als Typen, alle anderen als atypische aussondern ließ, berücksichtigt werden. Damit rückte über die Hälfte aller Fälle MÖLLENHOFFS in die Kolonne atypisch und ein Vergleich der verbleibenden Prozentzahlen mit den Ergebnissen der anderen Autoren ist nicht mehr ohne weiteres möglich. Immerhin ist auch bei MÖLLENHOFFS Schizophrenen das erhebliche Vorherrschen von Asthenischen und Dysplastischen gegenüber den ganz zurücktretenden pyknischen Körperbauformen bemerkenswert. Die sonst allgemein anerkannte häufige Korrelation von pyknisch zu zirkulär ist hingegen bei MÖLLENHOFF verwischt. Allem Anschein nach hängt diese Differenz mit einer von den übrigen Autoren abweichenden Auffassung des Pyknikerbegriffs zusammen, die MÖLLENHOFF, „je mehr gedrungen gebaute Kranke er sah, um so stärker die Überlegung aufdrängte, ob nicht der pyknische Typ eine Unterform des athletischen sei" (18,3% athletische Formen unter MÖLLENHOFFS Zirkulären!).

Ein von sämtlichen bisherigen Befunden abweichendes Bild geben die umfangreichen Untersuchungen Kolles. Wenn Kolle zunächst, ganz abgesehen von einem Fehlen irgendwelcher auch nur zahlenmäßiger Beziehungen zwischen Habitus und Psychose, inzwischen allerdings aufgegebene erhebliche Bedenken gegenüber dem Bestehen der Typen überhaupt ausspricht, so scheint in Anbetracht des bereits vorliegenden Materials ohne überzeugende Gegengründe ein solches Vorgehen nicht ohne weiteres fördernd. Denn selbst die hier zuvor erhobenen Gründe, die den Pykniker und Leptosomen als Pole einer fortlaufenden Reihe charakterisiert, sprechen nach naturwissenschaftlichen Grundsätzen nicht gegen eine derartige Typeneinteilung. Aber abgesehen davon kann aus den Kolleschen Zahlen ohne weitere Differenzierung kein sicherer Anhaltspunkt gegen die von den anderen Autoren festgestellte zahlenmäßige Beziehung zwischen bestimmten Körperformen und Psychosegruppen, vor allem zwischen pyknischem Körperbau und manisch-depressivem Irresein, gewonnen werden. Gleichsinnig besteht nach Kolle sowohl bei Schizophrenen wie bei Manisch-Depressiven ein geringes Überwiegen von leptosom-athletischen Merkmalen, denen sich bei Manisch-Depressiven im Gegensatz zu sämtlichen übrigen Untersuchungsbefunden 12% athletisch dysplastische Typen zugesellen. Diesen Feststellungen Kolles käme von vornherein eine weit größere Bedeutung zu, wenn sie z. B. an einer von den übrigen Untersuchern geographisch entfernt gelegenen Stelle gewonnen worden wären. So bilden sie aber tatsächlich eine sich scharf heraushebende Enklave, denn schon in dem dem mecklenburgischen Material Kolles nahe gelegenen Kiel, in Schweden, Königsberg und Halle (im Grunde genommen auch in Leipzig), in Süddeutschland und im Rheinland, um den Ring zu schließen, hat sich besonders das Überwiegen der pyknischen Körperbauformen bei den Manisch-Depressiven und das völlige Fehlen von Dysplasien ganz einwandfrei herausgestellt. Sucht man in den scharf gegen die Kretschmerschen Anschauungen gerichteten Polemiken Kolles nach den Unterlagen dieser Divergenzen, so fallen zunächst die große Zahl voluminöser Körperbauformen unter den Kolleschen Schizophrenen auf. Sie in der Hauptsache auf Grund von Volumen und Gewichtsmaßen und in den daraus abgeleiteten Indices als Pykniker zu stempeln, selbst wenn *diese* Zahlen sich mit den beim echten Pykniker (s. Henkel) gewonnenen weitgehend decken, ist, wie aus dem Hauptteil dieser Abhandlung hervorgeht, nicht angängig. Nach eingehender Vertiefung in die ausführlichen Belege Kolles greift vielmehr die Überlegung Platz, daß eine starke Verschiebung der hier erörterten Typenbegriffe vor allem in der Definition des Pyknikers gegenüber den übrigen voluminösen Körperbauformen stattgefunden haben muß. So wird man sich ernstlich die Frage vorzulegen haben, ob unter den 18 von Kolle als „pyknisch“ bezeichneten Schizophrenen in Wirklichkeit mehr als 4 (I, V, VII und XV) in der Tat die Bezeichnung pyknisch verdienen. 10 Fälle weisen mehr oder weniger verwaschene pyknische Beimengungen auf und bei den schließlich übrig bleibenden 4 letzten Fällen (II, III, IV und XVII) dürften nur schwer echte Pykniker zu entdecken sein. Umgekehrt ist bei den nichtpyknischen Zirkulären Kolles der besonders von Rohden erhobene Einwand zu überprüfen, nach dem „von den 8 Fällen, die Kolle als *ganz sichere*, zum Teil klassische Bilder von manisch-depressivem Irresein bezeichnet, kein einziger Fall in Wirklichkeit diese Bezeichnung verdient“. Es macht allerdings stutzig, wenn Kolle u. a. von 2 dieser Fälle (5 und 7) selbst behauptet, daß es sich um atypische, komplizierte Kombinationspsychosen mit hysterischen oder anderen Beimengungen handelt, wenn ein Fall (1) eine atypische Verlaufsform mit wiederholt schizophrenem Verhalten zeigt, und wenn schließlich ein 19jähriger junger Mann nach 10tägigem

Klinikaufenthalt als gesund erachtet, trotz wenig ausgeprägter Anamnese als Fall ausgesprochener Manifestation des manisch-depressiven Irreseins angesprochen wird. Ungeachtet dieser „allgemeinen Verschiebung" liegen auch bei KOLLE, worauf schon J. LANGE hinwies, die Pyknikerzahlen unter den Zirkulären noch über denen der Gesunden. Alles in allem — es wird nochmals bei Besprechung der „überkreuzten Psychosen" darauf zurückzukommen sein — erscheinen die KOLLEschen Befunde keineswegs geeignet, die Resultate der übrigen Autoren in ihrer Bedeutung irgendwie einzuschränken. Sie zeigen vielmehr erneut, wie wichtig bei der noch schwankenden, teilweise nicht leicht zu fassenden klinischen und konstitutionellen Nomenklatur eine eingehende Verständigung und Schulung ist, da sonst nur zu leicht *unvergleichbare* Befunde zueinander in Beziehung gesetzt werden. Auch hier müßten ähnlich den Bestrebungen anderer Biologen (vgl. z. B. die von der Hygienekommission des Völkerbundes veranlaßten Arbeitskongresse, bei denen an gemeinsamem Untersuchungsmaterial von Forschern aller Länder die objektive Brauchbarkeit verschiedenster biologischer Methoden geprüft werden) gemeinsame Untersuchungen einsetzen. Ein derartiger von v. ROHDEN gemachter Vorschlag ist leider, besonders im Hinblick auf die KOLLEschen Einwände, die an sich ja auf sehr sorgfältigen und umfangreichen Untersuchungen beruhen, noch nicht durchgeführt worden.

Sieht man von diesen negativen Ergebnissen KOLLES ab, so harrt als Hauptbefund die zahlenmäßig gegensätzliche Zuordnung der Körperbautypen zu den beiden großen Krankheitsgruppen noch der Deutung. Zunächst wurde allerdings der Einwand erhoben, daß die von KRETSCHMER aufgestellten Typen lediglich *Rassenmerkmalen* entsprächen, daß den sog. konstitutionellen Körperbautypen Rasseformen zugrunde lägen (SOPHER, PAULSEN, DEAN). Besonders STERN-PIPER und später PFUHL vertraten die Anschauung, daß dem pyknischen Habitus die alpine, dem Leptosomen die nordische Rasse entsprechen dürfte. Nach dem hier vorliegenden Material müßte eine Deckung von Rasse- und Konstitutionstyp an sich schon als höchst unwahrscheinlich bezeichnet werden, da wenigstens in den Grundzügen die von KRETSCHMER für die Konstitutionstypen gefundenen Gesetzmäßigkeiten in rassial völlig gegensätzlich gemischten Bevölkerungsgruppen (Norddeutschland — Italien; Amerika — Rußland usf.) angetroffen werden. Die meisten der Autoren, insbesondere MICHEL und WEBER, RÖSLER, MÖLLENHOFF, KRETSCHMER, WYRSCH, VON ROHDEN, HENKEL, DALMA, WEISSENFELD, MAKAROW, HAGEMANN, GUBER-GRITZ und neuerdings besonders TRAVAGLINO (Übersichtstabelle Kol. 33) haben bei ihren Konstitutionsuntersuchungen in der Folge die Rassenfrage mehr oder weniger mit berücksichtigt. Zahlenmäßige Beweise finden sich unter anderem bei MICHEL und WEBER, die unter 288 Geisteskranken 27,3% nordische, 36,3% alpine, 2,4% ostische und 32,5% dinarische Typen konstatierten. Nach konstitutionellen Gesichtspunkten geordnet lauteten die Prozentzahlen: Leptosome 37,7%, Athletische 18,6%, leptosom-athletische Mischformen 8,8%, pyknisch 20,9% und pyknische Mischformen 7,5%. — HENKEL, der als Anthropologe von Fach gerade diesen Fragen am nächsten stand, hat seine KRETSCHMER bestätigenden Untersuchungen in Oberbayern (vorwiegend alpine und dinarische Rasse), auch in Schweden (vorwiegend nordische Rasse) die Konstitutionstypen in einer den süddeutschen Verhältnissen im allgemeinen entsprechenden prozentualen Verteilung wiedergefunden. HENKEL berichtet über eigene Beobachtungen in den rassial reinsten nördlichen Provinzen Schwedens, in denen er Pykniker sah, die alle wesentlichsten Eigenschaften der nordischen Rasse, wie erhebliche Körpergröße, helle Augen, blondes Haar, Dolichocephalie aufwiesen und daneben doch keine der konstitutionellen Merkmale vermissen ließen, die die pyknische Körperbauform bedingen. Mit einer alle Rassen und Zeitepochen umfassenden umfangreichen Studie scheint endlich der Anatom Weidenreich in seinem neuerdings erschienenen Buche „Rasse und Körperbau" die hier vorliegende Frage endgültig entschieden zu haben. „Eine Übersicht über die Rassenkreise der ganzen Welt lehrt in eindeutiger und eindringlicher Weise, daß die beiden Körperbautypen, wie sie sich im Leptosomen und Eurysomen (Kretschmers Pyknikertyp) darstellen, bei allen Rassenstämmen und Völkern wiederkehren. — Wie man also auch das Problem betrachten mag, stets kommt man zu dem gleichen Schluß: Es gibt Typen, die in der nämlichen Art ihrer Ausprägung und unabhängig von allen Rassendifferenzierungen der menschlichen Art als solcher eigen sind. Umgekehrt läßt sich auch sagen, *daß aus der Art des allgemeinen Körperbaues und Gesichtsschnittes die Zugehörigkeit zu einer bestimmten Rasse nicht gefolgert werden kann*, weil eben die gleichen konstitutionellen Besonderheiten bei allen Rassen wiederkehren." Ob der Verteilungsmodus der Konstitutionstypen innerhalb der verschiedenen Rassen variiert, bedarf ebenso wie die Einwirkungsmöglichkeiten klimatischer oder anderer rein örtlicher Faktoren (direkte und indirekte Milieuanpassung — Hellpach) noch eingehenden Studiums. Beachtlich sind in dieser Richtung die Feststellungen von Guber-Gritz, der gewisse prozentuale Abweichungen von denen Kretschmers durch Interferieren von lokalen Verhältnissen und Rasseneigenschaften zu erklären versucht. Seine hier im Auszug wiedergegebene Tabelle ist ganz instruktiv, bedarf aber noch einer Nachprüfung an großem umfangreichem Material. Ob, davon abgesehen, die relativ große Zahl pyknischer Körperbauformen bei völligem Fehlen von dysplastischen Anzeichen und Zurücktreten von athletischen Typen auch hier, wie aus seinen Angaben hervorzugehen scheint, auf einer willkürlichen Verschiebung des Typenbegriffs beruht, soll dahingestellt bleiben.

Tabelle 10. *Prozentuale Verteilung der Körperbautypen bei Schizophrenen.*

	Ukrainer	Russen	Juden
Zahl der Fälle	129	50	55
asthenisch	34,1	28,0	50,9
athletisch	4,6	6,0	—
pyknisch	12,4	16,0	10,9
asthenisch-athl.	9,3	8,0	9,9

Herrscht somit über das unabhängige Bestehen von Konstitutions- neben Rassetypen kein Zweifel mehr, so ist andererseits die Frage nach irgendwie gearteten Affinitäten zwischen Körperbau und seelischer Anlage zum Teil noch sehr umstritten. Daß zwischen zyklothymem Temperament und vor allem der ausgesprochenen zirkulären seelischen Reaktionsweise und dem pyknischen Körperbau irgendwelche Beziehungen bestehen dürften, schien den meisten Autoren bei der offensichtlich geringen Zahl der Pykniker unter den Gesunden wahrscheinlich. Systematische Untersuchungen fehlten jedoch zunächst und ließen besonders die entscheidende Frage offen, ob Kretschmer, wie u. a. besonders Gruhle betonte, mit seinen Körperbaufeststellungen bei Schizophrenen nicht lediglich den Verteilungsmodus, wie er für die Gesunden gilt, erfaßt habe. Die bisher vorliegenden Untersuchungen (Cörper: 6000 Schulkinder, Hueck und Emmerich: 1000 chirurgische Kranke, Oseretzky: 263 gesunde Fabrikarbeiter, Gruhle: 118 Haut- und Geschlechtskranke, Stern und Grote: 100 chirurgische Kranke, v. Rohden: 150 Kriminelle und 232 Studenten) lassen diese außerordentlich wichtigen Fragestellungen noch nicht eindeutig beantworten. Wenn man nämlich mit KRETSCHMER annimmt, daß die relative Affinität zwischen Psychose und Habitus — wobei unter Affinität auch von uns ausdrücklich nichts bezeichnet werden soll, „als die äußere statistische Tatsache der vergleichsweise größeren Häufigkeit des Zusammentreffens von Syndromen" — sich grundsätzlich bis in die „normale" Temperamentsanlage verfolgen läßt, mit anderen Worten, daß dem zykloiden, zyklothymen Temperament die pyknische, dem schizoiden, schizothymen die leptosom-athletische Körperverfassung entspräche, so ist ohne weiteres einzusehen, daß ein nicht nach „Temperament und Charakter" einigermaßen gesichtetes Normalmaterial zu Trugschlüssen Veranlassung geben kann. Es scheint uns daher noch verfrüht, die prozentualen Verhältnisse der Autoren im einzelnen als beweiskräftig anzuführen, um so mehr, als in 2 Spezialfällen (Schulkinder und Studenten) auch die Einteilung nach konstitutionellen Gesichtspunkten infolge der im jugendlichen Alter meist weniger scharf hervortretenden Unterschiede erschwert ist.

Damit soll aber keineswegs behauptet werden, daß die Typen etwa dem Lebensalter oder Umweltsfaktoren ihre Entstehung verdanken, wie dies von verschiedener Seite (KOLLE, GRUHLE usf.) erwogen wurde. Daß der Pykniker erst im mittleren und höheren Lebensalter, jedenfalls im Durchschnitt später als der Leptosome in prägnantester Weise in Erscheinung tritt, tut dem nicht den geringsten Abbruch. Wichtig ist vielmehr die gerade von anthropologischer Seite bestätigte Beobachtung, daß der Habitus trotz progressiver und regressiver Altersveränderungen in seinen konstitutionellen Grundelementen konstant bleibt. So weist u. a. schon 1914 FLORSCHÜTZ an dem statistischen Material einer Lebensversicherungsgesellschaft nach, „daß Individuen mit typisch asthenischem Bau an ihrem ursprünglichen Habitus durch das ganze übrige Leben zäh festhalten." Daß schon in jüngeren Jahren der Typus klar zutage treten kann, zeigen die anschaulichen Bilder aus Amerika. Entsprechende Belege auch hinsichtlich der Pykniker enthalten die neueren Arbeiten von KRETSCHMER, v. ROHDEN und WEIDENREICH. Der gesamte Körperbau wird zwar, wie GRUHLE mit Recht hervorhebt, „unter der Wirkung von Umweltsfaktoren anders", aber immer, um mit KRETSCHMER fortzufahren, „innerhalb seiner konstitutionellen Spielbreite".

Aus allem wird stets wieder ersichtlich, wie umfangreich, wie exakt die Erhebungen sein müssen, um in der Frage der Beziehungen zwischen Körperbau und seelischer Anlage zu eindeutigen, untereinander vergleichbaren Ergebnissen und nicht zu statistischen Trugschlüssen zu gelangen. Gerade bei dem wichtigen Vergleich mit Normalen, aber auch bei dem Inbeziehungsetzen zu den Verhältnissen, wie sie bei Verbrechern (vgl. v. ROHDEN usf.) vorliegen, wird auch das Alter der Probanden, exogene Faktoren, wie Beruf usf., zu berücksichtigen sein. Die jüngsten Bemühungen in dieser Richtung (KRETSCHMER: Der Körperbau der Gesunden, v. ROHDEN: Konstitutionelle Körperbauuntersuchungen an Gesunden und Kranken), die auch das frühere Material verarbeiten, zeigen die Schwierigkeiten, eine zuverlässige Vergleichsformel an Hand des angeblich „normalen" Materials zu gewinnen. Wenn hier trotzdem schon eine von v. ROHDEN aufgestellte Tabelle wiedergegeben wird, so geschieht dies den absoluten Zahlen gegenüber mit aller Reserve.

Die Körperbauformeln sind ausschließlich nach den 3 Grundtypen entwickelt; alle Mischtypen, dysplastische und atypische Formen wurden bei der Berechnung ausgeschaltet.

Die sehr anschauliche Tabelle vermag uns über die Fehlergrenzen hinaus, selbst wenn wir diese sehr weit ziehen, einige wichtige Feststellungen zu vermitteln, denen man auf Grund eigener Erfahrungen und eines Überblicks über

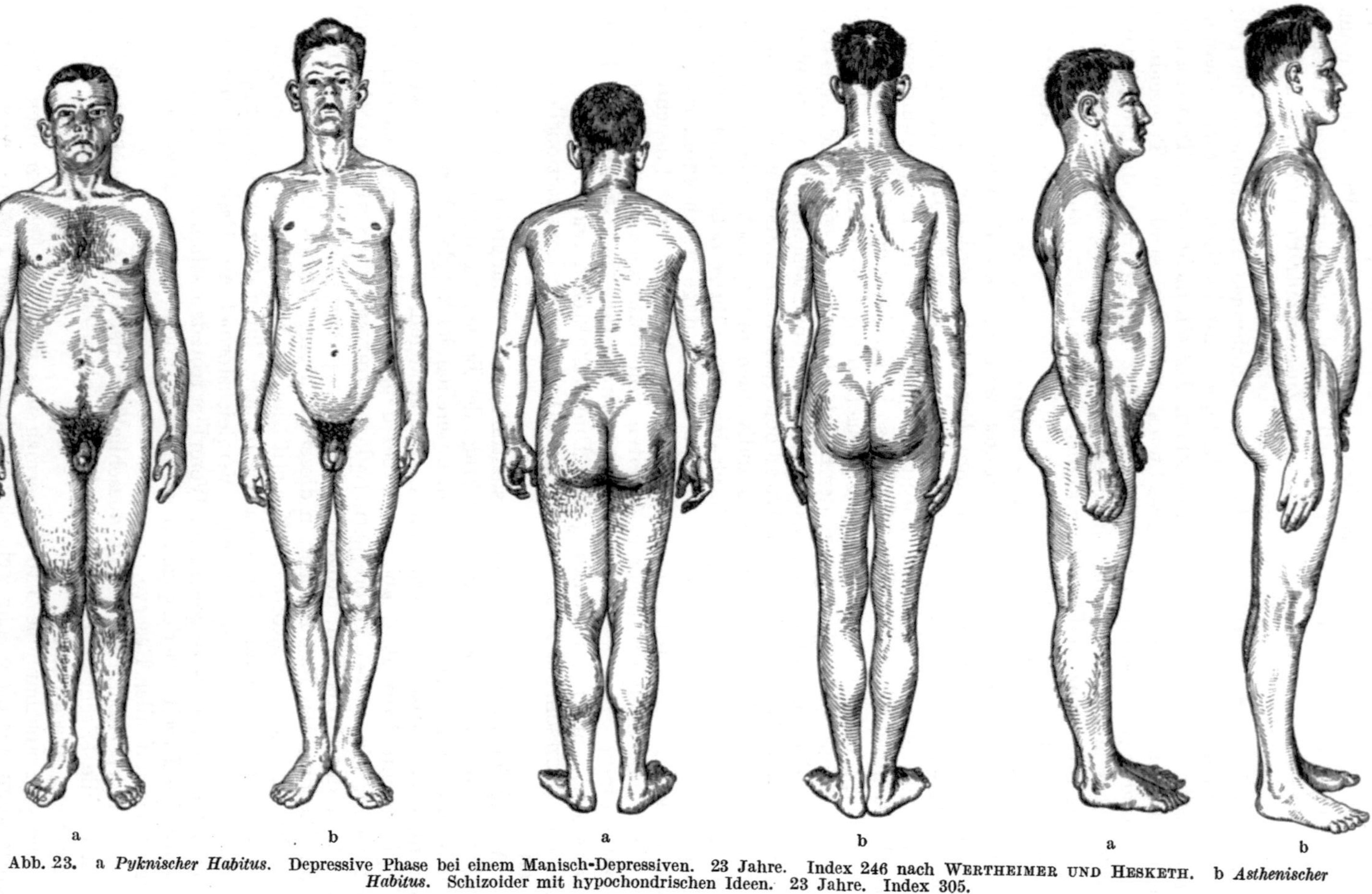

Abb. 23. a *Pyknischer Habitus.* Depressive Phase bei einem Manisch-Depressiven. 23 Jahre. Index 246 nach WERTHEIMER UND HESKETH. b *Asthenischer Habitus.* Schizoider mit hypochondrischen Ideen. 23 Jahre. Index 305.

Tabelle 11. *Relative Häufigkeit der primären Grundtypen bei Normalen und Geisteskranken.* (Nach v. ROHDEN.) Ursprüngliche Zahlen den neueren Feststellungen (1927) entsprechend abgeändert.

	leptosom	athletisch	pyknisch
Epilepsie	34	62	4
Imbezillität	45	50	5
Schizophrenie	66	28	6
Normale	50	30	20
Paralyse	43	27	30
Manisch-Depr.	10	3	87

die Gesamtliteratur zustimmen kann. Selbst wenn wir der von v. ROHDEN aufgestellten fiktiven" Vergleichsformel Normaler, der Typenproportion von der Formel: leptosom zu athletisch zu pyknisch, wie 50 zu 30 zu 20 eine Fehlergrenze von $\pm$ 20 einräumen (womit allen früheren Befunden an Normalen vollauf Genüge getan sein dürfte), so bleibt doch auch unter diesem Gesichtswinkel die „*erhebliche Affinität*" zwischen *manischdepressivem Irresein und pyknischen Körperbauanzeichen bestehen.* Anders liegen die Dinge bei der Schizophrenie. Die Zahlen scheinen zunächst für alles andere, wie für eine „spezifische Affinität" zwischen leptosom-athletisch und schizophren zu sprechen. Andererseits ist mit dem Befund, selbst wenn er sich in Wirklichkeit dem der Normalen noch mehr annähern sollte, wie dies auf der Tabelle von v. ROHDEN der Fall ist, noch nicht einwandfrei erwiesen, daß KRETSCHMER mit seinen Befunden an Schizophrenen lediglich die Verhältnisse, wie sie Normalen entsprechen, erfaßt hätte.

Eine einigermaßen befriedigende Antwort auf diese Frage kann erst dann erfolgen, wenn in einem Schema, wie es die Tabelle 11 darstellt, der „Verteilungsschlüssel", die Typenproportion der dort nicht differenzierten Normalen mindestens doppelt in Erscheinung tritt: I. Eine Körperbauverteilungsformel für „Normale" schizothymen Grades, II. eine solche für „Normale" mit zyklothymer Grundverfassung. Es ist sehr wahrscheinlich, daß auf Grund einer derartigen Gruppierung die Normalen, besonders wenn nur reine Typen berücksichtigt werden, sich in zumindest zwei heterogene Gruppen spalten würden, deren 2. im Gegensatz zur 1. ein *Überwiegen pyknischer Formen besäße.* Trotzdem würde man den Feststellungen KRETSCHMERS nicht gerecht, wenn man in diesem Falle dann umgekehrt wie zur Zeit behaupten wollte, daß KRETSCHMER mit den pyknischen Typen die Verhältnisse bei Normalen gefaßt habe. Die „Affinitäten" finden sich letzten Endes nicht zwischen geisteskrank und Körperbau, sondern zwischen „Temperament und Körperbau" und zeichnen sich lediglich in Fällen krankhafter Störungen der seelischen Anlage häufig durch besondere Prägnanz aus. Diese Prägnanz, also die besondere Stärke in der Auswirkung von Typen, wird aber vielfach für die Bearbeitung der Frage nach einer Korrelation zwischen Geisteskrankheit und Habitus zu wenig gewürdigt. KRETSCHMER macht neuerdings mit Recht darauf aufmerksam, daß „eine Gruppe genau soviel Prozent Leptosome enthalten kann wie eine andere, dabei aber die eine Gruppe viel mehr extrem scharf ausgeprägte Fälle, die andere mehr abgeschwächte, den ‚Durchschnittsmenschen' sich annähernde Formen". Man wird also auch in Zukunft diesen Erwägungen Rechnung tragen müssen, allerdings in dem Bewußtsein, daß die Schwierigkeiten der objektiven Wertung dadurch zunächst noch vermehrt werden und nur dem in Konstitutionsuntersuchungen Erfahrenen anvertraut werden sollten. Jedenfalls kann man WEIDENREICH, der im übrigen die KRETSCHMERschen Typen vollauf würdigt, nur bedingt zustimmen, wenn er der Ansicht ist, daß bei den Untersuchungen im Sinne KRETSCHMERS zu sehr auf Einzelheiten eingegangen werde. Für die von Weidenreich durchgeführte großzügige Betrachtungsweise des Problems Körperbau und Rasse ist der Versuch einer möglichst vereinfachten Fassung des Typenbegriffs durchaus angebracht. Für die gleichzeitige Bearbeitung von physio- und psychopathologischen Fragestellungen werden wir aus den eben erwähnten Gründen nicht um eine auch alle Einzelheiten des Habitus berücksichtigende Forschungsweise herumkommen.

Die v. Rohdensche Tabelle vermittelt aber u. a. noch einen interessanten Befund, nämlich das Überwiegen von athletischen Körperbauformen bei Epileptikern (vgl. Delbrück, Demianowsky, H. Hoffmann, Fischer, Zielensky, Georgi, Mysliwiec und Welke). Ob das Vorherrschen an athletischen Formen in diesem Maße sich an einem vorläufig noch ausstehenden größeren Material bewahrheitet, sei dahingestellt (inzwischen durch Gründler an 600 Epileptikern bestätigt). Die meisten Autoren stimmen jedenfalls darin überein, daß bei fast völligem Fehlen von rein pyknischem Habitus unter den Epileptikern neben athletisch-leptosomen Formen gehäuft dysplastische Anzeichen angetroffen werden.

Ein äußerst schwieriges, auch noch ungelöstes Problem ist die naturgemäß an diese Befunde sich anschließende Frage, ob dieser dritten Typenproportion eine spezielle seelische Veranlagung, die etwa dem epileptischen Charakter entspricht, korrespondiert. Das gleiche gilt ja von den hier nicht angeführten geistigen Erkrankungen, von denen vorläufig allerdings noch kein auch nur entfernt ausreichendes körperbaulich durchmustertes Material (vgl. v. Rohden usf.) vorliegt, um korrelative Beziehungen zu erwägen. Die bisherigen Untersuchungen liegen jedenfalls nicht in der Richtung neuer, von der „Norm" abwegiger Proportionen. Daß gerade in dieser Richtung — um eine in ähnlichem Zusammenhang gebrauchte Wendung Gaupps zu zitieren — vieles Unklare und Provisorische vorhanden ist . . ., daß bei nicht sehr sorgfältiger Lektüre der Kretschmerschen und Hoffmannschen Arbeiten leicht der Eindruck entstehen konnte, als bestehe tatsächlich die Absicht, das psychisch Abwegige restlos in die 2 Formenkreise des Schizoiden und Zykloiden aufzuteilen, eine Absicht, die selbstverständlich irrtümlich wäre und auch von den beiden Autoren, wie mir bekannt, nicht geteilt wird — sei hier ausdrücklich hervorgehoben.

In dem Bestreben, die in Anbetracht der sog. Normalbefunde immer noch fragliche Korrelation schizophren-schizoid-schizothym zu den leptosom-athletisch-dysplastischen Körperbauformen und außerdem die Verhältnisse innerhalb der großen Schizophreniegruppe zu klären, sind inzwischen 2 Wege eingeschlagen worden. Die einen (vgl. van der Horst, Kibler, Munz, Gurewitsch, Jislin, Oseretzky) differenzierten die seelische Anlage vergleichsweise zum Teil auch bei Pyknikern experimentell-psychologisch oder statistisch-deskriptiv. Als Vorarbeit in dieser Richtung sind zunächst die Untersuchungen von Munz anzusprechen, der mit Hilfe des Rohrschachschen Formdeuteversuchs bei 100 psychisch Gesunden (59 Pykniker, 41 vorwiegend leptosome Typen), in 87% die charakteristischen somato-psychischen Beziehungen (pyknisch-zyklothym usf., in 6% Überkreuzungen und in 7% bei klassischen Körperbauformen eine nicht adäquate, in keiner Richtung prägnante seelische Verfassung feststellte. Van der Horst untersuchte bei Gesunden und Kranken psychisches Tempo, Sperrung und Hemmung, sekundäre Funktion und Bewußtseinsumfang und fand stets „eine ausgesprochene Korrelation zwischen den gesunden, leptosom gebauten Menschen und den Dementia-praecox-Patienten einerseits, zwischen den gesunden pyknischen Körperbautypen und den manisch-depressiven Patienten andererseits, was auf einen nahen Zusammenhang zwischen der psychischen Struktur der Leptosomen und Schizophrenen und eine feste Relation zwischen dem psychischen Bau der Pykniker und der Zirkulären hinweist". Nach ihm suchte KIBLER durch Bestimmung der Ablenkbarkeit, der Abstraktionsfähigkeit, des Bewußtseinsumfangs, der Verschmelzungsfrequenz, des psychomotorischen Tempos und der Autodiagnose nachzuweisen, daß auch in diesen Versuchen der Pykniker dem Zyklothymen und Manisch-Depressiven, der Leptosome dem Schizothymen und Schizophrenen entspräche. — JISLIN sucht diesen Fragen auf dem Wege über die Motorik näher zu kommen und bedient sich als einer Ausdrucksform der Motorik speziell der Handschrift (s. auch KLAGES). Er führt eine Reihe von handschriftlichen Eigenschaften der pyknischen Gruppe (unter anderem kleine, einzeln ausgeführte Buchstaben, Gleichmäßigkeit in Form, Größe, Schrägheit, Abrundung, ungezwungen flüssig) auf eine reiche extrapyramidale Begabung des Pyknikers zurück, während die Eigenschaften der leptosomen Gruppe (Spaltung des Wortes oder nicht fließende Verbindung, zugespitzte Buchstaben, bei evtl. Gleichmäßigkeit und Abrundung der Buchstaben, Eindruck eines besonderen Aufwandes an Mühe beim Schreiben usf.) auf eine von ihm angenommene relative extrapyramidale Insuffizienz des Asthenischen bezogen werden. — GUREWITSCH und nach ihm OSERETZKY dehnten diese Untersuchungen auf die Motorik im allgemeinen aus. Unter Hinweis auf entsprechende Einteilungsversuche von SIGAUD und F. H. LEWY werden auf Grund von Kraftbefund, Muskeltonus, Tempo der Bewegungen, automatische und Mitbewegungen, Rhythmus, Koordination usf. 4 Typen unterschieden. Den 1. Typ stellen Menschen mit flüssigen, proportionierten, gewandten, exakten Bewegungen; körperbaulich sollen es vorwiegend Pykniker mit cyklothymem Charakter sein. Ein 2. Typ zeichnet sich durch krasse eckige Bewegungen aus, die, wenn es sich um grobe Bewegungen handelt, einigermaßen noch gewandt und koordiniert sein können, sobald es sich aber um feinere Bewegungen, namentlich der Finger handelt, als weniger gewandt imponieren. Diesem Typus sollen die athletischen Körperbauformen entsprechen. Der 3. Typus wird durch schlaffe, schwache Bewegungen mit meist jedoch guter Handfertigkeit charakterisiert und soll sich bei Asthenikern mit schizothymer Charakteranlage vorfinden. Schließlich wurde noch ein 4. Typus mit kindlicher Grazie, aber ungenügend exakten Bewegungen festgestellt, der der infantilen hypoplastischen Körperform korrespondieren soll.

Eine andere Gruppe von Forschern (MAUZ, HOFFMANN, EYRICH, WYRSCH, I. H. SCHULZ, BLEULER, KOLLE, GEORGI-MYSLIWIEC-WELKE) versuchten durch Gliederung der Einzelfälle nach klinischen und konstitutionellen Gesichtspunkten Klarheit in die Beziehungen zwischen klinischen (schizophren und manisch-depressiv) und körperbaulichen (asthenisch, athletisch, dysplastisch und pyknisch) Sammelgruppen zu bringen. So hat als erster MAUZ an der Tübinger Klinik die „Schizophrenen" mit pyknischem Körperbau einer eingehenden Katamnese unterworfen und dabei die bemerkenswerte Feststellung gemacht, daß unter 7 Fällen 6 einen ausgesprochenen *periodischen Verlaufstypus* zeigten. Umgekehrt fiel bei 12 Fällen mit asthenischem Körperbau, bei denen Melancholie, Depression usf. diagnostiziert worden war, ein im Verhältnis zu dem pyknischen Manisch-Depressiven protrahierter progredienter Krankheitsverlauf auf. Diesen Befunden entsprechen die anläßlich Vererbungserhebungen gemachten Erfahrungen HOFFMANNS, der unter 18 pyknischen Schizophrenen 14 als remittierend, 2 als einfach progredient, unter 18 asthenischen Schizophrenen 5 als remittierend, 13 als einfach progredient bezeichnet. MAUZ ging diesen Fragen an Hand eines großen Materials systematisch nach. Seine Erhebungen finden sich in folgender Tabelle.

Tabelle 12. (*Nach* MAUZ,)

200 Anstaltsfälle, 70 ♂ 130 ♀	dysplast. 22	asthen. leptosom athletisch 107	Mischform 41	pyknisch 20	uncharakteristisch 10
I. engere Dementia praecox (KRAEP.) (Hebephrenie, Katatonie, Dementia praecox)	21	71	10	4	2
II. Dementia paranoides	0	17	19	7	5
III. manisch-depressives Irresein . .	1	7	1	7	1
IV. Unreine u. Mischdiagn. (von 2 und mehr Diagnosen auf Krankenblatt) chronisch und gereizte Manien	0	1	11	2	2

200 klinische Fälle (85 ♂ 115 ♀).	dysplast.	asthen. leptosom athletisch	Mischform	pyknisch	uncharakteristisch
I. Schizophrenie	24	82	14	7	4
II. manisch-depr. Irresein	2	19	6	42	1

Die Tabelle lehrt u. a., daß die als Dementia paranoides und die als unrein und mit „Mischdiagnosen" bezeichneten Fälle etwa zur Hälfte auch körperbaulich den Mischformen zuzurechnen sind. Andererseits tritt die fragliche Korrelation zwischen leptosom-athletisch-dysplastisch und schizophren durch die strengere oder engere klinische Fassung naturgemäß klarer zutage, womit auch eine schärfere Abgrenzung gegen den Normalverteilungsschlüssel möglich werden dürfte. Die weitere Analyse hat MAUZ wie der Mehrzahl der in dieser Weise vorgehenden Autoren (bes. v. ROHDEN) bestätigt, daß eine auffallend große Zahl sog. Schizophrener wie Manisch-Depressiver mit ausgesprochen heterogenen Körpermerkmalen nicht klassischen, lehrbuchmäßigen, sondern anscheinend atypischen Krankheitsverlauf zeigt. WYRSCH beschreibt sehr anschaulich, wie die pyknischen Schizophrenen auch im Anstaltsleben sich durch eine gewisse Ansprechbarkeit und Gutmütigkeit von den übrigen „blöden" typischen Leidensgenossen abheben, I. H. SCHULZ berichtet über die periodischen Verlaufstypen zweier Schizophrener mit pyknischem Körperbau und BLEULER (s. KRETSCHMER) machte offenbar ähnliche Feststellungen. Nur KOLLE gelangt auch in diesem Punkt zu gegensätzlichen Befunden. Ob dieser Gegensatz mehr auf einer anderen Auffassung der Typen, wie zuvor erwähnt, beruht, oder ob sein Material grundsätzlich anders gelagert ist, sei dahingestellt.

Diesen Untersuchungen kommt ohne Zweifel ein wichtiger heuristischer Wert zu. Man könnte aber allzuleicht geneigt sein, sie für die Frage der klinischen Prognostik schon jetzt als bedeutungsvoll anzusprechen, denn in all den vielen Fällen von pyknischen Schizophrenen mit periodischer, wenig destruktiver Verlaufsform wäre ja die relativ günstige Prognose augenscheinlich auf Grund des Körperbaubefundes zu stellen gewesen. Für die klinische Praxis könnten derartige Gesichtspunkte, kritiklos angewendet, jedoch gefährlich werden, da beispielsweise in dem in dieser Richtung gesichteten kleinen Breslauer Material sich unter 107 Fällen 6 fanden, bei denen trotz klassischen Verlaufs der Psychose heterogene Körperbaumerkmale interferierten.

Wenn uns somit auch die moderne Körperbaulehre — wie sie KRETSCHMER der Psychiatrie neu erschlossen hat — als wichtiger Faktor der Konstitutionsforschung weder ein spezifisches Diagnosticum für die seelische Anlage, noch ein sicherer prognostischer Wegweiser für die Verlaufsform seelisch abnormer Reaktionen geworden ist, so hat sie doch im Gegensatz zu den Zeiten von LAVATER und GALL ihr Fundament im wissenschaftlichen Boden verankert. Ihre ursprüngliche intuitive Geburtsstätte tut dem keinen Abbruch in Anbetracht so zahlreicher naturwissenschaftlicher Konzeptionen, die erst nachträglich ihre wissenschaftlichen Grundmauern erhielten. Das anscheinende geringe Maß von offen zutage tretenden klinisch-praktischen Konsequenzen der modernen Physiognomik, durch das sie sich neben vielem anderen ohne weiteres von den kritiklosen Leitsätzen der alten Phrenologen abhebt, verringert aber ihre wissenschaftliche Bedeutung keineswegs. Die nächste Aufgabe wird der Ausbau der Methodik im Rahmen der übrigen konstitutionsbiologischen Methoden sein.

Literatur[1].

ANDREW, M. P.: Methode der somatometrischen Profile in ihrer Verwendung in der Psychiatrie. Zeitschr. f. d. ges. Neurol. u. Psychiatrie. Bd. 102, S. 554. 1926. ASHER, LION: Die Bedeutung innerer Sekrete für die Formbildung beim Menschen. Naturwissenschaften. Jg. 9, S. 257. 1921. AQUINO, THOMAS V.: Siehe CARUS.

BASLER: Die Beeinflussung der Schädelform durch die Umwelt. Dtsch. med. Wochenschr. 1925, Nr. 44, S. 1827; Anfang Dtsch. med. Wochenschr. 1925, Nr. 43, S. 1788. BAUER, J.: Die konstitutionelle Disposition zu inneren Krankheiten. 3. Aufl. Berlin: Julius Springer 1924. — Der Status degenerationis. Wien. klin. Wochenschr. Bd. 42, S. 1081. 1924. — Vorlesungen über Konstitutions- und Vererbungslehre. Berlin: Julius Springer 1923. BAUSCH: Untersuchungen über Körperbau und Psychose. Zeitschr. f. d. ges. Neurol. u. Psychiatrie. Bd. 94. 1924. BEAN, R. P.: The two european Typs. Americ. journ. of anat. Bd. 31, S. 559. 1923. — Die Morphologie und die Erkrankungen des Menschen. Zeitschr. f. d. ges. Anat., Abt. 2: Zeitschr f. Konstitutionslehre. Bd. 9, S. 439. 1924. BERZE, J.: Beiträge zur psychiatrischen Erblichkeit und Konstitutionsforschung. Zeitschr f. d. ges. Neurol. u. Psychiatrie. Bd. 87, S. 94. 1923. BERINGER u. DÜSER: Über Schizophrenie und Körperbau. Zeitschr. f. d. ges. Neurol. u. Psychiatrie. Bd. 69, S. 12. 1921. BIRNBAUM, K.: Konstitut. Charakter und Psychose. Dtsch. med. Wochenschr. Jg. 50, S. 1275. 1924. BLEULER, E.: Körperliche und geistige Konstitutionen. Naturwissenschaften. Bd. 9. 1921. — Über periodischen Wahnsinn. Psychiatr.-neurol. Wochenschr. Bd. 4, S. 121. 1902. BORCHARDT, L.: Untersuchungen über die Reaktionsfähigkeit bei Asthenikern. Zeitschr. f. klin. Med. Bd. 97, S. 1. 1923. BOSTROEM, A.: Zur Frage des Schizoids. Arch. f. Psychiatrie u. Nervenkrankh. Bd. 77, S. 32. 1926. BRUGSCH, TH.: Allgemeine Prognostik oder die Lehre von dem ärztlichem Urteil des gesunden und kranken Menschen. 2. Aufl. Urban & Schwarzenberg 1922. BUMKE: Leipzig, Sitzung der Med. Gesellschaft vom 26. VI. 1923. Klin. Wochenschr. S. 1916. 1923; S. 437, 1924. — Lehrbuch der Geisteskrankheiten. S. 304. 1924.

CARUS, C. G.: Symbolik der menschlichen Gestalt, ein Handbuch zur Menschenkenntnis. Neubearbeitet und erweitert von LESSING. Verlag Niels Kampmann 1925 (Urausgabe 1856). CHAILLON u. MAC AULIFFE: Morphologie medicale. Paris 1912. Doin et fils. COERPER: Die Habitusformen des Schulalters. Zeitschr. f. Kinderheilk. Bd. 33. 1922. CUSHING, H.: Americ. journ. of insanity. Bd. 69, S. 965. 1914.

DALMA: Körperbau und Psychose. Zeitschr. f. d. ges. Neurol. u. Psychiatrie. Bd. 97, S. 782. 1925. DELGADO, H. u. I. R. MONTOYA: Beziehungen zwischen dem Körperbau und den Psychoseformen. Rev. de psiquiatr. y discipl. conexas. Bd. 5, S. 133. 1924. DELBRÜCK: Über die körperliche Konstitution bei der genuinen Epilepsie. Arch. f. Psych. u. Neurol. Bd. 77, S. 555. 1926. DELBRÜCK, H.: Epileptisch und Epileptoid. Gedanken zum Körperbau-Charakter-Problem. Arch. f. Psychiatrie u. Nervenkrankh. Bd. 82, S. 709. DEMIANOWSKY, A.: Gibt es bei Epileptikern einen konstitutionellen Typus? Larowsky tygodnik lekařski. Jg. 11, S. 73. 1921; Ref. Zentralbl. Bd. 28, S. 139.

EPPINGER u. HESS: Nordens Sammlung klin. Abhandlungen. 1910. EUCKE: Die Konstitutionstypen im Rohrschachschen Experiment. Zeitschr. f. d. ges. Neurol. u. Psychiatrie. Bd. 108, S. 646. EWALD, G.: Temperament und Charakter. Berlin: Julius Springer 1924. — Schizophrenie, Schizoid, Schizothymie. Zeitschr. f. d. ges. Neurol. u. Psychiatrie. Bd. 77. 1922. — Die biologischen Grundlagen von Temperament und Charakter. Zeitschr. f. d. ges. Neurol. u. Psychiatrie. Bd. 84, S. 384. 1923. EYRICH: Zur Klinik und Psychopathologie der

[1] *Anmerkung:* Die Arbeit wurde im Frühjahr 1927 abgeschlossen, die wichtigsten Arbeiten aus dem Jahre 1927 wurden bei den Korrekturen ein Lit. Verz. bzw. in der Übersichtstabelle noch kurz berücksichtigt.

pyknischen Schizophrenen. Zeitschr. f. d. ges. Neurol. u. Psychiatrie. Bd. 97, S. 682. 1925. — Bemerkungen zu „KOLLE, klin. Beiträge zum Konstitutionsproblem, 2. Mitteilung". Zeitschr. f. d. ges. Neurol. u. Psychiatrie. Bd. 108, S. 312. 1927.

FISCHER, E.: Vererbung und Schädelform. Münch. med. Wochenschr. 1923. S. 1475. FISCHER, H.: Ergebnisse zur Epilepsiefrage. Zeitschr. f. d. ges. Neurol. u. Psychiatrie. Bd. 45. 1920. — Psychopathologie des Eunuchoidismus und dessen Beziehungen zur Epilepsie. Zeitschr. f. d. ges. Neurol. u. Psychiatrie. Bd. 50. 1919. — Psychiatrie und innere Sekretion. Allg. Zeitschr. f. Psychiatrie u. psych.-gerichtl. Med. Bd. 79. 1920. — Zur Biologie der Degenerationszeichen und Charakterforschung. Zeitschr. f. d. ges. Neurol. u. Psychiatrie. Bd. 62. 1920. — Die Rolle der inneren Sekretion in den körperlichen Grundlagen für das normale und kranke Seelenleben. Zentralbl. f. d. ges. Neurol. u. Psychiatrie. Bd. 34. 1923. — u. H. HOFFMANN: Ein Beitrag zur Körperbauforschung. Monatsschr. f. Psychiatrie u. Neurol. Bd. 56, H. 2/3, S. 153. 1924. FISCHER, S.: Stoffwechseluntersuchungen bei Geisteskranken. Vortrag auf der 2. Jahresversammlung der Südostdeutschen Neurologen und Psychiater. Breslau. März 1927. Arch. f. Psychiatrie u. Nervenkrankh. 1927. FLORSCHÜTZ: Zitiert nach HENKEL. Zeitschr. f. d. ges. Neurol. u. Psychiatrie. Bd. 89, S. 82. 1924. Allgem. Versicherungsmedizin 1914. FLÜGEL u. HENCKEL: Körperbau bei manisch-depressiven Frauen. Klin. Wochenschr. Bd. 4, S. 167. 1925. FRAENKEL, L.: Diskussionsbemerkungen zum Vortrag GELLER. Arch. f. Gynäkol. Bd. 120. 1923. FRANKL-HOCHWART: cf. Erkrankungen des weibl. Genitales in Beziehung zur inneren Medizin in NOTHNAGEL, Spez. Pathol. u. Therap. 1912. FRIEDENTHAL: Physiognomische Typen und Psychologie. Psycholog. u. Medizin. Bd. 1, S. 142. 1926. FRIEDEMANN: Handbau und Psychose. Arch. f. Psychiatrie u. Nervenkrankh. Bd. 82, S. 439.

GALEN: Siehe CARUS. GALL: Anatomie et Physiologie du système nerveux en général et du cerveau en particulier, avec des observations sur la possibilité de reconnaître plusieurs dispositions intellectuelles et morales de l'homme et des animaux par la configuration de leurs têtes. Paris 1810—1819. GAUPP u. MAUZ: Krankheitseinheit und Mischpsychosen. Zeitschr. f. d. ges. Neurol. u. Psychiatrie. Bd. 101, S. 1. 1926. GAUST u. GRUHLE: Hautkrankheiten und Körperbau. Arch. f. Dermatol. u. Syphilis. Bd. 150, S. 271. 1926. GELLER, F.: Über Eierstocksfunktion bei Dem. praecox auf Grund anatomischer Untersuchungen. Arch. f. Gynäkol. Bd. 120. 1923. GEORGI, MYSLIWISC u. WELKE: Schles. Beitrag zum Körperbau-Psychoseproblem. Arch. f. Psychiatrie u. Nervenkrankh. Bd. 78, S. 383. 1926. DE GIOVANNI: Morphologia del Capo ecc. Milano: O. E. Höppli 1904. GOLDBLADT, H.: Geschichtliches und Kritisches zur Körperbauforschung (Bemerkungen zu dem gleichlautenden Titel von WEICHBRODT). Arch. f. Psych. u. Neurol. Bd. 79, S. 816. 1927. GRAF: Körperbauuntersuchungen bei atypischen Psychosen, Psychopathen, Epileptikern und Episodikern. Monatsschr. f. Psychiatrie u. Neurol. Bd. 54, S. 25. 1927. GROTHE, HINTZSCHE u. KURTZ: Anthropometrische und ärztliche Untersuchungen an Hallenser Studenten. Münch. med. Wochenschr. 1925. S. 294. GRUHLE, H. W.: Konstitution und Charakter. Klin. Wochenschr. 1924. S. 2075. — Historische Bemerkungen zum Problem Charakter und Körperbau. Zeitschr. f. d. ges. Neurol. u. Psychiatrie. Bd. 84, S. 444. 1923. — Konstitution und Charakter. Naturwissenschaften. Jg. 12, S. 969. 1924. — Der Körperbau der Normalen. Arch. f. Psych. u. Neurol. Bd. 77, S. 1. 1926. GRÜNDLER: Über Konstitutionsuntersuchungen an Epileptischen. Monatsschr. f. Psychiatrie u. Neurol. Bd. 60, S. 216. 1925. — Konstitutionsuntersuchungen an Paralytischen. Monatsschr. f. Psychiatrie u. Neurol. Bd. 61, S. 287. 1926. GRÜNDLER: Körperbauuntersuchungen an großen Reihen von Krampfkranken. Monatsschr. f. Psychiatrie u. Neurol. Bd. 66, S. 27. GUBER-GRITZ: Somatische Konstitution der Schizophrenica. Arch. f. Psychiatrie u. Nervenkrankh. Bd. 77, S. 789. 1926. GUREWITSCH, M.: Motorik, Körperbau und Charakter. Arch. f. Psychiatrie u. Nervenkrankh. Bd. 76, S. 521. 1926.

HAGEMANN: Körperbaumessungen bei Psychosen. Arch. f. Psychiatrie u. Nervenkrankh. Bd. 74, S. 648. 1925. HANNES: Einiges über weibl. Konstitutionstypen. Med. Klinik. 1925. S. 1793. HART, C.: Konstitution und Disposition. Ergebn. d. allg. Pathol. u. pathol. Anat. Jg. 20, 1. Abtlg. S. 1. 1922. HAUCK: Gynäkologische Untersuchungen bei Schizophrenen. Monatsschr. f. Psychiatrie u. Neurol. Bd. 27, 1920. HENCKEL, K. O.: Körperbaustudien an Geisteskranken. Konstitutioneller Habitus und Rassenzugehörigkeit. Zeitschr. f. d. ges. Neurol. u. Psychiatrie. Bd. 92, S. 27. 1924. — Konstitutionstypen und europäische Rassen. Klin. Wochenschr. 1925. Nr. 45, S. 2145. — Die Korrelation von Habitus und Erkrankung. Klin. Wochenschr. Jg. 3, S. 1670. 1924. — Körperbaustudien an Geisteskranken, I. Körperbaustud. an Schizophrenen. Zeitschr. f. d. ges. Neurol. u. Psychiatrie. Bd. 89, S. 82. 1924. II. Der Habitus der Zirkulären. Zeitschr. f. d. ges. Neurol. u. Psychiatrie. Bd. 92, S. 614. 1924. III. Konstitutioneller Habitus und Rassezugehörigkeit. Zeitschr. f. d. ges. Neurol. u. Psychiatrie. Bd. 93, S. 1924. — Mitteilung auf dem Anthropologenkongreß in Halle 1925. — Disproportion der Extremitäten beim eunuchoiden Hochwuchs. Zeitschr. f. d. ges. Anat., Abt. 2: Zeitschr. f. Konstitutionslehre. Bd. 10, S. 577. 1925. — Über Konstitution und Rasse, nach Körperbaustudien an Geisteskranken in Schweden. Zeitschr. f. d. ges. Anat., Abt. 2: Zeitschr. f. Konstitutionslehre. Bd. 12, S. 215 u. 525. 1926. — u. Flügel: Körperbauuntersuchung an man.-depressiven Frauen. Klin. Wochenschr. Bd. 4, S. 167. 1925. Hellpach: Das fränkische Gesicht. Sitzungsber. d. Heidelberg. Akad. d. Wiss. Mathem.-naturw. Kl. H. 2. 1921. — Psychologie der Umwelt. Abderhaldens Handbuch. Berlin 1924. Hirsch, M.: Dysmenorrhoe in Beziehung zu Körperbau und Konstitution nebst Ausführung über Konstitution und Sexualtrieb. Zentralbl. f. Gynäkol. 1925. — Konstitution und Rasse. Zentralbl. f. Gynäkol. Jg. 48, S. 1466. 1924. — Hoffmann, H.: Phänomenologie und Systematik der Konstitution und die dispositionelle Bedeutung der Konstitution auf psych. Gebiet. Handb. d. norm. u. patholog. Physiologie. Bd. 17, III, S. 1101. — Familienpsychosen im schizophrenen Erbkreis. Beihefte z. Monatsschr. f. Neurol. u. Psychiatrie. 1925. H. 33. — Zur Frage des epileptischen Konstitutionstypus. Zeitschr. f. d. ges. Neurol. u. Psychiatrie. Bd. 94, S. 309. 1924. — Studien zum psychiatrischen Konstitutionsproblem. Zeitschr. f. d. ges. Neurol. u. Psychiatrie. Bd. 74, S. 122. 1922. — Konstitution und Vererbung im schizophrenen Formenkreis. Jahresbericht üb. d. ges. Neurol. 1923. Hoffmann, R. A. E.: Grundlinien der normalen und anormalen seelischen Konstitution. Zeitschr. f. d. ges. Neurol. u. Psychiatrie. Bd. 66, S. 128—177. 1921. van der Horst, L.: Konstitutietypen bij Geesteszieken en Gezonden. Zutphen (Holland). Nauta & Comp. 1924. — Experimentell psychologische Untersuchungen zu Kretschmers Körperbau und Charakter. Zeitschr. f. d. ges. Neurol. u. Psychiatrie. Bd. 93, S. 341—380. 1924. Hueck u. Emmerich: Konstitutionstypen und chirurgische Krankheiten. Mitt. a. d. Grenzgeb. d. Med. u. Chir. Bd. 40, S. 56. 1926/27.

Jacob u. Moser: Messungen zu Kretschmers Körperbaulehre. Arch. f. Psychiatrie u. Nervenkrankh. Bd. 70, S. 93. 1923. Jacobi, W. u. K. Kolle: Konstitutionsuntersuchungen an manisch-melancholischen Frauen. Arch. f. Psychiatrie u. Nervenkrankh. Bd. 77, S. 382. Jaensch, E. R.: Über den Aufbau der Wahrnehmungswelt und ihre Struktur im Jugendalter. Leipzig 1923. Jaspers: Allgemeine Psychopathologie, III. Aufl. S. 177. 1923.

Islin, S. G.: Körperbau, Motorik und Handschrift. Zeitschr. f. d. ges. Neurol. u. Psychiatrie. Bd. 98, S. 518. 1925.

Kahn, E.: Konstitution, Erbbiologie und Psychiatrie. Zeitschr. f. d. ges. Neurol. u. Psychiatrie. Bd. 57, S. 280. Kaltenbach u. Ahrowa: Körperbauuntersuchungen bei Schizophrenen und Manisch-Depressiven sowie Zahnuntersuchungen bei Schizophrenen. Zeitschr. f. d. ges. Neurol. u. Psychiatrie. Bd. 112, S. 661. Kehrer: Methodische Fragen und Gesichtspunkt der heutigen Psychiatrie. Zeitschr. f. d. ges. Neurol. u. Psychiatrie. Bd. 81. 1923. — u. Kretschmer: Die Veranlagung zu seelischen Störungen. Berlin: Julius Springer 1924. Kibler, M.: Diss. Tübingen (exp. psychol. Beitrag zur Typenforschung). Zeitschr. f. d. ges. Neurol. u. Psychiatrie. Bd. 98, S. 524. 1925. Klages: Prinzipien der Charakterologie. Leipzig 1921. Kleist: Zentralbl. f. d. ges. Neurol. u. Psychiatrie. Bd. 35, S. 268. 1924 (Diskussionsbemerkung). — Die gegenwärtigen Strömungen in der Psychiatrie. Allg. Zeitschr. f. Psychiatrie u. psych.-gerichtl. Med. Bd. 82, H. 1. Kolle, R.: Körperbauuntersuchungen an Schizophrenen. Arch. f. Psychiatrie u. Nervenkrankh. Bd. 75, S. 21 u. 62. 1925. — Der Körperbau des Schizophrenen. Ein Beitrag zum Thema: Körperbau und Charakter. Arch. f. Psychiatrie u. Nervenkrankh. Bd. 72, S. 40. 1924. — Ein Beitrag zu Körperbau und Charakter. Jahresvers. d. südwestdeutsch. psychiatr. Vereinigung Frankfurt a. M. 25. X. 1925. — Erwiderung auf die Bemerkung Kretschmers zu meiner Arbeit: Der Körperbau des Schizophrenen. Arch. f. Psychiatrie u. Nervenkrankh. Bd. 73, S. 139. 1925. — Grundsätzliches zur psychiatrischen Körperbauforschung. Klin. Wochenschr. Jg. 5, S. 595. 1926. — Klinische Beiträge zum Konstitutionsproblem (Schizophrene mit pyknischem Körperbau II. Mitt.). Arch. f. Psych. Bd. 78, S. 93. 1926. — Körperbaustudien zur Mitteilung. Arch. f. Psychiatrie u. Nervenkrankh. Bd. 77, S. 115. 1926. — Klinische Beiträge zum Konstitutionsproblem, I. Mitt. Zirkuläre mit nichtpyknischem Habitus nebst einem Anhang. Arch. f. Psychiatrie u. Nervenkrankh. Bd. 77, S. 183. 1926. Kreienberg, Körperbau, Epilepsie und Charakter. Zeitschr. f. d. ges. Neurol. u. Psychiatrie. Bd. 112, S. 506. Kretschmer, E.: Körperbau und Charakter. Berlin: Julius Springer (I. Aufl. 1921). V. u. VI. Aufl. 1926. — Konstitution und Rasse. Zeitschr. f. d. ges. Neurol. u. Psychiatrie. Bd. 82, S. 139. 1923. — Veranlagung zu psychischer Erkrankung. Zentralbl. f. d. ges. Neurol. u. Psychiatrie. Bd. 35, S. 265. — Die Anthropologie und ihre Anwendung auf die ärztliche Praxis. Münch. med. Wochenschr. Jg. 69, Nr. 4, S. 121. 1922. — Lebensalter und Umwelt in ihrer Wirkung auf den Konstitutionstypus. Zeitschr. f. d. ges. Neurol. u. Psychiatrie. Bd. 101, S. 278. 1926. — Keimdrüsenfunktion und Seelenstörung. Dtsch. med. Wochenschr. 1921. — Konstitutionsproblem in der Psychiatrie. Klin. Wochenschr. Bd. 1. 1922. — Bemerkungen zur Arbeit von Kolle usw. Zeitschr. f. d. ges. Neurol. u. Psychiatrie. Bd. 94, S. 216. 1924. — Der Körperbau der Gesunden und der Begriff der Affinität. Zeitschr. f. d. ges. Neurol. u. Psychiatrie. Bd. 107. 1927. — Konstitutionsmischung bei gesunden Ehepaaren. Dtsch. med. Wochenschr. 1926. Nr. 1. Krisch: Prinzipielles zum Thema Physiognomie, Körperbau und Charakter. Arch. f. Psychiatrie u. Nervenkrankh. Bd. 79, S. 489. Kronfeld, A.: Sexualpsychopathologie. Handb. d. P. (Aschaffenburg) Leipzig 1923.

Lange, I.: Zeitschr. f. d. ges. Neurol. u. Psychiatrie. Bd. 85, S. 170. 1923. Der Fall Bertha Hempel. — Periodische zirkuläre und reaktive Erscheinungen bei der Dem. praecox. Zeitschr. f. d. ges. Neurol. u. Psychiatrie. Bd. 80, S. 200. 1922. Lavater, I. C.: Physiognomische Fragmente. 1775—78. Lederer, R.: Konstitutionspathologie in der med. Spezialwiss. (Kinderheilkunde). Herausg. I. Bauer, Heft 1. Berlin: Julius Springer 1924. Lewy, J. H.: Die Lehre von Tonus und Bewegung. Berlin 1923. — Ausdrucksbewegungen und Charaktertypen. Zentralbl. f. d. ges. Neurol. u. Psychiatrie. Bd. 40, 1925.

Martin, R.: Anthropometrie, Anleitung zu selbständigen anthropologischen Erhebungen und deren statistische Verarbeitung. Berlin: Julius Springer 1925. — Lehrbuch der Anthropologie. Jena: Fischer 1914. Makarow: Über die anthropolog. Genese der Körperbautypen im Zusammenhang mit der Veranlagung zu einigen Psychosen. Arch. f. Psychiatrie u. Nervenkrankh. Bd. 75, S. 256. 1925. Matecki u. Szpidbaum: Die Konstitution der schizophrenen Juden. Zeitschr. f. d. ges. Neurol. u. Psychiatrie. Bd. 109, S. 62. Mathes, P.: Die Konstitutionstypen in der Gynäkologie. Klin. Wochenschr. S. 291. 1923. Mayer-Gross, W.: Kretschmers Körperbaulehre und die Anthropologie. Münch. med. Wochenschr. Jg. 69, S. 676. 1922. — Grundsätzliches zur psychiatrischen Konstitutions- und Erblichkeitsforschung. Zeitschr. f. d. ges. Neurol. u. Psychiatrie. Bd. 100. 1926. Mair u. J. Zutt: Zur Frage des Zusammenhanges zwischen Homosexualität und Körperbau. Monatsschr. f. Psychiatrie u. Neurol. Bd. 52. Mauz, F.: Über Schizophrene mit pyknischem Körperbau, ein Beitrag zur klinischen Diagnostik und Prognostik. Zeitschr. f. d. ges. Neurol. u. Psychiatrie. Bd. 86, S. 96. 1923. — Die Bedeutung körperlicher Dysplasien für die Prognose seelischer Störungen. Zeitschr. f. d. ges. Anat., Abt. 2: Zeitschr. f. Konstitutionslehre. Bd. 11, S. 418. 1925. — Der konstitutionsbiol. Aufbau der Psychosen als Grundlage einer klinischen Systematik und Prognostik. Ber. d. 48. Jahresversammlung der südwestdeutschen Psych. in Tübingen 23. u. 24. Oktober 1925. Zentralbl. f. d. ges. Neurol. u. Psychiatrie Bd. 42, S. 594 (Vortrag: Rhoden, Kolle, Riese, Kretschmer, Ausspr. Gruhle, Kronfeld, Weissenfeld, Mayer-Gross, Lange, Kleist, H. B. Meier, Specht, Kahn, Binswanger, Rhoden, Hoffmann, Kretschmer). Mira, E.: Einige Entgegnungen auf die typolg. Theorie Kretschmer. Med. Germ.-hispan. Jg. 3, S. 89. 1925. Michel, R.: Körperbau, Charakter und Verbrechen. Wien. med. Wochenschr. Jg. 75, S. 45. 1925. — u. Weeber: Körperbau und Charakter: Eine Studie zu Kretschmers Forschung. Arch. f. Psychiatrie u. Nervenkrankh. Bd. 71, S. 265. 1924. Michelsson, G.: Über die Bestimmung der Norm und der Konstitutionstypen durch Messungen und Formeln. Zeitschr. f. d. ges. Anat., Abt. 2: Zeitschr. f. Konstitutionslehre. Bd. 9, S. 417. 1924. Moser: Bemerkungen zum Konstitutionsproblem in der Psychiatrie. Münch. med. Wochenschr. Bd. 71, S. 829, 1924. Möllenhoff: Zur Frage der Beziehungen zwischen Körperbau und Psychose. Arch. f. Psychiatrie u. Nervenkrankh. Bd. 71, S. 98. 1924. Munz: Die Reaktion des Pyknikers im Rorschachschen psychodiagnostischen Versuch. Zeitschr. f. d. ges. Neurol. u. Psychiatrie. Bd. 91, S. 26. 1924. Müller, O.: Die Kapillaren der menschlichen Körperoberfläche. Stuttgart: Enke 1922. Müller, L. R.: Über die Altersschätzung beim Menschen. Berlin: Julius Springer 1922.

Naccarati, S.: Intelligenz und Körperform. Arch. of psychol. 1921. S. 1. — u. H. F. Garrdt: Journ. of exp. psychol. Bd. 6, S. 455. 1923.

Olivier: Der Körperbau des Schizophrenen (eine Nachprüfung der Untersuchungen Kretschmers). Zeitschr. f. d. ges. Neurol. u. Psychiatrie. Bd. 80, S. 489. 1922. Oseretzky: Die motorische Begabung und der Körperbau. Monatsschr. f. Psychiatrie u. Neurol. Bd. 58, H. 1. 1925.

Paulsen: Asthenischer und apoplektischer Habitus. Arch. f. Anthropologie. Neue Folge. Bd. 18, S. 219. 1921. Pende, N.: Moderne Analyse des individuellen menschlichen Biotypus. Endocrinology et pathol. Bd. 1, S. 14. 1926. — Das Gesetz der morphologenetischen Korrelation von Viola. Zeitschr. f. angew. Anat. u. Konstitutionslehre. Bd. 8, S. 378. 1922. Peritz, G.: Einführung in die Klinik der inneren Sekretion. Karger 1923. Pfuhl: Beziehungen zwischen Rasse und Konstitutionsforschung. Zeitschr. f. d. ges. Anat., Abt. 2: Zeitschr. f. Konstitutionslehre. Bd. 9, S. 172. 1923. Plattner: Ein Beitrag zur Lehre der Kretschmerschen Habitusformen. Zeitschr. f. d. ges. Neurol. u. Psychiatrie. Bd. 109, S. 228.

Raecke: Die Psychopathologie des Verbrechers in ihrer Bedeutung für die Anthropologie. Dtsch. med. Wochenschr. 1926. Nr. 46. Rautmann, H.: Untersuchungen über die Norm. Jena 1921. Rehm: Das manisch-melancholische Irresein. Berlin: Julius Springer 1919. Ridder: Sprengler u. Kretschmer: Zeitschr. f. d. ges. Neurol. u. Psychiatr. Bd. 90, S. 612. Rieger: Die Meßstange. Jena: Fischer 1918. Rittershaus: Beitrag zur Frage: Rasse und Psychose. Jahresversammlg. d. Ver. nordwestd. Psychiater u. Neurolog. 24. X. 1925. Allg. Zeitschr. f. Psychiatrie u. psych.-gerichtl. Med. Bd. 84, S. 360. 1926. Roesler, C.: Ein Beitrag zu der Frage: Zusammenhänge zwischen Rasse und Konstitutionstypen. Zeitschr. f. d. ges. Neurol. u. Psychiatrie. Bd. 95, S. 108. 1925. v. Rohden: Konstitution und Rasse. Zeitschr. f. d. ges. Neurol. u. Psychiatrie. Bd. 98, S. 255. 1925. — Körperbauuntersuchungen an geisteskranken und gesunden Verbrechern. Arch. f. Psychiatrie u. Nervenkrankh. Bd. 77, S. 151. 1926. — Konstitutionelle Körperbauuntersuchungen an Gesunden und Kranken. Arch. f. Psychiatrie u. Nervenkrankh. Bd. 79, S. 786. 1927. Kriminal-biologische Untersuchungen an gesunden und geisteskranken Verbrechern. Dtsch. Zeitschr. f. d. ges. gerichtl. Med. Bd. 10, S. 620. 1927. — u. GRÜNDLER: Über Körperbau und Psychose. Zeitschr. f. d. ges. Neurol. u. Psychiatrie. Bd. 95, S. 37. 1925. RÖSSLE, R.: Pathologie des Körperwachstums. Jahresk. f. ärztl. Fortbild. Jg. 14, S. 15. 1923.

VAN DER SCHEER: Die pathogenetische Stellung der Blutdrüsen in der Psychiatrie. Zeitschr. f. d. ges. Neurol. u. Psychiatrie. Ref.- u. Erg.-Bd. 10, S. 225. 1914. SCHEIDT: Anthropometrie u. Med. Münch. med. Wochenschr. Bd. 68, S. 1653. 1921. SCHNEIDER: Untersuchungen über den Körperbau der Psychopathen. Monatsschr. f. Psychiatrie u. Neurol. Bd. 59, S. 104. 1925. SCHUBERT, M.: Somatische Typen der Geisteskranken. Journ. de psychol., de neurol. et de med. mentale. Bd. 4, S. 130. 1924. Moskau (russisch). SCHULTZ, J. H.: Schizophrene mit pyknischem Körperbau. Zeitschr. f. d. ges. Neurol. u. Psychiatrie. Bd. 88. 1924. SIGAUD: La forme humaine. Paris 1904. SIOLI, KLOTH u. A. MEYER: Die Lehren KRETSCHMERS über Körperbau und Charakter. Allg. Zeitschr. f. Psychiatrie u. psych.-gerichtl. Med. Bd. 78. 1922. SIOLI u. MEYER: Bemerkungen zu KRETSCHMERS Buch: Körperbau und Charakter. Zeitschr. f. d. ges. Neurol. u. Psychiatrie. Bd. 80. 1922. SOFER, L.: Beiträge zur Rassenphysiologie und Rassenpathologie. Polit. anthropolog. Rev. Bd. 8. S. 340. 1909. STERN u. GROTE: Bemerkungen über die Konstitutionsfrage bei der epidemischen Encephalitis. Arch. f. Psychiatrie u. Nervenkrankh. Bd. 75. 1925. STERN-PIPER: KRETSCHMERS psychophysische Typen und die Rasseformen in Deutschland. Arch. f. Psychiatrie u. Nervenkrankh. Bd. 67, S. 569. 1923. — Zur Frage der psychophysischen Typen KRETSCHMERS. Zeitschr. f. d. ges. Neurol. u. Psychiatrie. Bd. 84, S. 408. 1923. — Konstitution und Rasse. Zeitschr. f. d. ges. Neurol. u. Psychiatrie. Bd. 86, S. 265. 1923. STILLER: Die asthenische Konstitutionskrankheit. Stuttgart: Enke 1907. STRANSKY, E.: Fingernagelglied, Rasse, K.onstitution Jahrb. f. Psychiatrie u. Neurol. Bd. 45, S. 292.

TANDLER ui GROSS: Die biologischen Grundlagen des sek. Geschlechtscharakters. Berlin: Julius Sprnger 1913. TRAVAGLINO: Die Konstitutionsfrage bei der javanischen Rasse. Zeitschr. f. d. ges. Neurol. u. Psychiatrie. Bd. 110, S. 437. 1927.

VERCIANI: Constituto alla conoscenza dei rapporti tra struttura corporea e carattere psichico. Estratto dagli atti delle soc. med. Lunchase-Lucca: Giusti 1923. VERSCHNER, O.: Zur Frage Körperbau und Rasse. Zeitschr. f. d. ges. Anat., Abt. 2: Zeitschr. f. Konstitutionslehre. Bd. 11, S. 754. 1925.

WEICHBRODT: Geschichtl. und Kritisches zur Körperbauforschung. Arch. f. Psychiatrie u. Nervenkrankh. Bd. 78, H. 3. 1926. WEIDENREICH, F.: Rasse und Körperbau. Berlin: Julius Springer 1927. WEIL, A.: Geschlechtstrieb und Körperbau. Zeitschr. f. Sexualwiss. Bd. 8, S. 145. 1921. — Körperbau und psychosexueller Charakter. Fortschr. d. Med. Jg. 40, S. 423. 1922. WEISS, L.: Kretschmers „Körperbau und Charakter“, eine kritische Betrachtung der bisherigen Ergebnisse. Zentralbl. f. d. ges. Neurol. u. Psychiatrie. Bd. 46, S. 625. 1927. WEISSENFELD: Beiträge zum Problem: Körperbau und Charakter. Zeitschr. f. d. ges. Neurol. u. Psychiatrie. Bd. 96, S. 173. WERTHEIMER u. HESKETH: The significance of the Physical Constitution in mental disease. Baltimore 1926. — A minimum scheme for the study of the morphologie constitution in psychiatrie. Arch. of neurol. a. psychiatry. Bd. 17, S. 93—98. January 1927. — Observations and remarks on the physical constitution of female psychiatric patients. Americ. journ. of psychiatry. Bd. 6, Nr. 3, January 1924. — Constitutional factors as an aid to the early evaluation of behavior disorders. Journ. of the Americ. med. assoc. Bd. 88, S. 22—24. Jan. 1. 1927. — Les rapports de la morphologie humaine avec les types psychopathiques. Ann. méd.-psychol. 1926. Nr. 2, Julliet. WILLMANNS: Zeitschr. f. d. ges. Neurol. u. Psychiatrie. Bd. 78. 1922. WOLFER: Die somatischen Erscheinungen der Dem. praecox. Zeitschr. f. d. ges. Neurol. u. Psychiatrie. Bd. 60. 1920. WUTH: Konstitution und endokrines System. Münch. med. Wochenschr. Jg. 69, Nr. 11. 1922. WYRSCH: Beitrag zu KRETSCHMERS Lehre vom Körperbau und Charakter. Zeitschr. f. d. ges. Neurol. u. Psychiatrie. Bd. 92, S. 526. 1924.

ZAMMEK: Untersuchungen über Körperbaukonstitution bei Alkoholikern im Sinne Kretschmers. Arch. f. Psychiatrie u. Nervenkrankh. Bd. 81, S. 172. ZIELINSKI, MARCIN: Epilepsie im Lichte der Lehre vom Zusammenhang des Körperbaues und der psychischen Konstitution. Krakowska spolka wydawnicza. 1921. S. 57.

Die neurologischen Störungen bei Geisteskrankheiten.

Von

M. Rosenfeld

Rostock.

Einleitung.

Im Verlauf mancher Geistesstörungen sehen wir nicht selten auch neurologische Störungen im engeren Sinne auftreten, d. h. also Störungen auf motorischen und sensiblen-sensorischen Gebieten; ferner Störungen im Ablauf der reflektorischen Vorgänge und im Verhalten der allgemeinen Körpertrophik.

Die neurologischen Symptome stellen aber an sich keine integrierenden Bestandteile in der Symptomatologie einer Psychose dar; sie können ganz fehlen, und die klinische Auffassung eines Falles hängt nicht von ihnen ab. Sie sind mehr als akzidentelle Symptome zu bewerten, die offenbar nur unter besonderen Umständen zustande kommen, und zwar dann, wenn der Krankheitsprozeß, z. B. bei der Paralyse oder bei der Epilepsie, besondere Intensitätsgrade erreicht oder ausnahmsweise an nervösen Systemen angreift, welche zu den Projektionssystemen gehören oder nervöse Zentralstellen darstellen, deren Mitergriffensein sich vornehmlich durch neurologische Symptome zu erkennen gibt.

Diese neurologischen Symptome können nun — wie die Erfahrung lehrt — entweder zu einer schon voll entwickelten Geistesstörung hinzutreten, wie z. B. lähmungsartige Zustände im Verlauf einer Epilepsie infolge sehr schwerer epileptischer Anfälle; oder diese mehr körperlich-nervösen Syndrome eilen den psychischen Störungen voraus. Die reflektorische Pupillenstarre und das Erlöschen der Sehnenreflexe können viele Jahre bestehen, ehe die paralytische Psychose in die Erscheinung tritt. Der krankhafte Mechanismus, welcher dem Migräneanfall zugrunde liegt, gleichviel wie er an sich auch beschaffen sein mag, kann jahrelang typische Anfälle verursachen, ehe eine Migränepsychose sich hinzugesellt. Wie oft sieht man zahlreiche sog. nervöse Erschöpfungssymptome, die der allgemeinen vegetativen Neurose angehören und zu erheblichen Umwälzungen innerhalb der allgemeinen Körpertrophik führen können, lange Zeit bestehen, ehe ausgesprochen psychotische Syndrome hinzutreten. Bezüglich der Migräne und der allgemeinen vegetativen Neurose könnte man also umgekehrt die psychische Störung als ein akzidentelles Syndrom eines mehr körperlich-nervösen Vorganges bezeichnen.

Es ergeben sich somit zwei Modalitäten, nach welchen sich neurologische Störungen im engeren Sinne mit Geistesstörungen verbinden können. Bei einer Gruppe von Fällen verursacht der krankhafte Gehirnprozeß zuerst die *psychische* Störung und in seinem weiteren Verlauf und Auswirkung evtl. auch neurologische Symptome; in einer zweiten Gruppe von Fällen sind die mehr *körperlich-nervösen* Syndrome das Primäre und die psychischen Symptome treten erst später hinzu, wenn der gleiche Krankheitsvorgang auch auf Gebiete des psychischen Geschehens übergreift. In letzterem Falle gestattet die Natur des körperlich-nervösen Vorganges gewisse Rückschlüsse auf die Ursachen der betreffenden Geistesstörung. In beiden Fällen wird es auf die spezielle Lokalisation der Krankheitsvorgänge im Zentralnervensystem ankommen. In einer dritten Gruppe von Fällen sind neurologische Symptome nur die Zeichen von Entwicklungsstörungen und -Hemmungen, aus deren Vorhandensein Schlüsse auf eine gewisse Tendenz zu degenerativen Abwegigkeiten gezogen werden können.

Welche neurologischen Symptome müssen in diesem Zusammenhange besprochen werden?

Zunächst gewisse Störungen der Sprache und der Schrift, soweit sie nicht zum Gebiet der Aphasie und der Apraxie gehören, welche in besonderen Abschnitten dieses Handbuches behandelt werden sollen; dann die Bewegungsstörungen, die lähmungsartigen Zustände, die Krampfformen, die sensiblen und sensorischen Störungen innerhalb der verschiedenen Sinnesgebiete und die Störungen der reflektorisch ablaufenden Vorgänge. Es ergibt sich die Gliederung des Stoffes in folgende Abschnitte:

1. Störungen der Sprache:

a) Hörstummheit. Erste Sprachentwicklung,

b) Taubstummheit,

c) Stottern, Stammeln, Lispeln, Poltern, Stimmstörungen,

d) Artikulationsstörungen bei organischen Gehirnerkrankungen und Geistesstörungen: bei Tabes und akuter Ataxie, Pseudobulbärparalyse, multipler Sklerose, Paralyse, Epilepsie, Chorea, Hysterie und Neurasthenie,

e) Sprachstörungen bei Erkrankungen der Stammganglien.

2. Störungen der Schrift.

3. Rechts- und Linkshändigkeit.

4. Rechts- und Linksblindheit.

5. Motorische Störungen:

Lähmungen, Krämpfe, motorische Varianten des epileptischen Anfalles, Myoklonie, Mitbewegungen, motorische Rückständigkeiten, Ticbewegungen, Katalepsie, Adiadochokinese, Seelenlähmung.

6. Gleichgewichtsstörungen und Schwindelempfindungen.

7. Die Rhythmik der Geisteskranken.

8. Pupillenreflexe.

9. Augenzittern (Nystagmus).

10. Haut- und Sehnenreflexe und verwandte Phänomene.

11. Störungen der elektrischen und mechanischen Erregbarkeit der Nerven und Muskeln.

12. Blasen- und Mastdarmstörungen.

13. Sehstörungen.

14. Hörstörungen.

15. Geschmacks- und Geruchsstörungen.

16. Sensible Störungen.

17. Stirnhirnsyndrome.

18. Balkensyndrome.

19. Ventrikelsyndrome.

20. Migränesyndrome.

1. Die Störungen der Sprache.

Wir werden zu unterscheiden haben zwischen angeborenen Sprachstörungen und solchen, die erst im Laufe einer Psychose entstanden sind. Vergegenwärtigen wir uns kurz die Entwicklungsphasen, welche das Streben des Menschen zur Sprachbildung zu durchlaufen hat. Auch die Gebärdensprache wird zu berücksichtigen sein. Es könnte ja sein, daß manche pathologischen Syndrome auf dem Gebiete der Sprache Rückfälle in frühere Entwicklungsstadien darstellen.

Die Sprache entwickelt sich in verschiedenen Perioden, die nicht scharf von einander abgesetzt sind. Auf die mehr reflektorischen Schreiperioden der ersten Tage folgt die Periode, in welcher es sich wohl um Unlustschreien handeln dürfte; vielleicht auch um Lustschreien oder Begehrungsschreien, welches mit Armbewegungen verbunden ist. Es folgt dann allmählich die Vokalbildung und später die Konsonantenbildung. Die Funktion des Gaumensegels kann man dadurch prüfen, daß man beim Schreien dem Kinde die Nase zuhält; ändert sich beim Schreien der Ton dann nicht, so spricht dieses für ein normal funktionierendes Gaumensegel. Gewisse Elemente des Sprechens lassen sich schon im Schreien erkennen; Schreiatmung und Sprechatmung haben Ähnlichkeiten; es kommt zu leisem und zu hartem Stimmansatz. In der Lallperiode kommt es zu halb singend vorgebrachten Vokalfolgen, die mit einzelnen Konsonanten verbunden werden. Die Laute gewinnen allmählich den Charakter von Ausdrucksbewegungen, wohl als Ausfluß von Stimmungen; Nachahmung spielt dabei noch keine Rolle. Man hat von intentionellen und emotionellen ersten Sprachelementen gesprochen. Es folgt bei zunehmender Entwicklung der Sinnesorgane das Stadium der Nachahmung des Gehörten und des Gesehenen. Dieser Nachahmungsreflex, der in späteren Stadien durch die Entwicklung der Intelligenz eine Art Hemmung erfährt, kann bei schwachsinnigen Kindern so stark auftreten, daß man von zwangsmäßiger Echolalie und Echopraxie gesprochen hat (Gutzmann). Die Fähigkeit, Laute nachzuahmen, wird von der Fähigkeit, Worte zu verstehen und in ihrem Sinn zu behalten, überholt. Gutzmann meint, es habe den Anschein, als wenn die Aufstapelung von Wortklängen den endogenen Reiz für die Entwicklung des motorischen Sprachzentrums abgibt. Bei vollsinnigen Kindern wird es wichtig sein, welche Vorbilder sie in der Periode der Nachahmung haben. Blinde Kinder werden größere Schwierigkeiten bei der Erlernung der Sprache haben, da das Sehen bei der Nachahmung gewisser Laute (dentaler und labialer) wichtig ist. Falsche Artikulationen können auf ungenauen Gehörswahrnehmungen beruhen. Bemerkenswert sind die sog. Scheingespräche in der Lallperiode, die entweder eine mehr reflektorische Äußerung auf allerhand Sinneseindrücke darstellen oder auf dem mächtig sich regenden noch unbewußten Willen zur Mitteilung und zur sprachlichen Entäußerung (loquacitas) beruhen.

Den Kindern steht natürlich auch die Gebärdensprache zur Verfügung; sie wird auch in manchen Momenten benutzt, z. B. bei den Demonstrativbewegungen und bei Nachahmung von Bewegungen oder Vorgängen, die das Kind ausdrücken will (mitbezeichnende Gebärden). Sehr bald aber dominiert je nach dem Entwicklungstempo doch die Lautsprache als die leistungsfähigere. Auf die weitere Entwicklung der Lautsprache wird bei der Besprechung der aphasischen Störungen näher einzugehen sein. Es sei hier nur kurz erwähnt, daß im allgemeinen in der sich entwickelnden Sprache zunächst die Gegenstandsworte vorherrschen, dann Interjektionen, die das Streben nach Besitz erkennen lassen, oft auch eine Ablehnung bedeuten; Eigenschaftswörter treten allmählich hinzu. Erst später kommt es zu der Fähigkeit, sog. Urbegriffe, die wohl schon frühzeitig entstehen mögen, auszudrücken und zur Bildung von Urteilen über die Eigenschaften von Gegenständen und ihre Beziehungen zueinander. Hier durchläuft das Kind — auch bei gutem Nachahmungsvermögen — das Stadium, in welchem falsche Flexionsformen, Wortneubildungen und Verwechslungen von Zeitwörtern vorkommen. STERN hat darauf hingewiesen, daß das Kind in seinem Nachahmungstriebe doch eine gewisse Auswahl trifft, die nach physiologisch-phonetischen Prinzipien geht, d. h. nach der Leichtigkeit der Nachahmung. Das Kind geht allmählich vom Konkreten zum Abstrakten über, vom subjektiv Affektvollen zum objektiv Gegenständlichen. Von den Zeitformen bevorzugt es den Infinitiv.

Die Sprache des Kindes zeigt auch nach Abschluß ihrer Ausbildung bis zum annähernd richtigen grammatikalen Spontansprechen in ihrer Totalität immer noch gewisse Eigentümlichkeiten, die für die Kindersprache eigentümlich sind. Zum Teil sind daran die hohe Stimmlage, zum Teil gewisse Eigenarten in der Konstruktion und im Aufbau der Sätze und die primitiven Inhalte schuld. Diese Formen der Sprechweise der Kinder können bei Erwachsenen unter dem Einfluß seelischer Erschütterungen wieder auftauchen und werden als Zustände von Puerilismus bezeichnet. Hat ein 6—7jähriges Kind noch Schwierigkeiten, einen kurzen Satz syntaktisch richtig zu bilden, spricht es agrammatisch, so deutet dieses auf eine zurückgebliebene intellektuelle Entwicklung hin.

Wir haben nun zu besprechen: die Hörstummheit, die Taubstummheit und die verschiedenen Formen des Stotterns und Stammelns, Störungen, welche vielfach zusammen mit Intelligenzdefekten vorkommen.

a) *Die Hörstummheit* beruht vielleicht auf einer Entwicklungshemmung innerhalb motorischer Sprachzentren; es könnten aber auch schwere Aufmerksamkeitsstörungen und Fehlen des Nachahmungstriebes in der ersten Phase der Entwicklung der Sprache daran schuld sein. Es gibt Fälle von sog. Mutitas idiotica.

b) *Die Sprache der Taubstummen* und der Schwerhörigen kann nur kurz berührt werden. Es wird darauf ankommen, in welchem Stadium der Sprachentwicklung die Ertaubung eingetreten ist. Je später die letztere zustande kam, um so geringer ist die Beeinflussung der Sprache. In einzelnen Fällen scheint aber auch nach Beendigung der Sprachentwicklung durch völlige Ertaubung eine schwere Beeinträchtigung der Sprache eingetreten zu sein. Man kann zweifeln, ob allein die Störung der akustischen Perzeption der Sprache daran schuld ist, daß die Sprachfähigkeit wieder verloren geht oder ob auch Störungen der Lageempfindungen und der Bewegungsempfindungen der Sprachmuskeln selbst dabei mitwirken. Die Sprache vollzieht sich unter der Kontrolle des Ohres und gewisser kinästhetischer Empfindungen, durch welche die Artikulation kontrolliert wird. Auch bei den von Geburt tauben Kindern ist eine Sprachlust vorhanden. Die optischen Perzeptionen bei der Nachahmung von Sprachbewegungen und die taktilen kinästhetischen genügen aber nicht, um die Lautsprache zur Entwicklung zu bringen und zu unterhalten.

Die Sprachentwicklung der Taubstummen hängt also von der Intelligenz der betreffenden Personen, dem Zustande ihrer anderen Sinnesorgane, ferner davon ab, ob noch ein Rest von Hörfähigkeit vorhanden ist und in welchem Alter die Hörfähigkeit verloren ging. Die Taubstummen neigen von selbst zur Gebärdensprache und bringen es gelegentlich auch ohne Anleitung zu gewissen Leistungen und Resultaten. Da die Taubstummen die vorgebrachten Laute oft forcieren, so werden sie wohl das Bewußtsein der Stimmproduktion haben. Vielleicht bemerken sie die Vibrationen, welche bei der Stimmbildung auftreten.

Die Sprache erleidet also gewisse Veränderungen in ihrer Artikulation, die sich sowohl auf die Stimme wie die Vokale und die einzelnen Laute bezieht. Durch die Veränderungen in der Lautbildung wird die Aussprache bezüglich ihrer Deutlichkeit und Verständlichkeit besonders gefährdet. Die Vokale verlieren infolge ungenau kontrollierter und weniger exakter Lippen- und Zungenbewegungen ihren Charakter und gehen ineinander über; auch die Konsonanten verlieren ihr charakteristisches Gepräge, und durch unzureichende Innervation des Gaumensegels wird die Sprache näselnd.

Die Gebärdensprache der Vollsinnigen ist auch als eine unmittelbare psychische Entäußerung zu bewerten. Sie ist sehr variabel, ausdrucks- und modulationsfähig, individuell und nach Völkern sehr verschieden entwickelt. Bei Taubstummen kommt es zu der feinsten Entwicklung der Mimik, die nicht bloß darin besteht, daß Bewegungen dargestellt werden, Formen und Gegenstände im Raum durch Bewegungen nachgezogen werden, der Gebrauch eines Gegenstandes dargestellt wird und hinweisende Gebärden gemacht werden; die Taubstummen lernen auch die Bewegungen, die ihnen vorgesprochen werden, unmittelbar mitzumachen. Diese Mitbewegungen, diese feinsten mimischen Akte bedingen eine Verknüpfung der kinästhetischen Sprachbewegungsempfindungen mit den optischen Eindrücken und fördern die Fertigkeit im Ablesen. Die Kunst des Ablesens ist schwer. Manche erlernen sie nie oder nur mangelhaft; andere wieder sehr leicht. Je geringer das Hörvermögen, um so besser sind die Aussichten für die Entwicklung der Fähigkeit abzulesen (GUTZMANN), was sich wohl daraus erklärt, daß bei vorhandenen Hörresten diesen immer noch viel Aufmerksamkeit geschenkt und die Ablesefähigkeit vernachlässigt wird. SCHMALZ erwähnt einen Mann, der von Jugend an sehr schwerhörig war und die Fähigkeit, Gesprochenes abzulesen, ohne Unterricht sich so vorzüglich angeeignet hatte, daß niemand seine Taubheit bemerkte.

c) *Die Artikulationsstörungen beim Stottern.* Es interessieren uns die verschiedenen Formen des Stotterns, ihr Entstehungsmodus und ihre Abhängigkeit von psychischen Mängeln. Das Stottern pflegt sich vielfach erst in der Schule zu entwickeln. Ein sehr heftiges Temperament scheint seine Entstehung zu fördern; stotternde Kinder sind häufig nervös und hastig. GUTZMANN fand unter den Stotterern keinen ausgesprochenen Phlegmatiker. Andere meinen, daß das Stottern dann zustande kommt, wenn die Denktätigkeit und die Sprachfähigkeit nicht miteinander Schritt halten und die erstere für den zur Verfügung stehenden Sprachmechanismus zu rasch geht, wie das im 4. bis 5. Lebensjahre der Fall sein kann, wenn die geistige Entwicklung sich besonders rasch vollzieht. Man wird vielleicht von einer Disposition zum Stottern sprechen können, ohne sagen zu können, worauf sie beruht und ob sie in psychischen oder körperlich-nervösen Momenten ihre letzte Ursache hat. Außerdem kommen häufig auch akzidentelle Ursachen in Frage. Die Pubertätsentwicklung scheint eine Rolle zu spielen. Infektionskrankheiten werden als Ursache angegeben, ferner Nachahmung, Angewohnheit, Schreck, organische Bildungsfehler am Gaumen und hypertrophische Tonsillen. Diese und andere körperliche Ursachen kommen aber doch wohl nur als Hilfsursache in Frage. Der letzte Grund wird in einer zentralen Disposition oder in bereits krankhaften Vorgängen zu suchen sein; manche nehmen eine angeborene Innervationsungleichheit in der Zungenmuskulatur an. Beim Stottern lassen sich Spasmen der Artikulationsmuskulatur direkt nachweisen (GUTZMANN). Es sind teils klonische, teils tonische Zustände. Man wird Konsonantenstottern, Vokalstottern und Atmungsstottern unterscheiden können. Artikulation, Stimmbildung und Atmung können in verschiedener Stärke befallen sein. Auf der Höhe des Stotterns kann es zu Schweißausbruch und fleckweisem Erröten kommen. KUSSMAUL definiert Stottern als eine spastische Koordinationsneurose. Man hat von einer reizbaren Schwäche des Artikulationsapparates gesprochen. Oft werden vor jeden Satz Flickworte eingeschoben, um das Anstoßen zu Beginn des Sprechens zu vermeiden; da diese meist ganz stereotyp gebraucht werden, so gewinnen sie fast den Charakter des Zwangsmäßigen.

In den neueren Arbeiten, die sich mit dem Zustandekommen dieser merkwürdigen Artikulationsstörung beschäftigen, treten zwei Richtungen hervor. Die einen suchen die Störung rein psychisch abzuleiten oder sogar psychoanalytisch zu ergründen (SCHNEIDER). FRÖSCHELS ist der Ansicht, daß die meisten Stotterfälle nicht durch Krämpfe, sondern durch Fehlbewegungen zustande kommen, welche anfänglich auf dem Boden zentralen Ideenausfalles entstehen und durch Sprechfurcht bewußter und unterbewußter Art genährt werden. Die Form des Stotterns bedarf in jedem Falle einer genauesten Analyse. Das Stottern zeigt nach FRÖSCHELS Symptome, die in den Begriff der Koordinationsneurose nicht hineinpassen, z. B. verkürzte Ausatmung außerhalb des Sprechens. Die Lehre von der Silbenkoordinationsneurose sei nicht stichhaltig, da es auch ein Stottern bei einzelnen Lauten gibt. Auch die stotterfreien Zeiten sprechen gegen eine organische Grundlage. FRÖSCHELS betont die psychogene Entstehungsart mancher Fälle von Stottern und meint, daß auch die sog. gymnastische Behandlungsmethode vor allem suggestiven Wert habe.

HOEPFNER unterscheidet drei Arten von Stottern: Das primär ataktische, welches im Laufe der Sprachentwicklung im Gebiete der zentralen Regulierungen der Willkürbewegungen auftritt, das traumatische mit krankhaft übertriebenen Kontraktionen im Gebiete des Sprachapparates und das dissoziative nach hohem Fieber. Scheue Veranlagung und Schreckerlebnis können in einzelnen Fällen die Ursache des Stotterns abgeben.

Das Stottern soll eine Angstneurose sein, oft auf psychischer Ansteckung beruhen und sich nur bei neurotischen Individuen finden. Gegen diese psychogene Entstehung spricht vielleicht der Umstand, daß Frauen viel seltener mit Stottern behaftet sind und, daß jede Psychotherapie versagt. Nach GUTZMANN muß man dem Stotterer die richtigen Bewegungen zeigen; hypnotische und suggestive Einflüsse nützen nichts. Alkohol und Morphium pflegen die Stärke des Stotterns herabzusetzen. Bei Selbstgesprächen schwindet das Stottern nicht vollständig, auch nicht in der Flüstersprache, wie oft behauptet wird; wohl aber in singend vorgebrachten sprachlichen Entäußerungen. Die Intensität des Stotterns pflegt durch Affekte gesteigert zu werden. Die Stimmungslage des Stotterns ist keineswegs immer eine depressive. Das Vorkommen von Tagesschwankungen im Stottern wird bestritten.

Die Vererbung scheint in manchen Fällen eine Rolle zu spielen. KEHRER hält es für möglich, daß auch in den Fällen traumatischen Ursprungs eine psychophysische Disposition die letzte Ursache darstellen könne und will daher die Trennung in traumatische und Sprachentwicklungsstotterer nicht gelten lassen. In einzelnen Fällen von organischen Gehirnerkrankungen, z. B. bei Pseudobulbärparalyse, fand sich neben anderen bulbären Störungen auch Stottern, so daß hier die Störung als Herdsymptom aufgefaßt werden kann.

Bei den Stotterern kommt es gelegentlich zu eigentümlichen Mitbewegungen in der Umgebung der Artikulationsmuskeln, so z. B. Stirnrunzeln, Bewegungen der Nasenflügel, Platysmabewegungen, Bewegungen der Halsmuskeln und der Kiefermuskeln. Man hat von einer zentralen Irradiation nach verschiedenen Muskelgebieten gesprochen.

GUTZMANN beschreibt einen Fall, in dem diese Bewegungen ganz extreme Grade erreichten, so daß schließlich ganz merkwürdige Zustandsbilder zustande kamen, welche irrtümlicherweise zunächst für eine Geistesgestörtheit und für epileptische Zustände gehalten wurden und bei dem erst durch genauere Untersuchung der Zusammenhang mit dem Sprachübel bewiesen werden konnte. Es kommt auch zu sog. Mitbewegungsparoxysmen; z. B. wird beobachtet, daß die Stotterer vor Beginn des Sprechens krampfhaft den Mund schließen, cyanotisch werden, krampfartige Bewegungen mit Armen und Beinen machen, und daß es zu Angstzuständen mit Atemnot kommt; nach einigen Sekunden stellt sich dann plötzlich eine Entspannung ein und der Redefluß kann im übrigen ungestört ablaufen. In manchen Fällen sind diese Mitbewegungen als sekundäre Einfälle aufzufassen, d. h. der Stotterer wehrt sich mit Hilfe der Mitbewegungen gegen die Störungen im Bereich der Sprachmuskeln.

Es schließen sich hier diejenigen Störungen an, die man als Lispeln, Stammeln, Poltern, Bradylalie und sog. Stimmstörungen bezeichnet. Die Ursachen dieser Sprachanomalien können verschieden sein. Das Tempo der Sprachentwicklung ist bei torpiden, apathischen Individuen langsamer als bei erethischen. In einem Falle kann ein mangelhafter Sprachantrieb, in einem anderen eine angeborene motorische Ungeschicklichkeit daran schuld sein, daß Sprachfehler zustande kommen; aber auch gewisse Mängel der sensoriellen und intellektuellen Gefühlstöne, der aktiven und passiven Aufmerksamkeit oder eine gewisse Verschwommenheit des Bewußtseins können Sprachfehler bedingen. Daher auch die häufige Kombination dieser Sprachfehler mit psychischen Defekten der verschiedensten Art. Es werden folgende Formen unter diesen Artikulationsstörungen unterschieden:

Der Stammler spricht fließend, macht aber einzelne Fehler in der Aussprache. Mitbewegungen treten nicht auf. Manche Formen des Stammelns erklären sich aus Unachtsamkeit, schlechter Erziehung, mangelhafter Übung, dialektischen Angewohnheiten; andere sind mehr organisch bedingt. Das Stammeln kann sich auf Vokale und Konsonanten beziehen. Artikulationsstörungen im Gebiete der Zischlaute werden als Sigmatismus bezeichnet, oft verbunden mit gezierter Sprechweise.

Das Lispeln kommt in der Sprachentwicklung vielleicht infolge von Ungeübtheit und Nachlässigkeit zustande.

Das sog. Poltern kann durch Überhastung der Sprache bedingt sein. Es kommt zu Auslassungen, unscharfer Aussprache, Abschleifungen, Vorwegnahme von Silben (Prolapsis) und Buchstaben, Vertauschen von Buchstaben und Silben; am stärksten pflegen diese Störungen beim freien Sprechen zu sein; beim Singen schwinden sie. Als Ursachen kommen psychische Momente, namentlich Aufmerksamkeitsstörungen in Betracht.

Als Stimmstörungen faßt FLATAU eine Reihe von Erschöpfungserscheinungen und Reizerscheinungen auf dem Gebiet der Sprache zusammen, und zwar rasche Ermüdung beim Sprechen, leicht auftretende Heiserkeit, Aphonie, Räuspern, Husten und Schluckbewegungen. Vom sog. Stimmwechsel bleibt gelegentlich eine Fistelstimme oder hohe Stimmlage zurück.

d) *Die Artikulationsstörungen bei organischen Gehirnerkrankungen und bei Geistesstörungen.*

1. Es gibt Dysarthrien, denen ataktische Bewegungsstörungen innerhalb der Sprachmuskeln zugrunde liegen, so z. B. bei Tabes und akuter Ataxie nach postinfektiöser Encephalitis; die Bewegungen der Zungen und Lippen, evtl. auch der Kiefermuskeln, sind exzessiv. Auch Mitbewegungen (Grimassieren) treten auf. Die Sprache ist bradylalisch, ungleichmäßig, ohne natürlichen Rhythmus.

2. Bei den pseudobulbären Störungen kommen die stärksten Grade der Dysarthrie, Anarthrie, Bradyarthrie, unverständliches Lallen, Tonlosigkeit, minimale Exkursionen der Lippen und der Zunge vor; die Sprachimpulse laufen langsam ab und versiegen bald kraftlos. Die Paresen beziehen sich auf die Lippen, die Zunge, den Gaumen und die Kaumuskeln. Der bei der Exspiration hervorgebrachte Luftstrom ist von kurzer Dauer und kraftlos. Auf emotionellem oder auch mehr automatisch-reflektorischem Wege kommt es nicht selten auf diesen geschwächten motorischen Gebieten plötzlich zu stärkeren motorischen Entladungen, die den Charakter des Ungewollten, Zwangsmäßigen haben (Zwangsweinen und -lachen). Die Erstarrung der Gesichtsmuskulatur, das Fortbleiben aller spontanen, modulationsfähigen Mimik sind Begleiterscheinungen solcher Artikulationsstörungen. Die Gaumensegelparese macht die Aussprache näselnd und erfordert mehr Luftaufwand, um die Artikulation einigermaßen deutlich zu gestalten. Die Unterscheidung dieser pseudobulbärparalytischen Störungen von den echt bulbären ist oft nicht leicht; charakteristisch für die letztere ist das Auftreten von Lähmungen einzelner Hirnnerven und die degenerative Atrophie der Muskeln mit Veränderungen der elektrischen Erregbarkeit. Einen remittierenden Charakter der Anarthrie und Dysarthrie zeigen manche Fälle von Arteriosklerose der Basalarterien, in denen es nicht zu Blutungen, sondern offenbar nur zu vorübergehenden Zirkulationsstörungen im Hirnstamm kommt. Der Einfluß emotioneller Vorgänge auf Sprache und Schlingakt kann bei pseudobulbärparalytischen Zuständen sehr erheblich sein und vorübergehend sogar zu völliger Anarthrie, Aphonie und Aphagie führen.

3. Als skandierende Sprache pflegt man die Sprachstörung zu bezeichnen, die vorwiegend bei der multiplen Sklerose des Gehirns und des Hirnstammes vorkommt und auf paretischen Zuständen und Bewegungszittern in der Sprachmuskulatur beruht. Die Sprache wird etwas langsamer, monotoner; der Ablauf der Silbenfolge ist ungleichmäßig; dabei gelegentlich Umschlagen der Stimme aus dem Brustton in die Kopfstimme.

Die paralytische Sprachstörung beruht zunächst wohl auf einer gewissen motorischen Schwäche der Sprachmuskeln; die Sprache wird unsicher, vibrierend, matt, oft monoton und etwas langsam. Die Silben werden nicht sorgfältig voneinander abgesetzt; die Aussprache einer Silbenfolge ist verwaschen; es kommt zum Beben der Stimme, Silbenstolpern, Logoklonie, Silbenumsetzen und -fortlassen. Die Störungen treten meist schon im Laufe einer Unterhaltung zutage, namentlich dann, wenn der Kranke etwas schnell und überstürzt spricht. Durch sog. Probeworte ist die Störung deutlicher zu machen. Solche Probeworte sind: Flanellappen, Donaudampfschiffahrtsgesellschaft, dritte reitende Garde-Artilleriebrigade. Diese Artikulationsstörungen eilen den anderen pseudobulbären Störungen bei der Paralyse im allgemeinen voraus. Die Schwäche des Innervationsimpulses bei den hypokinetischen-hypertonischen Zuständen der striären Erkrankungen macht sich auch auf dem Gebiete der Sprache bemerkbar; langsamer Ansatz zum Sprechen, langsamer Ablauf des Sprechaktes, Versiegen des Sprachimpulses, allmähliches Erlöschen der Stimme sind die häufigsten Störungen der Sprache und der Stimme bei den extrapyramidalen Erkrankungen. Die leichtesten derartigen Fälle mit Störungen bezüglich der motorischen Antriebe, der Initiative, mit Bewegungsstörungen nach Art einer Abschwächung der Motorik in allen affektiven Äußerungen lassen Beziehungen erkennen zu gewissen funktionell-psychischen Syndromen. Solche Beobachtungen lassen die Annahme einer gleichartigen hirnphysiologischen Bedingtheit organischer und funktionell-psychischer Syndrome gerechtfertigt erscheinen.

Verschiedenartige Artikulationsstörungen können nach epileptischen Anfällen zurückbleiben; man beobachtet tremolierende lallende Sprache, schwere Dysarthrie, Ansätze zu unverständlichen Lauten oder Lautfolgen, welche schwerfällig und ohne natürliche Modulation vorgebracht werden. Eine Serie von schmatzenden Lauten, hervorgerufen durch Bewegungen von Zunge und Lippen, können den epileptischen Anfall begleiten.

Die Sprache der Choreatiker wird durch choreatische Bewegungsstörungen innerhalb der Sprachmuskeln und Atmungsmuskeln unruhig, oft unterbrochen, tonlos, kraftlos, leicht versiegend, ohne natürlichen Rhythmus und oft durchsetzt mit allerhand unartikulierten Lauten und Schmatzbewegungen.

Die hysterisch Aphonischen pflegen im Flüsterton zu sprechen; weitere Störungen sind in reinen Fällen nicht zu bemerken. Die Störung entsteht infolge von Gemütsbewegungen, aber auch infolge von sprachlicher oder gesanglicher Überanstrengung. Laryngoskopisch bemerkt man einen ungenügenden Schluß der Stimmbänder, die frei im Respirationsstrom zu flottieren scheinen.

Hysterischer Mutismus stellt sich als völlige Unfähigkeit der Lautbildung dar; man konstatiert mannigfaltige Bemühungen, etwas herauszubringen; es kommt aber nur ein Flüstern zustande. Die Lippen und Zunge versagen nur beim Sprechversuch, nicht bei anderen Bewegungen. Eine andere Form des hysterischen Mutismus ist so beschaffen, daß der Kranke zunächst nur den ersten Laut eines Wortes unter Anstrengung hervorbringt und erst nach einer Pause den zweiten. Diese Fälle stellen Übergänge zum hysterischen Stottern dar. Das hysterische Stottern soll dadurch charakterisiert sein, daß es auch beim Flüstern und Singen fortbesteht. Es entwickelt sich häufig aus hysterischem Mutismus. Bei der spastischen Bradyphasie der Neurotiker zeigte GUTZMANN mit dem Pneumographen, daß eine eigentliche Sprachatmungskurve nicht vorhanden war, und daß der Kranke fast vor jedem Wort Atem holte (klonisch-tonische Krämpfe des Zwerchfells).

Als neurasthenische Sprachstörung bezeichnet man eine wohl auf geistiger Erschöpfung beruhende Unsicherheit und Ungewandtheit im Finden der Worte und Verwechslung von Buchstaben und Silben. BÖDEKER beobachtete eine dem Silbenstolpern der Paralytiker ähnliche Sprachstörung auch bei Hysterie.

Als Sprachüberstürzung ohne jede Beimischung von aphasischen Störungen beschreibt OPPENHEIM ein Symptom, das organisch bedingt sein kann.

Lalophobie nennt GUTZMANN einen durch Angstaffekt bedingten, rasch vorübergehenden Mutismus.

2. Die Störungen der Schrift.

Die Schrift ist im Vergleich zur Sprache als der kompliziertere seelische Vorgang aufzufassen, da sie nicht durch einfache Nachahmung entsteht, sondern die Worte erst in Schriftzeichen zerlegt werden und das Erlernen der Schrift mit einer gewissen Mühe vor sich geht und sprachliche, motorische und optische Komponenten mitwirken. So ist die Schrift vielleicht im höheren Grade der Ausdruck der psychischen Persönlichkeit und somit können auch manche psychotischen Züge in ihr leichter zum Ausdruck kommen als in der Sprache.

Bei Schwachsinnigen gelangt die Schrift meist nicht zu einer ganz fertigen Ausbildung trotz genügenden Unterrichts und oft auch dann nicht, wenn die Sprache keine Störungen aufweist. Auch die motorische Geschicklichkeit spielt dabei eine Rolle. Die Schrift von Schwachsinnigen zeigt oft eine Getrenntheit der einzelnen Schriftzeichen, schulmäßigen Schriftduktus, Auslassungen, auffallende Schriftgröße, ungeordnete Aufmachung der Schriftstücke, Orthographie- und

Interpunktionsfehler. Ähnliche Störungen zeigen auch Handschriften von ungebildeten, primitiven Persönlichkeiten; die Schrift geht gelegentlich nicht über den kindlichen Typus hinaus. In einem gewissen Alter wird der in der Schule erlernte Typus der Schrift zu einer Handschrift mit einer persönlichen Note umgewandelt. Diese Umwandlung vollzieht sich oft ganz rasch; manche behalten aber eine ungeschickte und unindividuelle Handschrift. Eine ungelenke Federführung macht sich störend bemerkbar; es fehlt oft der Fluß in der Schreibbewegung.

Die Schrift kann durch Zitterbewegungen gestört werden. Es kommt zu Zitterstrichen, zu ruckartigen Federentgleisungen und ganz unerwartetem Absetzen der Feder infolge von Ermüdung und Erschöpfung. Die Tremorbewegungen, wie sie bei Paralysis agitans und in der Seneszenz vorkommen, äußern sich auch in der Schrift. Der Tremor modelliert die Linie, stört aber nicht die Richtung der Linienführung. Richtungsänderungen treten mehr bei Chorea, bei der multiplen Sklerose und bei allgemeiner Ataxie zutage. In der Schrift von schweren Alkoholikern lassen sich ruckweise Stöße der Hand und die Bemühung, das Zittern zu unterdrücken und den Schreibversuch zu Ende zu führen erkennen. Noch stärker werden die Störungen der motorischen Koordinationsfähigkeit beim Schreiben, wenn leichte Bewußtseinstrübungen wie beim Delirium tremens oder in der epileptischen Umdämmerung bestehen.

Infolge der Verlangsamung aller motorischen Entäußerungen wie bei Parkinsonismus und bei Pseudobulbärparalyse wird auch das Schrifttempo stark verlangsamt; der Schriftdruck wird gering; es werden Pausen zwischen einzelnen Silben und Buchstaben gemacht. Im Beginn von organischen Erkrankungen der genannten Art tritt oft infolge einer leicht eintretenden Ermüdbarkeit zunächst eine Schreibhinderung auf; sie unterscheidet sich vom Schreibkrampf dadurch, daß die leichten Bewegungsbehinderungen auch bei anderen feineren Bewegungen auftreten und nicht nur beim Schreiben. Beim echten Schreibkrampf (spastische Form) sind die Schriftzüge unregelmäßig, die einzelne Linie unterbrochen, einzelne Striche übermäßig stark; die Buchstaben geraten bald groß, bald klein; in schwersten Fällen werden kaum noch einige Buchstaben zustande gebracht, da gleich im Beginn des Schreibens der Krampf seinen höchsten Grad erreicht. In anderen Fällen tritt der Krampf erst ein, nachdem eine Zeitlang geschrieben wurde und ein Ermüdungsgefühl oder Ermüdungsschmerzen sich einstellen. Zu psychischen Störungen haben diese Schreibstörungen keine engeren Beziehungen, wenn sie sich auch vielfach mit anderen Stigmata einer neuropathischen Anlage verbinden und gelegentlich auch bei mehreren Mitgliedern einer Familie vorkommen.

Bei Hysterischen kommt es gelegentlich zu ataktischer Schrift, die schließlich nur noch aus einem Gewirr von fahrigen Strichen besteht und kaum noch Andeutungen von Buchstaben enthält. Die Störung kann sich zu sog. Akatagraphie steigern, d. h. zur Unfähigkeit, Worte und Sätze richtig zusammenzufügen. Solche Störungen zeigen Beziehungen zu den Sprachstörungen im Traum, welche alle Abschnitte des Sprachvorganges betreffen können, wie Kraepelin gezeigt hat. Die Vorgänge beziehen sich sowohl auf die sprachliche Gedankenprägung (Akataphasie) und die sprachliche Gliederung (Agrammatismus), als auch auf die Wortfindung; es kommt zu Wortverstümmelungen, zu Abänderungen und Wortneubildungen. Diese letzteren sind offenbar ganz besonders häufig; sie nähern sich den Erscheinungen der Sprachverwirrtheit. Daß unter den sprachlichen Neubildungen gerade die fremdsprachigen Elemente überwiegen, könnte an unserem Schulbetriebe liegen oder daran, daß wir die Fremdsprache nicht nur mit dem Ohr, sondern mit Hilfe von Gesichtseindrücken und von Sprachbewegungsvorstellungen erlernen. Neubildungen in der Muttersprache machen offenbar größere Schwierigkeiten als in einer Fremdsprache, da die erstere fester gefügt sein dürfte (KRAEPELIN).

Hat die Graphologie, so wie sie durch KLAGES u. a. ausgebildet ist, für die Klinik einen Wert? Die Schrift scheint ja ein noch unmittelbarerer Ausdruck der psychischen Persönlichkeit zu sein als die Sprache. Auf das von KLAGES angegebene Deutungsverfahren habe ich hier nicht einzugehen. Nehmen wir an, daß aus der Handschrift sich gewisse Charakterbilder gewinnen lassen, so müßte aus der Handschrift eines Menschen aus gesunden Zeiten sich evtl. erkennen lassen, zu welchen psychotischen Syndromen, z. B. auf affektivem Gebiete, er disponiert ist. Solche präformierte Syndrome könnten vielleicht vorher erkennbar sein. Ein Beispiel: Unregelmäßigkeit der Handschrift (fortwährender Wechsel, Tagesschwankungen) soll der Ausdruck einer willensschwachen, haltlosen Persönlichkeit sein; die Diagnose einer haltlosen Persönlichkeit ließe sich also graphologisch stützen. Aber KLAGES selbst führt aus, daß diese Schriftstörung nicht bloß durch krankhafte Willensschwäche, sondern auch durch ein Übermaß von Affekt (Emotivität) bedingt sein könne; eine regelmäßige Schrift kann von einem „nüchternen Pedanten, der maschinenmäßig schreibt" geliefert werden, aber auch von einem Menschen, der sein lebhaftes Gefühlsleben durch einen noch stärkeren Willen bändigt. Also schon für diesen einfachen Fall ergeben sich erhebliche Schwierigkeiten bezüglich der diagnostischen Verwertung graphologischer Ergebnisse.

Gewiß ist es nicht richtig, nur eine Eigenschaft der Schrift, z. B. die Unregelmäßigkeit, herauszunehmen und nur nach ihr urteilen zu wollen. KLAGES hat uns gelehrt, worauf es ankommt bei graphologischen Studien: auf Größe, Klarheit, Weite, Enge, Verbundenheit, Unverbundenheit, Bewegungsverteilung, Geschwindigkeitswucht, Neigungswinkel und Parallelität der Schriftzeichen. Es ist auch durchaus möglich, daß gewisse Angewohnheiten oder bewußte oder unbewußte Manieriertheiten gewisse Beziehungen zu bestimmten charakterologischen Eigentümlichkeiten und Abwegigkeiten zeigen. Für unsere klinischen Zwecke werden aber doch wohl diese Einzelheiten bedeutungslos sein und niemals eine diagnostische Entscheidung bringen können, sondern höchstens zusammen mit anderen nervösen-psychischen Syndromen verwertet werden können.

Bildungsgrad und Schreibfertigkeit der betreffenden Person sind für die Beurteilung einer Handschrift wichtig. Der Grad der Ermüdbarkeit und das Auftreten von Hemmungszuständen beim Schreiben (Graphophobie) beeinflußt einen Schriftsatz in seinem Totaleindruck sehr weitgehend. Beachtung verdient das Auftreten von ausgesprochenen Manieriertheiten bezüglich der Größe und der Richtung der Schrift; immer wiederkehrende Verschnörkelungen an allen möglichen Stellen und Buchstaben, abnorme Kleinheit der Schrift, völlige Lösung der Buchstabenverbände in einzeln hingesetzte Buchstaben sind Vorkommnisse, an denen auch der Kliniker nicht achtlos vorbeigehen darf, da sie einen diagnostischen Wert haben können.

Eine Verwahrlosung der Handschrift kommt in manchen Fällen dadurch zustande, daß der Beruf keine sorgfältige Schrift verlangt, wie es bei Lehrern, Beamten, Kaufleuten, Bankbeamten der Fall ist, und nun aus Nachlässigkeit die Schrift schließlich unordentlich und ungleich wird.

3. Rechts- und Linkshändigkeit.

In der Entwicklung der motorischen Funktionen kommt es beim Menschen normalerweise zu einer Lateralisierung, d. h. die Motorik einer Körperhälfte (der rechten oder der linken) wird bezüglich zahlreicher motorischer Leistungen überwertig. Diese Lateralisierung ist vielleicht die Vorbedingung für die Entwicklung gewisser höherer psychischer Funktionen. Der Zeitpunkt, in welchem diese Entwicklung zustande kommt, wird wohl individuell sehr verschieden sein. Stier meint, daß sie noch nach der Pubertät eintreten kann. Daß eine Verzögerung der Lateralisierung mancher Funktionen hemmend auf die geistige Entwicklung wirken kann und daß sie bereits der Ausdruck einer psychischen Unzulänglichkeit ist, wird man nicht von der Hand weisen dürfen. Es sollen allgemeine Verstandesschwäche und Störungen der Sprache sich häufig mit Ambidextrie oder extremer Linkshändigkeit kombinieren. In Hilfsschulen finden sich mehr Linkshänder (12,4%) als in Normalschulen (3,8%) (Neurath).

Wie kommt die Entwicklung zur Rechtshändigkeit zustande? Beruht sie auf Anlage oder Erziehung? Bethe folgert aus seinen statistischen Untersuchungen, daß die exogenen Einflüsse der Erziehung für die Entstehung der Rechtshändigkeit viel höher zu bewerten sind, als es bisher geschah. Es gibt keine angeborene Rechtshändigkeit (Erp, Taalmann, Kip). Andere wollen diese Auffassung nicht gelten lassen; die Rechts- und Linkshändigkeit beruhe auf einer funktionellen Superiorität einer Hemisphäre (Stier). Für die Vererbbarkeit der Rechts- und Linksgliederung spricht die von Sieben mitgeteilte Ahnentafel.

Man könnte sich aber auch vorstellen, daß die Entwicklung zur Einhändigkeit (Rechtshändigkeit) in rein psychischen Momenten ihre Ursache hat. Es ist offenbar schwierig, den Ablauf feinerer motorischer Leistungen in beiden Händen resp. Fingern gleichzeitig zu beaufsichtigen und zu kontrollieren. Man braucht nur auf die Erfahrungen beim Erlernen des Klavierspiels hinzuweisen. Wir empfinden es als eine Erleichterung, wenn die Kontrolle von Bewegungen sich nur einer Seite zuzuwenden braucht. Da es nun für eine ganze Reihe von komplizierten motorischen Akten vollkommen genügt, wenn sie mit einer Hand zuverlässig ausgeführt werden, so genügt auch die Entwicklung zur Einhändigkeit mannigfaltigen Ansprüchen und das Streben einer regsam sich gestaltenden Intelligenz geht zur Einhändigkeit. Ob das Streben zur Einhändigkeit nun zur Rechtshändigkeit oder zur Linkshändigkeit führt, kann von exogenen und endogenen Umständen abhängen, die im speziellen Fall schwer zu trennen sein werden.

Pfeifer kommt zu der Auffassung, daß das, was die linke Hand nicht kann, zum großen Teil nicht auf ihrem Unvermögen resp. dem der rechten Hemisphäre, sondern auf Hemmungen beruht, die durch die Übung der rechten Hand (resp. der linken Hemisphäre) zustande kommen. Siegmann betont dagegen, daß die meisten Bewegungen der Hände Spiegelbewegungen seien (mit Ausnahme der Bewegungen beim Schreiben und beim Klavierspielen, und daß die Minderwertigkeit der linken Hand *nicht* durch Hemmungen bedingt sein können. Für die Bedeutung der funktionellen Momente spricht der Umstand, daß die Lateralisierung sich ändert, wenn z. B. der rechte Arm verloren geht; die Funktionsbevorzugung der linken Seite soll sich dann nicht bloß auf den linken Arm sondern auch auf die linke Gesichtsmuskulatur beziehen (Neurath).

Ob die funktionelle Superiorität *einer* Hemisphäre resp. der ihr zugeordneten Körperhälfte, wie sie in der Entwicklung zur Rechtshändigkeit zutage tritt, auch einen Einfluß auf die Beschaffenheit klinischer Syndrome hat, ist für die einfachen motorischen Funktionen nicht erwiesen; Stier weist aber darauf hin, daß die Hemianästhesie der Hysterischen sich vorwiegend auf der Seite findet, die weniger gut motorisch entwickelt ist.

Störungen der Entwicklung zur Einhändigkeit können Beziehungen zu der angeborenen motorischen Ungeschicklichkeit mancher Menschen haben, welche deswegen aber noch nicht imbezill zu sein brauchen. Die familiäre Linkshändigkeit ist nach Redlich ein allgemeines Degenerationszeichen. Die Linkshändigkeit könnte aber auch die Folge eines organischen Gehirnprozesses sein, der die linke Hemisphäre in irgendeiner Phase der Entwicklung betroffen hat.

STEINER und HEILIG fanden in Epileptikerfamilien 89,5% Linkshänder; umgekehrt fanden sich unter den Linkshänderfamilien 4,1% genuine Epileptiker. Linkshändigkeit, Epilepsie und Sprachstörung kommen häufig zusammen vor.

Die Frage, ob eine Doppelhandkultur zu erstreben ist und durch Erziehung zu erzwingen sei, wird verschieden beantwortet. Vielfach wird mit Recht die Ansicht vertreten, daß die erzwungene Ausbildung zur Doppelhandkultur der natürlichen Entwicklung zuwiderlaufe. Die erzwungene Mehrausbildung der rechten Hemisphäre könnte zu Störungen führen.

v. BARDELEBEN äußert sich in einer Abhandlung über Linkshändigkeit zu der Frage, ob die Anlage zur Linkshändigkeit bei Kindern unterdrückt oder unterstützt werden soll, folgendermaßen: Da bei den meisten linkshändigen Kindern die Linkshändigkeit nicht sehr stark ausgebildet ist, so kann diese Anlage ohne allzu große Schwierigkeit unterdrückt werden. Es würde zwecklos sein, dieser Gruppe von Kindern zu gestatten, resp. sie dazu anzuregen, das Schreiben mit der linken Hand zu erlernen. Die Abduction der Hand vom Körper bei dem Akt des Schreibens wird immer eine maßgebende Bewegung bleiben und nicht bei Linksschrift durch die Adduction sich bequem ersetzen lassen; und ferner wäre es zwecklos, der Minorität von Linkshändern zuliebe eine zweifache Art von Schrift einführen zu wollen. In den Fällen, in denen eine ausgesprochene Linkshändigkeit in der Anlage besteht und nicht unterdrückt werden kann, soll diese Anlage möglichst ausgebildet werden. Nicht jeder Linkshänder ist an sich minderwertig, sondern vielleicht nur derjenige, der auf dem Wege der Lateralisierung des Sprachzentrums stecken geblieben ist und nun weder ein rechtes noch ein linkes herrschendes Sprachzentrum besitzt.

BARDELEBEN bezeichnet als Linkshänder diejenigen Kinder, deren linker Arm länger ist als der rechte, und welche den linken Arm resp. die linke Hand im allgemeinen bevorzugen. Die stärkere Entwicklung des Sprachzentrums rechts soll man nach BARDELEBEN am Schädel fühlen können. Gewisse Asymmetrien am Schädel scheinen mit Rechts- und Linkshändigkeit in Beziehung zu stehen. Beziehungen zu einzelnen Formen von Geistesstörung sind aber nicht feststellbar. Die rechte Kopfhälfte soll bei Linkshändern überwiegen. Daß Linkshänder häufiger Defekte haben, z. B. Sprachstörungen, Stottern, Stammeln, als Rechtshänder kann BARDELEBEN nicht bestätigen. Im Gegenteil fand er, daß unter den Linkshändern besonders viel intelligente Kinder zu finden waren.

Viele Autoren treten also dafür ein, die Linksveranlagten nicht zur Rechtshändigkeit zu zwingen.

GAUPP und SIEBERT fanden, daß angeborene Linkshänder von selbst mit der linken Hand ebensogut Spiegelschrift schreiben können als mit der rechten normale Schrift. Diese Fähigkeit soll sich sogar im Laufe der Jahre steigern können, ohne daß die Betreffenden davon eine Ahnung hatten. PFEIFFER meint allerdings, daß bei dem Erlernen des Schreibens mit einer Hand eine latente Mitwirkung der anderen Hand stattfindet, und zwar im Sinne von symmetrisch-entgegengesetzten Bewegungen. Dann könnte die Fähigkeit zur Spiegelschrift nicht als ein sicherer Beweis für eine angeborene Linkshändigkeit gelten.

4. Die Rechts-Links-Blindheit.

Dem Phänomen der Rechts-Links-Blindheit hat man in letzterer Zeit besondere Aufmerksamkeit geschenkt (ELZE). Es gibt Menschen, welche kein sicheres Rechts- und Linksempfinden haben oder sogar rechts-linksblind sind. Solche

Menschen geraten in die größten Schwierigkeiten, wenn sie in einem gegebenen Moment die Entscheidung treffen sollen, wo rechts oder links ist. Zur Entscheidung dieser Frage werden irgendwelche Merkmale zu Hilfe genommen; etwa ein Gegenstand, der zu diesem Zweck von dem Betreffenden ständig auf einer Seite, etwa in einer Tasche getragen wird, oder ein Merkmal am Körper selbst. ELZE meint, daß das Rechts-Links-Empfinden unabhängig von den übrigen Funktionen des Gehirns sei, also eine höhere komplexe Funktion darstelle. Die Anschauung, daß das Phänomen der Rechts-Links-Blindheit nur eine Vokabelfrage ist, dürfte aber noch nicht widerlegt sein. Die betreffenden Personen sind nicht in der Weise desorientiert über die beiden Seiten, daß sie nicht wissen, ob sie nach der einen oder anderen Seite zu gehen haben, sondern die Schwierigkeit tritt erst auf in dem Moment, in welchem die Entscheidung getroffen und die Vokabel „rechts" oder „links" gefunden werden soll. Auch die Tatsache, daß unter pathologischen Umständen, d. h. bei Herderkrankungen, das Phänomen immer nur zusammen mit aphasischen Störungen auftritt, spricht für eine Verknüpfung mit der inneren Sprache. Vielleicht hat die Störung in manchen Fällen auch etwas mit den mehr zwangsartig auftretenden Störungen zu tun etwa in der Weise, daß gewisse Unsicherheiten innerhalb bestimmter assoziativer Verknüpfungen — in diesem Falle also bezüglich rechts und links — in irgendeiner Phase der Entwicklung aufgetreten und unkorrigierbar geblieben sind. Dagegen würde allerdings sprechen, daß bei den vielgestaltigen Formen der Zwangsneurose das Phänomen nicht mit aufzutreten pflegt. Die Rechts-Links-Blindheit ist kein Intelligenzdefekt.

5. Motorische Störungen.

Lähmungen im Bereiche der Extremitäten, der Gesichtsmuskulatur und der Zungenmuskulatur vom Typus der Hemiplegie oder der Monoplegie kommen im Verlauf von Geistesstörungen, denen ein organischer Gehirnprozeß zugrunde liegt, wie z. B. bei der Paralyse, bei den cerebralen Gefäßerkrankungen, bei den urämischen und epileptischen Zuständen häufig vor. Es hat den Anschein, als wenn diese motorischen Störungen stets nur durch Vermittlung von Gefäßerkrankungen oder Gefäßveränderungen zustande kommen; toxische Lähmungen der motorischen Projektionssysteme und ihrer Rindenfelder sind nicht einwandfrei beobachtet worden. Diese mit dem Gefäßsystem in Zusammenhang stehenden Funktionsausfälle brauchen noch nicht auf Gefäßwandveränderungen im engeren Sinne zu beruhen; es kann sich auch um Gefäßspasmen handeln, wie wir sie bei den Akroneurosen an der Körperperipherie beobachten können, woselbst sie, wie bei der RAYNAUDschen Erkrankung, zu vorübergehenden Anämisierungen führen können. Es könnten auch im Gehirn einzelne Gefäßabschnitte in spastische Zustände geraten und zu vorübergehender Anämisierung einzelner Gehirngebiete führen (cf. Abschnitt über Migränesyndrome). Die lähmungsartigen Zustände, wie sie bei der Paralyse und nach epileptischen Anfällen vorkommen, können einerseits alle Zeichen einer organisch bedingten, zentralen Lähmung haben, d. h. also die typische Reflexsteigerung und die Pyramidenbahnzeichen (Dorsalflexion der großen Zehe), andererseits sind sie aber wieder durch ihre große Flüchtigkeit und restlose Rückbildungsfähigkeit charakterisiert.

Die motorischen Leistungen bei den Willkürbewegungen sind mit gewissen Komponenten an die Rinde der kontralateralen, vorderen Zentralwindung und des Parazentrallappens gebunden. Hier haben wir zum mindesten Durchgangsstationen für motorische Impulse anzunehmen, sog. Foci, die von den motorischen Impulsen passiert werden müssen, bevor sie in die Peripherie gelangen.

Diese Foci zeigen bekanntlich eine gliedtopographische Anordnung, welche absolut konstant zu sein scheint, d. h. die Körpermuskulatur der kontralateralen Seite ist hier in einer bestimmten Anordnung vertreten; im Parazentrallappen und im obersten Teil der vorderen Zentralwindung finden sich die Foci für die Fußmuskeln, daran schließen sich dann diejenigen für Beinmuskeln, Oberarmmuskeln, Unterarmmuskeln, Handmuskeln, Gesichts- und Zungenmuskeln. Die Innervationsstätten, welche wir hier annehmen müssen, dienen der Erzeugung einfacher Gliedstellungen, einaktiger Bewegungen, die sich synchron abspielen und zu den reflektorischen Orientierungsbewegungen der Augen und des Kopfes und zu den Einstellungs- und Anpassungsreflexen der oberen und unteren Extremitäten gehören. Lokomotorische Effekte, welche sukzessiv ablaufen, Gangarten, Fertigkeits- und Ausdrucksbewegungen werden sich nicht in die engbegrenzten Felder der vorderen Zentralwindung lokalisieren lassen. Die Handmuskeln mit ihren zahlreichen Synergien sind wahrscheinlich viel stärker in der Rinde vertreten als z. B. die Rumpfmuskeln.

Die Differentialdiagnose zwischen Rindenlähmung und Kapsellähmung kann hier nur kurz gestreift werden. Die Monoplegie ist mehr der Typus der Rindenlähmung, da in der Rinde die Zentren weiter auseinander liegen und leichter einzelne getroffen werden können; bei dem Prädilektionstypus von WERNICKE und MANN sind auf der gekreuzten Seite an den Armen die *Strecker* am meisten geschwächt; Beugebewegungen und Handschluß gelingen besser. Arm und Hand pflegen untauglich zu irgendwelchen Verrichtungen zu sein; am Bein sind Quadriceps, Wadenmuskulatur und Glutäalmuskulatur weniger geschwächt als die Beuger der Ober- und Unterschenkel; das Bein kann noch gut als Stütze benützt werden. In anderen Fällen dominiert die Lähmung der distalen Partien, der Hand und des Fußes. Isolierte Hüftmuskelschwäche kombiniert sich mit Armparese; Lähmung von Schulter und Ellenbogen meist mit Beinparese. Die Lähmung der beiden unteren Facialisäste kommt häufiger bei Arm- und Handlähmung vor als die Zungenlähmung. Bei circumscripten Cortexverletzungen können die Finger zusammen oder in Gruppen gelähmt sein; z. B. Lähmung der drei radialen Finger oder der zwei ulnaren; isolierte Daumen- und Kleinfingerlähmung (KLEIST). Die radialen Finger sind häufiger mit dem Facialis zusammen betroffen als die ulnaren. Die leichten Grade einer zentralen Facialisparese sind oft das allererste Signal der organischen Erkrankung einer Hemisphäre.

Kiefer-, Schlund-, Kehlkopf- und Rumpfmuskeln sind bei Hemiplegien meist verschont; das wird daran liegen, daß diese Muskelgruppen stark bilateral in beiden Hemisphären vertreten sind. Auch der Augenschließmuskel pflegt bei der Halbseitenlähmung wenig oder gar nicht betroffen zu sein. Von Rumpfmuskeln nimmt gelegentlich der Cucullaris an der Lähmung teil. Gemeinschaftsbewegungen werden mehr von subcorticalen Zentren beherrscht.

Die Beobachtungen von sog. homolateralen Hemiplegien halten meist einer Kritik nicht stand.

Die Rückbildung der Hemiplegien pflegt sich nach einem bestimmten Modus zu vollziehen. Die Zungenlähmung gleicht sich zuerst aus; seltener die Facialislähmung. Das Bein kann zum Gehen wieder benutzt werden. Bleibt die Gehfunktion dauernd schwer gestört, so ist eine Erkrankung des hinteren Bezirks der oberen Stirnwindung oder ihrer Projektionsbahnen wahrscheinlich. Fuß- und Zehenstrecker bleiben meist gelähmt, wodurch der Kranke gezwungen ist, das mit der Fußspitze schleifende Bein in einem Bogen herumzuführen. Auch die Kniebeuger bleiben meist gelähmt. Die Beweglichkeit im Arm stellt sich später her als die im Bein.

Das Problem der Früh- und Spätcontractur kann hier nicht erörtert werden. Ihre Ursache wird man in einer Steigerung des Muskeltonus sehen müssen, in einer Enthemmung, die zustande kommt, wenn subcorticale motorische Mechanismen dem Einfluß des Großhirns entzogen werden.

Die plötzliche Großhirnschädigung im apoplektischen Anfall führt zunächst auch zu einer Schädigung *subcorticaler* Zentren und daher oft zunächst zu einer schlaffen Lähmung. Neben diesen cerebralen Isolierungserscheinungen, die zu Contracturen führen, spielt auch die Tendenz der Muskeln eine Rolle, sich der Annäherung ihrer Ansatzpunkte anzupassen und in einem Zustande von Verkürzung zu verharren (FOERSTER). Der Erfolg der FOERSTERschen Operation beweist die Bedeutung der sensiblen Reize beim Zustandekommen der Contracturen.

Tonische Muskelanspannungen, wie sie bei katatonem Stupor vorkommen, bringt ROSENFELD mit Läsionen des Stirnhirns in Beziehung. KLEIST ist geneigt, sie auf die Läsion von fronto-cerebellaren Bahnen zu beziehen. Hemiplegien mit Hypotonie und Herabsetzung der Sehnenreflexe kommen vereinzelt vor. Ihre Entstehung ist nicht geklärt.

Lähmungsattacken, welche nicht im Gefolge von epileptischen Krämpfen auftreten und sich rasch wieder zurückbilden, hält HIGIER für Äquivalente cortical-epileptischer Anfälle.

Die hysterische Hemiplegie oder Hemiparese ist schlaff oder mit Contracturen verbunden; das Gebiet des Facialis und Hypoglossus pflegt nicht in die Lähmung hineinbezogen zu sein; das Platysma bleibt ebenfalls frei. Eine Facialis-Hypoglossusparese kann durch einen Hemispasmus glosso-labialis vorgetäuscht sein. Die Sehnenreflexe können hochgradig gesteigert sein; doch läßt ihre Intensität bei Ablenkung der Aufmerksamkeit nach; man kann feststellen, daß das funktionell-hysterische Fußzittern nicht als Folge der Dehnung der Achillessehne aufzufassen ist. Das Babinskische und das Gowerssche Phänomen finden sich nicht bei hysterisch bedingten Hemiparesen oder Paraparesen. Bei organisch bedingter zentraler Armparese gerät beim Erheben der Arme die Hand der gelähmten Seite in Pronationsstellung; läßt man die Arme auf die Unterlage herabfallen, so kommt der gesunde Arm gleich zur Ruhe, der paretische macht noch einige Bewegungen. Beim Aufrichten aus der Rückenlage ohne Unterstützung der Arme treten in der paretischen Seite (Arm oder Bein) deutlichere Mitbewegungen auf als in der gesunden.

Im epileptischen Anfall verbinden sich vielfach die beiden am häufigsten vorkommenden Krampfformen, der tonische und der klonische. Der tonische Krampf (ohne großen Bewegungseffekt) kann den Anfall einleiten; der klonische Krampf mit seiner regelmäßigen Folge von stoßweisen Muskelkontraktionen und größeren Bewegungseffekten pflegt den tonischen Krampf abzulösen; jedoch spielt sich der Anfall nicht immer in dieser Weise ab. Vielfach befallen die Krämpfe nach Eintritt der Bewußtseinsstörung die gesamte Körpermuskulatur inklusive der Gebiete der motorischen Hirnnerven; in anderen Fällen beschränken sich die Krämpfe auf eine Körperhälfte oder auf eine Extremität. Im Beginn eines Anfalles kann es zu Zuckungen in einzelnen Muskelgruppen, in einzelnen Muskeln und Muskelbündeln kommen. Bei der sog. Rindenepilepsie nimmt der Krampf von einem Muskelgebiet seinen Ausgang und greift allmählich auf die anderen Muskelgebiete über in einer Reihenfolge, wie sie der gliedtopographischen Anordnung in der vorderen Zentralwindung entspricht. Beim Übergreifen der Krämpfe auf die andere Körperseite wäre darauf zu achten, welche Muskelgruppe dort zuerst krampft. Ist es dieselbe Muskelgruppe, welche auf der primär befallenen Seite zuerst oder zuletzt vom Krampf erfaßt wurde? Bei einseitigen

Extremitätenkrämpfen pflegen die mehr bilateral fungierenden Muskeln doch doppelseitig zu krampfen, so z. B. die Augenschließmuskeln. Die Kiefermuskeln können einseitig krampfen. Der Unterkiefer weicht nach der krampfenden Seite ab.

Motorische Varianten der epileptischen Anfälle.

Eine genauere Analyse der motorischen Anfälle bei Epilepsie hat ergeben, daß neben den typischen tonischen und klonischen Krampfbewegungen noch andere motorische Entäußerungen zustande kommen, die wegen ihrer Eigenart nicht ohne weiteres auf die Hirnrinde bezogen werden können. Den tonischen Krampf hat man mit dem Rigor bei Striatumerkrankungen in Beziehung gebracht. Der Rigor ist als eine milde Form des tonischen Krampfes aufgefaßt worden.

Manche Kranke zeigen während des Anfalles Drehungen um die Längsachse oder athetoseartige Bewegungen, choreatische Unruhe, windmühlenartige Bewegungen der Arme, myoklonische Erscheinungen, einfache Zitterbewegungen, strampelnde Bewegungen. Im abklingenden Anfall können Bewegungsstörungen von der Art der frontalen oder der cerebellaren Gangstörungen zurückbleiben.

Alle solche Bewegungen dürften lehren, daß wir die sog. Epilepsie- oder Krampfzentren nicht bloß in der Hirnrinde suchen dürfen, sondern auch in subcorticalen Hirnpartien. Früher glaubte man diese Zentren in Pons und Medulla oblongata verlegen zu müssen. Gegenwärtig ist man geneigt, für die klonischen Komponenten des Anfalles Vorgänge in der Rinde verantwortlich zu machen, für die tonischen und die anderen motorischen Varianten solche im Hirnstamm, Striatum, Mittelhirn und Nachhirn je nach der Art der motorischen Syndrome (ROSENFELD, KRISCH).

FOERSTER hat neuerdings wieder darauf hingewiesen, daß das Gepräge und der Ablauf eines epileptischen Anfalls vom Sitz des Prozesses abhängt. Er unterscheidet auf Grund der speziellen Symptomatologie der Anfälle eine Anzahl von motorischen Rindenterritorien; so ist z. B. der epileptische Anfall, welcher durch Irritation der vorderen Zentralwindung entsteht, charakterisiert durch die der somatotopischen Gliederung derselben genau entsprechenden Sukzession, in welcher die einzelnen Körperteile und Extremitätenabschnitte in den klonischen Krampf hineingezogen werden; nimmt der Anfall seinen Ausgang von einem mehr frontal gelegenen Felde, so beginnt er mit Drehungen der Augen und des Kopfes und mit Rumpfdrehungen nach der Gegenseite. Als Begleiterscheinung der motorischen Anfälle sind weiter zu nennen anfallsweise auftretende Parästhesien in einem Gliedabschnitt und vasomotorische Störungen (Cyanose eines Armes, einer Gesichtshälfte mit Ödembildungen und kleinen Hautblutungen).

Die choreatischen und athetoiden Bewegungsstörungen werden in demjenigen Abschnitt des Handbuches genauer zur Sprache kommen, in welchem die Erkrankungen der Stammganglien abgehandelt werden. Hemiathetose und Hemichorea sieht man nicht selten als Begleitsymptome angeborener oder erworbener hemiplegischer Zustände. Auch bei manchen akuten Formen von Schizophrenie kommt es gelegentlich neben katatonen Bewegungsstörungen zu solchen, die an choreatische und athetotische erinnern (athetoide Ataxie, ROSENFELD).

FREEMANN versucht Symptomenbilder abzugrenzen, welche den Symptomen bei der sog. Enthirnungsstarre der Tiere entsprechen. Die funktionelle Enthirnung soll der epileptische Anfall sein, das Stadium des Starrwerdens und sich Aufbäumens die Funktion der pontobulbären Zentren, die klonischen Zuckungen die der mesencephalen Zentren. Beim tonuslosen Zustand befinde sich der Kranke nur noch in einem bulbospinalen Zustand. Die Hemiplegie soll die gewöhnlichste Form einer unvollkommenen Enthirnungsstarre sein.

Mitbewegungen.

Als Mitbewegungen bezeichnen wir Bewegungen, welche neben einer anderen beabsichtigten Bewegung zustande kommen. Alle unsere Bewegungen, auch das Sprechen, werden von sog. synergischen Mitbewegungen begleitet. Nur ein Teil solcher Mitbewegungen erscheint zweckmäßig. Bei forcierten Bewegungen und bei Bewegungen gegen Widerstand treten solche auxiliären Mitbewegungen häufig auf. Ein Teil dieser Mitbewegungen steht den Ausdrucksbewegungen nahe und begleitet die Affektäußerungen. Die Tendenz zu kollateralen symmetrischen Mitbewegungen besteht bekanntlich im frühen Kindesalter. Die Mitinnervationen werden erst allmählich gehemmt; namentlich durch die Erlernung spezialisierter Bewegungen einzelner Glieder oder Gliedabschnitte. Auch Erwachsene haben immer noch Schwierigkeiten, die Tendenz zu Mitbewegungen zu unterdrücken; die kindlichen Mitbewegungen bleiben lange bestehen, wenn die Entwicklung spezialisierter Bewegungen leidet, so z. B. bei Imbezillität, Idiotie und cerebraler Kinderlähmung (H. Cuschmann).

Bei organisch bedingten Lähmungen treten Mitbewegungen häufig auf, und zwar zunächst in der gesunden Extremität, da der Kranke abnorm starke Innervationen aufbietet, um den motorischen Ausfall auszugleichen. So kommt es zu unzweckmäßigen Mitbewegungen anderer Muskeln und evtl. zu primitiven Massenbewegungen.

Beim Zustandekommen von Mitbewegungen spielen aber auch andere Faktoren noch eine Rolle. Bei den sehr häufig vorkommenden tabischen Mitbewegungen wird der durch die Sensibilitätsstörungen bedingte Fortfall zentripetaler Reize sich störend bemerkbar machen; auch die Koordinationsstörungen und die motorische Schwäche werden zu forcierten Mitbewegungen Veranlassung geben.

Cramer beobachtete bei einer rechtsseitigen Hemiplegie Mitbewegungen in Form von Arm- und Beinstreckung beim Gähnen, Husten und Niesen; auch war die Hebung des gelähmten Armes eine ausgiebigere, wenn an derselben Seite unterhalb der Achselhöhle ein Kitzelreiz ausgeübt wurde.

Bei halbseitiger Parese kommt es gelegentlich zu dem Symptom des Zwangsgreifens und Nachgreifens (klonisch-intentionelle Perseveration von Liepmann); betroffen sind die Fingerbeuger und die übrigen Muskeln, die beim Faustschluß mitwirken (cf. den Abschnitt Balkensyndrome). Ursprünglich vorhanden gewesene Synergien, die scheinbar im Laufe der Entwicklung verschwunden sind, können durch Krankheitsprozesse wieder sichtbar werden, z. B. die Dorsalflexion der großen Zehe.

Ticbewegungen.

Als Ticbewegungen bezeichnet man unwillkürliche, zwangsartig auftretende Ausdrucks-, Reflex- und Abwehrbewegungen. Der motorische Akt muß rasch, sogar mit einer gewissen Heftigkeit ablaufen und unterscheidet sich dadurch von motorischen Angewohnheiten auf dem Gebiete der Ausdrucksbewegungen; ferner dürfte ein gewisses Unlustgefühl bei den Bestrebungen, den zur Entladung drängenden motorischen Akt zu unterdrücken, charakteristisch sein. Weder der auf einzelne Muskelgruppen beschränkte Tic, noch der generalisierte Tic spielen in der Symptomatologie der Geistesstörungen im engeren Sinne eine erhebliche Rolle. Die von Guinon und Gilles de la Tourette beschriebene Erkrankung, welche den Namen „maladie des tics convulsifs“ trägt, wird als eine eigenartige Form hereditär bedingter Psychopathie und Neuropathie betrachtet, welche nach Oppenheim auch familiär vorkommt. Als Ursache werden seelische Traumen, Überanstrengungen, aber auch Infektionskrankheiten angegeben; andere betonen die Bedeutung der Nachahmung, der Angewohnheit und der schlechten Erziehung für die Entstehung von Ticbewegungen. Die Muskelaktionen pflegen nicht symmetrisch verteilt zu sein und zeigen in manchen Fällen bezüglich der Ausbreitung und der Form eine gewisse Progressivität. Vielfach tritt die Ticbewegung zuerst in den Gesichtsmuskeln, dann in den Halsmuskeln (Sternocleidomastoideus und Cucullaris) auf. Gesichts-, Hals- und obere Extremitätenmuskeln werden ebenfalls bevorzugt. In manchen Fällen machen die weiter auftretenden motorischen Effekte offenbar den Eindruck einer gewohnheitsmäßigen oder sogar gewollten Bewegung, und das Zwangsmäßige tritt mehr zurück; so z. B. beim Hüsteln, Achselzucken, Knipsen mit den Fingern, ferner beim Einschalten einzelner nicht sinngemäßer Worte, wie z. B. „nicht", „wie", „ha". Die Unterdrückung der Ticbewegungen ist in manchen Fällen bis zu einem gewissen Grade und ausnahmsweise in bestimmten Situationen sogar ganz möglich. Die Ablenkung resp. die Fesselung der Aufmerksamkeit und die Affektspannung spielen dabei eine entscheidende Rolle. Besonders eigenartig muten diejenigen Formen an, in denen es fortgesetzt zu zwangsmäßig produzierten, unartikulierten Lauten, Tierlauten, Schimpfworten oder Worten von obszönem Inhalt kommt. Aber auch diese Varianten der Ticbewegung zeigen keine bestimmten Beziehungen zu Geistesstörungen. Selbst in den Fällen mit einer ausgesprochenen Progressivität aller Symptome kommt es nicht zu Intelligenzstörungen oder Veränderungen der gesamten Psyche; jedoch kombinieren sich diese Ticformen häufig mit zahlreichen anderen Formen von Neuropathie und Psychopathie.

Man könnte geneigt sein, die Ticbewegungen mit dem Grimassieren der Schizophrenen in Beziehung zu setzen; vor allem würde das für die Formen gelten, bei denen das Zwangsartige in der motorischen Entladung mehr in den Hintergrund tritt und die Bewegungsstörungen mehr den Eindruck von angewöhnten Bewegungen oder schlechten Manieren machen. Das Versagen der Hypnose in den meisten dieser Fälle spricht gegen ihre psychogene Entstehung. In manchen Fällen mit chronischer Wahnbildung finden solche motorischen Angewohnheiten vom Typus einer zwangsartigen Ticbewegung ihre Erklärung in einer besonders gearteten Wahnbildung.

Ticbewegungen können vielfach im Kindesalter entstehen. Es kommen sehr verschiedenartige Variationen und Kombinationen vor. Einige Formen seien hier erwähnt: Nickkrämpfe, pagodenartige Bewegungen (Spasmus nutans), Jactatio capitis nocturna oder Tic de sommeil, Kombinationen mit Schreibkrampf und Nystagmus. Es sind diese Störungen wohl als Manifestationen eines neuroklonischen Zustandes der motorischen Neurone zu deuten.

Die psychische Entstehung aller dieser Formen, an welche man früher vielfach glaubte, wird um so unsicherer, je mehr uns die Erforschung der Striatumerkrankungen die organischen Grundlagen dieser Hyperkinese aufdeckt.

Daß die Ticbewegungen und ähnliche motorische Syndrome als pathologische Bedingungsreflexe im Sinne PAWLOWS zu bewerten sind, die in irgendeiner Phase der seelischen Entwicklung gestiftet wurden und nicht mehr unterdrückt werden können, erscheint für manche Fälle diskutabel, doch schwer erweislich.

Katalepsie (tonische Perseveration).

Wenn eine Person z. B. im Anschluß an eine seelische Erregung oder in der Hypnose ihre Extremitäten in Stellungen verharren läßt, welche man ihr passiv gibt, so sprechen wir von einem kataleptischen Zustand; bei passiven Bewegungen zeigt die Muskulatur der Extremitäten einen gewissen nachgiebigen Widerstand

(Flexibilitas cerea). Die diagnostische Bedeutung dieses Phänomens ist sehr verschieden zu bewerten; seine physio-psychologischen Voraussetzungen sind verschiedenartig. In den lethargischen Zuständen der Hypnose und in den hysterischen Umdämmerungen ist es wohl die Folge des veränderten Bewußtseinszustandes. Ferner ist zu beachten, daß leicht schwachsinnige und leicht zu beeinflussende Personen das Phänomen gewissermaßen willkürlich produzieren, da die Betreffenden meinen, es würde von seiten des Untersuchers gewünscht, daß die Extremitäten eine Zeitlang in der Stellung verharren sollen, welche sie passiv erhalten haben. Bei der Schizophrenie kann die Katalepsie eine Teilerscheinung der kataton-motorischen Störungen sein.

An Katalepsie erinnerndes Verhalten will Babinski bei Kleinhirnerkrankungen gesehen haben. Oppenheim und Bing konnten diese Beobachtungen nicht bestätigen. Ein direktes Kleinhirnsymptom ist die Katalepsie jedenfalls nicht. Es wird bei der Beurteilung eines kataleptischen Zustandes immer darauf ankommen, mit welchen anderen psychischen Symptomen sich die Katalepsie verbindet.

Adiadochokinese (Babinski).

Unter Adiadochokinese verstehen wir die Beeinträchtigung der Schnelligkeit, und der Promptheit antagonistischer, rasch aufeinanderfolgender Bewegungen, z. B. der Pro- und Supination der Hände, Beugung und Streckung der Unterarme zu den Oberarmen oder der Finger oder der Zehen. Der Hauptimpuls liegt in einer fortlaufenden Bewegung immer in einer Richtung; an der Hand stets in der Richtung der Beuger, am Fuß vorwiegend in der Plantarflexion (Isserlin). Es fehlt nun die automatische Herstellung der Innervationsbereitschaft in diesen Muskelgruppen bei kombinierten Bewegungsakten; es fehlt die sukzessive Induktion.

Eine „physiologische“ Adiadochokinese sah Oppenheim bei Kindern. In der linken Hand können schon normalerweise die antagonistischen Bewegungen etwas langsamer ablaufen als rechts.

Die Ursachen der Adiadochokinese, welche einseitig und doppelseitig vorkommen kann, sind nicht immer die gleichen. Sie kommt vor bei Erkrankungen des Kleinhirns, der Stammganglien, bei Stirnhirnerkrankungen und in manchen Fällen von Imbezillität, wohl als Ausdruck einer angeborenen motorischen Unzulänglichkeit. Bei Kleinhirnläsionen scheint es sich um eine Störung der mehr reflektorisch automatischen Herstellung der Innervationsbereitschaft in einzelnen Muskelgruppen zu handeln. Die Antagonistenkontraktion erfolgt jedenfalls nicht mit der nötigen Schnelligkeit, und die sukzessive Induktion von Sherrington (d. h. die Übererregbarkeit der Antagonistenzentren, welche nach Aufhören der Antagonistenbewegung eine Spontanentladung mit Anspannung der Agonisten zur Folge hat) scheint eine Funktion des Kleinhirns zu sein. In anderen Fällen könnte ein abnorm rasches Abklingen oder Versagen der Kontraktion (ein Geringerwerden der Amplituden), ferner eine Verlangsamung der Bewegungen überhaupt und eine mangelhafte Exaktheit in der Aufeinanderfolge der Bewegungen eine Rolle spielen. Enthemmungen und Reizzustände im Kleinhirn werden als Ursache solcher Vorgänge angenommen. Die Adiadochokinese wird von Schilder als ein Phänomen der Muskelermüdung gedeutet. Bei reinen Kleinhirnerkrankungen fand aber F. H. Levy das Phänomen ohne Ermüdungserscheinungen.

Motorische Rückständigkeiten.

Motorische Rückständigkeiten finden wir bei den verschiedenen Graden von angeborenen Intelligenzstörungen. Bei den sog. motorischen Idioten bleibt die gesamte Motorik zurück; oder es kommt zu partiellen Rückständigkeiten. Es ist die Frage, inwieweit motorische und intellektuelle Begabung voneinander abhängig sind. Es gibt motorisch geschickte Schwachsinnige und motorisch rückständige Intellektuelle.

Eine Art von motorischer Rückständigkeit ist die Aufbietung von unnötiger Kraft bei geringfügigen Hantierungen. In anderen Fällen findet sich Interesselosigkeit für motorische Verrichtungen bei grüblerischer Veranlagung.

Gewisse motorische Apparate bleiben auf einer frühen kindlichen Stufe stehen, z. B. Einwärtshaltung der Füße mit Senkung der Fußspitze, Greifbewegungen mit Fuß und Zehen, athetoide Bewegungen, stark kindlich graziöse Bewegungen (HOMBURGER).

Zur Bestimmung der innerhalb der Normbreite liegenden Variationen der motorischen Qualitäten, zur Erforschung der „motorischen Physiognomie" der Persönlichkeit haben GUREWITSCH und OSERETZKY eine Reihe von Tests ausgearbeitet. Durch jeweils zu bestimmende Methoden sucht man sich ein Urteil zu verschaffen über: 1. die „Einstellungsgeschwindigkeit", wobei unter Einstellung das Verbringen des Körpers in eine für den Anfang und die Ausführung einer bestimmten Bewegungsreihe günstige Lage verstanden wird, 2. die Schnelligkeit der Bildung von Bewegungsformeln, die vorwiegend als Funktion der höheren frontalen motorischen Zentren anzusehen sei, 3. die Schnelligkeit der Automatisierung von Bewegungen. Für die sekundären Automatismen wird mit STERTZ, FOERSTER und JAKOB eine corticale Lokalisation angenommen, 4. die Fähigkeit zu gleichzeitigen Bewegungen bzw. Handlungen mit verschiedenem Zweck, 5. die rhythmische Fähigkeit, die vorwiegend an das Striatum, aber unter Mitwirkung der Rinde, gebunden erscheint, 6. das Tempo der Bewegung (abhängig von striären und frontothalamischen Mechanismen), 7. die Kraft der Bewegungen als Ausdruck der Funktion des Pyramidensystems, 8. die Abgemessenheit der Bewegung im Sinne einer richtigen Anordnung im Raum, die besonders durch die cerebellaren Systeme bedingt wird, 9. die Regulierung der Innervation und Denervation, die von subcorticalen Zentren abhängt, 10. die Koordination der Bewegungen, an der fast alle motorischen Systeme, vor allem aber die frontocerebellaren teilhaben, 11. die Mitbewegungen, und zwar a) zweckmäßige als Funktion des extrapyramidalen Systems, b) überflüssige, 12. die Richtigkeit und Rechtzeitigkeit des Funktionsablaufes der automatischen Abwehrbewegungen.

Es ist klar, daß die Auswertung dieser Ergebnisse in Fragen der Erziehung und Berufsberatung mitsprechen können. Die Methoden sollen bei der Abgrenzung gewisser „motorischer Charaktere" helfen.

SCHALTENBRAND hat Studien über die Entwicklung des menschlichen Aufstehens und dessen Störungen bei verschiedenen Nervenkrankheiten gemacht und gezeigt, daß unter bestimmten krankhaften Bedingungen der Halsstellreflex und die Vierfüßlerform des Aufstehens zurückkehrt. Beim Abbau der Großhirnfunktionen tauchen primitivere Bewegungsformen wieder auf. Die primitivere Form des Aufstehens könnte — entsprechend den Versuchen von RADEMAKER — auch für die Menschen in den Nucleus ruber verlegt werden. Das primitive Aufstehen besteht in Rollbewegungen, mit denen das Kind sich bemüht, in Seitenlage und dann in Hockstellung auf allen Vieren zu gelangen. Die weitere Entwicklung zum typisch menschlichen symmetrischen Aufstehen vollzieht sich bei gesunden Kindern verschieden schnell; pflegt aber spätestens mit dem 5. Lebensjahre vollendet zu sein.

Der Halsstellreflex besteht darin, daß bei Verdrehungen des Kopfes der ganze Körper dem Kopf aktiv nachgedreht wird. Diese reflektorische Bewegung bezieht nach MAGNUS ihre auslösenden Erregungen von den hinteren Wurzeln C1, C2, C3 und hat sein Zentrum in der oberen Ponsgegend. Der Reflex fehlt vom 5. Lebensjahre ab. Bei einem Erwachsenen, welcher am Boden liegt, kann man den Kopf um 90° nach der Seite drehen, ohne daß eine Reaktion des Körpers erfolgt. Erst bei einer Drehung um 135° nach der einen Seite wird die Schulter der anderen Seite vom Boden etwas abgehoben.

SCHALTENBRAND fand den Reflex positiv bei mehreren Imbezillen, Paralytikern, ferner bei Fällen von Encephalomalacie und Pseudobulbärparalyse. Es wird auch ein Wiederauftreten oder Persistieren des primitiven Aufstehens beobachtet. Besonders deutlich zeigte ein Epileptiker zwischen den Anfällen die Tendenz, sich durch Wälzbewegungen aus der Rückenlage in die Bauchlage zu bringen. Auch ein Fall von Tumor cerebri zeigte ein ähnliches Verhalten.

Myoklonie.

Paramyoklonische Bewegungsstörungen stellen klonische Zuckungen einzelner, nicht synergisch zusammenwirkender Muskeln dar, und zwar vornehmlich der Muskeln des Rumpfes und der Extremitäten. Die Zuckungen sind annähernd gleichmäßig über beide Körperhälften verteilt, erfolgen symmetrisch, wenn auch nicht immer synchron, und sind kurz. Manche erblicken in der Myoklonie nur eine besondere Form eines neuroklonischen Zustandes der motorischen Neurone. Diese eigenartigen motorischen Störungen kommen vor bei Hysterie, Psychasthenie, Epileptikern und bei organischen Gehirnerkrankungen. Ob es sich um ein selbständiges Leiden handelt im Sinne FRIEDREICHS ist sehr zweifelhaft. Viel besprochen sind die Beziehungen der Myoklonie zur Epilepsie. UNVERRICHT hat die Beziehungen der familiären Myoklonie zur Epilepsie betont. Die myoklonischen Bewegungen können auch die Zungenmuskeln und das Zwerchfell befallen. Der Verlauf solcher Fälle soll sich so gestalten, daß die epileptischen Anfälle anfangs nicht häufig sind, dann zunehmen, im höheren Alter wieder abnehmen bei stärkerem Hervortreten der myoklonischen Erscheinungen. LUNDBORG betont die Abhängigkeit der Bewegungsstörung vom Seelischen (psychoklonische Reaktion). In einem Teil der Fälle kommt es zu einer Abnahme der Intelligenz (Dementia myoclonica — LUNDBORG). Ob die sog. myoklonische Epilepsie als eine selbständige Krankheitsform angesprochen werden kann, erscheint noch sehr zweifelhaft (MÖBIUS, STRÜMPELL). Die Beobachtungen von SZTANOJEVITS und GALANT beweisen nicht die Selbständigkeit der Myoklonusepilepsie. Es gibt symptomatische Myoklonieformen, d. h. das motorische Symptom findet sich — wie schon erwähnt — bei sehr verschiedenartigen organischen Erkrankungen des Zentralnervensystems. Nach SZTANOJEVITS ist das Symptom der Ausdruck einer Läsion von Bahnen, die von der Rinde zu den subcorticalen Großhirnganglien ziehen. In dem Falle GALANTS bestanden nur selten epileptische Anfälle; in den myoklonischen Anfällen stürzte der Kranke, ohne das Bewußtsein zu verlieren, immer auf ein und dieselbe Körperstelle (den linken lateralen Teil der Augenbraue). Auffallend sind gewisse periodische Schwankungen in der Häufigkeit solcher myoklonischer Anfälle und ihre geringe Abhängigkeit von den epileptischen Anfällen. Manche halten die myoklonischen Anfälle aber doch für epileptische Äquivalente (TAZIO).

Zitterbewegungen.

Es handelt sich hier um mehr oder weniger rhythmische, rasch aufeinanderfolgende Bewegungen einzelner Muskelgruppen, einzelner Körperteile oder des ganzen Körpers von nicht sehr erheblicher Amplitude. Die Zitterbewegungen können während der Ruhestellung einer Extremität bestehen oder erst bei der

Ausführung einer Bewegung sichtbar werden (Bewegungszittern). In gewissen Vorstadien des Ruhetremors haben manche Kranke bereits die Empfindung des Zitterns, obwohl ein grob sichtbares Zittern noch nicht besteht. Wir nennen einen Tremor schnellschlägig, wenn etwa 8—10 Bewegungen in der Sekunde geleistet werden, kleinschlägig bei 3—5 Bewegungen.

Leichte Zitterbewegungen erfahren beim Hantieren und der Ausführung feinerer Bewegungen eine Verstärkung. Ihre psychische Beeinflußbarkeit ist bekannt. Eine genauere Analyse der Zitterbewegungen ist von GREGOR und SCHILDER, ferner von SAENGER und BORNSTEIN mit Hilfe des Saitengalvanometers versucht worden. Beim Tremor entspricht die einzelne Zitterbewegung einer Reihe von Erregungswellen; die Zitterbewegung ist keine Einzelzuckung, sondern ein kurzdauernder Tetanus.

Um Zitterbewegungen des Kopfes resp. des Körpers graphisch darzustellen, empfiehlt sich die von mir angegebene Methodik.

Seelenlähmung.

Als Seelenlähmung bezeichnet man nach BRUNS lähmungsartige Zustände einer Körperseite, bei denen die spontane Beweglichkeit zu fehlen scheint, während auf Aufforderung der Kranke sehr wohl in der Lage ist, den betreffenden Arm sogar kraftvoll zu bewegen. Bei Stirnhirnerkrankungen kann die Seelenlähmung eines Armes dem eigentlichen Lähmungsstadium einige Zeit vorausgehen (cf. Abschnitt über Stirnhirnsyndrome).

6. Gleichgewichtsstörungen und Schwindelempfindungen.

In der Symptomatologie einzelner Geistesstörungen können Gleichgewichtsstörungen, begleitet von Schwindelempfindungen, eine gewisse Rolle spielen. Solche Vorkommnisse werden beobachtet bei den epileptischen Anfällen und ihren Äquivalenten, resp. den Aurazuständen, bei hysterischen Umdämmerungen und bei den deliranten Erregungen im Verlaufe des Delirium tremens und der symptomatischen Psychosen. In den Zuständen mit erheblichen Bewußtseinsstörungen wird natürlich die subjektive Komponente dieser Gleichgewichtsstörungen, d. h. die Schwindelempfindungen, fehlen können. Die Gleichgewichtsstörungen können von der Art einer cerebellären oder frontalen Ataxie sein. Die Schwindelempfindungen können den Charakter des echten Drehschwindels oder des allgemeinen, nicht systematischen Schwindels haben ohne Scheindrehung der Gegenstände und ohne Fallempfindung. Man wird annehmen können, daß das Auftreten dieser Symptome, z. B. beim Delirium tremens und im Verlauf epileptischer Anfälle davon abhängt, daß bestimmte anatomische Bahnen, welche Stirnhirn und Kleinhirn mit dem Vestibulapparat verbinden, in Mitleidenschaft gezogen sind. Daß im Vestibularapparat selbst sich primär gewisse Veränderungen abspielen, ist weder für das Delirium noch für die epileptischen Anfälle bisher erwiesen, obwohl nicht ausgeschlossen ist, daß z. B. im Moment eines Anfalls schwere vasomotorische Krisen primär den Vestibularapparat reizen und Empfindungen von Drehschwindel mit entsprechenden Reaktionsbewegungen erzeugen können. Ich habe schon vor längerer Zeit auf das Vorkommen von vasomotorischem Nystagmus mit Schwindelempfindungen nach Amylnitriteinatmung hingewiesen. KOBRAK spricht von einer vegetativen Labyrinthneurose oder angioneurotischen Octavuskrisen. Auch der sog. Labyrinthschlag, d. h. Schwindelempfindungen mit Bewußtseinsstörungen, wird auf vasomotorische Störungen zurückgeführt (GOWERS). AGUGLIA fand die vestibuläre Reflexerregbarkeit bei Epileptikern im Intervall normal, während der Anfälle erhöht. Er konnte aber keine epileptischen Anfälle durch calorische Reizung des Vestibularapparates auslösen. Auch bei Neurotikern lassen sich Beziehungen zwischen einer gesteigerten Erregbarkeit des Vestibularapparates und einer starken Vasolabilität und Schwindelempfindungen nachweisen. Über die Beeinflussung von Halluzinationen durch Störungen oder Reizungen der Gleichgewichtsapparate ist wenig bekannt. SCHILDER hat einige solcher Beobachtungen mitgeteilt, aus denen einmal eine Beeinflussung optischer Vorstellungen vom Vestibularapparat nachweisbar war und eine Halluzinose durch Störungen im Vestibularapparat in ihrer Ausgestaltung beeinflußt wurde.

An der Aufrechterhaltung des Gleichgewichts sind zahlreiche nervöse Systeme beteiligt: die unbewußt bleibenden Eigenreflexe und spinalen Koordinationen, die Haltungs- und Stellreflexe, welche den Tonus und die Körperstellungen regulieren.

Alle diese Automatismen, welche sich vornehmlich in Zentren abspielen, die zwischen dem oberen Rande der Brücke und dem roten Kern liegen, können Funktionssteigerungen und Parafunktionen aufweisen und von verschiedenen Seiten, auch von seelischen aus beeinflußt werden. So können auch optische Einflüsse eine Störung der genannten Systeme verursachen. SCHILDER, HOFF, KAUDERS und GERSTMANN haben Spontandrehungen um die eigene Körperachse beschrieben, die bei Läsionen der Parieto-Occipitalgegend zusammen mit optischen Halluzinationen, Mikrographie und Photopsie auftraten. Auch der Widerstreit verschiedener gleichzeitig zustande kommender Sinneseindrücke kann Schwindelempfindungen und Gleichgewichtsstörungen verursachen. Die Unvereinbarkeit von mehreren Wahrnehmungen könnte eine seelische Ursache des sog. neurotischen Schwindels darstellen.

7. Die Rhythmik Geisteskranker.

Wir sprechen von Rhythmikbildung, wenn z. B. eine Anzahl von Menschen bei der gemeinsamen Verrichtung einer körperlichen Arbeit in der Weise vorgeht, daß eine gewisse Bewegung in einem gewissen Rhythmus immer wiederkehrt. BÜCHER meint, daß diese rhythmische Gliederung solcher gleichförmiger Arbeiten die Arbeit erleichtert. Bekannt ist ferner, daß die meisten Menschen sich auf rhythmisch ablaufende Vorgänge, welche sie mittels des Gehörs oder des Gesichtssinnes wahrnehmen, einstellen, d. h. sie innerlich mitmachen oder sogar die entsprechenden rhythmischen Bewegungen wiederholen. Daß diese Unterordnung unter einen solchen gegebenen Rhythmus zustande kommt, hängt natürlich von verschiedenen Umständen ab; von der Aufmerksamkeit, der Auffassung und von dem inneren Bestreben, seine eigene Motorik den von außen her kommenden Anregungen anzupassen. In einem Tanz- oder Konzertlokal zeigen die Tänzer oder Hörer meist diese Tendenz; nicht immer erreichen sie das gewünschte Ziel. Personen, die miteinander marschieren, stellen sich gewöhnlich bezüglich ihres Gangrhythmus aufeinander ein; vielfach erscheint diese Einstellung auf rhythmische Vorgänge und die instinktive Tendenz zur Nachahmung an bestimmte Affektlagen und an eine lebhafte affektive Ansprechbarkeit gebunden.

Diese sensorisch-rhythmische Anlage, welche neben optisch-akustischen Komponenten auch motorische haben wird, kann beim Menschen individuell sehr verschieden sein; aber sie fehlt nie ganz, sondern ist zum mindesten in primitiven Grenzen stets nachweisbar. Daß diese Fähigkeit zu induzierter

Rhythmikbildung unter pathologischen Bedingungen verloren gehen kann, habe ich in zahlreichen Versuchen, namentlich für die Defektpsychosen der schizophrenen Gruppe zeigen können; manisch-depressive Kranke zeigten diese Störung nicht. A. LANGELÜDDEKE hat meine Feststellungen bestätigen können. Man wird natürlich im Zweifel sein können, ob die mangelhafte oder gänzlich fehlende Einstellung auf einen auf akustischem Wege vermittelten Rhythmus auf Willenssperrung oder auf Aufmerksamkeits- oder Auffassungsstörungen beruht. Aber vielleicht ist das Verhalten des Kranken bei diesem Versuch doch ein Gradmesser für eine noch normale oder schon gestörte affektive Ansprechbarkeit.

8. Störungen der Pupillenbewegungen.

Die Bewegungen der Pupillen, das Pupillenspiel, ferner die Form und die Weite der Pupillen können im Verlaufe von Geistesstörungen unter sehr verschiedenartigen Umständen krankhafte Veränderungen erfahren.

Der Sphincter und der Dilatator Pupillae stehen sich als Antagonisten gegenüber; dazu kommen noch die Muskeln des Ciliarkörpers (der Brückesche Längsmuskel- und der Müllersche Ringmuskel), welche beim Akkomodationsvorgang in Funktion treten. Der Sphincter und die Muskeln des Ciliarkörpers werden vom Nervus oculomotorius versorgt; seine Reizung bedingt eine Pupillenverengerung, seine Lähmung eine Pupillenerweiterung. Die Dilatation der Pupille ist vom Sympathicus abhängig, der die Fasern für die Pupillen aus dem Centrum ciliospinale des Halsmarks bezieht. Ihre Reizung bewirkt eine Pupillenerweiterung, ihre Lähmung eine Verengerung der Pupillen.

Bei der Akkomodation wirken der Sphincter pupillae, der Musculus ciliaris und der Rectus internus zusammen. Auch der Füllungsgrad der Gefäße der Iris hat auf die Weite der Pupillen einen Einfluß.

Die Störungen der Akkomodation.

Bei organischen Gehirnerkrankungen ist die Frage nach dem Verhalten der Akkomodation von geringer Bedeutung; wichtiger erscheint sie bei gewissen mehr funktionell-nervös bedingten Vorgängen. Die Angaben über den Einfluß des Halssympathicus auf die Akkomodation lauten verschieden. Das plötzliche Fortrücken, Kleiner- oder Fernersehen von Gegenständen kommt bei nervösen Erschöpfungszuständen sowie bei hysterischen und epileptischen Bewußtseinsschwankungen vor.

Man spricht von Porropsie (HEILBRONNER), von akkomodativer Mikropsie und Makropsie, Dysmegalopsie (gelegentlich mit Mikrographie verbunden). Diese Symptome, die auf einen Akkomodationskrampf bezogen werden, können in der Aura des epileptischen Anfalles oder auch als eine Art Äquivalent vorkommen. Die Dauer solcher Zustände pflegt Sekunden bis einige Minuten zu betragen. Subnormale Akkomodationskraft wurde nach erschöpfenden Erkrankungen, Bleichsucht und bei Masturbation beobachtet; sie soll der Ausdruck einer Sympathicus-Neurose sein. Gelegentlich kommt es infolge unrichtiger Akkomodationseinstellung neben Mikropsie und Konvergenzkrampf zu monokulärem Doppelsehen, namentlich bei hysterisch veranlagten Personen. Akkomodationslähmungen können durch Intoxikationen (Botulismus) hervorgerufen werden; bei Hysterie scheint sie selten zu sein. Die tonische Entspannung der Akkomodation hat im Rahmen psychischer Störungen keine besondere Bedeutung.

Die Form der Pupillen.

Es gibt angeborene Abweichungen von der gleichmäßig runden Form, welche weiter keine klinische Bedeutung haben. Unregelmäßigkeiten des Pupillenrandes, Entrundungen kommen vor bei Lues, Paralyse, Tabes und können den Störungen der Lichtreaktion vorauseilen. Die Entrundung scheint das erste Zeichen der krankhaft gestörten Irisinnervation zu sein. Die Veränderungen der Irisbewegungen treten offenbar nicht in allen ihren Segmenten gleichzeitig auf (Behr). Wilbrand und Saenger führen die Entrundung auf atrophische Zustände der glatten Muskelfasern und des Irisgewebes zurück. Die Segmente der Iris erkranken nacheinander. Bei Tabes und auch bei Paralyse wird der Rand der Iris scharf und die Iris nimmt einen schmutzig grauen Ton an.

Vorübergehende Unregelmäßigkeiten in den Konturen der Pupille sah Piltz bei Katatonie.

Westphal beobachtete eine ovale Form der quergestellten Pupille im katatonen Stupor, aber auch bei Hysterischen.

Die Anisokorie.

Die Ungleichheit der Pupillen kann gelegentlich angeboren vorkommen und ganz bedeutungslos sein. Es ist zu beachten, daß ungleiche Beleuchtung der Augen eine Anisokorie bedingen kann. Die Pupille des stärker beleuchteten Auges ist enger. Auch angeborene Verschiedenheiten der Akkomodation und der Lichtreaktion der beiden Seiten können Anisokorie bedingen. Daß bei einseitigen Gesichtsfelddefekten die Pupille dieses Auges weiter sein muß, wird von Behr nicht zugegeben. Man wird daran zu denken haben, daß Ungleichheit der Pupillen nicht nur bei Lues und Paralyse vorkommen, sondern auch bei andern körperlichen Erkrankungen, so z. B. bei Lungenerkrankungen. Auch bei Epileptikern und Schizophrenen wurde sie beobachtet. Albrand beobachtete einen täglichen und stündlichen Wechsel der Weite und der Form und Ungleichheit der Pupillen bei Paralytikern, namentlich beim Erwachen. Intrakranielle Druckschwankungen können Pupillenungleichheit bedingen.

Die Pupillenweite.

Eine auffallende Enge der Pupillen bezeichnen wir als eine Myosis. Sie findet sich physiologisch bei Greisen (frühester Termin 56 Jahre); ferner bei Lähmung des Halssympathicus, als Effekt einer corticalen Reizung, als Reflexkrampf der Iris vom Optikus aus oder als Mitbewegung bei Blepharospasmus; vor allem aber bei Tabes, bei Paralyse, nach Intoxikationen mit Morphium, Opium, Brom, Alkohol, Tabak. Je stärker die Störung der Lichtreaktion ist, um so enger pflegt die Pupille zu sein. Die Steigerung zur absoluten oder relativen Myosis pflegt der Störung des Lichtreflexes nachzufolgen; das Umgekehrte soll selten sein. Der Einfluß der Sympathicusinnervation auf die Myosis pflegt herabgesetzt zu sein. Bei Tabes und Paralyse wird die Myosis auf eine Gleichgewichtsstörung zwischen Sphincter und Dilatator zu beziehen sein, die durch eine Läsion im Reflexbogen, möglicherweise im Centrum ciliospinale des Halsmarkes bedingt ist. Behr hat auf die veränderte Zeichnung und Farbe der Iris bei starker Pupillenverengerung hingewiesen; myotisch lichtstarre Pupillen zeigen ausschließlich radiär gestellte Linien. Bei einseitiger Myosis und reflektorischer Starre kann man schon makroskopisch die Heterochromie und die hellere Zeichnung der Iris erkennen. Schließlich sei bezüglich der abnorm geringen Erweiterungsfähigkeit der Pupille auf die Untersuchungen von AXENFELD hingewiesen, der als ihre gelegentliche Ursache eine hyaline Degeneration des Pupillenrandes und Pigmentatrophie am Papillensaum des hinteren Pigmentblattes beobachtet hat. Mit der Pupillenverengerung stellt sich oft auch eine Verengerung der Lidspalten und ein Zurücksinken der Augäpfel ein (Sympathicuswirkung).

Als Mydriasis bezeichnen wir die abnorme Weite der Pupillen. Sie beruht auf einer Hemmung des Sphinctertonus oder auf Reizung des Sympathicus durch sensible Reize. Kinder pflegen im allgemeinen weite Pupillen zu haben. Auch manche erwachsene normale Personen können auffallend weite Pupillen haben, ohne daß Störungen der Refraktion, Ermüdbarkeit des Pupillenreflexes, Irisfärbung, Farbensinnstörung als Ursache in Frage kommen. Vielleicht ist die Pupillenweite normalerweise von dem Zustande der Adaptation abhängig (NAGEL).

Bei nervös erregbaren Personen finden sich oft abnorm weite Pupillen; besondere diagnostische Schlüsse sind daraus nicht zu ziehen. Man hat zu unterscheiden zwischen organisch und funktionell bedingter Mydriasis. Die erstere beruht auf Läsionen der Oculomotoriusbahnen und -zentren oder der optischen Bahnen peripher vom Corpus geniculatum externum oder auf Sympathicusreizung. Bei Neurasthenikern und bei akuten Psychosen finden sich im allgemeinen weite Pupillen, vielleicht infolge einer gesteigerten Empfindlichkeit des Nervensystems. Bei abstinierenden Geisteskranken fand BUMKE maximale Mydriasis mit träger Lichtreaktion. Im epileptischen Anfall ist die mydriatische Pupillenstarre das gewöhnliche. Auch infolge behinderter Atmung, in dem gefährlichen Stadium der Chloroformnarkose und bei Botulismus kommt es zu Mydriasis; auch die Respiration, Blutdruck, Kälte und Wärme können die Pupillenweite beeinflussen.

Bei der Atropinmydriasis werden die Nervenendigungen des Sphincter gelähmt; es bleibt aber immer noch ein Irissaum bestehen, welcher durch Reizung des Halssympathicus zum Verschwinden gebracht werden kann; es ist also nur der Pupillenverengerer gelähmt. Die Atropinmydriasis ist intensiver als die Oculomotoriuslähmungsmydriasis, da das Atropin peripher angreift und keinen Reiz vom Oculomotorius durchläßt, während bei der Oculomotoriuslähmung die Zellen des Ganglion ciliare immer noch einen gewissen Tonus unterhalten (BUMKE).

Cocain reizt die Sympathicusfasern und erweitert die Pupille; Licht und Konvergenz, ebenso wie die Psychoreflexe und die Pupillenunruhe bleiben erhalten. Die sog. springende Mydriasis findet sich bei Neurasthenikern und Hysterischen, aber auch bei Paralytikern (RAECKE). Sie kommt aber auch bei anderen organischen Gehirnkrankheiten und bei Zirkulationsstörungen infolge von Herzklappenfehlern vor. Die Inspirationsmydriasis, die auch bei älteren Personen vorhanden ist, könnte auf einer Entleerung der Irisgefäße in der Inspirationsphase beruhen.

BIANCHI meint, daß bei Syphilis die Mydriasis rechts häufiger vorkommt als links.

Die Konvergenzreaktion der Pupillen.

Bei der Konvergenz der Bulbi kommt es zu einer Kontraktion des Sphincter pupillae zusammen mit derjenigen der Ciliarmuskeln. Normalerweise ist die Konvergenzreaktion der Pupille ausgiebiger als die Lichtreaktion. Die Konvergenzreaktion bei Akkomodation geht selten allein verloren; meist ist die Störung der Konvergenzreaktion eine Teilerscheinung der absoluten Pupillenstarre. Völliges Fehlen der Konvergenzreaktion bei relativ gutem Lichtreflex hat UHTHOFF in einigen Fällen von multipler Sklerose gesehen.

Die Konvergenzbewegungen der Bulbi und die Pupillenverengerung haben enge funktionelle Beziehungen, deren Zentren im Grenzteil zwischen III. Ventrikel und Aquae ductus Sylvii zu suchen sein werden. Trotzdem kann jedes Glied dieser Verbindung einzeln gelähmt werden (Frank).

Das Orbicularisphänomen der Pupille.

Jeder Willensimpuls, welcher in der Bahn des Facialis geht und eine Zusammenziehung des Musculus orbicularis herbeiführt, bringt auch in die einzelnen Augenmuskeln gewisse Impulse. Westphal und Pilcz beschrieben die Mitbewegung des Sphincter iridis (Pupillenverengerung) bei Lidschluß. Das Orbicularisphänomen steht in einem gewissen Antagonismus zu dem Lichtreflex der Pupillen, da bei Lidschluß durch die dann fehlenden Lichtreize die Tendenz zur Pupillenerweiterung besteht und bei Lidöffnen der Lichteinfall die Pupille verengert. Unter gewöhnlichen Bedingungen ist die Lidschlußreaktion nicht zu beobachten; man erkennt sie aus der beim Wiederöffnen der Augen nach Lidschluß auftretenden Erweiterung der Pupillen. Sie wurde zuerst an lichtstarren Pupillen beobachtet. Eine besondere Bedeutung kommt dem Orbicularisphänomen nicht zu. Mitbewegungen der Pupillen finden sich auch bei Bulbusbewegungen. So haben Behr und Bielschowsky in manchen Fällen von absoluter und reflektorischer Pupillenstarre eine abnorme Mitbewegung des Sphincters bei Abductionsbewegungen gesehen (Abductionsphänomen).

Der galvanische Lichtreflex der Pupille.

Bei elektrischer Reizung des Auges kommt es zu pupillomotorischen Effekten (Bumke). Das Phänomen ist als eine Lichtreaktion der Pupille aufzufassen. Bei einer Stromstärke von 0,02 bis 0,2 MA. tritt bei Anodenschließung zuerst ein Lichtblitz auf, bei stärkeren Strömen kommt es dann auch auf dem anderen Auge zu Pupillenbewegungen. Der Reflex erschöpft sich bei öfterer Wiederholung der Reizung. Bei ermüdeten Personen waren erheblich stärkere Ströme notwendig, um eine Lichtwahrnehmung und eine Pupillenbewegung zu erzielen; ebenso bei nervös erschöpften Personen (nach Influenza, Typhus, Blutverlust, Anämie, Alkoholintoxikationen), nicht aber bei funktionellen Psychosen und Schizophrenien (Bumke, Haymann).

Faradische Ströme veranlassen nur geringe Pupillenbewegungen (Buttin, Bumke).

Die Pupillenunruhe und die Psychoreflexe.

Normalerweise sind ununterbrochen gewisse Bewegungen der Pupillen vorhanden. Sie beruhen teils auf psychischen, teils auf nervösen Einflüssen. Dieses Spiel der Pupillen nennen wir Pupillenunruhe. Ihr Grad hängt ab von gefühlsmäßigen Vorgängen, von lebhaften Vorstellungen, von Änderungen im Grade der Aufmerksamkeit und von sensiblen und sensorischen Eindrücken der allerverschiedensten Art (Berührungsempfindungen, Schmerzempfindungen, Geschmacks-, Gefühlsempfindungen, Geräuschen und Lichtreizen). Der Ablauf dieser Pupillenbewegung pflegt ein auffallend langsamer zu sein. Es hat sich gezeigt, daß jede geistige Anstrengung, jeder intensive Aufmerksamkeitsakt von Pupillenbewegungen begleitet wird. Richtet z. B. die Versuchsperson ihre Aufmerksamkeit auf die Schläge eines langsam schlagenden Metronoms, so lassen sich rhythmische Bewegungen der Pupillen im Zeitmaß der Metronomschläge beobachten (Bumke). Die Pupillenunruhe ist gewissermaßen der Ausdruck der

Intensität und der Schwankungen unserer Bewußtseinsvorgänge in ihrer Gesamtheit; sie zeigt keine selbständig auftretenden Bewegungen. Bei Greisen läßt die Pupillenerweiterung auf sensible, sensorische und psychische Reize nach (Bumke, Runge). Die Pupillenunruhe erscheint unabhängig vom Blutdruck, Respiration, Akkomodation und Konvergenz.

Bei Reizung des Vestibularapparates durch Drehung um die Körperachse soll die Pupillenunruhe aufhören und die Pupille soll lichtstarr werden; hier wirken wohl sensible und vestibuläre Reize zusammen (Wodock und M. H. Fischer).

Das Schwinden der Pupillenunruhe ist von Bumke in ca. 60% der Fälle von Dementia praecox beobachtet worden. Runge fand das Symptom auch bei Imbezillen und Idioten, bei epileptischer Demenz, bei alkoholischer Demenz, bei progressiver Paralyse und Tabes. Bei Krankheitsfällen der manisch-depressiven Gruppe ist das Symptom bisher nicht nachgewiesen. Die nachlassende geistige Regsamkeit bei der Defektpsychose könnte das Phänomen bedingen. Der Hippus (ὁ ἵππος Pferd) — eine Steigerung der Pupillenunruhe — ist gelegentlich in epileptischen Anfällen und in Dämmerzuständen beobachtet worden. Es handelt sich hier um ein krankhaft gesteigertes Antagonistenspiel zwischen pupillenerweiternden und pupillenverengernden Hirnreizen.

Die diagnostische Bedeutung des Hippus ist nicht groß; er wurde, abgesehen von organischen Erkrankungen, noch beobachtet bei Neurasthenikern, bei Paralytikern, bei Encephalitis lethargica und bei Veronalvergiftung.

Als Pupillennystagmus bezeichnen Dimitz und Schilder Pupillenkontraktionen, die sich bei Konvergenzstellung mit rhythmischen Konvergenzbewegungen und rotatorischen Einwärtsbewegungen der Bulbi kombinieren. Redlich hat bei starkem Händedruck Pupillenerweiterung und Beeinträchtigng der Pupillenreaktion auf Licht beobachtet; er fand dieses Phänomen bei Gesunden, Hysterikern und Epileptikern; am stärksten bei Personen mit sympathikotonischen Erscheinungen. Wilbrand und Saenger bestreiten, daß es dabei bis zum Erlöschen der Lichtreaktion kommt.

Die Pupillen im Schlaf.

Im Schlaf pflegt es zu einer ziemlich starken Myosis zu kommen. Als Ursache dafür hat man die starke Konvergenzbewegung der Augen im Schlaf verantwortlich gemacht (Joh. Müller); andere vermuteten eine Sympathicuslähmung. Vielleicht ist die Schlafmyosis als ein Zeichen des Fortfalles aller sensiblen Reize aufzufassen. Sie soll in sehr tiefem Schlaf am stärksten sein. In der Hypnose fand Döllken die Pupillen nicht verengt. Bei Amaurotischen mit weiten Pupillen im wachen Zustande konstatierte Bouchut ebenfalls die Verengerung im Schlaf; er benutzte die genauere Beobachtung der Pupillen, um simulierte somnambule Schlafzustände von echten zu unterscheiden. Albrand hat die mortalen Pupillenphänomene untersucht.

Der oculopupilläre Reflex und die Schmerzreaktion.

Bei Reizzuständen im vorderen Bulbusabschnitt, z. B. bei Affektionen der Hornhaut, kommt es zu Myosis, die wohl auf die Irishyperämie, resp. Irisentzündung zurückzuführen ist. Anders zu bewerten ist der sog. oculopupilläre Reflex, der bei sanftem Reiben der Cornea und Conjunctiva auftritt und in einer anfänglichen Erweiterung der Pupille besteht. Auch von dem benachbarten Trigeminusgebiet ist Pupillenerweiterung zu erreichen (v. Varady). Die dann auftretende Pupillenverengerung könnte als Orbicularisphänomen gedeutet werden; es handelt sich um eine abwechselnde Wirkung von sensiblen Reizen und Trigeminus-Facialisreflexen (Bumke). Jeder sensible Reiz führt zu einer Pupillenerweiterung, welche mit Tränensekretion und Speichelsekretion verbunden zu sein pflegt; es ist gleich, von welcher Stelle der Reiz ausgeht; jedoch werden die reflexogenen Zonen individuell sehr verschieden sein. Die Reaktion pflegt auf sensible Reize größer zu sein als auf sensorische und psychische Reize (Weiler); sie können bis zur Mydriasis evtl. mit erloschenem Lichtreflex führen. Die Leitungsfähigkeit des Oculomotorius ist notwendig, damit die nervösen Einflüsse zur Dilatation der Pupillen führen; bei Sympathicusausschaltung reagieren die Pupillen noch auf sensible Reize.

Jeder Schmerz setzt Veränderungen in der Innervation des vegetativen Systems; die Umsetzung dieses Reizes in Pupillenerweiterung findet im Zwischenhirn statt. Die elektrische Reizung der Zwischenhirnbasis ruft bei Tieren maximale Pupillenerweiterung und Aufreißen der Lidspalten hervor (Trendelenburg, Bumke, Karplus, Kreidel); es handelt sich um die Erregung eines subcorticalen Sympathicuszentrums im Corpus subthalamicum. Die Pupillenerweiterung tritt auch auf, ohne daß es zu einer bewußten Schmerzempfindung kommt. Die über den Thalamus opticus gehenden sensiblen Bahnen liegen in nächster Nähe des zentralen Höhlengraus des III. Ventrikels (L. R. Müller).

Die Wärmereaktion der Pupillen beruht wohl auf Trigeminusreizungen.

Bei Tabes und Paralyse ist in einem hohen Prozentsatz der Fälle die reflektorische Erweiterung der Pupillen auf Hautreize aufgehoben; auch die faradische Reizung ist oft wirkungslos.

Bumke stellte fest, daß bei Dementia praecox die sensiblen Pupillenreaktionen verloren gehen, und zwar später als die Pupillenunruhe und die Psychoreflexe. Simulanten pflegen sehr reagible Pupillen mit lebhaften Psychoreflexen zu haben. E. Flatau beschreibt eine Schmerzmydriasis bei Beugen des Kopfes nach hinten.

Die Angstpupillen.

Die sog. Angstpupillen sind hochgradig erweitert und evtl. lichtstarr. Experimente an Tieren machen es wahrscheinlich, daß durch Angsterregung bei Tieren eine gesteigerte Absonderung von Adrenalin in das Venenblut stattfindet, durch welches die glatten Muskeln in Kontraktion versetzt werden. Vielleicht spielt dieses Moment auch beim Menschen eine Rolle.

Die willkürliche Pupillenerweiterung.

Die Angaben über willkürliche Pupillenerweiterung sind mit Vorsicht aufzunehmen. Sie kann vorgetäuscht werden durch Entspannung der Akkomodation, durch starke Muskelkontraktionen (Redlichsches Phänomen), durch Zungenbiß und Anhalten des Atems. Auch der Impuls zur Naheinstellung durch Denken an einen nahen Gegenstand kann Pupillenerweiterung machen. Adam beschreibt einen Mann, der gelernt hatte, willkürlich die Akkomodation erschlaffen zu lassen. Goldflam beobachtete einen 21jährigen Studenten, der infolge einer Meningitis serosa erblindet war und bei bestehender amaurotischer Pupillenstarre durch sehr lebhafte optische Vorstellungen, z. B. die einer glühenden Sonne, eine Myosis erzeugen konnte. Da nach den Untersuchungen von Karplus und Kreidel ein pupillenerweiterndes Zentrum in der Rinde des Stirnhirngraus liegen soll, so wird man die Möglichkeit einer willkürlichen Pupillenerweiterung zunächst zugeben müssen.

Die reflektorische Pupillenstarre (ARGYLL-ROBERTSON).

Die reflektorische Pupillenstarre ist wohl das am längsten bekannte Pupillenphänomen. Es wird bereits in dem Buch eines Italieners CHIARUGIS aus dem Jahre 1793 erwähnt (PLAUT und JAHNEL).

Wir unterscheiden eine direkte und indirekte oder konsensuelle Lichtreaktion der Pupillen. Die letztere ist quantitativ ein wenig geringer als die direkte. Bei Läsionen der Netzhaut oder des Sehnerven eines Auges kann infolge Amaurose die direkte Reaktion fehlen; dann ist die indirekte vom anderen Auge noch erhalten. Die Intensität der Pupillenbewegungen auf Licht hängt davon ab, ob die betreffende Person auf Hell oder auf Dunkel adaptiert ist. Die Pupillenverengerung auf Lichteinfall hält nicht an; infolge der Gewöhnung stellt sich eine gewisse Durchschnittsweite ein.

Die sekundäre Lichtreaktion einer Pupille kann man in der Weise isolieren und für sich prüfen, daß man das betreffende Auge für sich belichtet, um den Lichtreflex zu erschöpfen und dann das andere Auge belichtet; so erhält man die sekundäre Reaktion isoliert (WEILER).

Man darf von reiner reflektorischer Pupillenstarre nur dann sprechen, wenn das betreffende Auge im wesentlichen sehtüchtig und die Konvergenzreaktion erhalten ist. Die betreffende Pupille ist dann weder direkt noch indirekt erregbar. Die Reflexübertragung ist an zentraler Stelle gestört; diese wäre zu suchen zwischen den ersten optischen Zentren im Corpus geniculatum externum und den Ursprungsstellen für die Fasern des Oculomotorius für den Sphincter iridis.

Die Störung ist nicht immer gleich maximal vorhanden, sie kann eine allmähliche Entwicklung zeigen. Dieses Vorstadium wird als reflektorische Pupillenträgheit bezeichnet. Die Störung kann einseitig und doppelseitig vorkommen; sie kann eine dauernde oder eine vorübergehende sein.

Gelegentlich ist bei beginnender reflektorischer Pupillenstarre eine Steigerung der Konvergenzreaktion festzustellen, d. h. sie tritt schon bei einem Konvergenzwinkel auf, bei welchem normalerweise noch keine oder nur eine ganz geringe Reaktion zustande kommt. Es kommt vor allem darauf an, festzustellen, ob bei sicher erhaltener Konvergenzreaktion der Unterschied in den Amplituden beider Irisbewegungen sich vergrößert hat. Bei alten Personen ist die Diagnose auf reflektorische Pupillenstarre erschwert infolge der bestehenden Myosis. Die reflektorische Pupillenstarre ist das klassische Symptom der Metalues; sie kommt aber auch als Restsymptom einer Lues cerebri und bei kongenitaler Lues vor. Sie ist vielfach das Frühsymptom der Tabes und der Paralyse und findet sich bei diesen Erkrankungen in einem sehr hohen Prozentsatz, namentlich bei Taboparalyse. Bei Geisteskranken spricht das Vorkommen von reflektorischer Pupillenstarre durchaus für Paralyse. Nach BUMKE zeigen nur 18—20% der Paralytiker ungestörte Lichtreaktion; das Fehlen der sekundären Lichtreaktion fand WEILER in 84%, das Fehlen der galvanischen Reflexerregbarkeit in 87% (BUMKE). Gegen das Ende zu ist das Phänomen fast immer vorhanden; während die Fälle von LISSAUERscher Paralyse es oft vermissen lassen.

Nicht ganz selten kommt es zu einem intermittierenden Auftreten der reflektorischen Pupillenstarre, d. h. die Lichtreaktion stellt sich vorübergehend wieder her (intermittierende Pupillenstarre). Das Phänomen kann aber auch ganz plötzlich, z. B. im Anschluß an einen paralytischen Anfall auftreten und dann bestehen bleiben. Es kommen auch in ein und demselben Falle einseitig reflektorische Pupillenstarre und einseitig Konvergenzstarre vor. Es gibt Fälle, in denen die reflektorische Pupillenstarre unbegrenzt lange das einzige Symptom einer organischen Erkrankung des Zentralnervensystems ist, einer Lues congenita oder einer syphilogenen konjugalen Erkrankung.

Über das Vorkommen des Phänomens ohne luetische Infektion gibt es allerhand Beobachtungen. STROHMAYER beobachtete bei zwei Schwestern doppelseitige reflektorische Pupillenstarre und setzt die Störung in Beziehung zu angeborenen Defekten im Bereich der Hirnnerven. Auch BEHR will das Phänomen auf eine in frühester Jugend überwundene cerebrale Erkrankung zurückführen. Isolierte Lichtstarre kommt bei Hirngeschwülsten nicht vor.

Temporäre Herabsetzung der Lichtreaktion bis zur völligen Starre ist infolge Alkoholintoxikation bei psychisch und nervös Minderwertigen beobachtet worden. Dauernde reflektorische Starre infolge Alkoholmißbrauch kommt nach WEILER nicht vor. Bei multipler Sklerose ist sie sehr selten. Die traumatische reflektorische Starre ist nach BEHR überhaupt keine echte reflektorische Starre, sondern eine entstellte, unvollkommene absolute Starre.

Hervorzuheben ist, daß Pupillenstarre zu den Restsymptomen der Encephalitis lethargica gehören kann (NONNE). Ganz vereinzelt wird die Nicotinvergiftung als Ursache einer vorübergehenden Pupillenstarre angegeben (WILBRAND-SAENGER).

Über den Verlauf der reflektorischen Pupillenstarre wurde schon gesagt, daß sie im Beginn der Metalues, ferner bei Intoxikationen und akuten cerebralen Anfällen intermittierenden Charakter zeigen kann. Sie kann später in die sog. absolute Pupillenstarre übergehen. In ganz vereinzelten Fällen ist reflektorische Pupillenstarre nach Diphtherie beobachtet worden (KELLNER).

BEHR fand, daß die Fähigkeit der Pupille, sich auf Lichteinfall zu verengern, nicht in allen Segmenten eines Sphincters gleichmäßig beeinträchtigt zu sein braucht. Vor Eintritt der vollendeten Starre können einzelne Bezirke der Iris ihre Erregbarkeit auf Licht noch behalten.

Die absolute Pupillenstarre.

Hier sind gleichzeitig die Lichtreaktion und die Naheinstellungsreaktion der Pupillen gestört. Die absolute Pupillenstarre zeigt meist eine langsame Entwicklung; beide Reaktionen nehmen allmählich ab (absolute Pupillenträgheit). Besteht auch noch eine Akkomodationslähmung, so kann man von einer Ophthalmoplegia interna sprechen. Mit genaueren Methoden ist meist noch eine ganz geringe Konvergenzreaktion nachweisbar. Der absoluten Starre liegen Läsionen der absteigenden Bahnen des Reflexbogens zugrunde. Die absolut lichtstarre Pupille pflegt weiter zu sein als die normale. Die absolute Lichtstarre kommt bei sehr verschiedenen Erkrankungen vor, und ihre diagnostische Bedeutung ist daher nicht so groß wie die der reflektorischen Lichtstarre. Am häufigsten ist sie durch syphilitische Erkrankungen bedingt. Die reine Sphincterlähmung findet sich bei Hirnsyphilis, bei Tabes, Paralyse, seniler Demenz, Alkoholismus und organischen Gehirnerkrankungen. Die Ophthalmoplegia interna kommt bei reiner Tabes oder Paralyse kaum vor. Ihr Bestehen spricht natürlich auch nicht absolut gegen diese Erkrankungen, da stets eine Kombination mit anderen syphilitischen Veränderungen möglich ist. Bei der absoluten Pupillenstarre ist die Pupille um so weiter, je stärker die Störung der Pupillenbewegung ist. Bei der reflektorischen Starre fehlt eine extreme Mydriasis, bei der absoluten Starre und der Ophthalmoplegia interna die Myosis.

Im epileptischen Anfall pflegt die Pupille reaktionslos und weit zu sein, so weit, daß eine Erschlaffung des Sphincters anzunehmen ist. Die Weite bleibt bei Bulbusbewegungen und Konvergenzbewegungen bestehen. Alle sonstigen physiologischen Irisbewegungen fallen aus; auch spontane Bewegungen der Pupille kommen im tonischen Stadium nicht zustande. Im klonischen Stadium können spontane Pupillenbewegungen vorkommen. Auch im Beginn des epileptischen Anfalls und während postepileptischer Psychosen kommen Pupillenerweiterungen, hippusartige Bewegungen und Einschränkungen der Reaktionsfähigkeit vor. BUMKE fand auch eine Herabsetzung der elektrischen Erregbarkeit der Pupillen. SIEMANS beobachtete eine initiale Pupillenverengerung. Im hysterischen Anfall können ausnahmsweise die gleichen Störungen der Irisinnervation beobachtet werden wie bei der Epilepsie. Sehr häufig ist die Pupillenstarre nicht. Auch hier zeigt sich oft eine Abhängigkeit der Pupillenerweiterung und der Starre von den Krämpfen (KARPLUS, WESTPHAL). Als Ursache kommt eine zentral bedingte Hemmung resp. Herabsetzung des Sphinctertonus der Pupille in Betracht, die zur Mydriasis führt. Die Sympathicuserregung könnte auch eine Rolle spielen. Myotische Pupillenstarre im hysterischen Anfall kommt fast immer mit einem Konvergenzkrampf zusammen vor; sie ist eine Begleiterscheinung des Internusspasmus. Meist läßt auch die stärkste Konvergenzbewegung die Möglichkeit eines Lichtreflexes zu.

Das Vorkommen der absoluten Pupillenstarre bei Migräne wird von verschiedenen Seiten behauptet (WESTPHAL, PAUSELER, WILBRAND und SAENGER).

ALEXANDER hat beobachtet, daß beim epileptischen Anfall die Pupillenstarre nicht gleichzeitig auf beiden Augen verschwindet.

Die paradoxe Pupillenreaktion.

Es handelt sich um die scheinbare Umkehr der Reflexbewegung, d. h. Pupillenerweiterung bei Steigerung der Belichtung und Pupillenverengerung bei Verdunkelung. UHTHOFF u. a. stehen diesem Phänomen sehr skeptisch gegenüber und vermuten Fehler in der Prüfung. PILTZ hat alle bisher mitgeteilten Fälle kritisch zusammengestellt; es bleiben nach ihm nur 5 einwandfreie Beobachtungen der paradoxen Lichtreaktion übrig; in diesen Fällen handelte es sich um Paralyse, Lues cerebri, Meningitis tuberculosa, um einen Fall von nervöser Erschöpfung traumatischen Ursprungs und um einen Luetiker mit Atrophia nervi optici. Die paradoxe Lichtreaktion der Pupillen ist nach PILTZ ein äußerst seltenes Symptom, das sich fast nur bei schweren organischen Erkrankungen des Nervensystems findet.

Paradoxe Akkomodationsreaktion der Pupillen wurde bei Hysterischen und bei Migräne beobachtet (VYSIN). Nach BEHR entwickelt sich die paradoxe Reaktion meist auf der Basis einer schon gestörten Pupillenreaktion.

Die katatone Pupillenreaktion.

A. WESTPHAL beobachtete das vorübergehende Bestehen von absoluter Pupillenstarre im katatonen Stupor. Die Pupillen können weit oder eng sein und auch abnorme Formen zeigen. Das Phänomen kommt auch einseitig vor. Die Lichtreaktion ist dabei verringert oder aufgehoben. Es handelt sich hier nicht um eine reflektorische Pupillenstarre, sondern um eine Innervationsstörung der gesamten Irismuskulatur. Die Psychoreflexe wurden dabei vermißt. Bei manchen stuporösen Kranken kann der Konvergenzkrampf mit Myosis monatelang bestehen. E. MEYER beobachtete bei Druck auf den sog. Iliakalpunkt Erweiterung der Pupille bei schlechter Lichtreaktion. Bei der mydriatischen katatonen Pupillenstarre fehlt auch die Pupillenunruhe. Als Ursache dieser Störung betrachtet LÖWENSTEIN den Verlust der Spontaneität bei erhaltener Suggestibilität des Gefühlslebens; unlustbetonte Spannungen erzeugen Hemmungen, welche zu katatoner oder hysterischer Pupillenstarre führen können.

Das vagotonische Pupillenphänomen.

Tiefe Inspiration kann Erweiterung der Pupillen, Exstirpation Verengerung der Pupillen hervorrufen. Das Phänomen kommt bei jugendlichen Personen häufiger vor und geht oft mit inspiratorischer Herzarhythmie einher.

Die myotonische Pupillenreaktion.

Unter myotonischer Pupillenreaktion verstehen wir ein abnorm langes Andauern der Pupillenverengerung bei der Konvergenzreaktion und eine ungemein langsame Erweiterung der Pupillen. SAENGER vermutete, daß das Phänomen muskulär bedingt sei.

Die myotonische Pupillenreaktion kommt vor bei Tabes, Paralyse, Lues congenita, Myotonie, Migräne; NONNE beobachtete sie auch bei schwerem Alkoholismus. BEHR hat sich eingehender zu dieser Pupillenreaktion geäußert. Sie muß wohl als ein selbständiges Krankheitsbild bezeichnet werden. Das Phänomen spricht nicht für Lues oder Tabes. Vielleicht liegen ihm Veränderungen im vegetativen Anteil des Oculomotorius zugrunde.

Krampfzustände im Sphincter pupillae.

Da experimentelle Untersuchungen gezeigt haben, daß die elektrische und chemische Reizung mancher Teile der Großhirnrinde Pupillenverengerung zur Folge haben, so wird zu erwarten sein, daß auch bei pathologischen Vorgängen an der Rinde (bei Epilepsie und Meningitis) Pupillenverengerung und Konvergenzkrampf vorkommen.

Bei Hysterie wird nicht selten ein gleichzeitiger Krampf in den Recti interni, dem Sphincter pupillae und den Ciliarmuskeln beobachtet.

ERLENMEYER hat periodische Anfälle von hysterisch bedingten klonischen Krämpfen der Irismuskulatur beschrieben, die zu exzentrischen Erweiterungen und Wiederzusammenziehungen der Pupillen führten (wandernde Pupille). Langandauernde, sehr starke Belichtung kann zu Reflexkrämpfen der Irismuskeln führen (BUMKE).

Auch die von PILTZ beschriebene neurotonische Pupillenreaktion wird hierher gehören; es handelt sich dabei um ein Nachdauern der Pupillenverengerung bei Lichteinfall.

Der Hirnrindenreflex von HAAB oder der Vorstellungsreflex von PILTZ.

Wenn jemand in einem Zimmer, welches nur durch eine Kerze beleuchtet wird, die Flamme seitlich von sich aufstellt und den Blick an ihr vorbei ins Dunkle richtet, so kann man beobachten, daß sofort eine kräftige Kontraktion der Pupillen auftritt, wenn die Person bei gleichbleibender Blickrichtung nur ihre Aufmerksamkeit auf die Flamme richtet. Der Reflex soll über die Hirnrinde gehen und nicht durch Akkommodation, Konvergenz oder vermehrten Lichteinfall zustande kommen. HEDDAEUS hält diesen Hirnrindenreflex für eine akkommodative Mitbewegung. Bei dem Versuch treten infolge des längeren Vorsichhinstarrens etwa auf das Auge des Beobachters, sehr rasch Ermüdung und Erschlaffung der Akkommodation ein. Bei erneuter Anregung der Aufmerksamkeit akkommodiert der Untersuchte von neuem, wodurch die Pupillenverengerung zustande kommt. HÜBNER ist es nicht gelungen, den Reflex nachzuweisen.

FÉRÉ will beobachtet haben, daß bei Gesichtshalluzinationen entsprechende Pupillenveränderungen auftreten je nachdem, ob die betreffende Person sich die halluzinierten Objekte nahe oder ferner vorstellt. GOLDFLAM beobachtete bei einem vollständig Blinden mit Lichtstarre der Pupille ein lebhaftes Pupillenspiel bei der Vorstellung „hell und Sonne" (optisches Vorstellungsphänomen).

H. CASON hat sog. indirekte Pupillenreflexe nachzuweisen versucht, z. B. Pupillenbewegungen auf Klingelzeichen, welche zunächst zusammen mit stärkerer Belichtung, dann aber auch allein nach Art der bedingten Reflexe sich als wirksam erwiesen.

Hemianopische Pupillenstarre.

Mit dem Nachweis der hemianopischen Pupillenstarre ist bewiesen, daß die gleichzeitig bestehende homonyme Hemianopsie im Tractus optici zu lokalisieren ist.

Die Pupillenfasern erfahren ebenso wie die Sehfasern eine Halbkreuzung im Chiasma.

Ein Begleitsymptom der hemianopischen Starre ist die Anisokorie (C. BEHR); die auf der Seite der homonymen Hemianopsie liegende Pupille pflegt weiter zu sein als die andere.

C. BEHR hat hemianopische Starre ohne gleichzeitige Hemianopsie in zwei Fällen beobachtet, die also auf Herde in der Pupillenbahn zentral und medial vom Tractus optici zu beziehen ist. Die Anisokorie kommt auch bei cerebraler Hemianopsie wie bei anderen cerebralen Herden vor; sie ist aber meist nur gering und ferner ist zu beachten, daß die weitere Pupille sich nicht auf der mit der Hemianopsie gleichnamigen Seite findet, sondern auf der anderen Seite, d. h. mit dem Herde gleichseitig.

Die Art der Anisokorie hat also gewisse topisch-diagnostische Bedeutung. C. BEHR hat auch bitemporale Pupillenstarre beobachtet.

9. Das Augenzittern (Nystagmus).

Der Spontannystagmus kann als ein flüchtiges Symptom bei allen akuten krankhaften Gehirnprozessen vorkommen, die zu Bewußtseinsstörungen oder zu epileptischen Anfällen führen. Wenn man sich vergegenwärtigt, von wie vielen bewußten und unbewußten Impulsen die Augenbewegungen und namentlich die konjugierten Augenbewegungen abhängig sind — daß der Einstellungsmechanismus (eine Funktion der peripheren Netzhautpartien), der Fixationsmechanismus beim aufmerksamen Schauen (ein Reflex der Fovea) und die Entspannungstendenz im Streben zur Ruhelage zusammenwirken, und daß ferner vom Vestibularapparat zahlreiche Impulse ausgehen, welche die Augenstellung beeinflussen, so ist es verständlich, daß der komplizierte Mechanismus der koordinierten Augenbewegungen von den verschiedensten Seiten gestört werden kann. Wir können einen Spontannystagmus erhalten infolge Schwäche einzelner Muskeln, z. B. der Recti interni, infolge des Fortfalls der Fusionstendenz bei peripheren und zentralen Sehstörungen, bei den verschiedensten Arten der Vestibularisreizung und bei Rindenvorgängen, die zu Bewußtseinsstörungen oder Krampfanfällen führen. Bei zunehmender Bewußtseinsstörung schwindet z. B. bei Epileptikern, Tumorkranken oder in der Narkose zuerst die rasche Phase des vestibulären Nystagmus (bei thermischer und galvanischer Reizung), und es bleibt die langsame Phase des Nystagmus, d. h. eine langsame Deviationsbewegung beider Bulbi, welche zum thermisch gereizten Labyrinth resp. bei galvanischer Reizung zur Anode gerichtet ist. (Das Deviationsphänomen zur Anode. ROSENFELD.) Die langsame Phase des vestibulären Nystagmus schwindet erst im tiefsten Koma (vgl. Abschnitt über Ventrikelsyndrome).

Die Untersuchungen bezüglich des galvanischen Nystagmus ergaben ferner bei multipler Sklerose eine auffallend niedrige Reizschwelle, d. h. es trat schon bei 2—3 Milliampere ein starker galvanischer Rucknystagmus zur Kathode auf, während in einigen Fällen von tiefem Stupor und sehr tiefer Demenz und Unregsamkeit sehr starke Ströme notwendig waren, um einen galvanischen Nystagmus zu erzeugen (ROSENFELD).

Zur Beurteilung der Tiefe einer Bewußtseinsstörung ist die Untersuchung auf thermischen oder galvanischen Nystagmus sehr brauchbar.

Daß der Spontannystagmus auch bei schweren akuten schizophrenen Zustandsbildern vorkommt, ist durch einige Beobachtungen erwiesen: auch finden sich in solchen Fällen gewisse Abweichungen im Ablauf des vestibulären Nystagmus (ROSENFELD).

A. PEKELSKY beschreibt transitorischen Anystagmus im katatonen Stupor. Er beobachtete bei der Untersuchung solcher Kranker auf dem Drehstuhl nach 20maliger Umdrehung ein unbewegliches Verharren der Bulbi in maximaler Auswärtsdrehung.

Bei Morphinisten habe ich während der Entziehung häufig einen starken Spontannystagmus beobachtet; ebenso bei Veronalvergiftungen.

Bei corticalen Läsionen kommen ebenfalls klonische Zuckungen der Seitwärtswender der Augen vor ähnlich denen, die sich in anderen Muskelgebieten bei Krampfanfällen abspielen. Der Rindennystagmus ist grobschlägiger als der vestibuläre; er schlägt nach der Seite der Ablenkung aus; er dauert kürzer als der labyrinthäre Nystagmus. Man nimmt an, daß durch die Rindenerkrankung der Rindentonus herabgesetzt wird und dadurch eine Überempfindlichkeit der Labyrinthe bedingt wird (BARTELS). Bei der Tendenz zur Augenabweichung nach einer Seite kommt es sozusagen zu einem Kampf zwischen der Wirkung des Tonus im Sinne der Abweichung und der unvollkommenen willkürlichen Innervationen. Daher das Hin- und Hergehen der Bulbi. Bei Stirnhirnläsionen kann ein Reizzustand im Labyrinthsystem der entgegengesetzten Seite ausgelöst werden.

10. Die Haut- und Sehnenreflexe und verwandte Phänomene.

Ganz allgemein ist zunächst zu sagen, daß die Stärke resp. das Vorhandensein dieser reflektorisch ablaufenden Phänomene abhängig ist von dem jeweiligen Zustande unseres Bewußtseins. Mit zunehmenden Bewußtseinsstörungen werden die Reflexe in einer gewissen Reihenfolge abgebaut; sie erlöschen schließlich im tiefsten Koma. Bei sich aufhellendem Bewußtsein kehren die Reflexe meist in umgekehrter Reihenfolge wieder zurück. Im Status epilepticus kann man während sehr schwerer Krampfanfälle zunächst eine Steigerung der Sehnenreflexe und evtl. eine Art von Dorsalflexion der Zehen, insbesondere des Halux beobachten, während in dem darauffolgenden Erschöpfungsstadium völlige Areflexie bestehen kann, die erst wieder weicht, wenn der nächste Anfall einsetzt. So ist das Verhalten der Reflexe ein Gradmesser für die Tiefe einer Bewußtseinsstörung.

Im Vordergrund unseres Interesses steht zunächst der Fußsohlenreflex und seine Umkehr aus der Plantarflexion in die Dorsalflexion der Zehen resp. des

Halux allein. Der Sohlenreflex ist eine Flucht- oder Abwehrbewegung auf jeden beliebigen Reiz, der die Fußsohle trifft. Die Ausgiebigkeit der Bewegung kann sehr verschieden sein; eine Summierung von Reizen (Streichen der Sohle) ist wirksamer als ein Einzelreiz. Durch die Feststellungen von BABINSKI aus dem Jahre 1892 und 1898 ist die Dorsalflexion der großen Zehe als das zuverlässige Zeichen einer organischen Beschädigung motorischer Systeme, vornehmlich der Pyramidenbahnsysteme erkannt worden. Die günstigste Reizstelle für die Hervorrufung des Babinskischen Phänomens soll der Sulcus halucis sein. Jedoch ist zu bemerken, daß die reflexogene Zone der Dorsalflexion sehr verschieden groß sein kann. Bei cerebralen Herden pflegt diese Zone auf die Fußsohle beschränkt zu sein; bei spinalen Herden, namentlich wenn die unteren Teile des Rückenmarks schwer betroffen sind, kann man den Reflex auch durch Streichen, Reizen oder Kneifen der Haut am Unterschenkel, ja sogar vom Oberschenkel aus auslösen (LEPÈRE). In den ersten Lebensmonaten soll physiologisch eine Art von Babinskischem Phänomen bestehen, welches sich erst gegen das Ende des ersten Jahres verliert, d. h. in die Plantarflexion übergeht. Nach den Untersuchungen von DE ANGELIS ist der Sohlenreflex beim Neugeborenen konstant; er erfolgt in 57% der Fälle in plantarer, in 43% in dorsaler Richtung. Die Abdominalreflexe sind in 77% der Neugeborenen kaum wahrnehmbar, in 16% stark, in 7% fehlend; der Cremasterreflex ist in 92% vorhanden; konstant und lebhaft sind der Corneal- und der Gaumenreflex. Inkonstant sind die Patellarreflexe; sie wurden in 20,4% der Fälle normal, in 54,5% lebhaft, in 21,6% sehr lebhaft und in 3,5% fehlend gefunden. Die Reflexe beim Neugeborenen scheinen lebhafter als beim Erwachsenen, unterliegen aber großen individuellen Schwankungen. HOMBURGER und MARINESCO bestreiten die Identität der Großzehenextension des frühen Kindesalters mit dem eigentlichen Babinskischen Reflex. Auch bei Epileptikern, Dementen und im Stupor konnte HOMBURGER die von ihm als charakteristisch geforderte isolierte Dorsalflexion nicht beobachten. In manchen Fällen spinaler Erkrankungen kommt es zu einem Verharren des Halux in der Dorsalstellung. Gelegentlich ist die plötzlich auftretende Dorsalflexion der großen Zehe als eine besondere Form der Mitbewegung zu bewerten, die zustande kommt, ohne daß ein Reiz an der Fußsohle eingewirkt hat. RESÈK spricht von einem bedingten Babinskischen Reflex, wenn schon die Bewegung des Streichens der Fußsohle ohne Berührung die Dorsalflexion auslöst. Das bilaterale Auftreten des Babinski bei einseitigem Reiz kommt wohl nur bei schweren Rückenmarksveränderungen vor. Im allgemeinen sei noch bemerkt, daß eine Steigerung des Reizes eine sprunghafte Ausbreitung der Erregungen auf verschiedene Muskelgruppen bedingt. Es handelt sich bei diesen Reflexsteigerungen um erregende und hemmende Vorgänge, vielleicht aber auch um sog. Isolierungsveränderungen im Rückenmark.

Über den Sitz des Reflexbogens, in welchem sich das Phänomen abspielt, kann man noch nichts Sicheres sagen; bezüglich seiner Physiologie bestehen 2 Theorien. Der Reflex könnte eine parakinetische Bewegungsstörung auf der Grundlage motorischer oder sensorischer Störungen sein; es könnte sich aber auch um einen präformierten selbständigen Reflex handeln, um eine abnorme Form des Plantarreflexes; er gehört vielleicht zu den spinalen Automatismen, die durch Wirkung übergeordneter Zentren im Kampf um die Anpassung verdeckt wurden, als die Befreiung der Hände von der Funktion des Gehens eintrat.

F. H. LEVY hat zur Hervorrufung des Babinskischen Phänomens den faradischen Strom benutzt. Diese Methode kann in Fällen mit zweifelhaften oder fehlenden Sehnenreflexen zur Ergänzung herangezogen werden.

Der Babinskische Reflex schwindet, wenn man das betreffende Bein durch eine Binde blutleer macht; er kehrt wieder im Moment, in welchem die betreffende Person das Wiedereinströmen des Blutes in das Bein angenehm kribbelnd empfindet (ROSENFELD).

In der Scopolaminnarkose tritt der Babinski meist sehr deutlich auf; seine reflexogene Zone ist in diesem Falle auf die Fußsohle beschränkt; der Reflex kann auch dann noch bestehen bleiben, wenn eine völlige Atonie der gesamten Körpermuskeln eingetreten ist (ROSENFELD).

Durch Physostigmin wird das Babinskische Phänomen zum Schwinden gebracht (ZUCKER).

WALSKE beschreibt Varianten des Babinskischen Phänomens unter dem Einfluß der MAGNUS und DE KLEYNschen tonischen Halsreflexe, und zwar eine Reflexumkehr je nach der Kopfstellung.

Auf die anderen Reflexe, welche auch für die Erkennung einer Schädigung der Pyramidenbahnen eine Bedeutung haben, kann hier nicht näher eingegangen werden; ich meine den Oppenheimschen Reflex, der von KASSIRER und PFEIFER bestätigt wurde, der Mendel-Bechterewsche Reflex, der Gordonsche Reflex und das Gowerssche Phänomen.

BERTOLINI und RIETI beschreiben bei Geisteskranken einen Plantarflexionsreflex der vier letzten Zehen. Als Reiz dient Druck in die Wadenmuskulatur wie beim Gordonschen Reflex oder Klopfen auf die äußere Seite der Tibiakanten, etwa wie beim Gowersschen Reflex. Der Reflex scheint keine pathognomonische Bedeutung zu haben und kommt nicht mit dem Babinskischen Phänomen zusammen vor.

Im wachen Zustande ist die Abschwächung oder die Aufhebung der Sehnenreflexe an den unteren Extremitäten der Ausdruck der Beschädigung des spinalen Reflexbogens, die bedingt sein kann durch neuritische Prozesse nach Infektionen (z. B. nach Diphtherie), durch eine tabische Erkrankung und vielleicht auch durch einen längere Zeit bestehenden Hirndruck. Das Fehlen der Sehnenreflexe auf hysterischer Basis muß bestritten werden; wohl aber kommt eine Abschwächung der Sehnenreflexe mit schlechtem Gewebsturgor und Atonie bei der allgemeinen vegetativen Neurose vor. Auch in der Symptomatologie schwerer schizophrener Psychosen spielt die Herabsetzung der Reflexe mit Hypotonie gelegentlich eine Rolle (KLEIST); häufiger findet man Steigerung der Sehnenreflexe, namentlich in den ganz akuten schweren Fällen mit Nystagmus (ROSENFELD). Die Pyramidenbahnreflexe sind bisher bei Schizophrenie nicht beobachtet worden. Bei erregten Katatonikern und im Stupor sind die Reflexe oft nicht zu prüfen.

Das Problem der Körperhaltung und Körperstellung ist von größter Bedeutung, und zwar sowohl bei der Beurteilung der körperlichen und seelischen Entwicklung des Menschen wie bei der genaueren Analyse gewisser Zustandsbilder, die im Verlauf der Paralyse, der Katatonie, bei schwerer Arteriosklerose und bei Hirntumoren vorkommen. Die tierexperimentellen Erfahrungen, namentlich von MAGNUS, DE KLEYN und RADEMACHER geben uns gewisse Anhaltspunkte, worauf beim Menschen zu achten sein dürfte. Für die Aufrechterhaltung der normalen Körperhaltung reicht das Rückenmark nicht aus; die Großhirnrinde ist dazu aber nicht unbedingt nötig. Die sog. Thalamustiere (MAGNUS) können sich stellen und herumlaufen. Das „enthirnte" Tier im Sinne SHERRINGTONS, das Brückentier im Sinne von MAGNUS hat das Vermögen verloren, sich zu stellen; es besteht Enthirnungsstarre, eine Art reflektorischen Stehens. Man unterscheidet nun nach MAGNUS Stellreflexe und Stehreflexe; für die ersteren ist das Mittelhirn notwendig, für die Stehreflexe Medulla und Rückenmark. Das enthirnte Tier zeigt eine abnorme Tonusverteilung in der

Körpermuskulatur, und zwar zeigen die Muskeln, welche beim Stehen der Schwere entgegenarbeiten, eine Tonussteigerung (Masseter, Streckmuskeln der Wirbelsäule und der Glieder). Die Haltung und die Tonussteigerung in der ganzen Körpermuskulatur wird durch Veränderung der Kopfstellung im Raum und zum Rumpf beeinflußt; es treten die sog. tonischen Hals- und Labyrinthreflexe auf, welche durch die obersten hinteren Wurzeln und durch das Labyrinth vermittelt werden. Ein solcher tonischer Halsreflex ist es, z. B. wenn bei der Beugung des Kopfes des Tieres nach hinten eine Zunahme der Streckstellung des Vorderbeines auftritt. Die Anwendung dieser Erfahrungen auf die menschliche Pathologie befindet sich noch in den Anfängen. In den Fällen, in welchen wir eine Läsion des Hirnstammes oder supracerebellärer Systeme einseitig oder doppelseitig vermuten, ferner bei ausgedehnten Großhirndefekten und -zerstörungen und bei Hydrocephalie wird auf diese Halsstellreflexe zu achten sein.

MAGNUS und DE KLEYN fanden die Hals- und Labyrinthreflexe bei Kindern mit Großhirndefekten; Labyrinthreflexe kommen auch bei Gesunden vor. Bei einem 78 jährigen Manne mit ausgedehnten Erweichungen am Hirnstamm und -mantel konnten BOEHME und WEILAND bei seitlichen Drehbewegungen des Kopfes die typischen Veränderungen im Tonus der Glieder nachweisen. Die Streckmuskeln der Glieder spannten sich auf der Seite an, nach welcher der Kopf gedreht wurde, auf der anderen erschlafften sie.

ZINGERLE hat eine größere Anzahl organischer Gehirnkranker auf die genannten Automatismen untersucht; er betont die Möglichkeit, diese Reflexmechanismen im Hirnstamm überhaupt zu untersuchen und aus den Ergebnissen gewisse Schlüsse auf die Lokalisation zu machen. Es erscheint sogar die Möglichkeit gegeben unter Benutzung der tonischen Labyrinthreflexe durch zweckmäßige Lagerung vorhandene Spasmen zu mildern.

SIMONS betont die Bedeutung der Kopfhaltung für den Tonus der gelähmten Seite. Es lassen sich durch Benutzung dieser Automatismen Bewegungen in gelähmten Körperteilen zentral auslösen.

Der Morosche Umklammerungsreflex ist bei Säuglingen im ersten Vierteljahr am stärksten; er findet sich aber bei zarten, dystrophischen Kindern und bei cerebralen Entwicklungsstörungen auch noch im 5. bis 6. Monat; bei Idioten noch nach Jahren. Der Morosche Reflex ist durch jeden Lagewechsel hervorzurufen, wenn diese Bewegung nur schnell genug erfolgt. Tonusveränderungen begleiten ihn nicht. Die Reflexbewegung spielt sich so ab, daß die im Beugetonus befindlichen Arme im Ellenbogengelenk gestreckt und gespreizt werden; dann nähern sich die Arme wieder in gestreckter Haltung der Mittellinie. Es gibt eine Reihe von Bewegungserscheinungen in den ersten Monaten, die beim Erwachsenen, wenn sie fortbestehen oder von neuem auftreten, die Bedeutung von neuropathologischen Symptomen gewinnen, z. B. das Babinskische Zeichen, ataktische Bewegungen und Propulsionen.

Bemerkenswert sind die Bewegungen, welche diplegische Kinder machen, wenn man sie aus der Bauchlage in die Rückenlage bringt; die Gliedmaßen werden emporgestreckt, die Arme werden gebeugt, die Hände proniert und die Finger extendiert (O. FOERSTER).

OPPENHEIM beobachtete auch ein Zusammenfahren solcher Kinder mit Diplegia spastica, welches keine affektive Schreckreaktion, sondern einen selbständigen subcorticalen Reflex darstellt.

GIERLICH und FOERSTER weisen auf phylogenetische Vorstufen der menschlichen Bewegungsweisen und auf gewisse Ähnlichkeiten zwischen pathologischen Bewegungsformen und Prinzipalbewegungsformen der Tiere hin.

Der Morosche Reflex zeigt keine Abhängigkeit von der Stellung des Kopfes zum Rumpf oder im Raum.

Holmgren beschreibt bei gewissen cerebralen halbseitigen Affektionen, z. B. bei arteriosklerotischer Hemiplegie einen sog. Stirnreflex: beim Streichen mit dem Daumen von der Haargrenze gegen die Augenbrauen zu, und zwar auf der gesunden Seite, erfolgt eine maximale Kontraktion des Musculus frontalis.

An den oberen Extremitäten gibt es nur wenige Reflexe, welche einen gewissen diagnostischen Wert haben können. M. Goldstein fand bei angeborenem Schwachsinn, bei Schizophrenie und bei progressiver Paralyse häufiges Fehlen des Lérischen und des Mayerschen Reflexes; erhalten sind sie bei manisch-depressiven Kranken und bei Hysterie; bei Epilepsie sind sie zeitweise aufgehoben, bei Neurotikern gesteigert; in der Narkose schwinden sie zuerst.

Anmerkung: Das Lérische Phänomen prüft man in der Weise, daß man die Finger des Kranken gegen die Hohlhand und weiterhin die Hand gegen den Unterarm beugt. Bei diesem sog. Einrollen der Hand kommt es reflektorisch zu einer Anspannung des Biceps und Brachioradialis, d. h. zu einer sich steigernden Beugung des Unterarms zum Oberarm.

Die Prüfung des Mayerschen Phänomens erfordert etwas Übung. Die Hand des Kranken kommt in Supinationsstellung in die Hohlhand des Untersuchers zu liegen; nun wird die Grundphalange des 3. Fingers kräftig gegen die Vola manus gedrückt; es tritt eine Reflexbewegung des Daumens ein, und zwar eine Opposition und Beugung im Metakarpophalangealgelenk, eine Beugung im Grundgelenk und eine Streckung im Endgelenk.

Diese Reflexe sind ein frühes Zeichen einer Schädigung der Pyramidenbahnen für den Arm.

11. Die Störungen der elektrischen und mechanischen Erregbarkeit der Nerven und Muskeln.

Störungen der elektrischen Erregbarkeit der Nerven und Muskeln spielen in der Symptomatologie der Geistesstörungen keine nennenswerte Rolle; ja, man könnte vielleicht sogar meinen, daß in den Fällen, in welchen sich solche Veränderungen finden, es sich nur um ein zufälliges Zusammenvorkommen handelt. So findet man z. B. eine Störung der galvanischen und mechanischen Erregbarkeit des Facialis wie bei der Tetanie nicht so ganz selten bei endogenen Psychosen (bei der Schizophrenie und Hysterie), ohne daß die anderen manifesten Zeichen der Tetanie zur Entwicklung kommen. Bei einem schizophrenen Stupor, welcher nach einigen Monaten wieder in Heilung überging, konnte ich das Chvosteksche Phänomen zeitweise beobachten; das Erbsche Phänomen der gesteigerten galvanischen Erregbarkeit bestand nicht. Die Schwankungen der Intensität des Facialisphänomens zeigten gewisse Beziehungen zu dem Verlauf der Psychose insofern, als bei nachlassendem Stupor das Facialisphänomen besonders leicht auslösbar war; bei einer Vertiefung des Stupors kam es zum Schwinden.

Auf die Beziehungen der Tetanie und der spasmophilen Diathese zur Epilepsie ist vielfach hingewiesen worden; bei Tetanie kommt es gelegentlich zu epileptischen Krampfanfällen. Jedoch sind Tetanie und genuine Epilepsie prinzipiell voneinander zu trennen. Der psychische Zustand der Tetaniekranken scheint im wesentlichen normal zu sein; wenn auch gelegentlich Erregungszustände und Kombinationen mit Psychosen vorkommen.

Immerhin werden die Fälle von hysterischer Pseudotetanie mit pseudomyotonischen Erscheinungen unser ganzes Interesse beanspruchen, da sich hier vielleicht Beziehungen zwischen körperlichen Vorgängen und hysterischen Reaktionen zu erkennen geben.

Hübner beobachtete bei Myotonikern Anfälle von Hemikranie und große seelische Reizbarkeit; er berichtet ferner über pseudomyotonische Symptome bei Hysterikern; es fanden sich die charakteristischen Bewegungsstörungen ohne die myotonische Reaktion, ohne Dellenbildung und ohne Änderung der mechanischen und elektrischen Erregbarkeit.

Bei Katatonikern will Moravcsik eine Herabsetzung der elektrischen Erregbarkeit mit langsamer Zuckung gesehen haben; auch Ostermayer gibt die galvanische Erregbarkeit der motorischen Nerven als vermindert an. Vielfach wird behauptet, daß die sog. idiomuskulären Kontraktionen eine Verstärkung bei Geisteskranken erfahren; bei Schizophrenie in 95% der Fälle, bei Paralyse in 90%, bei manisch Depressiven in 11%. H. Fischer hat bei epileptischen Verstimmungen und vor dem Anfall nicht selten eine Steigerung der elektrischen Erregbarkeit gefunden; namentlich bei den Epileptikern, welche zu den von Foerster beschriebenen Hyperventilationskrämpfen neigten. Da in schweren Krampfanfällen sehr starke Schwankungen bezüglich der Erregbarkeit der spinalen Zentren zustande kommen (hochgradige Steigerung der Sehnenreflexe und völlige Areflexie), so ist eigentlich zu erwarten, daß innerhalb solcher Krampfserien auch Veränderungen der elektrischen Erregbarkeit bestehen. Untersuchungen liegen darüber nicht vor.

Mit einer verfeinerten elektrodiagnostischen Methodik werden sich aber vielleicht auch bei psychischen Störungen noch neue Tatsachen feststellen lassen. Bei der Untersuchung mit Hilfe des konstanten oder Gleichstroms bestimmen wir die Reizschwelle für die Zuckung bei der Öffnung oder Schließung des Stromes und das Eintreten des Tetanus während der Schließungsdauer und nach der Öffnung; bei der Untersuchung mit dem faradischen Strom suchen wir den Rollenabstand des Schlitteninduktoriums auf, bei welchem Muskeltetanus gerade deutlich erzeugt wird. Lapicque und Bourguignon fanden, daß bei verschiedenen Muskelgruppen und Neuronensystemen (motorischen und sensiblen) sich Unterschiede in der Geschwindigkeit des Reagierens auf den elektrischen Reiz in feinster Abstufung finden. Die Unterschiede äußern sich sowohl in der Fortpflanzung der Erregung (Nervenleitungsgeschwindigkeit) als auch im Verlauf des Erregungsvorganges selbst (raschere oder trägere Zuckung) und durch die Zeitdauer, während welcher bei einer bestimmten Form der Stromschwankung die notwendige elektrische Energiemenge wirken muß. Maße dieser Zeitdauer sind die Chronaxie von Lapicque, die Nutzzeit von Gildemeister oder die reduzierte Reizungszeit von Krämer und Blumenfeld. Man nimmt bei der galvanischen Untersuchung eine quantitative Prüfung der Erregbarkeit vor; bei der faradischen gewinnt man Anhaltspunkte für die Geschwindigkeit des Reagierens auf den elektrischen Reiz. Die gewöhnlichen Induktionsapparate liefern aber keine exakten, im absoluten Maßsystem ausdrückbaren Werte dieser Geschwindigkeit. Boruttau hat einen rotierenden Apparat, einen Unterbrecher nach Art der für die sog. Elektronarkose von Leduc benutzten, konstruieren lassen, welcher in einer Sekunde 100 rechtwinklig ablaufende gleichgerichtete Stromstöße liefert, deren Dauer von 0 bis zu 10 Sigma ($^1/_{1000}$ Sekunde) verstellbar ist und direkt abgelesen werden kann. Der Unterbrecher wird auf die Motorachse des Pantostaten aufgesetzt und zunächst wie gewöhnlich die MA-Zahl für K. S. Z. abgelesen. Dann wird bei gleicher Stromstärke der Unterbrecher eingestellt und die Dauer der Stöße allmählich verlängert, bis ein vollständiger Tetanus eintritt. Es wird so die Chronaxie direkt bestimmt. Sie ist ein feineres Reagens auf die Veränderungen bei der partiellen Entartung und der Regeneration als die Angabe des Rollenabstandes bei der faradischen Prüfung.

Leduc zeigte, daß sich durch einen regelmäßig unterbrochenen Gleichstrom bei vorsichtigem Einschleichen Narkose erzielen läßt. W. Jacobi und G. Magnus untersuchten die Beziehung der Elektronarkose zur Ödembildung an den weichen Häuten.

A. W. MAYER und SCHLÜTER haben einen Apparat zur Bestimmung des elektrischen Widerstandes im Gehirn angegeben. Gehirnsubstanz und Tumorgewebe zeigen erhebliche Unterschiede in ihrer Leitfähigkeit; dieselbe betrug beim Großhirn 550 Ohm, beim Tumorgewebe nur 220, bei Liquor und Kochsalzlösung 35, bei Blut 150 Ohm. L. MINOR fand Veränderungen des elektrischen Hautwiderstandes in denjenigen Partien der Haut, die vom gelähmten Halssympathicus versorgt wurden.

KAHANE weist auf die praktisch diagnostische Bedeutung der Galvanopalpation hin, mit welcher das vegetative und autonome Nervensystem auf seine Erregbarkeit geprüft werden kann.

Auch A. LAQUEUR empfiehlt diese Methode. Bei Erkrankungen tiefer liegender Organe zeigt die Haut bei Berührung mit einer stark zugespitzten Elektrode (Anode) und einer Stromstärke von 0,5 bis 2,0 MA erhöhte Reizbarkeit, die sich in Brennen, Stechen und in starken Rötungen der Haut zeigt.

Auf die myoelektrischen Untersuchungen bei Striatumerkrankungen kann hier nicht eingegangen werden.

12. Blasen- und Mastdarmstörungen.

Störungen der Funktionen von Blase und Mastdarm finden sich bei Geistesgestörten hauptsächlich dann, wenn Bewußtseinsstörungen vorhanden sind. Sowohl im Zustande der einfachen Benommenheit wie bei getrübtem Bewußtsein der deliranten Zustände und im veränderten Bewußtseinszustand der Epileptiker kommt es nicht selten zu einem unwillkürlichen Abgang von Harn und Faeces. Die Inkontinenz ist in diesen Fällen davon abhängig, in welchem Ausmaße die sog. Bewußtseinszentren im Hirnstamme in Mitleidenschaft gezogen sind.

Andererseits hat man aber für Blase und Mastdarm auch corticale Vertretungen angenommen; beim Affen hat man Foci für Schwanz, Blase und Mastdarm auf der medianen Seite des Gehirns reizphysiologisch nachgewiesen. Beim Menschen vermutet man corticale motorische Blasenzentren in der Gegend des Fußzentrums und des Hüftzentrums zwischen Arm- und Beinzentrum (PFEIFER, FÖRSTER, KLEIST, ADLER, GOLDSTEIN) und vielleicht auch in der Gegend des Lobus paracentralis. So kann eine isolierte Blasenstörung gelegentlich auch ein corticales Herdsymptom darstellen. Die Empfindung des Harndranges soll durch eine Erregung im Gyrus fornicatus zustande kommen. Die antagonistische Erschlaffung des Sphincter internus, welcher durch tonische Anspannung den dauernden Blasenschluß bedingt, wird auf den Lobus paracentralis bezogen.

Die willkürliche Unterbrechung der Harnentleerung soll vom Gyrus praecentralis (Gegend des Hüftzentrums) besorgt werden. In diesen komplizierten Mechanismus sind aber sicher auch noch striäre und thalamische Zentren eingeschaltet, welche den Vorgang der Miktion ohne erneute corticale Innervationen unterhalten.

Vielleicht leistet der Thalamus dabei mehr die sensorischen Funktionen, das Striatum-Pallidum mehr die motorischen.

Bei corticalen Lähmungen kann es zur Retention und zur Inkontinenz kommen, je nachdem, ob das Entleerungszentrum im Lobus paracentralis oder das Zentrum für den Sphincter externus sich im Reiz- oder Lähmungszustand befinden. Bei subcorticalen Herden soll es zu Restharn kommen, da die Dauerrelaxation des Sphincter internus beeinträchtigt ist.

Auf die spinal bedingten Blasen- und Mastdarmstörungen kann hier nicht eingegangen werden; wir verlegen sie bekanntlich in das Lumbal- und Sakralmark und nehmen ferner an, daß auch die außerhalb des Rückenmarks liegenden sympathischen Plexus an dem richtigen Funktionieren des Antagonistenspiels zwischen Sphincter und Detrusor beteiligt sind.

Funktionell bedingte Blasenstörungen von der Art der Pollakurie, dem sog. Harnstottern (bégaiement urinaire PAGET), der Reizbarkeit der Blase, die schon bei geringen Urinmengen Harndrang auslöst, finden sich häufig bei Personen mit Zeichen einer allgemeinen vegetativen Neurose und beruhen wohl auf Funktionsänderungen resp. Dissoziationen innerhalb dieser Systeme. Manche neurasthenische Psychopathen können nur dann urinieren, wenn sie das Geräusch von fließendem Wasser hören oder die Hand in Wasser tauchen; anderen ist es unmöglich, in Gegenwart einer anderen Person Urin zu lassen. Krampfzustände des Sphincters werden bei Morphinisten in der Entziehungsperiode, bei akuten paralytischen Psychosen, bei Angstpsychosen und Stuporzuständen beobachtet. Jedoch sei man im allgemeinen zurückhaltend mit der Annahme solcher rein psychisch bedingter Blasenstörungen, wenn nicht zuvor jede organische Ursache ausgeschlossen werden kann. — Es gibt isoliert bestehende, angeborene und erworbene Lähmungszustände des Sphincter vesicae. Die Ätiologie dieser Störung ist meist unklar; in den Fällen, in denen die Störung angeboren erscheint, nehmen manche einen Kernschwund in spinalen Zentren an. In manchen Fällen tritt die Störung im Anschluß an eine Infektionskrankheit (z. B. Masern oder Diphtherie) auf. Es könnte sich auch um eine Übererregbarkeit des Detrusors handeln, also um ein Mißverhältnis zwischen der Funktion des Sphincters und der des Detrusors.

Daß der Enuresis nocturna eine sog. Myelodysplasie zugrunde liegt, wird von manchen bestritten. Man achte aber auf angeborene Spaltbildungen an der Lendenwirbelsäule und auf die Spina bifida occulta, bei welcher die Spaltbildung nach außen durch die Haut abgeschlossen ist. Familiäres Auftreten der Enuresis nocturna wird angegeben. Vielfach beruht die Störung auf einer abnormen Schlaftiefe, die zu einer abnormen Erschlaffung des Schließmuskels im Schlaf führen kann; sie ist nicht immer als ein Degenerationstest zu bewerten.

Sehr merkwürdig sind die bei akuten Stuporzuständen gelegentlich zu beobachtende Darmträgheit und völlige Obstipation, die wochenlang bestehen kann und allen therapeutischen Maßnahmen trotzt. Hier werden vielleicht schwere Funktionshemmungen in subcorticalen Zentren eine ursächliche Rolle spielen.

Es ist beobachtet worden, daß Personen träumen, sie müßten urinieren, und daß es dann dabei zu Harnabgang kommt.

13. Sehstörungen.

Zentral bedingte Sehstörungen sind kein seltenes Vorkommnis vor und nach epileptischen Anfällen, bei urämischen Zuständen und bei arteriosklerotischen und senilen Rückbildungsvorgängen, welche zu partiellen Gehirnatrophien führen (PICK, ROSENFELD). Bei den epileptischen und urämischen Zuständen sind diese Störungen transitorischer Natur; bei den partiellen Atrophien sind sie stationär und kombinieren sich meist mit Störungen des Orientierungsvermögens im Raum.

Die Sehzentren im Lobus occipitalis (in der Rinde der Fissura calcarina und des Cuneus) sind der Sitz der in Frage stehenden Krankheitsvorgänge; die spezielle Symptomatologie solcher Fälle wird noch davon abhängig sein, ob der Krankheitsprozeß die Fissura calcarina selbst oder die subcorticale Sehstrahlung oder mehr die Konvexität betroffen hat und zum Gyrus angularis herübergreift.

Eine Projektion der Retina in die Kalkarinaregion wird im allgemeinen angenommen. Es kommt bei Läsion dieser Rindengebiete am ehesten zu Gesichtsfelddefekten, zu Hemianopsien (mit freiblickendem Fixationspunkt), zu parazentralen Ausfällen, Quadrantenhemianopsien, seltener zu zentralen Skotomen. Das Makulasehen kann sowohl von den vorderen wie von den hinteren Partien der in der Tiefe der Fissura calcarina liegenden Rindenpartien aus geschädigt werden. Die Makula hat aber doch wohl Beziehungen zu der gesamten Sehsphäre (Monakow).

Die Gesichtsfelddefekte zentralen Ursprungs können auch Asymmetrien aufweisen; bei sich zurückbildenden Hemianopsien kann der Lichtschein auf einem Auge früher zurückkehren. Es kommen konzentrische Gesichtsfeldeinschränkungen vor, die organische Ursachen haben. Ein Vorstadium der Hemianopsie ist die hemianopische Aufmerksamkeitsschwäche. Die funktionelle Wertigkeit der einzelnen Gesichtsfelder kann verschieden sein und kann raschen Schwankungen unterworfen sein, ohne daß man deswegen hysterisch bedingte Störungen annehmen darf.

Die Ausdehnung der visuellen Rindenfelder über den Bezirk der Fissura calcarina und des Cuneus hinaus wird noch umstritten. Der ganze Lobus occipitalis soll an der Verarbeitung der optischen Eindrücke beteiligt sein; das Gebiet des Gyrus angularis soll die begriffliche Ausgestaltung der Gesichtseindrücke leisten und ein optisches Erinnerungsfeld für Buchstaben und Wortbilder in sich bergen. Die Rinde der Konvexität des Occipitallappens bezeichnete Wilbrand als ein optisches Erinnerungsfeld (für Erinnerungsbilder der optischen Wahrnehmungen). Läsionen an der Konvexität der linken Hemisphäre können zentrale Farbenblindheit machen (Goldstein). Auch bei partieller Atrophie des Gyrus fusiformis sind Störungen der Orientierung im Raum beobachtet worden. Das topographische Gedächtnis kann gestört sein.

Ferner werden bei doppelseitigen Occipitalherden beschrieben: Herabsetzung der Aufmerksamkeit für Gesichtseindrücke (Anton, Hartmann, Rosenfeld); Verlust der Komprehension, d. h. die einzelnen Teile der Gesichtsfelder können nicht zusammengefaßt werden (Pick, Rosenfeld); man hat von einer Seelenlähmung des Schauens und von psychischen Gesichtsfeldeinengungen gesprochen (apperzeptive Blindheit). Seelenblindheit ist eine vorübergehende Erscheinung bei Paralytikern, oft im Zusammenhang mit Anfällen. Homonyme Hemianopsie kann gelegentlich ein flüchtiges Restsymptom schwerer epileptischer Anfälle sein. Plötzliche Erblindung wurde bei Tumoren im Occipitallappen beobachtet.

Diese zentral bedingten Sehstörungen, auch die Gesichtsfeldausfälle und die zentrale Erblindung brauchen infolge eines eigenartigen seelischen Defektes dem Kranken nicht zum Bewußtsein zu kommen (Anton, Redlich, Bonviccini).

Eine ungewöhnliche Form der Desorientierung bestand darin, daß ein Kranker wahrzunehmen glaubte, alle Gegenstände stehen auf dem Kopf, alles drehe sich um 180°, er selbst stehe auf dem Kopf (Pick).

Die Störungen der Lokalisation hat man in relative und absolute einzuteilen versucht. Bei der relativen Lokalisationsstörung gelingt es nicht, die Lage eines Punktes des Sehfeldes zu einem Nullpunkt in einem Koordinatensystem zu bestimmen; beim sog. Halbierungsversuch (Teilung einer Linie in zwei gleiche Teile) fällt der dem hemianopischen Defekt entsprechende Teil kleiner aus. Bei der absoluten Lokalisationsstörung ist die Einordnung eines einzelnen Sehobjektes in dem umgebenden Raum, der nicht allein durch das Auge bestimmt wird, gestört.

Es finden sich Schwierigkeiten, eine Anzahl Striche mit den Augen zu zählen, und Störungen der Tiefenlokalisation.

Zentral bedingte Farbensinnstörungen sind unabhängig vom Gesichtsfeld. Die totale Farbenblindheit kann zuerst ein Stadium der Rotgrünblindheit durchlaufen (GELB und GOLDSTEIN).

Über halbseitige Gesichtstäuschungen als einzigem Symptom einer das Sehzentrum irritierenden Erkrankung haben verschiedene Autoren berichtet. Sie können als eine Art optischer Aura oder Äquivalente aufgefaßt werden und mit Flimmerskotom ähnlichen Erscheinungen und hemianopischen Verdunkelungen einhergehen.

BOSTROEM beschreibt einen eigenartigen Fall, in welchem 7 Jahre nach einer Hinterhauptsverletzung optische Trugwahrnehmungen erschienen. Es handelte sich um komplexe, szenenhafte Bilder früherer Erlebnisse, welche von rechts kamen, nach links verschwanden, aber nie die Mittellinie überschritten. Ferner bestand eine deutliche hemianopische Gesichtsfeldeinschränkung nach rechts. Der Kranke litt unabhängig von diesen Trugwahrnehmungen noch an epileptischen Anfällen.

Nach UHTHOFF sollen sich Gesichtshalluzinationen häufiger bei Erkrankungen des Auges finden, welche zu entoptischen Wahrnehmungen führen.

Während der Gravidität und in der Laktationsperiode sind zusammen mit leichten cerebralen Symptomen und leichten psychischen Störungen auch Gesichtsfeldstörungen beobachtet worden (nach LÖHLEIN in einzelnen Fällen vom Typus einer bitemporalen Hemianopsie).

GARVEY beschreibt homonyme Hemianopsien hysterischen Ursprungs. WILBRAND und SÄNGER bestreiten mit Recht das Vorkommen von zentralen Skotomen und Hemianopsien auf hysterischer Grundlage.

Damit sind nur einige der wichtigsten Sehstörungen erwähnt, wie sie bei transitorischen oder stationären Läsionen der corticalen Centren und der subcorticalen Bahnen vorkommen (bei epileptischen und paralytischen Anfällen, Embolien, Thrombosen und partiellen Gefäßkrämpfen und Gefäßerkrankungen verschiedener Ätiologie und bei der partiellen Gehirnatrophie) und sich mit rein psychischen Symptomen kombinieren können.

Die cerebralen Gefäßveränderungen können evtl. auch ophthalmoskopisch nachgewiesen werden und gelten als Vorboten von Schlaganfällen und arteriosklerotischen Psychosen (GEIS).

Nach BAILLIART kann in Fällen von intrakranieller Hypertension mit anscheinend normalem Augenhintergrund doch bereits eine lokale Blutdruckerhöhung in den Retinalarterien bestehen, die sich evtl. durch Kompression des Bulbus oder durch Kompression des Gehirns von einer Trepanationsöffnung aus nachweisen läßt.

Kongenitale Anomalien an den Augen finden sich häufig bei den degenerativen Formen des Irreseins und bei Imbezillität und Idiotie.

Die Zahl der Emmetropen unter den Idioten wird sehr verschieden angegeben (15—62%); am häufigsten finden sich Hypermetropien, seltener Myopien; ferner kommen vor Anomalien der Augenmuskeln, Strabismus, Nystagmus, Hornhauttrübungen, herabgesetzte Sehschärfe; ein Coloboma nervi optici wurde bei 2 idiotischen Geschwistern beobachtet.

Augenmuskellähmungen und Augenhintergrundsveränderungen.

Die Lähmungen im Bereiche der äußeren Augenmuskeln, wie sie bei den verschiedenen meningealen Erkrankungen und bei den organischen Erkrankungen des Hirnstammes und der Hirnnerven selbst vorkommen, können hier nicht eingehend zur Darstellung gebracht werden. Im Verlauf der progressiven Paralyse kommen gelegentlich Lähmungen einzelner Augenmuskeln vor (KÖPPEN). Bei den akut sich abspielenden Gehirnprozessen wie den epileptischen und paralytischen Anfällen können flüchtige Augenmuskelparesen zustande kommen, häufiger Augenmuskelkrämpfe, die zu Seitwärtsstellung der Augäpfel (Deviation conjuguée), Nystagmus und Schielstellung führen können; im epileptischen Anfall kann es zu einer völligen Lösung in dem koordinierten Zusammenspiel der Augenmuskeln kommen. Augenmuskelstörungen können die Folge einer starken Steigerung des Hirndruckes sein; bekannt ist die gleichseitige Abducenslähmung bei Schläfenlappentumoren. Auch bei schwerer akuter Schizophrenie mit schlaffem Stupor kann es gelegentlich zu flüchtigen Augenmuskelparesen kommen (ROSENFELD).

Beim Zustandekommen der sog. hysterischen Augenmuskelstörungen werden krampfartige Innervationen im Bereiche der Augenmuskeln wohl die wesentliche Komponente der Störungen ausmachen, so daß die Bezeichnung Lähmung eigentlich nicht zutrifft (KEHRER).

Die hysterische Polyopie oder Diplopia monocularis wird auf eine fehlerhafte Akkommodation zurückzuführen sein; sie kann sich mit dem Phänomen der Mikropsie oder Makropsie verbinden, Störungen, die sich auch in der epileptischen Aura finden.

Krampfzustände im Musculus orbicularis können eine Ptosis vortäuschen. Auch ein willkürliches Erschlaffen des Levator palpebrarum ist beobachtet worden (WOLLENBERG).

RUNGE beobachtete im Alkoholrausch deutliche konjugierte Blickparesen und Konvergenzparesen verbunden mit Rucknystagmus nach auswärts und nach oben.

Die Neuritis nervi optici resp. die Stauungspapille spielt in der Symptomatologie der Geistesstörungen, soweit sie nicht durch Tumorbildungen, Hydrocephalus und meningitische Erkrankungen bedingt sind, keine erhebliche Rolle. Im Verlaufe der Paralyse sah ich einmal eine Neuritis mit Stauungserscheinungen, und zwar im Beginn der Erkrankung.

Häufiger finden sich diese Augenhintergrundsveränderungen bei Lues cerebri, bei luetischer Frühmeningitis mit epileptischen Anfällen und als Neurorezidive. Bei Epileptikern ist vereinzelt eine Neuritis nervi optici beobachtet worden. Vielleicht spielen dabei Gefäß-Veränderungen und -Krämpfe eine Rolle, die bei den Epileptikern im Anfall zu den merkwürdigen kleinen punktförmigen Blutungen in der Haut führen.

Bei den schweren cerebralen Zuständen, die im Verlauf akuter Fälle von Dementia praecox auftreten können und auf sog. Hirnschwellungsvorgänge (REICHARDT) zurückgeführt werden, habe ich nie Augenhintergrundsveränderungen feststellen können. Gelegentlich kommt es in den akuten deliranten Erregungen der symptomatischen Psychosen zu Stauungspapille.

Über das gelegentliche Vorkommen von Stauungspapille bei multipler Sklerose liegen einige zuverlässige Beobachtungen vor (BRUNS, ROSENFELD, ADLER). Auch bei Chorea soll sie beobachtet sein (HERMANN). OPPENHEIM bringt manche neuritischen Veränderungen am Augenhintergrund in Beziehung zu dem akuten circumscripten Hautödem. Das Vorkommen von Stauungspapille oder Neuritis nervi optici mit nachfolgender Atrophie bei Turmschädel wird vielleicht auf meningitisch-seröse Vorgänge zu beziehen sein (UHTHOFF, WILBRAND-SÄNGER).

Auch bei Encephalomalacie und bei Apoplexien soll es gelegentlich zu Stauungspapille kommen (WILBRAND-SÄNGER).

14. Hörstörungen.

Hörstörungen können in der Symptomatologie der Geistesstörungen in dreifacher Hinsicht eine bedeutende Rolle spielen. Einmal können bei den organisch bedingten Geistesstörungen die zentralen Hörbahnen einseitig oder doppelseitig in Mitleidenschaft gezogen werden und dadurch entsprechende Ausfalls- oder Reizerscheinungen (Abnahme des Hörvermögens oder akustische Sinnestäuschungen) entstehen oder es können peripher bedingte Hörstörungen, wie bei der Otosklerose oder den Erkrankungen der Hörnerven selbst, das Auftreten von akustischen Sinnestäuschungen begünstigen oder hervorrufen; und schließlich kann es zu psychogen oder hysterisch bedingter Taubheit kommen.

Zerstörungen der Hörzentren (der vorderen Querwindung resp. des in der Fissura Sylvii verborgen liegenden Teiles der ersten Schläfenwindung) und der zentralen Hörbahn vom Schläfenlappen zum Thalamus opticus und Corpus geniculatum internum können nur dann zentrale Taubheit bedingen, wenn sie doppelseitig sind. Die zentralen Vestibularisbahnen sind nicht bekannt. Bei Hirntumoren des Schläfenlappens kommt es gelegentlich zu sinnfälligen akustischen Trugwahrnehmungen. Ein Kranker meiner Beobachtung, bei dem sich ein Tumor von der 2. und 3. linken Schläfenwindung aus entwickelte, klagte zuerst über sehr sinnfällige Trugwahrnehmungen, die er in den Kopf lokalisierte und als krankhaft empfand. Die Trugwahrnehmungen bestanden darin, daß er ihm wohlbekannte Musikstücke zusammenhängend hörte. Gefäßerkrankungen bei Lues oder Arteriosklerose können bei entsprechender Lokalisation ähnliche Syndrome verursachen.

Ohrerkrankungen, die zur Ertaubung führen, können das seelische Verhalten in verschiedener Weise beeinflussen. Urbantschitsch meint, daß bei Gehörerkrankten besonders häufig Erregungszustände vorkommen. In solchen Fällen wird aber wohl ein gewisser Grad von Psychopathie die eigentliche Ursache der seelischen Störungen gewesen sein. Eine drohende Ertaubung wird manchen ungeduldig und gereizt machen. Urbantschitsch will auch eine große Vergeßlichkeit von der Art einer starken Zerstreutheit, Verlust von Gedächtnismaterial, ja sogar amnestisch-aphasische Störungen bei Gehörkranken beobachtet haben.

Goldbladt berichtet über einseitige Gehörshalluzinationen bei Alkoholpsychosen, bei Lues und in einem Falle von Katatonie, welche sich nur auf der Seite des stärker erkrankten Ohres fanden.

Lemos hat bei einem Epileptiker mit doppelseitiger Schwerhörigkeit eine einseitige Gehörshalluzinose beobachtet.

Die psychogenen oder hysterischen Hörstörungen kommen nach Kehrer viel öfter vor als entsprechende Störungen auf dem Gebiete des Sehvermögens.

Die Symptomatologie dieser Hörstörungen hängt davon ab, ob ein gewisser Grad von Schwerhörigkeit infolge einer tatsächlich vorhandenen Ohrerkrankung besteht. Die psychischen Ursachen dieser Formen von Schwerhörigkeit liegen im Affektiven oder in Störungen der Aufmerksamkeitseinstellung und einer apperzeptiven Untererregbarkeit. Die betreffende Person braucht sich nur bezüglich der aktiven Aufmerksamkeit gehen zu lassen, um eine starke Verschlechterung ihrer Hörfähigkeit zu erreichen, die schließlich eine gewisse Ähnlichkeit mit sensorisch-aphasischen Störungen haben kann.

Die psychogenen Hörstörungen bei *Nicht*gehörkranken können dadurch zustande kommen, daß die Hörfähigkeit sozusagen verdrängt wird (affektive Absperrungstaubheit) oder durch eine willkürliche apperzeptive Untererregbarkeit oder schließlich durch einen Zustand von Attonität, der bei psychasthenischen Personen infolge einer starken seelischen Erschütterung alle seelischen Funktionen aufheben kann, darunter auch die Apperzeption von Gehöreindrücken (Situationsstupor) (KEHRER).

15. Geschmacks- und Geruchsstörungen.

Geschmacks- und Geruchsempfindungen sind normaliter schwer von einander zu trennen, wenn man sich nicht einer besonderen Methodik der Untersuchung bedient, welche bei Geisteskranken schwer anwendbar sein dürfte. Man wird die Geruchs- und Geschmacksstörungen daher gemeinsam behandeln können. Über die corticalen Zentren dieser Sinnesempfindungen sind unsere Kenntnisse noch recht unsicher. Daß die Zentren für beide Arten der Sinnesempfindungen zusammenfallen, ist aus anatomischen und physiologischen Gründen unwahrscheinlich.

Nach BECHTEREW ist ein Geschmackszentrum im Operculum der hinteren Zentralwindung zu suchen. BÖRNSTEIN fand in 4 Fällen bei Läsionen in der Gegend des Operculums Geschmacksstörungen in der gekreuzten Zungenhälfte. OPPENHEIM hat sich dieser Ansicht von der Lage der corticalen Geschmackszentren angeschlossen. Nach HENSCHEN kommen Hippocampus und Cornu Ammonis als Geschmackszentren nicht in Frage. In diese letzteren Hirnpartien verlegen manche die Geruchszentren, deren Erkrankung Halluzinationen des Geruchs und einseitige oder doppelseitige Anosmie verursachen kann.

UYEMATSU vermutet Beziehungen zwischen Epilepsie und Erkrankungen des Lobus olfactorius. Sicherer erscheinen die Beobachtungen, aus denen hervorzugehen scheint, daß bei Tumoren des Schläfenlappens Geruchs- und Geschmackshalluzinationen und Anosmie oder Hyposmie auftreten können. Fernwirkungen werden sich in derartigen Fällen aber wohl schwer ausschließen lassen.

Eine auffallende Abstumpfung des Geruchs- und Geschmacksinnes findet sich bei Kretinen und bei Myxödem; gelegentlich auch bei schweren Morphinisten.

Anosmie kann eine angeborene Anomalie sein; sie kann in seltenen Fällen ein Restsymptom einer Infektionskrankheit sein, etwa einer Grippe.

Anosmie kann vorkommen bei Hirntumoren, Hydrocephalie, Arteriosklerose und Commotio cerebri. Die Ageusie kann ein Symptom der senilen Involution sein.

Hyperästhesien im Geruchssinn sind nicht beschrieben. Ich beobachtete in einem Falle von Hirnabsceß bei einem chronischen septischen Zustande eine Überempfindlichkeit auf diesem Sinnesgebiet.

Da bei tabischen Kranken gelegentlich Geruchs- und Geschmackskrisen vorkommen (UMBER), so könnten solche auch im Verlauf der Paralyse einmal auftreten.

Schließlich kann es in der Aura eines epileptischen Anfalls zu abnormen Geruchs- und Geschmacksempfindungen, die auf Reizung der erwähnten Zentralstellen bezogen werden müssen, kommen.

Daß den Geruchs- und Geschmackshalluzinationen mancher Geisteskranker wirklich verfälschte Wahrnehmungen zugrunde liegen, dürfte oft nicht zutreffen. Vielfach handelt es sich nur um intellektuelle Illusionen, um wahnhafte Umdeutungen tatsächlich vorhandener Sinneseindrücke.

Die Hyperästhesie auf diesem Sinnesgebiet spielt, wie schon erwähnt, keine große Rolle. Die Anosmie wird nicht den Ausgangspunkt für Störungen im Ablauf der psychischen Vorgänge überhaupt abgeben können in der Weise, wie dieses bei der Vernichtung des Hörvermögens oder des Sehvermögens der Fall sein kann.

16. Sensibilitätsstörungen.

In der Symptomatologie der Geistesstörungen spielen Sensibilitätsstörungen keine bedeutende Rolle, wenn man von den hysterischen Sensibilitätsstörungen absieht. Nur bei Epileptikern und Paralytikern sind im Anschluß an Anfälle und schwere Bewußtseinsstörungen gelegentlich Sensibilitätsstörungen (Anästhesien und Hyperästhesien) von eigenartigem Typus beobachtet worden, über deren Entstehungsursache und Lokalisation wir nichts Sicheres wissen. Vielleicht hat man auf diese Ausfalls- und Reizerscheinungen auf sensiblem Gebiet aber noch nicht sorgfältig genug geachtet.

Berührungs-, Schmerz-, Temperatur- und Lagegefühlsempfindungen stellen bereits recht komplizierte seelische Vorgänge dar; sie sind eine Funktion der Gesamtpersönlichkeit, sind von Alter, Individualität, Auffassungsvermögen und Kritik bis zu einem gewissen Grade abhängig.

Die Frage, welche in diesem Zusammenhange interessieren muß, ist die, ob es zuverlässige Merkmale gibt, aus denen wir erschließen können, ob es sich um corticale oder subcorticale Sensibilitätsausfälle handelt, und wie sich die organisch bedingten Sensibilitätsstörungen von den hysterisch bedingten unterscheiden. Die Hirnrinde soll mehr die perzeptiven, apperzeptiven und assoziativen Komponenten der Tastempfindungen enthalten, der Thalamus opticus mehr den „affektiven Rückschall“ einer Sensation besorgen.

Corticale Empfindungszentren dürfen wir in den Zentralwindungen, namentlich in den hinteren Zentralwindungen annehmen; ferner in den Scheitellappen. Um von der Rinde starke Sensibilitätsstörungen hervorzurufen, bedarf es meist recht ausgedehnter corticaler Zerstörungen. Die corticale Hemianästhesie pflegt keine vollständige zu sein; meist sind nur einzelne Abschnitte des Körpers, der Arme und der Beine betroffen. Im Residualstadium einer corticalen Hemianästhesie finden sich die leichteren Ausfälle mehr in den distalen Partien der Extremitäten (distaler Verteilungstypus). Sehr selten sind die Fälle, in denen nicht nur die motorische Lähmung, sondern auch die sensible proximal, d. h. also im Schulter- und Hüftgebiet ausgesprochener sind als distal (proximale Cerebrallähmung).

Die Lokalisation sensibler Lähmungen bei organischen Erkrankungen des Großhirns hängt aber auch von bestimmten funktionellen Verhältnissen ab. Die Tatsache, daß einzelne Flächen an der Hand und dem Unterarm von den Sensibilitätsstörungen bevorzugt werden (Prädisposition der distalen Teile zu sensiblen Ausfällen) könnte darin seine Ursache haben, daß diese Gebiete mit besonders zahlreichen Hirnfunktionen verknüpft sind. Andere vermuten, daß die Differenzen dadurch zustande kommen, daß schon normalerweise gewisse Unterschiede in der Schmerzempfindlichkeit, z. B. der ulnaren gegenüber der radialen Seite bestehen und nun beim Höhergehen der Schwellenwerte eine allgemeine Herabsetzung der Empfindlichkeit eine relativ stärkere Störung in den Gebieten verursacht, welche normalerweise schon weniger empfindlich sind (K. Goldstein). Man brauchte dann nicht anzunehmen, daß die verschiedenen Segmente cortical verschieden stark verletzt sind.

Immerhin lassen die sensiblen Rindenfelder aber auch das Prinzip der Segmentation erkennen. Der Rumpf pflegt weniger befallen zu sein als die Extremitäten; die Hand mehr als der Fuß, die ulnare Seite der Hand und des Unterarmes mehr als die radiale; es pflegen der 4. und 5. Finger oder der 1., 2. und 3. zusammen befallen zu sein. Bei dem sog. segmentalen Typus sind meist mehrere nebeneinander liegende Segmente betroffen und es besteht eine Bevorzugung bestimmter Segmente. C VII, C VIII und D I sind am häufigsten betroffen, viel weniger C V und C VI. Eine motorisch-paretische Extremität zeigt bezüglich der Sensibilitätsstörung meist eine distale Zunahme. Die Hautgebiete in der Nähe der Körpermittellinie pflegen am Rumpf und Kopf frei zu bleiben; es findet sich eine bogenförmige Grenzlinie. Auch Penis und Perineum bleiben frei. Am Rumpf ist aber auch ein gegenteiliges Verhalten beobachtet worden, d. h. ein Übergreifen der Hemianästhesie auf die gesunde Seite.

Eigenartig sind die corticalen Sensibilitätsstörungen in der Gegend des Mundes; sie können ein halbkreisförmiges Gebiet um den Mund herum betreffen. Sehr bemerkenswert ist, daß sich in solchen Fällen gleichzeitig sensible Störungen im Gebiete des Daumens und der radialen Finger- und Handseite finden können. GOLDSTEIN und REICHMANN haben aber auch beobachtet, daß bei cortical bedingten Störungen im Gebiete des II. und III. Trigeminusastes die Partien um den Mund herum frei bleiben und an der Hand die ulnare an Stelle der radialen befallen war. In anderen Fällen finden sich auch am Kopf die typische Hemianästhesie oder Störungen vom segmentalen Typus, welche dem Versorgungsgebiet der Cervicalnerven oder des Trigeminus entsprechen. Schließlich finden sich auch ganz kleine, circumscripte Defekte, z. B. an den Fingern oder an der dorsalen und ventralen Seite einzelner Extremitäten.

Wie sind nun bei den corticalen Lähmungen die einzelnen Qualitäten der Sensibilität befallen? Ist mehr die Oberflächen- oder die Tiefensensibilität gestört? Es wird dies zum Teil davon abhängen, wo die Läsion sitzt, ob mehr zu der vorderen oder hinteren Zentralwindung hin oder mehr nach dem Gyrus angularis und Gyrus supramarginalis. Man kann vielleicht so zusammenfassen, daß im ersten Fall mehr die Oberflächensensibilität gestört ist, im letzteren mehr das Lagegefühl und vielleicht auch der Ortssinn. Jedenfalls pflegen nicht alle Qualitäten gleichmäßig befallen zu sein und alle möglichen Varianten und Kombinationen kommen vor. DÉJÉRINE suchte zwei Typen corticaler Sensibilitätsstörungen zu unterscheiden; bei einem Typus finden sich Störungen der Lageempfindung, Verbreiterung der Tastkreise, partielle oder totale Stereoagnosie bei erhaltener Berührungs-, Schmerz-, Temperatur- und Vibrationsempfindung; in einem anderen Typus waren aber Schmerz-, Temperatur- und Vibrationsgefühl herabgesetzt, während Berührungsempfindungen, Lageempfindungen und die Stereognosis erhalten waren. Nach Eingriffen in das Gebiet der Zentralwindungen fand F. KRAUSE die Störung der Tiefensensibilität am längsten bestehend; Schmerz- und Berührungsempfindungen sollen sich nach Rindenverletzungen am besten wieder herstellen, weniger gut das Lokalisationsvermögen, die Muskelempfindungen, die Tastkreise und das Orientierungsvermögen am eigenen Körper.

Die Qualitäten der Oberflächensensibilität können vielfach gleichmäßig geschädigt sein, und zwar in Form der Hemianästhesie. Es kommen aber auch dissoziative Formen vor, bei denen dann die Schmerzempfindlichkeit stärker gestört sein kann als die Berührungsempfindlichkeit oder die Schmerzempfindlichkeit stärker als der Temperatursinn. Die Störung des Vibrationsgefühles pflegt der Störung der Oberflächensensibilität parallel zu gehen; ebenso soll sich die farado-cutane Sensibilität verhalten.

Nach den Beobachtungen von GELB und GOLDSTEIN ist zu schließen, daß die reinen Tasterlebnisse keine räumlichen Qualitäten haben; die räumlichen Beziehungen gewinnen die Tasterlebnisse erst durch ihre Verknüpfung mit dem optischen Raum. Die Vermittlung zu diesen Verknüpfungen liefern die Bewegungsvorstellungen (der Muskelsinn). So sprechen die Störungen des Lokalisationsvermögens zunächst noch nicht ohne weiteres für das Bestehen vom Sensibilitätsstörungen; es wäre vor dieser Annahme noch das optische Vorstellungsvermögen zu prüfen.

Taktile Agnosie und Stereoagnosie.

Die Fähigkeit, durch Betasten und durch Abtasten einen Gegenstand zu identifizieren, ist nicht bei jedem gleich gut und erst von einem gewissen Alter ab voll entwickelt. Störungen der Stereognosis können als angeborene Partialdefekte bei Imbezillen vorkommen und sich mit angeborenen motorischen Rückständigkeiten verbinden.

Einmal benutzen wir beim taktilen Erkennen einfache Tastempfindungen, welche genügen können, um zu einer richtigen Identifikation (taktile Gnosis) zu kommen; bei anderen Gegenständen bedienen wir uns vorwiegend des Muskelsinnes, resp. des Lagegefühls, um zum Erkennen der Form eines Gegenstandes zu gelangen (Stereognosis). Störungen dieser beiden Funktionen nennen wir Tastlähmung (taktile Agnosie resp. Stereoagnosie).

Schwere peripher bedingte Sensibilitätsstörungen können das taktile Wiedererkennen unmöglich machen. Da aber die Erfahrung gelehrt hat, daß trotz beträchtlicher Sensibilitätsstörungen ein taktiles Wiedererkennen der gebräuchlichsten Gegenstände doch möglich sein kann, und daß andererseits bei geringfügigen Sensibilitätsstörungen Stereoagnosie bestehen kann, so muß neben der Perzeption der verschiedenen einfachen Tastempfindungen noch eine höhere assoziative Funktion angenommen werden, welche die einzelnen Eindrücke des Tastsinnes, Drucksinnes und des Muskelsinnes zu einem Gesamtbilde vereinigt.

In den Fällen, in denen nun die Sensibilitätsstörungen im engeren Sinne sehr zurücktreten oder gar fehlen, sprechen wir von reiner corticaler Tastlähmung (WERNICKE). Bei der Prüfung auf dieses Phänomen wird man die geistige Regsamkeit der betreffenden Person, das Moment der Übung und das Bestehen einer genügenden motorischen Geschicklichkeit berücksichtigen, wenn man die Resultate richtig verwerten will.

Es interessieren uns hier nun drei Fragen: 1. Gibt es eine corticale Tastlähmung ohne sonstige Sensibilitätsstörungen?; 2. Was ist über die Lokalisation der Tastlähmung als sicher festgestellt; 3. kommt sie als Partialdefekt bei Zuständen angeborener oder erworbener Demenz vor?

1. Einen besonderen stereognostischen Sinn anzunehmen, liegt keine zwingende Veranlassung vor. FABRITIUS nimmt einen solchen höheren Berührungssinn an und begründet die Annahme mit der Beobachtung, daß bei künstlicher Blutleere die Stereognosis in einem Zeitpunkte verloren geht, in welchem Berührungsempfindungen, Lage-, Schmerz- und Temperaturempfindungen noch intakt sind. Die Stereognosis ist eine sehr komplizierte Sinnesempfindung, ein komplizierter psycho-physischer Akt, welcher zahlreiche Oberflächen- und Tiefenempfindungen assoziativ verknüpft. Die Stereoagnosie ist eine Störung der primären Koordination von taktilen und kinästhetischen Empfindungen, zu der sich aber auch eine Störung in der Assoziation des Tastbildes mit optischen Erinnerungsbildern hinzugesellen kann. Die mehr psychisch assoziative Komponente der Störung gibt sich nicht selten in dem Schwanken ihrer Intensität und in dem Haftenbleiben des letzten Eindruckes zu erkennen. Neben diesen Störungen in der assoziativen Verknüpfung der Sinneseindrücke könnte aber auch ein Ausfall von Tasterinnerungsbildern selbst als Ursache der Störung in Betracht kommen oder die Unfähigkeit, eine Anzahl sukzessiv oder simultan sich darbietender Sinneseindrücke zu einem taktilen Gesamterlebnis zusammenzufassen (infolge einer Art Merkschwäche auf taktilem Gebiet).

Manche Beobachter bestreiten das Vorkommen von Tastlähmungen ohne jegliche Sensibilitätsstörungen und verhalten sich skeptisch solchen Beobachtungen gegenüber, welche ihr Vorkommen beweisen sollen; es könnten vielleicht doch geringe Störungen übersehen worden sein. DÉJÉRINE meint, daß schon eine Vergrößerung der Tastkreise genüge, um die Stereognosis zu beeinträchtigen. Störungen des Muskelsinns, Störungen der Tiefen- und Bewegungsempfindung werden wohl besonders leicht das Tasterkennen schädigen können. Auch in den neuerdings von MAGNUS-ALSLEBEN mitgeteilten Beobachtungen waren gewisse Ausfälle der Oberflächen- und Tiefensensibilität vorhanden. Gelegentlich ist nur eine Verlangsamung oder Erschwerung des Wiedererkennens festzustellen und die Kranken scheinen Mühe zu haben, ihre Aufmerksamkeit der kranken Seite zuzuwenden.

2. Was nun die Lokalisation der Tastlähmung angeht, so bringt man ihr Auftreten vornehmlich mit Läsionen in der hinteren Zentralwindung und in dem angrenzenden Scheitellappen in Beziehung (WERNICKE, OPPENHEIM). Auch die vordere Zentralwindung wurde gelegentlich verletzt gefunden. Je tiefer ins Mark eine Läsion geht, und je ausgedehnter sie ist, um so mehr dominieren bei der Tastlähmung die elementaren Sensibilitätsstörungen; je stärker der Lobus parietalis befallen ist, um so mehr herrschen die Symptome der Bathyanästhesie neben der Stereoagnosie vor. Von der linken Hemisphäre aus soll das Phänomen leichter und stärker auslösbar sein als von der rechten. Die Überwertigkeit der linken Hemisphäre bei den Rechtshändern kommt auch vielleicht dadurch zum Ausdruck, daß die Tastmerksysteme für die Beurteilung von Bewegungsempfindungen und für den Vorgang des taktilen Wiedererkennens links besser entwickelt sind als rechts.

Bei der reinen Form der Astereognosie dürfte der Erkrankungsherd noch weiter nach hinten zu suchen sein, etwa am Übergang vom Scheitellappen zum Hinterhauptslappen. Hier handelt es sich dann schon um Unerregbarkeit optischer Erinnerungsbilder. Als disjunktive Agnosie im Sinne LIEPMANNS sucht man noch eine Form der Störung des Tasterkennens zu unterscheiden, welche dadurch zustande kommt, daß zwar das taktile Gesamterlebnis nicht gestört ist, daß aber die anderen, einem Gegenstand zugehörigen Erinnerungsqualitäten nicht mobilisierbar sind. Es muß aber doch noch als fraglich bezeichnet werden, ob solche Formen vorkommen. Es ist vielmehr wahrscheinlich, daß bei solchen transcorticalen Tasterkennungsstörungen die Störung des Erkennens doch eine allgemeine ist und sich auch auf alle anderen Sinnesgebiete bezieht. Das Erinnerungsbild eines konkreten Gegenstandes hat sozusagen einen Kern, welcher das für ihn charakteristische Erlebnis darstellt. Dieser Kern wird in verschiedenartiger Sinnlichkeit erlebt, so z. B. auch räumlich, und diese räumlichen Vorstellungen sind wieder verbunden mit optischen, wodurch die Möglichkeit einer Störung der Stereognosis von der optischen Seite her gegeben ist.

3. Über das Vorkommen von corticaler Tastlähmung bei angeborenen oder erworbenen Defektzuständen ist wenig bekannt. Ob es bei Schizophrenie mit katatonen Symptomen zu Störungen der Stereognosis kommt, wäre noch genauer zu prüfen. Einige eigene Beobachtungen schienen mir dafür zu sprechen. Ob bei Paralytikern, Epileptikern sich die genannten Partialdefekte finden, ist, soviel ich sehe, nicht geprüft; da aber bekanntlich nach schweren Anfällen asymbolische, agnostische und apraktische Störungen zurückbleiben und erst nach einiger Zeit wieder schwinden, so wäre es doch möglich, daß unter diesen Restsymptomen sich auch eine corticale Tastlähmung finden kann.

Thalamisch-subcorticale Sensibilitätsstörungen.

Zu dem Thalamussyndrom gehören halbseitige Empfindungsstörungen und hartnäckige (zentrale) Schmerzen in der hemianästhetischen Seite. Die Tiefensensibilität scheint stärker betroffen als die Oberflächensensibilität; daher werden auch häufig stereognostische und ataktische Störungen beobachtet. Schmerz- und Temperaturempfindungen sind gewöhnlich ungestört. Wallenberg beobachtete ein merkwürdiges Phänomen, welches darin besteht, daß der Kranke die Vorgänge, die sich an der gekreuzten Körperhälfte abspielen, wenig oder gar nicht beachtete (halbseitige Aufmerksamkeitsstörungen). Im Gegensatz dazu beobachteten Head und Holmes bei Erkrankung des Thalamus abnorm starke Gefühlstöne, d. h. eine große Empfindlichkeit gegen Geräusche, Nadelstiche usw.; Lust- und Unlustzustände wurden auf der einen Seite anders erlebt als auf der anderen; man vermutete Einwirkungen der Thalamusherde auf die allgemeine seelische Reaktionsfähigkeit.

Bekannt ist die Beeinträchtigung der mimischen Bewegungen auf der gekreuzten Seite (Bruns und Bechterew); es wird beim Lachen oder Weinen die herdgekreuzte Gesichtsmuskulatur nicht mitbewegt, obwohl sie willkürlich gut innerviert wird.

Hysterische Sensibilitätsstörungen.

Man nimmt heute wohl allgemein an, daß die anästhetischen Zonen bei Hysterischen in der Mehrzahl der Fälle Kunstprodukte sind, entstanden unter dem suggestiven Einfluß der Untersucher (Babinski, Böttiger, Bruns, Strümpell).

Man wird aber berücksichtigen müssen, daß halbseitigen Sensibilitätsstörungen, welche hysterischen Charakter zu haben scheinen, doch organische Veränderungen zurunde liegen können. Es wurde im vorigen Abschnitt auf die Beobachtungen von Wallenberg, Head und Holmes hingewiesen, aus denen sich ergibt, daß bei Thalamusherden halbseitige Aufmerksamkeitsstörungen für Vorgänge auf einer Körperhälfte vorkommen und daß Lust- und Unlustzustände z. B. bei Nadelberührungen auf der gesunden Seite anders erlebt werden, als auf der kranken. Solche Beobachtungen bei leichten organischen Beschädigungen subcorticaler Zentren leiten zu den hysterisch anmutenden Ausfalls- und Reizerscheinungen auf sensiblem Gebiete über.

Focher will bei Epileptikern eine Unterempfindlichkeit der linken gegenüber der rechten Hand gefunden haben (geprüft an den Weberschen Tastkreisen). Es ist die Frage, ob diese Differenz eine angeborene ist oder im Laufe der Erkrankung erst erworben wird. Nach schweren epileptischen Anfällen bleiben anästhetische Zonen von verschiedenem Typus zurück; jedenfalls kann man beobachten, daß die Berührungs- und Schmerzempfindlichkeit nicht an allen Hautpartien sich gleich rasch wieder herstellt.

Griesbach fand, daß bei ermüdeten Personen gewisse Sensibilitätsausfälle nicht auf beiden Seiten gleich stark sind; die Zunahme der Ausdehnung der Tastkreise wechselt je nach dem, ob es sich um Rechts- oder Linkshänder handelt. Die bezüglich ihrer Funktionen unterwertige Hemisphäre soll stärker ermüdbar sein.

Man wird die Möglichkeit zugeben müssen, daß gewisse Formen von Hemianästhesie, denen man namentlich wegen ihrer Flüchtigkeit gerne hysterischen Charakter zuspricht, doch durch körperliche Vorgänge bedingt sein könnten, auch wenn sie auffallend raschen Schwankungen unterworfen sind.

Bekannt ist die vollständige Analgesie mancher Katatoniker, welche sowohl die Haut wie die tiefen Teile betreffen kann. Die sog. Bannung der Kranken, welche sie nicht von einem Sinneseindruck loskommen läßt, kann solche Analgesien bedingen; vielleicht spielt auch die Absperrung der Empfindungen und der Wahrnehmungen vom Bewußtsein eine wichtige ursächliche Rolle. Von hysterisch bedingten Analgesien unterscheiden sich solche Störungen bei den Schizophrenen also nicht prinzipiell.

Die hysterische Anästhesie befällt selten den ganzen Körper; meist finden sich noch Zonen und Inseln mit normaler Empfindlichkeit; sie befällt meist einzelne Körperabschnitte, und ihre Abgrenzung hält sich nicht an bestimmte Nervengebiete. Die Verteilung ist meist so, wie sie bei organischen Gehirnerkrankungen nicht vorzukommen pflegt; so z. B. findet sie sich gleichzeitig am Unterarm, Unterschenkel, Fuß und der entsprechenden Gesichtshälfte. Die halbseitige Herabsetzung der Empfindlichkeit findet sich auch an den Schleimhäuten und kann auch im Bereich der höheren Sinnesorgane nachweisbar sein. Echte homonyme Hemianopsie scheint dabei aber nicht vorzukommen. Die Grenze der hemianästhetischen Zone kann genau in der Mittellinie liegen, aber auch zurückbleiben oder darüber hinausgehen. Es finden sich: Analgesie bei erhaltener Berührungsempfindlichkeit, Analgesie mit Thermanästhesie und vielfach unvollständiger Gefühlsabstumpfung. Die Haut- und Schleimhautreflexe sind im Gebiete der anästhetischen Zonen herabgesetzt. Pupillenlichtreflex, Bauchdeckenreflexe und Cremasterreflex bleiben unbeeinflußt von der Analgesie.

Die hysterischen Hyperästhesien kommen in zahlreichen Varianten vor. Man wird an eine Erregung der schmerzperzipierenden Zentren denken müssen, um sich das merkwürdige Verhalten mancher Kranker zu erklären. Man hat von Schmerzhalluzinationen oder Psychalgien gesprochen. Die Parästhesien und die merkwürdigen Organempfindungen mancher Schizophrener haben gewisse Ähnlichkeiten mit hysterisch bedingten Störungen; doch verbinden sie sich mit ganz anderen psychischen Syndromen und führen leichter zur Desorientierung.

17. Stirnhirnsyndrome.

Gibt es Syndrome, welche für eine Erkrankung des Stirnhirns charakteristisch sind? Zur Beantwortung dieser Frage können vornehmlich die Beobachtungen bei Stirnhirntumoren und Stirnhirnverletzten herangezogen werden. Da die pathologisch-anatomischen Prozesse dieser beiden Krankheitsgruppen aber grundverschieden sind, wird man nicht erwarten dürfen, daß die zu beobachtenden Ausfalls- oder Reizerscheinungen die gleichen sein werden. Die Beobachtungen von Bruns, Rosenfeld und Boström bei Stirnhirntumoren stehen aber doch in gewisser Beziehung in Einklang mit den Ergebnissen, zu denen Feuchtwanger auf Grund seiner Untersuchungen und Nachuntersuchungen bei Stirnhirngeschädigten kommt. Antriebsschwäche, Akinese, Interesselosigkeit und frontale Ataxie können als ein annähernd konstanter Symptomenkomplex bei Stirnhirnerkrankung angesprochen werden. Bei einseitiger Stirnhirnerkrankung kann in einem gewissen Stadium der Hirnschädigung die Akinese resp. der Mangel an motorischen Antrieben zunächst eine Körperhälfte betreffen und somit ein Halbseitensymptom darstellen, welches für die Erkrankung des kontralateralen Stirnhirns spricht. Der Mangel an Willensantrieben kann auch das Gebiet der Mimik betreffen. Es wird natürlich zu berücksichtigen sein, in welchem Stadium der Erkrankung diese Symptome auftreten. Einen diagnostischen Wert haben sie nur im Beginn der Erkrankung, da bei längerem Bestehen einer Tumorbildung eine Schädigung des Stirnhirns auch durch Fernwirkung von anderen Gehirnteilen aus zustande kommen kann.

Foerster nimmt an, daß das Gepräge und der Ablauf des epileptischen Anfalls ein sehr verschiedener sein kann, je nach dem, von welchem Hirnrindengebiet der Anfall seinen Ausgang nimmt, und unterscheidet 8 motorische Rindenterritorien. Nimmt der Gehirnprozeß seinen Ausgang von dem Adversivfeld (dem Fuß und der hinteren Hälfte der ersten Stirnwindung und einem schmalen Abschnitt des Fußes der zweiten Frontalwindung), so beginnt der epileptische

Anfall mit Drehung der Augen und des Kopfes nach der Gegenseite und mit Rumpfdrehung nach der Gegenseite, an welche sich ein tonischer oder klonisch-tonischer Krampf der kontralateralen Extremitäten anschließt. Vom frontalen Augenfeld aus bewirkt der epileptische Anfall zunächst isolierte klonische Zuckungen der Bulbi nach der Gegenseite; im weiteren Verlauf nimmt der Anfall entweder das Gepräge des frontalen Adversivfeldanfalles an oder er greift auf die vordere Zentralwindung über.

Das Verhalten mancher Stirnhirnverletzter und Stirnhirnkranker erinnert an das Verhalten von Stuporkranken mit Akinese und Negativismus (ROSENFELD). Solche Beobachtungen lassen die Frage aufwerfen, ob die hirnphysiologischen Vorgänge, die zum Stupor führen, ins Stirnhirn zu lokalisieren sind. Andere vermuten eine Verwandtschaft der striären und der katatonen Syndrome der Geisteskranken. Ich möchte mich zu der Auffassung bekennen, welche auch STERTZ neuerdings wieder zum Ausdruck gebracht hat, daß die katatonen Motilitätsstörungen und die striären grundsätzlich zu scheiden sind und sich in verschiedenen Hirnregionen abspielen, und daß die katatonen Syndrome mehr im Hirnmantel ihre hirnphysiologischen Substrate haben. Neuere Beobachtungen über psychische Störungen bei partieller Atropie beider Stirnlappen bestätigten mir meine bisherigen Erfahrungen. Es sprechen dafür auch gewisse Versuche an Tieren, bei denen man durch Haschisch- und Bulbocapninvergiftung kataleptische Akinese nur dann erzeugen konnte, wenn das Großhirn nicht entfernt war.

18. Balkensyndrome.

Erkrankungen des Balkens werden leicht übersehen, da sie oftmals nur zu psychischen Symptomen führen und neurologische Symptome fehlen können. An den großen Commissursystemen des Balkens, welche die beiden Hemisphären in allen ihren Teilen verbinden, werden drei Teile unterschieden: der vordere Teil, die Portio verbalis, verbindet die Stirnlappen; der mittlere Teil, die Portio praxica, sichert die Eupraxie und die Gliedbewegungen, der hintere Teil, die Portio sensorialis verbindet die Seh- und die Hörsphären. Nach MINGAZZINI dient der Balken zur eupraktischen und eutaktischen Ausführung der Mimik und der Handlungen; ferner zur Beschleunigung des Sprachmechanismus und zur besseren Fixierung der höheren Perzeptionen und der Engramme.

Balkendurchtrennungen bei Tieren erzeugen stark gekreuzte paretische und apraktische Symptome, die wieder schwinden. Balkenherde beim Menschen geben sich durch die Leitungsapraxie der linken Hand zu erkennen (bei Linkshändern der rechten Hand); im Gegensatz zu der doppelseitigen Dyspraxie oder Apraxie bei Läsionen des linken Scheitellappens oder des Gyrus supramarginalis (LIEPMANN). In vielen Fällen sind die Herdsymptome zunächst flüchtig und sind abwechselnd bald rechts, bald links nachweisbar; es kommen vor: leichte Paresen, das subjektive Gefühl, der Fuß oder der Arm versagen etwas, leichter Tremor, allgemeine Unsicherheit beim Gehen und Stehen nach Art der Ataxie, agraphische Störungen, welche der Ausdruck der Apraxie sind. Zu achten ist ferner auf sog. amorphe Bewegungen (zwecklose Bewegungen und Hantieren), Bewegungsverwechslungen, Mangel an Bewegungen, apraktische Störungen bei Bewegungen aus dem Gedächtnis und bei nachgemachten Bewegungen. Darüber, ob Neigung zu Perseverationen, Nachgreifen und Zwangsgreifen ein Balkensymptom sind, wird gestritten. Manche nehmen an, daß es sich hierbei um Striatumsyndrome handelt (STIEFLER, P. SCHUSTER und KLEIST).

Unfähigkeit, den Mund zu spitzen bei erhaltener Fähigkeit, den Vokal *o* auszusprechen, ist bei Balkentumor beobachtet worden (L. GOLDSTEIN).

Augenmuskelparesen und dysarthrische Sprachstörungen beruhen wohl auf Druckwirkungen auf die Umgebung.

Für Balkentumoren sind charakteristisch die ganz allmähliche Steigerung der allgemeinen cerebralen Krankheitszeichen, die Geringfügigkeit der eigentlichen Tumorsymptome, Aufmerksamkeitsstörungen, Unregsamkeit bis zum Stupor, Schlafsucht.

LÉVI ANDRÉ beschreibt einen Fall von Erweichung des Balkens, der unter dem psychischen Bild einer melancholischen Verstimmung verlief.

19. Ventrikelsyndrome.

Bei manchen Geistesstörungen, denen ein organischer Gehirnprozeß zugrunde liegt, wie bei der Paralyse, der Epilepsie, der Schizophrenie, den arteriosklerotischen Geistesstörungen, kommt es gelegentlich zu besonderen Syndromen, für deren Entstehung wir annehmen müssen, daß nervöse Zentralstellen im Zwischenhirn, Mittelhirn resp. in der Umgebung des 3. und 4. Ventrikels in Mitleidenschaft gezogen sind. Man kann diese besonderen neurologischen Symptome zusammenfassend als Ventrikelsyndrome bezeichnen. Diese Syndrome können sich episodenartig in den Verlauf der genannten Erkrankungen einschieben und evtl. wieder verschwinden, wenn es sich um noch reversible krankhafte Vorgänge in den genannten Gebieten des Hirnstammes handelt.

Im Hirnstamm werden wir vornehmlich diejenigen Zentren zu suchen haben, welche mit der Aufrechterhaltung des Bewußtseins, d. h. der Bereitschaft zu psychischen Einzelleistungen etwas zu tun haben. Schon die bekannten Erfahrungen am großhirnlosen Hunde, welcher nicht bewußtlos ist, und auch klinische Erfahrungen beim Menschen lehren dies. Die Bewußtseinsstörung vom Typus der Benommenheit bis zum Koma ist ein diagnostisch wichtiges Symptom bei Tumorbildung in der Umgebung des 3. und namentlich auch des 4. Ventrikels. Bei erhöhtem Druck im 4. Ventrikel genügt oft schon ein geringfügiger Zuwachs an Druck, um eine völlige Aufhebung des Bewußtseins herbeizuführen.

Weitere Symptome, welche für eine akute Drucksteigerung im 4. Ventrikel sprechen, sind: die vestibuläre Areflexie, d. h. die Aufhebung des calorischen und galvanischen Nystagmus in seinen beiden Phasen, der langsamen und der schnellen, eigenartige Krampfzustände vom Typus des tonischen Krampfes der gesamten Körpermuskulatur, der tiefen Halsmuskeln und evtl. auch der Zunge. Diese Ventrikelsyndrome werden um so stärker in die Erscheinung treten, je rascher die Drucksteigerung im 4. Ventrikel zustande kommt (ROSENFELD).

Ferner werden beobachtet angioneurotische Störungen und flüchtige Augenmuskelparesen.

Vielleicht hängen auch die schweren Störungen der allgemeinen Körpertrophik, wie sie oftmals im Verlauf von Psychosen, z. B. der Paralyse vorkommen, von der Lokalisation des Erkrankungsprozesses im Zwischenhirn ab (JOSEPHY).

20. Migränesyndrome.

Die Migräneanfälle können, wenn sie besondere Heftigkeit erreichen, in manchen Fällen von psychischen Störungen begleitet sein, und zwar namentlich von Bewußtseinsstörungen vom Typus der Benommenheit, der Dämmerzustände und der halluzinatorischen Erregungen (FLATAU, SCHOB und HAUBER). Diese psychischen Veränderungen pflegen auf dem Höhepunkt eines Schmerzanfalles aufzutreten. Sie werden aber nicht als Schmerzreaktionen oder Schmerzdämmerzustände zu deuten sein; führen doch bekanntlich die heftigsten Schmerzanfälle, die wir kennen, die Trigeminusneuralgien, nie zu Umdämmerungen. Die Bewußtseinsstörungen werden vielmehr als den anderen Migränesymptomen koordiniert aufzufassen sein. Gelegentlich fallen sie nicht mit dem Migräneanfall zusammen und werden dann als Äquivalente der Schmerzanfälle aufgefaßt. Die Symptomatologie der Migräneanfälle ist bekanntlich eine äußerst variable. Man stellt sich vor, daß der krankhafte Mechanismus, welcher den Migräneanfällen zugrunde liegt — nach Ansicht vieler Autoren handelt es sich um neurovasculäre Störungen oder Gefäßspasmen —, auf die allerverschiedensten Gefäßgebiete übergreifen kann und erklärt so das Zustandekommen von sehr verschiedenen flüchtigen cerebralen Herdsymptomen (Paresen, Aphasie, Hemianopsie), Kleinhirnsymptomen, -Sehstörungen der verschiedensten Art, Amaurose und paroxysmellen Schmerzanfällen in den inneren Organen oder den Extremitäten. Die neurovaskuläre Theorie des Migräneanfalles läßt uns ein gewisses Verständnis für die Variabilität der Symptomatologie der Migräne gewinnen. Aber die Theorie ist doch noch nicht als bewiesen zu betrachten; wir kennen die letzten Ursachen dieser vermuteten anfallsweise auftretenden Gefäßveränderungen noch nicht. S. AUERBACH und SCHÜLLER nehmen als Ursache des Migräneanfalles ein Mißverhältnis zwischen Schädelkapazität und Hirnvolumen an, also eine Art Hirnschwellung, die vielleicht erst sekundär zu vasomotorischen Krisen führt. Nach SCHÜLLER spricht der röntgenologische Nachweis von Vertiefungen der Impressiones digitatae des Schädeldaches für dieses Mißverhältnis zwischen Schädelraum und Inhalt. Gegen diese Auffassung dürfte die Tatsache zu verwerten sein, daß viele Migräneanfälle ohne cerebrale Störungen verlaufen.

Bewußtseinsstörungen können also hin und wieder den Migräneanfall begleiten, und sie können in einzelnen Fällen auch das Äquivalent eines Schmerzanfalles sein. Die Bewußtseinsstörung stellt sich entweder als einfache Benommenheit dar, die bei zunehmender Heftigkeit des Anfalls zustande kommt. In diesem Stadium können sich dann cerebrale Symptome hinzugesellen. Das Verhalten solcher Kranken kann durchaus an das eines leicht benommenen Tumorkranken erinnern; es kommen kleine Gedächtnislücken und leichte Desorientierungen zustande.

Die Differentialdiagnose zwischen schweren Migräneanfällen und organischen Erkrankungen des Gehirns wird oftmals wohl nur unter Berücksichtigung der Vorgeschichte und der Erblichkeitsverhältnisse des Kranken möglich sein. Es ist festzustellen, ob der Kranke in bezug auf Migräne erblich belastet ist und ob er selbst schon in früheren Jahren leichtere oder anders geartete Anfälle gehabt hat, welche keine Ausfallserscheinungen hinterlassen haben. WATERMANN beschreibt eine Familie, in welcher die Mutter an Migräne litt und der Sohn zuerst jahrelang Migräneanfälle hatte, die dann später in Epilepsieattacken übergingen. Die cerebralen Äquivalente wie Taumeln, Schwäche, Erbrechen, Benommenheit, motorische Sprachstörungen gesellen sich oft erst in zunehmendem Alter zu den vorher typischen Migränesymptomen. PILZ beschreibt eine 43jährige Frau, welche vom 22. Lebensjahre ab typische Migräneanfälle hatte, welche erst vom 40. Jahre ab mit cerebralen Äquivalenten einhergingen.

Als charakteristisch für alle diese Störungen wird man betrachten müssen, daß sie transitorischer Natur sind und anfallsweise auftreten. Es scheint aber auch Fälle zu geben, in denen die Symptome nicht so flüchtiger Natur sind, sondern längere Zeit bestehen bleiben können. Die Beurteilung dieser Fälle ist besonders schwierig, wenn die Vorgeschichte nicht ganz typisch für Migräne ist. Hier wäre die Frage aufzuwerfen, ob es sich nicht bereits um beginnende arteriosklerotische Veränderungen handelt, die auch zu anfallsweisen Anämisierungen einzelner Hirnpartien und zu zunächst noch flüchtigen Herdsymptomen und Bewußtseinsstörungen führen können.

Wer die Migräne als eine spastische Gefäßneurose auffassen will, könnte sogar gewisse Beziehungen zwischen Migräne und arteriosklerotischen Veränderungen konstruieren und schließlich alle möglichen transitorischen, cerebralen und psychischen Störungen des höheren Alters mit Migräneäquivalenten in Beziehung setzen. Dieses ist aber doch wohl nicht angängig. Man wird sich bei der Diagnose immer an die schon früher stattgehabten Schmerzanfälle halten und der Annahme von nicht mit Schmerzen verbundenen Migräneäquivalenten zunächst skeptisch gegenüber stehen müssen.

Schob hat vor kurzem einen sehr interessanten Fall von Migräne mitgeteilt, in welchem die cerebralen Störungen ganz besonders stark waren. Es handelt sich um einen 54jährigen Lehrer, welcher schon als Gymnasiast periodisch auftretende Kopfschmerzen hatte und Züge einer schweren Psychopathie (Emotivität) zeigte. Gegen Ende der 30er Jahre traten bei ihm eigentümliche Anfälle auf, welche darin bestanden, daß er das Gefühl hatte, die Hände und Beine würden ihm taub, stürben ab und er verliere die Sprache. Er konnte in solchen Momenten nicht sprechen. Die Anfälle waren von Erbrechen, Kopfschmerzen, Taumeln, Schlafsucht und gelegentlich von Bewußtlosigkeit begleitet. Im 43. Jahr trat ein besonders schwerer Anfall auf, der Kranke verlor die Sprache, hatte hemianoptische Störungen, wurde maniakalisch erregt und es trat eine Bewußtlosigkeit von mehreren Tagen Dauer auf, während welcher die Temperatur erheblich erhöht war. Der Puls war verlangsamt (48). An diese Anfälle schlossen sich dann schwere cerebrale Herdsymptome und psychische Störungen, welche erst nach 2 bis 3 Wochen wieder zum Schwinden kamen. Als der Kranke von der Bewußtlosigkeit sich erholte, bestanden schwere aphasische Störungen, namentlich auch Störungen des Sprachverständnisses, Alexie, asymbolie- und apraxieartige Symptome, Hemianopsie und Parese des rechten Arms und Facialis. Nach etwa 10 Tagen war das Nachsprechen wieder möglich; das Sprachverständnis war nach 14 Tagen wiedergekehrt, das ungestörte Spontansprechen nach 22 Tagen. In dem psychischen Verhalten des Kranken waren sonst noch auffällig Gehörs-, Gesichts- und Tasttäuschungen von erheblicher Sinnfälligkeit wie bei Deliranten. Der Kranke hatte z. B. das Gefühl, als wenn er einen Ballen in den Händen halte; er hörte Musik und lief heraus, um sich zu überzeugen, woher die Musik kam; er sah Worte und Sätze an der Wand und eine Gestalt auf dem Schrank sitzen. Oft beklagte er sich über ein Durcheinander von Worten und Sätzen, über bewußte Gedankeninkohärenz und das Gefühl, als sei alles anders. Auf diesen schweren Anfall folgten im Laufe der Jahre zahlreiche leichtere und anders geartete Anfälle, darunter auch Wutanfälle mit Amnesie, welche Schob als akute Begleiterscheinung oder Äquivalente des Migräneanfalles aufgefaßt wissen will. Schließlich hörten die Anfälle ganz auf und es traten nur die Zeichen der schweren Psychopathie deutlicher hervor, und zwar namentlich die Affektstörung. Schob hält es für wahrscheinlich, daß in diesem Fall sich schließlich echte apoplektiforme Anfälle einstellen werden, da die Mutter und die Tante dieses Kranken ebenfalls nach jahrelangem Bestehen der Migräneanfälle solche apoplektiformen Insulte bekommen hatten. Würde die Zugehörigkeit dieses Falles zur Migräne dadurch zweifelhaft werden? Nicht unbedingt. Sehen wir doch z. B. beim intermittierenden Hinken funktionelle Vorstadien am Gefäßsystem längere Zeit bestehen, welche erst später zu organischen Fällen sich auswachsen und mit Gefäßverschlüssen einhergehen, die schließlich nicht mehr reparabel sind.

Das Zusammenvorkommen von Migräne mit epileptischen Anfällen ist vielfach beobachtet worden. Es handelt sich hier auf keinen Fall nur um ein zufälliges Zusammentreffen zweier verschiedener Krankheiten. Andererseits spricht das Zusammenvorkommen von Migräne und epileptischen Zuständen noch nicht für eine Wesensverwandtschaft der Migräne und der genuinen Epilepsie. Zahlreiche Fälle von Migräne zeigen zeitlebens niemals epileptische Symptome und andere wieder von Anfang an oder im späteren Verlauf in ganz ausgesprochenem Maße. Solche Fälle, die FLATAU Migräneepilepsie genannt hat, lassen meiner Ansicht nach nur auf eine Verwandtschaft der in beiden Erkrankungen wirksamen Mechanismen schließen, welche in beiden Fällen zu transitorischen Syndromen führen, nicht aber auf eine Wesensgleichheit oder Wesensverwandtschaft der Erkrankungen selbst. Man wird sich wohl nicht der Auffassung verschließen dürfen, daß es auf die Lokalisation der bei der Migräne wirksamen krankhaften Vorgänge ankommen wird; also vielleicht auf die Lokalisation der Gefäßspasmen. FLATAU meint, daß eine gewisse „Gehirnfestigkeit" manche migränösen Menschen vor Epilepsie schützt; sagen wir richtiger vor epileptischen Anfällen und Äquivalenten. FLATAU beschreibt eine 30jährige Frau, welche seit 15 Jahren an Migräne litt, dann während eines Jahres leichte Absencen hatte und schließlich ganz unerwartet in einem Status epilepticus zugrunde ging. In anderen Fällen können die epileptischen Anfälle den Migräneanfällen vorausgehen. Je mehr die Symptomatologie eines Falles dem Typus der Augenmigräne sich nähert, um so größer scheint die Gefahr einer Komplikation mit epileptischen oder anderen cerebralen Erscheinungen zu sein. Eine 35jährige Frau mit typischen Migräneanfällen, welche FLATAU beobachtete, bekam später kurze Absencen mit Zuckungen im linken Arm; während einer Eisenbahnfahrt geriet sie in einen Dämmerzustand, in welchem sie sinnlose Reden hielt; in einem weiteren Anfall schrie sie auf und verlor das Bewußtsein. Schließlich trat ein Status epilepticus ein, in welchem sie verstarb.

Unterscheidet sich der Anfall bei der genuinen Epilepsie von den epileptischen Anfällen, welche einen Migräneanfall begleiten können? Die Ähnlichkeit kann eine sehr weitgehende sein. Das Prodromalstadium des epileptischen Anfalles pflegt immer kürzer zu sein. Die Aura des Migräneanfalles dauert etwa 10 bis 30 Minuten und ist oft von den charakteristischen Augensymptomen begleitet. Bei Migräne pflegen die Krämpfe nicht den Typus des tonischen Spasmus zu haben. Die visuellen Störungen bestehen bei der Epilepsie in Trübungen oder Verlust des Sehvermögens, bei der Migräne sind die Sehstörungen fleckig, einseitig, unregelmäßig und von längerer Dauer; auch kommen bei ihr nicht die zusammengesetzten psychovisuellen Sensationen oder Halluzinationen vor.

TISSOT und LIVEING beschreiben Zustände von zwangsartiger Somnolenz bei Migräne; manche Kranke verfallen dabei in einen tiefen, halb komatösen Schlaf. Auch MÖBIUS beschreibt Somnolenz und stuporöses Verhalten, welches im Verlauf des Anfalles auftritt und dann in natürlichen Schlaf übergehen kann. Der natürliche Schlaf kann bei länger dauernder Migräne durch Unruhe und schreckhafte Träume gestört sein. FLATAU beschreibt transitorische psychische Störungen bei Migräne, die erst während des Anfalles zustande kommen, dann aber den Anfall um Tage und Wochen überdauern. Bei einer 30jährigen Frau kamen die Zeichen einer leichten Benommenheit mit Inkohärenz und allgemeiner Unruhe erst nach einigen Wochen zum Abschluß.

Die Substitution eines Migräneanfalles durch kurz dauernde psychische Störungen nehmen auch LIVEING und CORNU an.

FÉRÉ spricht von einem état de mal migraineux, in welchem es zu einer Häufung von Anfällen kommt; hier soll es besonders häufig zu Bewußtseinsveränderungen kommen, die an stuporartige Zustände der Epileptiker erinnern und mit allgemeiner Cyanose, Pupillenerweiterung (bei erhaltener Lichtreaktion) und leichten Temperatursteigerungen einhergehen sollen.

Als psychische Begleitsymptome, die in Bewußtseinsstörungen übergehen können, sind zu nennen: Unlustgefühl, Verstimmungen, Ermüdbarkeit, Inkohärenz der Gedankenfolge und zeitweises Versagen der Gedächtnisleistungen und der Merkfähigkeit; dazu gesellen sich nicht selten Angstgefühl, Todesangst, Unruhe und schreckhafte Halluzinationen.

Beachtung verdient vielleicht noch der Stimmungsumschlag in die Depression während des Kopfschmerzanfalles. Aus solchen psychischen Prodromalien entwikkeln sich dann Zustände von Benommenheit und gelegentlich tiefen Bewußtseinsstörungen, die einige Minuten anhalten und sich mehrmals wiederholen können.

Folgende Beobachtung von SOLLIER ist vielleicht auch noch den Migräneäquivalenten zuzurechnen. Der Kranke seiner Beobachtung klagte über zeitweise auftretende Kopfschmerzen in der Schläfengegend; die Schmerzen waren begleitet von den Zeichen der sog. Depersonalisation und von einseitig lokalisierten cerebralen Empfindungen. Der Zustand der Depersonalisation ergab sich daraus, daß der Kranke die Empfindung hatte, den Kontakt mit der Umwelt verloren zu haben und die Sinneseindrücke nicht mehr aufnehmen zu können. Er hatte das Gefühl, eingemauert zu sein und keine Empfindungen mehr zu haben. Er verlor die Begriffe von Zeit und Ort. Schließlich hatte er die Empfindung, ein unpersönliches Wesen zu sein; er vermochte nicht mehr, sich 2 Tage im voraus vorzustellen. Die cerebralen Empfindungen waren stets in der rechten Seite lokalisiert. Es bestanden Ohrklopfen (synchron mit dem Puls), zeitweise Überempfindlichkeit des Geruches und des Gehörs und vor allem des Gesichtes. Die linke Seite erschien dem Kranken eingeschläfert und die rechte zu erregt, um einschlafen zu können. Schließlich hatte der Kranke noch die Empfindung, als ob das Gehirn nach außen gezogen würde und im Schädelraum nicht Platz habe.

Die Variabilität der Symptomatologie der Migräneanfälle und ihrer psychischen Äquivalente ist so groß, daß eine erschöpfende Darstellung hier nicht möglich ist. Die Diagnose einer durch Migräne bedingten Bewußtseinsstörung wird mit Sicherheit wohl nur unter Berücksichtigung der Vorgeschichte, der schon seit längerer Zeit bestehenden charakteristischen Schmerzanfälle und der freien Intervalle zu stellen sein; ferner werden alle neurologischen und psychischen Syndrome in engen zeitlichen Beziehungen zu den Schmerzanfällen stehen müssen und sich durch ihre Flüchtigkeit auszeichnen.

Die mit epileptischen Äquivalenten einhergehenden Fälle von Migräne pflegen keine fortschreitende psychische Degeneration und Veränderungen der Gesamtpersönlichkeit zu zeigen.

Initialstadien von Hirntumoren und von cerebraler Arteriosklerose können leicht für Migräneanfälle gehalten werden.

Der Migräneanfall kann bei hysterisch Veranlagten sich in sehr variablen hysterischen Erscheinungen entäußern. Auch ist es nicht ausgeschlossen, daß gelegentlich ein Schmerzanfall psychogen ausgelöst wird. Die ersten hemikranischen Anfälle sind aber nicht hysterischen Ursprunges.

Literatur.[1]

1. Die Störungen der Sprache.

AMENT: Die Entwicklung im Sprechen und Denken beim Kinde. Leipzig 1899.

BÖDEKER: Charité-Annalen Bd. 15. BURCHARDT: Psychische Ursachen des Stotterns. Zeitschr. f. pädag. Psychol. u. exp. Pädag. Jg. 23, H. 5/6. 1922.

[1] Da die Arbeit Anfang 1927 abgeschlossen wurde, konnte die Literatur der Jahre 1927 und 1928 nur wenig berücksichtigt werden.

ENGEL, J.: Ideen zu einer Mimik. 1875.

FRANK: Über Angstneurose und Stottern. Zürich. FRÖSCHELS: Kindersprache und Aphasie. Karger 1918. — Über den derzeitigen Stand der Frage des Stotterns. Zeitschr. f. d. ges. Neurol. u. Psychiatrie. Bd. 33, S. 317. 1916. — Zur Klinik des Stotterns. Münch. med. Wochenschr. Bd. 63, S. 419. 1916 (dort einige Literatur).

GUTZMANN, H.: Sprachheilkunde S. 195, Literaturverzeichnis S. 255. 1912. — Sprachheilkunde S. 373, Das Stottern. 1912. — Das Stottern. Monographie, Frankfurt a. M. 1898. — Des Kindes Sprache und die Sprachfehler. Leipzig 1904.

HOEPFNER, TH.: Zur Klinik und Systematik der assoziativen Aphasie. Zeitschr. f. d. ges. Neurol. u. Psychiatrie. Bd. 79, H. 1/3, S. 1—45.

KUSSMAUL: Die Störungen der Sprache. 4. Auflage.

LAUBI: Über den Wert der Psychoanalyse für Ätiologie und Therapie des Stotterns. Zeitschr. f. d. Psychoanalyse. 4. Jg. H. 1/2. LIEBMANN: Stottern und Stammeln. 1904.

NAUNYN, B.: Zur Entstehung der Lautsprache. Dtsch. Arch. f. klin. Med. Bd. 137. NEUMANN: Die Entstehung der ersten Wortbedeutungen beim Kinde. Leipzig 1902.

OPPENHEIM: Lehrbuch. 7. Auflage. S. 1144.

SCHMALZ, E.: Über das Absehen von Gesprochenem. Dresden 1841. SCHNEIDER, E.: Über Stottern, Entstehung, Verlauf, Heilung. Bern: A. Franke 1922. STEIN, L. E.: Ein Fall von Stottern mit erkennbarer organischer Komponente. Med. Klinik. Jg. 18, Nr. 41, S. 1315. STERN, S. u. W.: Die Kindersprache. Leipzig 1907. STURCHLIK, J.: Über das Wesen des Stotterns. Zeitschr. f. pädag. Psychol. u. exp. Pädag. Jg. 23, H. 5/6. 1922.

WALTHER: Handbuch der Taubstummenbildung. (Literaturverzeichnis.) Berlin 1895. WUNDT, W.: Die Sprache und das Denken. Essays 1885, S. 244.

2. Die Störungen der Schrift.

AMMANN: Schrift bei Bromvergiftung. Zeitschr. f. d. ges. Neurol. u. Psychiatrie. Bd. 34, S. 36.

DIEHL, A.: Über die Eigenschaft der Schrift bei Gesunden. Psychol. Arb. 1898, 1899, 1901.

ERLENMAYER: Die Schrift. 1879.

GOLDSCHEIDER: Zur Pathologie und Therapie der Handschrift. Arch. f. Psychiatrie u. Nervenkrankh. Bd. 24. GROSS, A.: Untersuchungen über die Schrift Gesunder und Geisteskranker. Psychol. Arb. 1898, 1899, 1901.

KLAGES: Die Probleme der Graphologie. Leipzig 1910. — Handschrift und Charakter. 2. Aufl. Leipzig 1920. — Zur Theorie des Schreibdruckes. Graphol. M. Bd. 6 u. 7. KÖSTER, R.: Die Schrift der Geisteskranken. 1903. KRAEPELIN: Psychol. Arb. Bd. 1, S. 20. 1895. — Die Sprachstörungen im Traum. Engelmann 1906.

LOMER: Schrift bei manisch-depressivem Irresein. Zeitschr. f. d. ges. Neurol. u. Psychiatrie. Bd. 20, S. 447; Arch. f. Psychiatrie u. Nervenkrankh. Bd. 53, S. 1; Allg. Zeitschr. f. Psychiatrie u. Neurol. Bd. 71, S. 195.

MAYER, M.: Über die Beeinflussung der Schrift durch Alkohol. Psychol. Arb. 1898. MEYER, G.: Die wissenschaftlichen Grundlagen der Graphologie. Jena 1910.

PIPER, H.: Schriftproben von schwachsinnigen und idiotischen Kindern. Berlin 1893.

SOMMER: Lehrbuch der psychopathol. Untersuchungsmethoden. S. 97.

3. Rechts- und Linkshändigkeit.

BARDELEBEN, v.: Anat.Anz. Ergänzungsheft zum. Bd. 37, S. 41. — Messungen von Kopf und Gliedmaßen bei Schulkindern. 4. Beitrag zur Frage der Asymmetrie, insbesondere der Linkshändigkeit beim Menschen. Zeitschr. f. Morphol. u. Anthropol. Bd. 18, S. 241. 1914. BETHE, A.: Dtsch. med. Wochenschr. Jg. 51, Nr. 17, S. 681. 1925.

CAILLÉ, A.: Linkshändigkeit als Erziehungsprinzip. Ann. of clin. med. Bd. 1, Nr. 2. 1922.

ERP TAALMANN KIP: Psychiatr. en neurol. bladen. Jg. 1922, Nr. 3/4, S. 121.

HEILIG u. STEINER, G.: Zur Kenntnis der Entstehungsbedingungen der genuinen Epilepsie. Zeitschr. f. d. ges. Neurol. u. Psychiatrie. Bd. 9, S. 633. 1912.

INGLESSIS, M.: Über Kapazitätsunterschiede der linken und der rechten Hälfte am Schädel bei Menschen und über Hirnasymmetrien. Zeitschr. f. d. ges. Neurol. u. Psychiatrie. Bd. 97, H. 3/4. 1925. INMAN: Untersuchungen über den Ursprung von Schielen, Linkshändigkeit, Stottern. Lancet. Bd. 207, Nr. 5. 1924.

NEURATH, R.: Über Linkshändigkeit im Kindesalter. Wien. klin. Wochenschr. Jg. 35, Nr. 46. 1922. — Zur Symptomatologie der partiellen Linkshändigkeit. Wien. klin. Wochenschr. Jg. 37, Nr. 8, S. 187. 1924.

PFEIFER: Zeitschr. f. d. ges. Neurol. u. Psychiatrie. Bd. 45, H. 3, S. 301.

REDLICH, E.: Epilepsie und andere Anfallskrankheiten. Wien. med. Wochenschr. Bd. 69, S. 632. 1919.

SCHAEFER: Die Linkshändigkeit in den Berliner Gemeindeschulen. Zeitschr. f. Krankenpflege. Bd. 37. 1917. SIEBEN, W.: Über Rechts- und Linksgliederung. Dtsch. Zeitschr. f. Nervenheilk. Bd. 73, H. 3/4, S. 213. 1922. SIEBERT, H.: Zur Frage der Linkshändigkeit. Berlin. klin. Wochenschr. Bd. 51, S. 6225. SIEGMANN, H.: Zeitschr. f. d. ges. Neurol. u. Psychiatrie. Bd. 68, S. 376. SIEMENS, H. W.: Über Linkshändigkeit. Virchows Arch. f. pathol. Anat. u. Physiol. Bd. 252, H. 1. 1924. STEINER, G.: Über die Beziehungen der Epilepsie zur Linkshändigkeit. Monatsschr. f. Psychiatrie u. Neurol. Bd. 30, S. 119. 1923. — Zur Theorie der funktionellen Großhirnhemisphären-Differenz. Journ. f. Psychol. u. Neurol. Bd. 19, S. 221. 1912. STIER, E.: Studien über Linkshändigkeit. Monatsschr. f. Psychiatrie u. Neurol. Bd. 25, H. 5. — Untersuchungen über Linkshändigkeit und die funktionellen Differenzen der Hirnhälften. Jena 1911.

4. Die Rechts-Links-Blindheit.

ELZE, R.: Rechtslinksempfinden und Rechtslinksblindheit. Zeitschr. f. angew. Psychol. Bd. 24, H. 2. 1924.

ROSENFELD, M.: Verein Norddeutsch. Psychiater u. Neurologen. Allg. Zeitschr. f. Psychiatrie u. psych.-gerichtl. Med. Bd. 83, H. 7/8, S. 537.

5. Motorische Störungen.

BABINSKI: Rev. neurol. 1902. — Rev. mers. de méd. 1909. BARTELS: Vestibularapparat und Schiefhals. Zeitschr. f. orthop. Chir. Bd. 44, H. 4. BERNHARDT: NOTHNAGELS Handbuch. Bd. 12, 2. Aufl. 1904. BLOCH et BIQUET: Les tremblements physiol. Paris 1904 und Rev. neurol. 1905. BORNSTEIN u. SAENGER: Dtsch. Zeitschr. f. Nervenheilk. Bd. 52, S. 5. BRUNS: Über Seelenlähmung. Festschr. z. 50 jähr. Bestehen von Neurol. Zentralbl. 1897 u. 1898.

CRAMER: Zentralbl. f. d. ges. Neurol. u. Psychiatrie. Bd. 26, S. 381.

FOERSTER: Verhandl. d. Ges. d. Nervenärzte. S. 345. 1925. FOERSTER, A.: Die Mitbewegungen. Fischer 1903. FREEMANN, W.: La décérébration chez l'homme. Encephale. Jg. 19, Nr. 2, S. 91.

GALANT: Eigentümlichkeiten einer Myoklonusepilepsie. Neurol. Zentralbl. Bd. 37 (23). S. 782. GREGOR u. SCHILDER: Verhandl. d. Ges. dtsch. Nervenärzte. S. 131. 1912. GUINON: Rev. de méd. 1886. GUREWITSCH, M. und N. J. OSERETZKY: Zur Methodik der Untersuchung der motorischen Funktionen. Monatsschr. f. Psychiatrie u. Neurol. Bd. 59, H. 1/2, S. 78—103. 1925.

HOMBURGER, A.: Über die Entwicklung der menschlichen Motorik und ihre Beziehungen zu den Bewegungsstörungen der Schizophrenen. Zeitschr. f. d. ges. Neurol. u. Psychiatrie Bd. 78, H. 4/5, S. 562.

ISSERLIN u. LOTMAR: Über den Ablauf einfacher willkürlicher Bewegungen bei einigen Nerven- und Geisteskrankheiten. Zeitschr. f. d. ges. Neurol. u. Psychiatrie. Bd. 10. 1912.

JAKOB, K.: Über pyramidale und extrapyramidale Symptome bei Kindern und über motorischen Infantilismus. Zeitschr. f. d. ges. Neurol. u. Psychiatrie. Bd. 89, H. 4/5, S. 458.

KLEIST: Über andauernde Muskelkontraktionen. Journ. f. Psychol. u. Neurol. Bd. 10, S. 95. KOLLASITI: Zeitschr. f. Nervenheilk. Bd. 38. KRISCH: Monatsschr. f. Psychiatrie u. Neurol. Bd. 56, S. 193.

LEMOS: Rev. neurol. Jg. 31, Bd. 2. Nr. 5. LENTZ, A. K.: Über embryonale Stellungen bei Geisteskranken. Zeitschr. f. d. ges. Neurol. u. Psychiatrie Bd. 111, S. 17. LEVY, F. H.: Die Lehre vom Tonus. Berlin: Julius Springer 1923. — Die Lehre vom Tonus. Monographien aus dem Gesamtgebiet d. Neurol. u. Psychiatrie. 1923. LOTMAR: Korrespondenzbl. f. d. Schweiz. 1913. Nr. 45. LUGARO-SONOY: Ann. méd.-psychol. 1897. — Ann. méd.-psychol. 1897. LUNDBORG: Zeitschr. f. d. ges. Neurol. u. Psychiatrie. Bd. 9.

MEIGE-FEINDEL: Les tics et leur traitement. Paris 1902. Deutsch von O. GIESE. 1903. MOSER, K.: Über organisch bedingte Halsmuskelkrämpfe. Arch. f. Psychiatrie u. Nervenkrankh. Bd. 72, H. 2, S. 259.

OPPENHEIM: Lehrbuch, 2. Aufl. und 7. Aufl., S. 1956.

RAYMOND: Rev. neurol. 1904. ROSENFELD, M.: Arch. f. Psychiatrie u. Nervenkrankh. Bd. 59, H. 1. — Dtsch. med. Wochenschr. 1924. Nr. 38.

SCHALTENBRAND: Studien über die Entwicklung des menschlichen Aufstehens und dessen Störungen bei verschiedenen Nervenkrankheiten. Verhandl. d. Ges. dtsch. Nervenärzte S. 290. 1926. SCHILDER: Zeitschr. f. d. ges. Neurol. u. Psychiatrie. Bd. 58. 1920. — Zeitschr. f. d. ges. Neurol. u. Psychiatrie. Bd. 61. 1920. STAMM: Arch. f. Kinderheilk. Bd. 50. SZTANOJEVITS: zit. nach Jahresber. f. Neurol. u. Psychiatrie. Bd. 22, S. 274.

TOURETTE, GILLES DE LA: Arch. de neurol. 1885.

WESTPHAL: Arch. f. Psychiatrie u. Nervenkrankh. Bd. 4. WOLFER: Über einen Fall von Myoklonusepilepsie. Korrespondenzbl. Schweiz. Ärzte. Bd. 46, S. 1105.

ZAPPERT: Jahrb. f. Kinderheilk. Bd. 42.

6. Gleichgewichtsstörungen und Schwindelempfindungen.

AGUGLIA, E.: Die Labyrinthreaktionen bei Epileptikern. Riv. ital. di neuropatol. psychiatr. ed elettroterap. Bd. 15, 1922.

GOWERS: Das Grenzgebiet der Epilepsie. 1908.

HITZIG: Der Schwindel. NOTHNAGELS Handbuch, Bd. 12, 2. Aufl., von EWALD und WOLLENBERG. Wien 1911.

KOBRAK, F.: Die angioneurotische Octavuskrise. Beitr. z. Anat., Physiol., Pathol. u. Therapie d. Ohres, d. Nase u. d. Halses. Bd. 18, H. 5/6. 1922.

PIERRE, MARIE u. PIERRE, TH.: Etude sur la variabilité des reactions vestibulaires des épileptiques étudiées par la Méthode de Barany. Rev. neurol. Bd. 29, Nr. 1.

ROSENFELD: Symptomatologie und Pathogenese der Schwindelzustände. Ergebn. d. inn. Med. u. Kinderheilk. Bd. 11, 1913.

SCHILDER, M.: Studien über den Gleichgewichtsapparat. Wien. klin. Wochenschr. Bd. 31, S. 1350. 1918. STEIN, C. u. BÉHESI, O.: Zur Pathogenese der Störungen des statischen Apparats bei Neurotikern. Beitr. z. Anat., Physiol., Pathol. u. Therapie d. Ohres, d. Nase u. d. Halses. Bd. 21, H. 1/6, 1924.

TRAUTMANN, G.: Über Vestibularschlag (ein Beitrag zur Kenntnis der plötzlichen Anfälle von Schwindel und Bewußtseinsstörung. Münch. med. Wochenschr. Bd. 68, Nr. 35. 1921.

7. Die Rhythmik Geisteskranker.

BÜCHER: Arbeit und Rhythmus. 3. Aufl. Leipzig 1902.

LANGELÜDDEKE: Untersuchungen über die Rhythmik Gesunder und Geisteskranker. Zeitschr. f. d. ges. Neurol. u. Psychiatrie Bd. 101, S. 320. 1926. — Rhythmus und Takt bei Gesunden und Geisteskranken. Zeitschr. f. d. ges. Neurol. u. Psychiatrie Bd. 113, S. 1. 1928.

ROSENFELD, M.: Untersuchungen über Störungen des rhythmischen Gefühls. Allg. Zeitschr. f. Psychiatrie u. psych.-gerichtl. Med. Bd. 71, S. 762. 1914.

8. Störungen der Pupillenbewegungen.

ADAM: Zentralbl. f. prakt. Augenheilk. 1910. S. 103. ALBRAND: Arch. f. Augenheilk. Bd. 52, S. 267. — Wien. klin. Rundschau 1906, Nr. 7. ALEXANDER: Med. Klinik. Jg. 18, Nr. 26, S. 831. AXENFELD: Ber. d. Ophth. Ges., Heidelberg 1911, S. 255. — Klin. Monatsschr. f. Augenheilk. Bd. 62. 1919.

BEHR: Ber. d. Ophth. Ges., Heidelberg 1920. — Klin. Monatsbl. f. Augenheilk. Bd. 66. 1921. — Klin. Monatsschr. f. Augenheilk. Bd. 69, S. 189. 1922. — Arch. f. vergl. Ophth. Bd. 68, H. 3. — Zeitschr. f. Augenheilk. Bd. 58, H. 6, S. 398. 1926. — BIELSCHOWSKY: Klin. Monatsschr. f. Augenheilk. Bd. 68, S. 36. BUMKE: Arch. f. Psychiatrie u. Nervenkrankh. Bd. 39, S. 416. 21. Wanderversamml. in Baden 1904. — Die Pupillenstörungen bei Geistes- und Nervenkranken. 2. Aufl. 1911. BUTTIN: Zeitschr. f. Augenheilk. Bd. 41, H. 3/4. 1919.

CASON, H.: Journ. of exp. psychol. Bd. 5, Nr. 2, S. 108. CHIARUGIS: zit. nach PLAUT u. JAHNEL: Münch. med. Wochenschr. 1926, Nr. 10.

DIMITZ u. SCHILDER: Neurol. Zentralbl. Bd. 17, S. 561. 1920.

ENGELKEN: Allg. Zeitschr. f. Psychiatrie u. psych.-gerichtl. Med. Bd. 34, S. 675. ERLENMEYER: Wandernde Pupille. Berlin. klin. Wochenschr. 1912. Nr. 12. ESSER: Zeitschr. f. Augenheilk. Bd. 44, S. 125.

FÉRÉ: Rev. de méd. 1890, S. 758. FISCHER, O.: Monatsschr. f. Psychiatrie u. Neurol. Bd. 19, S. 290. FLATAU, E.: Rev. neurol. Jg. 28, Nr. 12, 1921. FRANK, C.: Journ. f. Psychol. u. Neurol. Bd. 26, S. 200. 1921.

GOLDFLAM: Neurol. Zentralbl. 1916, S. 978. — Klin. Monatsbl. f. Augenheilk. Bd. 69, S. 407. 1922.

HAAB: Korresp.-Blatt f. Schweiz. Ärzte, 15. März, 1886. HADDAEUS: Arch. f. Augenheilk. Bd. 32, S. 88. HEILBRONNER: Dtsch. Zeitschr. f. Nervenheilk. Bd. 27, S. 414. HÜBNER: Arch. f. Psychiatrie u. Nervenkrankh. Bd. 41. 1906. — Neurol. Zentralbl. 1905, S. 487.

KARPLUS: Jahrb. d. Psychiatrie u. Neurol. Bd. 17. KELLNER: Dtsch. Zeitschr. f. Nervenheilk. Bd. 74, S. 366.

LÖWENSTEIN: Monatsschr. f. Psychiatrie u. Neurol. Bd. 47, H. 4. — Über die sog. paradoxe Lichtreaktion der Pupille. Monatsschr. f. Psychiatrie u. Neurol. Bd. 66. 1927. — Über die Natur der sogenannten Pupillenunruhe. Monatsschr. f. Psychiatrie u. Neurol. Bd. 66. 1927.

MEYER, F.: Berlin. klin. Wochenschr. 1910, Nr. 4. MÜLLER, L. R.: Das vegetative Nervensystem. 1921.

NAGEL: Dtsch. med. Wochenschr. 1908, S. 260. NONNE: Neurol. Zentralbl. 1902, S. 100.

PETERS, W.: Über Pupillendifferenz. Bonn 1894. PICKERT, A.: Untersuchungen über die psychischen Reflexe bei Geisteskranken. Zeitschr. f. d. ges. Neurol. u. Psychiatrie Bd. 111, S. 728. PILTZ: Neurol. Zentralbl. 1900, S. 434 u. 501. — Wien. klin. Rundschau 1913, Nr. 35. Neurol. Zentralbl. Bd. 21, S. 939. — Neurol. Zentralbl. 1903, S. 662 u. 714.

RAECKE: Arch. f. Psychiatrie u. Nervenkrankh. Bd. 35, S. 547. REDLICH: Monatsschr. f. Psychiatrie u. Neurol. Bd. 49, H. 1, S. 1. REICHMANN: Arch. f. Psychiatrie u. Neurol. Bd. 53, H. 1, 1913. RUNGE: Arch. f. Psychiatrie u. Nervenkrankh. Bd. 51, S. 968.

SAENGER: Neurol. Zentralbl. 1902, Nr. 18. SCHILDER, P.: Dtsch. Zeitschr. f. Nervenheilk. Bd. 66, H. 5 u. 6, S. 250. 1920.

VARADY, v.: Wien. klin. Wochenschr. 1902. VERAGUTH: Dtsch. Zeitschr. f. Nervenheilk. Bd. 24, H. 5 u. 6, S. 453. VYSIN: Arch. f. Augenheilk. 1896, Referat, 689.

WESTPHAL: Berlin. klin. Wochenschr. Bd. 47. — Dtsch. med. Wochenschr. 1907, S. 1080; 1909, Nr. 23. — Neurol. Zentralbl. 1899, S. 161. WILBRAND und SAENGER: Neurologie des Auges. Bd. 9, S. 256. 1922. — Bd. 9, S. 209. WISSMANN: Die Beurteilung der Augensymptome bei Hysterie. Halle 1906. WODEK und M. H. FISCHER: Beitr. z. Anat., Physiol., Pathol. u. Therapie d. Ohres, d. Nase u. d. Halses. Bd. 19, S. 15.

9. Das Augenzittern (Nystagmus).

ANGELIS, FRANCESCO: I reflessi nel neonato (Die Reflexe des Neugeborenen) (klin.-pädiatr. Institut d. Univ. Neapel). Pediatria, Jg. 30, H. 23, S. 1107—1113. 1922.

BARANY, R.: Physiologie und Pathologie des Bogengangapparates. 1907. — Zur Klinik und Theorie des Eisenbahnnystagmus. Arch. f. Augenheilk. Bd. 88, H. 3/4. 1921. — u. WITTMAACK: Funktionelle Prüfung des Vestibularapparates. Referat: Verhandl. d. dtsch. otol. Ges. 1911. BARTELS, M.: Zur Regulierung der Augenstellung durch den Ohrenapparat. v. Graefes Arch. f. Ophth. Bd. 76, S. 1.

COPPEZ, H.: Le Nystagmus. Société Française d'Ophtalmologie. Congrès de 1913.

DEMETRIADES, TH.: Untersuchungen über den optischen Nystagmus. Monatsschr. f. Ohrenheilk. 1921. Nr. 55, H. 4.

KESTENBAUM, A.: Der latente Nystagmus und seine Beziehungen zur Fixation. Zeitschr. f. Augenheilk. Bd. 45, H. 2. 1921. — Zum Mechanismus des Nystagmus. Monatsschr. f. Ohrenheilk. Bd. 55, H. 10, S. 844.

MOLINIÉ, J.: Nystagmus galvanique. Ref. nach Zentralbl. f. d. ges. Neurol. u. Psychiatrie. Bd. 30, S. 488.

OHM: Die klinische Bedeutung des optischen Drehnystagmus. Klin. Wochenschr. f. Augenheilk. Bd. 68. 1922.

PEKELSKY, A.: Transitorischer Anystagmus bei Katatonie. Zentralbl. f. d. ges. Neurol. u. Psychiatrie. Bd. 26, S. 291.

ROSENFELD, M.: Der vestibuläre Nystagmus in seiner Bedeutung für die psychiatrische und neurologische Diagnostik. Berlin: Julius Springer 1911. — Über das Vorkommen von Nystagmus bei Schizophrenie. Dtsch. med. Wochenschr. 1926. — Untersuchungen über den galvanischen Nystagmus bei Gehirnkranken und Bewußtseinsgetrübten. Klin. Wochenschr. 1926. — Der galvanische Nystagmus bei Bewußtseinsstörungen. Dtsch. Zeitschr. f. Nervenheilk. Bd. 97. 1927.

10. Die Haut- und Sehnenreflexe und verwandte Phänomene.

BABINSKI: Cpt. rend. des séances de le soc. de biol. 1897. Sem. medical 1898. BALL, E.: Die diagnostische Bedeutung des Grundgelenkreflexes von C. MAYER. Monatsschr. f. Psychiatrie u. Neurol. Bd. 55, H. 2, S. 77. BERTOLINI, F. und RIETI: zit. Zentralbl. f. d. ges. Neurol. u. Psychiatrie. Bd. 36, S. 277. BÖHME u. WEILAND: Über die Magnusschen Hals- und Labyrinthreflexe. Zeitschr. f. d. ges. Neurol. u. Psychiatrie. Bd. 44, S. 94. BONDI: Wien. klin. Wochenschr. 1912, Nr. 41.

FELDMANN: Brit. journ. of childr. dis. Bd. 18. FREUDENBURG, E.: Münch. med. Wochenschr., Dezember 1921.

GOLDSTEIN, M.: Die Gelenkreflexe und ihre klinische Bedeutung. Zeitschr. f. d. ges. Neurol. u. Psychiatrie. Bd. 61, S. 1. — Über Halsreflexe beim Menschen. Vers. dtsch. Nervenärzte. Halle 1922.

HOLMGREN: Der Stirnreflex. Acta med. scandinav. Bd. 57, H. 6, S. 616. HOMBURGER, A.: Die Stellung des Moroschen Umklammerungsreflexes in der Entwicklung der menschlichen Motorik. Zeitschr. f. d. ges. Neurol. u. Psychiatrie. Bd. 76, H. 3, S. 355.

LÉPÈRE: Inaug.-Diss. Rostock 1923. LEWY, F. H.: Monatsschr. f. Psychiatrie u. Neurol. Bd. 25, S. 28. — Sammelreferat. Monatsschr. f. Psychiatrie u. Neurol. Bd. 25, Ergänzungsheft S. 55.

MAGNUS, DE KLEYN u. WEILAND: Münch. med. Wochenschr. 1912, S. 2539. MAYER, C.: Zur Frage nach dem Auslösungsmechanismus des Grundgelenkreflexes. Zeitschr. f. d. ges. Neurol. u. Psychiatrie. Bd. 84, S. 464. MINKOWSKI, M.: Über frühzeitige Bewegungen, Reflexe und muskuläre Reaktionen beim menschlichen Foetus und ihre Beziehungen zum foetalen Nerven- und Muskelsystem. Schweiz. med. Wochenbl. Jg. 53, Bd. 29 u. 30. MONAKOW: Aufbau und Lokalisation der Bewegungen des Menschen. Wiesbaden 1910. MORO, E.: Das erste Trimenon. Münch. med. Wochenschr. 1918, Nr. 42. — Persistenz des Umklammerungsreflexes bei cerebralen Entwicklungshemmungen. Münch. med. Wochenschr. 1920.

PETTE: Über Hals- und Labyrinthreflexe. Vers. dtsch. Nervenärzte 1924, Innsbruck.

RENNIS: Über eine Varietät des Babinskischen Reflexes. Dtsch. Zeitschr. d. Nervenheilk. Bd. 79, H. 6, S. 366. RESECK, F.: Zeitschr. f. Kinderheilk. Bd. 29, H. 1/2, S. 85. ROSENFELD, M.: Über das Vorkommen von Nystagmus bei Schizophrenie. Dtsch. med. Wochenschr. 1926.

SIMONS: Kopfhaltung und Muskeltonus. Zeitschr. f. d. ges. Neurol. u. Psychiatrie. Bd. 80, S. 1. STIEFLER: Anatomischer Befund in 2 Fällen von Steigerung des Grundgelenkreflexes mit gleichzeitigem Zwangsgreifen bei Stirnhirnbalkentumor: Verhandl. d. Ges. d. Nervenärzte. S. 238. 1925.

WALSHE: Brain. Bd. 46, H. 3, S. 281. 1923.

ZIEGERLE: Klinische Studien über Haltungsstellreflexe. Journ. f. Psychol. u. Neurol. Bd. 31, S. 330. 1925.

11. Die Störungen der elektrischen und mechanischen Erregbarkeit der Nerven und Muskeln.

BAILEY: Arch. of neurol. a. psychiatry. Bd. 9, Nr. 4. S. 436. BORUTTAU: Reform der Elektrodiagnostik durch das Chronaximeter. Berlin. Ges. f. Psychiatrie u. Nervenkrankh. Sitzung 12. VI. 1922. — Über eine verbesserte elektrodiagnostische Methodik. Zeitschr. f. d. ges. Neurol. u. Psychiatrie. Bd. 83, S. 284. BOURGUIGNON: Journ. de radiol. et d'électrol. Bd. 6, Nr. 12, S. 565.

CHIASI, O. M. u. GAMPER: Über das Verhalten der galvanischen Erregbarkeit der motorischen Nerven nach parenteraler Einverleibung artfremden Serums. Dtsch. Zeitschr. f. Chir. Bd. 172, H. 1/2, S. 265.

FISCHER, H.: Tierexperimentelle Krampfstudien. Zeitschr. f. d. ges. Neurol. u. Psychiatrie. Bd. 73, S. 614. — Untersuchungen über die Pathogenese des Krampfanfalles. Dtsch. Zeitschr. f. Nervenheilk. Bd. 71, S. 116. FRANKL-HOCHWART: Die Tetanie der Erwachsenen. 1907.

GRUND, G.: Über die klinische Brauchbarkeit des rotierenden Chronaximeters nach BORUTTAU. Vorläufige Mitteilung neuer Beobachtungen am entarteten Muskel. Dtsch. Zeitschr. f. Nervenheilk. Bd. 85, H. 3/4. S. 156—167, 1925.

HÜBNER: Dtsch. Zeitschr. f. Nervenheilk. Bd. 57, S. 227.

ISSERLIN: Klin. Wochenschr. 1922.

JACOBI, M. u. G. MAGNUS: Zeitschr. f. d. ges. Neurol. u. Psychiatrie. Bd. 98, H. 5, S. 708.

KAHANE, M.: Probleme der Galvanopalpation. Med. Klinik. Jg. 18, Nr. 40, S. 1284. 1922. — Grundzüge der Elektrodiagnostik und Elektrotherapie. Urban & Schwarzenberg 1922.

LANDAUER: Arch. f. Psychiatrie u. psych.-gerichtl. Med. 1922. LAQUEUR, A.: Über Galvanopalpation. Med. Klinik. Jg. 18, Nr. 10, S. 302. 1922.

MANN, L. und M. BLOCH: Untersuchungen mit dem Boruttauschen rotierenden Chronaximeter. Dtsch. Zeitschr. f. Nervenheilk. Bd. 87, H. 1/3. 1925. MAYER, A. W. u. SCHLÜTER: Zentralbl. f. Chir. Bd. 48, Nr. 50, S. 1824 u. 1827. MINOR, L.: Zeitschr. f. d. ges. Neurol. u. Psychiatrie. Bd. 85, S. 482. MORAVSSIK: zit. nach BLEULER: Schizophrenie, im Handbuch v. ASCHAFFENBURG. S. 142.

NEERGAARD, KR.: Experimentelle Untersuchungen zur Elektronarkose. Arch. f. klin. Chir. Bd. 122, H. 1, S. 100. 1922.

OFTERMAYER: Dtsch. Arch. f. klin. Med. Bd. 48, S. 481.

12. Blasen- und Mastdarmstörungen.

ADLER: Über corticale und funktionell-nervöse Blasenstörungen. Dtsch. Zeitschr. f. Nervenheilk. Bd. 65. 1920.

BENEDIKT: Dtsch. Zeitschr. f. Nervenheilk. Bd. 30, S. 1.

FRANKL-HOCHWARDT u. FRÖHLICH: Über die corticale Innervation der Harnblase. Neurol. Zentralbl. 1904, Nr. 23. — ZUCKERKANDL: Die nervösen Erkrankungen der Blase. Wien 1905.

MÜLLER, L. R.: Das vegetative Nervensystem. Berlin: Julius Springer 1920.

13. Sehstörungen.

ADLER, E.: Stauungspapille bei multipler Sklerose. Med. Klinik. Jg. 20, Bd. 46. 1907.

BAILLIART, P.: La circulation rétinienne dans les états d'hypertension intracranienne. Ann. d'oculist. Bd. 259, Nr. 11. 1922. BEST, F.: Funktionelle zentrale Sehstörungen. Jahresber. üb. d. ges. Ophth. Jg. 49, S. 521. BOSTROEM: Über optische Trugwahrnehmung bei Hinterhauptsherden. Monatsschr. f. Psychiatrie u. Neurol. Bd. 57, H. 4, S. 210 (dort einige Literatur).

ESKUCHEN: Über halbseitige Gesichtsfeldhalluzinationen und halbseitige Sehstörungen. Inaug.-Diss. Heidelberg 1913.

GARVEY, J.: Hysterische homonyme Hemianopsie. Amer. journ. of ophth. Bd. 5, Nr. 9, S. 721. GEIS: Klin. Monatsschr. f. Augenheilk. Bd. 11. GELB u. GOLDSTEIN: Sitzungsber. d. Ges. der Nervenärzte. 1918.

HERMANN, E.: Rev. neurol. Bd. 1, S. 4; zit. nach Zentralbl. f. d. ges. Neurol. u. Psychiatrie. Bd. 39, S. 236.

KEHRER: Über psychogene Störungen des Auges und Ohres. Arch. f. Psychiatrie u. Nervenkrankh. Bd. 58, H. 1/3. KÖPPEN: Arch. f. Psychiatrie u. Nervenkrankh. Bd. 26, S. 99. 1894.

LÉRI, A. et BÉHAGUE: Auras et équivalents épileptiques à caractère visuel dans les laisions occipitales. Bull. et mém. de la soc. méd. des hôp. de Paris. Bd. 38, Nr. 10. LÖHLEIN: Die bitemporale Hemianopsie bei Schwangeren. Monatsschr. f. Geburtsh. u. Gynäkol. Bd. 65, H. 3/4.

OPPENHEIM: H., Lehrbuch. 7. Aufl. 1923, S. 1109.

PICK: Seltene Form der Orientierungsstörung. Dtsch. med. Wochenschr. 1908. — Zur Symptomatologie des atrophischen Hinterhauptlappens. Karger 1908.

REDLICH u. BONVICCINI: Über das Fehlen der Wahrnehmung der eigenen Blindheit. Wien 1908 (dort Literatur). ROSENFELD: Über partielle Gehirnatrophien. Journ. f. Psychol. u. Neurol. — Zur klinischen Diagnose der Hirnschwellung. Zeitschr. f. d. ges. Neurol. u. Psychiatrie. Bd. 53, H. 3/4. — Über atypische Psychosen. Arch. f. Psychiatrie u. Neurol. Bd. 65, H. 1/3. RUNGE, W.: Augenbewegungsstörungen im Alkoholrausch. Dtsch. med. Wochenschr. Jg. 50, Nr. 10. 1924.

UHTHOFF: Beiträge zu den Gesichtstäuschungen bei Erkrankungen des Sehorgans. Monatsschr. f. Psychiatrie u. Neurol. Bd. 5, S. 241. 1917. UHTHOFF, WILBRAND-SAENGER: Neurologie des Auges. Bd. 4, H. 2, S. 711 u. 713.

WILBRAND-SAENGER: Neurologie des Auges. Bd. 3, 1904; Bd. 7. 1917. WOLLENBERG: Ein seltener Fall von Kriegsschädigung. Arch. f. Psychiatrie u. Neurol. Bd. 50, H. 1/3.

14. Hörstörungen.

BARANY: Vasomotorische Phänomene am Vestibularapparat bei Lues und Labyrinthfistel. Monatsschr. f. Ohrenheilk. Bd. 55, Suppl.-Bd.

FISCHER, J.: Zur Frage des konstitutionell-kongenitalen Charakters der Otosklerose. Monatsschr. f. Ohrenheilk. Bd. 55, H. 1/2.

GOLDBLATT: Über einseitige Halluzinationen. Allg. Zeitschr. f. Psychiatrie u. psych.-gerichtl. Med. Bd. 71, H. 4/5.

KEHRER: Psychogene Störungen des Auges und Ohres. Arch. f. Psychiatrie u. Nervenkrankh. Bd. 58, H. 1/3. — Über seelisch bedingte Hör- und Sehausfälle bei Soldaten. Münch. med. Wochenschr. Bd. 64, Nr. 38.

LEMOS: L'encéphale. II, Bd. 9/10, S. 174.

URBANTSCHITSCH: Über Störungen des Gedächtnisses infolge Erkrankungen des Ohres. Monatsschr. f. Ohrenheilk. Bd. 51, H. 3/4. — Über otogene Erregungszustände. Zeitschr. f. Ohrenheilk. Bd. 75.

15. Geschmacks- und Geruchsstörungen.

BÖRNSTEIN, W.: Über den Sitz des corticalen Geschmackszentrums. Verhandl. d. Ges. d. Nervenärzte. Jg. 11, 1921.

GOLDSTEIN, K.: Die Topik der Großhirnrinde. Jahresvers. d. V. dtsch. Nervenärzte. 1922. Referat.

HENNING, H.: Der Geruch. Leipzig 1924. HENSCHEN: Arch. f. Physiol. Suppl.-Bd. 1. 1900.

JULIAN: Thèse de Paris. 1900.

KLIPPEL: Arch. de neurol. 1872.

16. Sensibilitätsstörungen.

BEYERMANN: Fol. Neurobiol. Bd. 6, S. 1612. BINSWANGER: Hysterie. Nothnagels Handbuch. BONHOEFFER: Über das Verhalten der Sensibilität bei Hirnrindenläsionen. Dtsch. Zeitschr. f. Nervenheilk. Bd. 26, S. 57. — Partielle reine Tastlähmung. Monatsschr. f. Psychiatrie u. Neurol. Bd. 43 (3), S. 181.

DEJERINE: Séméiologie des affections du système nerveux. 1914.

FABRITIUS: Über das Verhalten der Sensibilität in der Blutleere. Monatsschr. f. Psychiatrie u. Neurol. Bd. 31, Ergänzungsheft S. 1. FISCHER, B. u. O. PÖTZL: Zur Symptomatologie der Sensibilitätsstörungen vom cerebralen Typus. Zeitschr. f. d. ges. Neurol. u. Psychiatrie Bd. 88, S. 58—76. FOCHER: Journ. of nerv. a. ment. dis. Bd. 62, Nr. 4. 1925. FOERSTERS: Untersuchungen über das Lokalisationsvermögen bei Sensibilitätsstörungen. Monatsschr. f. Psychiatrie u. Neurol. Bd. 9, S. 31 und 131.

GERSTMANN: Über einen Fall von zentral bedingter umschriebener Sensibilitätsstörung der linken Hand nach Kopfschuß. Münch. med. Wochenschr. Bd. 63 (34), S. 1249 F. B. — Reine taktile Agnosie. Monatsschr. f. Psychiatrie u. Neurol. Bd. 44 (6), S. 328. GOLDSTEIN, K.: Zeitschr. f. d. ges. Neurol. u. Psychiatrie. Bd. 33, S. 494. — u. REICHMANN, F.: Zeitschr. f. d. ges. Neurol. u. Psychiatrie. Bd. 53, S. 49.

HANSER, A.: Sind „zentral entstehende Schmerzen" auch auf medullärer Pathogenese möglich? (Ein Beitrag zum Schmerzproblem). Dtsch. Zeitschr. f. Nervenkeilk. Bd. 78, H. 3/6, S. 300—319. HOLMES-HEAD: Brain. Bd. 11.

KATO: Über die Bedeutung der Tastlähmung für die top. Hirndiagnostik. Dtsch. Zeitschr. f. Nervenheilk. Bd. 42, H. 1/2, S. 128. KLEIST: Die Hirnverletzungen und ihre Bedeutung für die Lokalisation der Hirnfunktionen. Ref. Neurol. Zentralbl. 1918, Nr. 12, S. 414—418. KRAMER: Die corticale Tastlähmung. Monatsschr. f. Psychiatrie u. Neurol. Bd. 19, H. 2, S. 120. KRUEGER, H.: Zeitschr. f. d. ges. Neurol. u. Psychiatrie. Bd. 33, S. 74. KUTNER: Die transcorticale Tastlähmung. Monatsschr. f. Psychiatrie u. Neurol. Bd. 21, H. 3, S. 191.

LEWY, ERNST: Der heutige Stand von der Lehre von der Tastlähmung. Dissertation. S. 47. Freiburg 1923. LONG: Les voies centrales de la sensibilité général. Paris 1899.

MAGNUS-ALSLEBEN: Über Sensibilitätsprüfungen bei Wernickescher Tastlähmung. 49. Versamml. südwestdeutscher Neurologen und Irrenärzte. Baden-Baden 1924. MARIE, P. u. H. BOUTHIER: Rev. neurol. Jg. 29, Nr. 1 u. 2. 1922.

OPPENHEIM: Lehrbuch der Nervenkrankheiten. 7. Aufl., Bd. 2, S. 1085, 1694 u. 2046.

PFEIFFER: Dtsch. Zeitschr. f. Nervenheilk. Bd. 58, S. 216.

REDLICH: Zur Kenntnis der kinästhetischen Empfindungsstörungen bei cerebralen Läsionen. Neurol. Zentralbl. 1917, Nr. 8. ROSE u. EGGER: Stereognosie et asymbolie tactile. La semaine méd. Bd. 44, S. 517. ROUSSY, G. u. L. CORNIL: Hémianesthésie cérébral. Nouveau Traité de méd. 1925, H. 19, S. 17 u. S. 26.

SICARD: Les algies „d'alarme" dans les métastases cancéreuses rachidiennes. (Die „Alarm"-Schmerzen bei den Krebsmetastasen im Rückenmark.) Rev. neurol. Jg. 30, Nr. 6, S. 645. SOUQUES, MOUQUIN u. WALTER: Anesthésie d'origine cérébrale et de type „radiculaire" accompagnée de douleurs des réflexes tendieux dans les régions anesthésiées (Anästhesie cerebralen Ursprungs und radikulären Typs, begleitet von Schmerzen und Erlöschen der Schmerzreflexe an den anästhesierten Stellen). Soc. de neurol., Paris I. II. 1923); Rev. neurol. Jg. 30, Nr. 2, S. 154—158. STEIN, H.: Über die zentralen Funktionsstörungen des Drucksinns (untersucht mit quantitativen Methoden), insbesondere über zeitliche Veränderungsgesetze. (XIII. Jahresvers. d. Ges. Dtsch. Nervenärzte in Danzig, Sitzung am 14. Sept. 1923). — Die Labilität der Drucksinnschwelle bei Sensibilitätsstörungen (Med. Klin., Heidelberg). Dtsch. Zeitschr. f. Nervenheilk. Bd. 80, H. 1/2, S. 57—74. STRÄUSSLER: Monatsschr. f. Psychiatrie u. Neurol. Bd. 23, S. 381. STRÜMPELL: Die Stereognose durch den Tastsinn und ihre Störungen. Nebst Bemerkungen über die allgemeine Einteilung der Sensibilität. Dtsch. Zeitschr. f. Nervenheilk. Bd. 60, H. 3, S. 154.

17. Stirnhirnsyndrome.

BOSTROEM: Zur Diagnose von Stirnhirntumoren. Dtsch. Zeitschr. f. Nervenheilk. Bd. 70.

FEUCHTWANGER: Die Funktionen des Stirnhirns. FOERSTER, O.: Zur operativen Behandlung der Epilepsie. Verhandl. d. Ges. dtsch. Nervenärzte. 1925, S. 350.

GÜRTLER: Über Stirnhirnsyndrome. Dtsch. Zeitschr. f. Nervenheilk. Bd. 76.

HENNING, A.: Über Stirnhirnsyndrome. Monatsschr. f. Psychiatrie u. Neurol. Bd. 59.

PÖTZL, O.: Ein neuartiges Syndrom bei Herderkrankung des linken Stirnpols. Zeitschr. f. d. ges. Neurol. u. Psychiatrie. Bd. 91, H. 1/2. 1924.

ROSENFELD, M.: Die Physiologie des Großhirns. Handb. d. Psych. — Über psychische Störungen bei Schußverletzung beider Frontallappen. Arch. f. Psychiatrie u. Nervenheilk. Bd. 57, H. 1. — Über Stirnhirnpsychosen. Dtsch. med. Wochenschr. 1928, Nr. 3.

STERTZ, G.: Encephalitis und Katatonie. Monatsschr. f. Psychiatrie u. Neurol. Bd. 69, 1925.

18. Balkensyndrome.

BYKOFF: 2. russischer Kongreß f. Psychoneurologie. Leningrad 1924.

GOLDSTEIN, K.: Die Topik der Großhirnrinde. Verhandl. d. Ges. dtsch. Nervenärzte 1922.

LAFORA u. PRADOS: Zeitschr. f. d. ges. Neurol. u. Psychiatrie. Bd. 84, S. 617. 1923. — Verhandl. d. Ges. dtsch. Nervenärzte 1925, S. 240. — Monatsschr. f. Psychiatrie u.

Neurol. Bd. 52. Lévi, A.: Bull. et mém. de la soc. méd. des hôp. de Paris. Jg. 39, Nr. 25. 1923.

Mingazzini, G.: Der Balken. Monographien aus dem Gesamtgebiet d. Neurol. u. Psychiatrie. H. 28. 1922.

Schuster, P.: 12. Jahresversamml. d. Ges. dtsch. Nervenärzte. Oktober 1922, S. 13/14. — Autoptische Befunde bei Zwangsgreifen und Nachgreifen. Zeitschr. f. d. ges. Neurol. u. Psychiatrie Bd. 108, S. 715. Stiefler: Verhandl. d. Ges. dtsch. Nervenärzte 1926, S. 238.

19. Ventrikelsyndrome.

Austmann u. Moorhouse: On the function of the cerebral ventricles. Amer. journ. of physiol. Bd. 66, S. 267. 1923.

Haskovek, L.: A propos de la question de la localisation de la conscience centrale. Rev. neurol. Bd. 2, Nr. 3, September 1924.

Josephy: Hypophyse und Zwischenhirn. Sitzungsber. d. 21. Jahresversamml. d. Vereins nordwestdeutscher Psychiater u. Neurologen. 24./25. Oktober 1925 in Rostock.

Lüdecke, E.: Über Syndromen des III. Ventrikels. Inaug.-Diss. Rostock 1926.

Müller, L. R. u. Greving: Über den Aufbau und die Leistungen des Zwischenhirns und über seine Erkrankungen. Med. Klinik 1925, Nr. 16/17.

Redlich, W.: Über Narkolepsie. Ber. üb. d. 14. Jahresversamml. d. Ges. dtsch. Nervenärzte in Innsbruck 1924. Med. Klinik 1925, Nr. 16/17. Reichardt, M.: Theoretisches über die Psyche. Journ. f. Psychol. u. Neurol. Bd. 24, S. 168. 1918. Rosenfeld, M.: Über Bewußtseinszentren. Dtsch. med. Wochenschr. 1924, Nr. 38. — Über atypische Psychosen. Arch. f. Psychiatrie u. Nervenkrankh. Bd. 65, H. 1/3. 1922. — Untersuchungen über den galvanischen Nystagmus bei Gehirnkranken und bei Störungen des Bewußtseins. Klin. Wochenschr. 1926. — Über Ventrikelsyndrome. Dtsch. med. Wochenschr. Bd. 91. 1926.

Stern: Dtsch. Zeitschr. f. Nervenheilk. Bd. 34, S. 196. 1908.

Zucker, K.: Über einen Fall von Tumor im IV. Ventrikel, vom Kleinhirnwurm ausgehend. Dtsch. Zeitschr. f. Nervenheilk. Bd. 68, 1925.

20. Migränesyndrome.

Curschmann, H.: Über einige seltene Formen der Migräne. Dtsch. Zeitschr. f. Nervenheilk. Bd. 54, S. 184.

Flatau, Edward: Die Migräne. Berlin: Julius Springer 1912. (Literatur daselbst.)

Gowers: On the borderland of epilepsy. Brit. med. journ. Dezember 1909.

Hauber: Schmerzdämmerzustände bei Migräne. Inaug.-Diss. Berlin 1912.

Möbius: Die Migräne. Handbuch d. Spez. Pathol. u. Ther. v. Nothnagel Bd. 12, S. 2.

Romagna-Manoia: Über hemikranische Psychosen. Monatsschr. f. Psychiatrie. Bd. 33, H. 4, S. 294.

Schob: Beitrag zur Kenntnis der schweren Migräneformen. Zeitschr. f. d. ges. Neurol. u. Psychiatrie Bd. 35, S. 151. Spitzer, A.: Über Migräne. Fischer 1901. Strohmayer: Über die Beziehungen zwischen Epilepsie u. Migräne. Münch. med. Wochenschr. 1903, Nr. 10.

Ulrich, R.: Beiträge zur Ätiologie und zur klinischen Stellung der Migräne. Monatsschr. f. Psychiatrie u. Neurol. Bd. 31, S. 134. Ergänzungsheft.

Zacher: Über einen Fall von Migraine ophthalmique mit transitorischer Geistesstörung. Berl. klin. Wochenschr. 1892, Nr. 28.

Puls. Blutdruck. Vasomotorische Störungen. Blutverteilung.

Von

E. KÜPPERS

Freiburg i. B.

Mit 7 Abbildungen.

I. Allgemeine Vorbemerkungen.

Wenn man in allgemeiner Form das Verhalten des Gefäßsystems bei Psychosen behandeln will, muß man sich darüber klar sein, daß der Zusammenhang, der hier besteht, grundsätzlich von *zweierlei* Art sein kann. Jede *Gehirnkrankheit,* ja jede *Allgemeinkrankheit,* kann, wenn sie nur schwer oder ausgebreitet genug ist, gleichzeitig psychische Störungen und Änderungen des Pulses, des Blutdrucks und der Blutverteilung hervorrufen. Man denke etwa an einen Hirntumor, der zugleich Benommenheit und Pulsverlangsamung, oder an eine akute Alkoholvergiftung, die Euphorie neben Erweiterung der peripheren Gefäße, oder an eine fieberhafte Krankheit, die einen deliriösen Zustand neben Blutdrucksenkung macht. Der Zusammenhang ist in allen diesen Fällen durch einen anatomisch-physiologisch greifbaren Faktor — eben den Hirntumor oder die Alkoholvergiftung oder die Infektionskrankheit — vermittelt. Er erscheint uns als ein notwendiger, wenn wir imstande sind, beide Symptomreihen, die körperliche und die seelische, aus der Natur und Lokalisation des anatomisch-physiologischen Faktors abzuleiten.

Ganz anders liegt die Sache, wenn wir etwa eine Angstmelancholie mit Blutdrucksteigerung vor uns haben. Es *kann* dann zwar auch so sein, daß ein nur anatomisch-physiologisch faßbares Agens hinter der Verkuppelung der Symptome steckt, etwa eine allgemeine Arteriosklerose, die auf der einen Seite die nervösen Grundlagen des Gemütslebens, auf der anderen den Blutkreislauf beeinträchtigt. Es *kann* aber auch sein, daß, wie wir sagen, „*die Angst selbst*“ den Blutdruck hat ansteigen lassen. Natürlich fehlt in diesem zweiten Falle nicht der physiologische Faktor, der das Psychische mit der körperlichen Erscheinung verbindet. Denn wir können uns — es gehört das zu den Grundvoraussetzungen der Psychiatrie — keine Angst denken, der nicht ein gegen die Norm verändertes Hirngeschehen zugrunde läge. Aber dieses Hirngeschehen ist offenbar nicht etwas, das man von der Angst trennen und ihr als etwas Selbständiges gegenüberstellen könnte. Es ist vielmehr nur dieselbe Sache von einem anderen Standpunkt aus gesehen und unter einem anderen Namen. Bei diesen Zusammenhängen der zweiten Art drängt sich also nichts Fremdes ein zwischen den psychischen Zustand und die körperliche Erscheinung — kein selbständiges Drittes, das aus eigener Machtvollkommenheit auf der einen Seite die Angst, auf der anderen die Blutdruckerhöhung hervortreibt. Sondern aus der eigenen Natur des Psychischen und der genau gleichartigen seiner physiologischen Unterlage heraus entwickelt sich die körperliche Begleiterscheinung gemäß einer notwendigen Beziehung zwischen dem Inneren und dem Äußeren. Diese Beziehung mag in physiologischer Hinsicht sehr ungenau bekannt sein, psychologisch genommen ist sie etwas, das jedem aus seinem eigenen Erleben wohlvertraut ist. Angst z. B. ist für uns immer verbunden mit jenem eigentümlichen Komplex von Körpergefühlen, den wir etwa mit den objektivierenden Bezeichnungen Zittern, Herzklopfen, Blaßwerden und „kalter Schweiß" umschreiben. Ein gleichartiger seelischer Zustand, der aber mit ganz anderen körperlichen Empfindungen verbunden wäre, etwa mit denen, die ein ruhiger Herzschlag und eine vollkommene Herrschaft über die Muskulatur vermitteln, wäre für uns gar keine Angst mehr, sondern etwas ganz anderes, uns Unverständliches. Der Begriff der Angst wäre unanwendbar geworden, weil die *Wesensform* der Angst, der Rahmen, den das psychische Wesen „Angst" seiner Natur nach einnimmt, gesprengt wäre. Wenn wir also von einer notwendigen Beziehung sprechen, die hier Seelisches und Körperliches verbindet, so ist diese Notwendigkeit eine *psychologische*; es handelt sich um eine „Wesensnotwendigkeit" — um eine Notwendigkeit, der die Tatsachen nicht zu gehorchen brauchen, *der sie aber gehorchen müssen, sofern sie für uns psychologisch faßbar sein sollen*, weil die psychologische Faßbarkeit an die Möglichkeit einer inneren phantasiemäßigen Nacherzeugung gebunden ist.

Das Interessante und Wichtige ist nun, daß *dieser psychologischen oder Wesensnotwendigkeit eine physiologische entspricht*. Denn wir können uns offenbar die physiologischen Zusammenhänge, die einem Angstzustande mitsamt seinen körperlichen Äußerungen äquivalent sind, hypothetisch zurechtlegen — wir müssen das sogar tun, wenn wir ärztlich-psychiatrisch denken wollen —, und es ist dann klar, daß zwischen den so gewonnenen physiologischen Beziehungsgliedern *dieselbe Notwendigkeit* herrschen muß. Also etwa: So wie psychologisch die Angst fühlbar ausstrahlt in das Gefüge des der Willkür entzogenen leiblichen Lebens und es in Mitleidenschaft zieht, so muß auch das, was der Angst zentral zugrunde liegt, in das Zusammenspiel der vegetativen und der animalischen Funktionen ausstrahlen, und wenn es peripher die besonderen für die Angst charakteristischen Zustandsänderungen hervorruft, so muß es eben selbst so beschaffen sein, daß es gerade diese und nicht andere Miterregungen erzeugt. Wir können also auf Grund unseres Wissens von der Natur des psychologischen Zusammenhangs zwischen der Angst und der Resonanz, die sie fühlbar im Körper erzeugt, rückwärts aus der Art der physiologisch greifbaren peripheren Zustandsänderungen auf die Natur und Lokalisation des der Angst zentral zugrunde liegenden anatomisch-physiologischen Faktors zurückschließen. Dieser Faktor ist uns also von zwei Seiten her zugänglich — *direkt* auf dem psychologischen Wege und *indirekt* auf dem Wege des Rückschlusses von den peripheren auf die zentralen physiologischen Zustandsänderungen.

Diese Besonderheit der Zusammenhänge der zweiten Art hat ihnen natürlich von jeher ein außergewöhnliches Interesse verschafft. Sie ist es aber auch, die ihnen allein ein Anrecht gibt, im Rahmen einer *allgemeinen Psychiatrie* behandelt zu werden. Denn wenn der Zusammenhang zwischen Gefäßsystem und Psychose von der ersten Art ist: ein psychologisch zufälliger, indirekter, durch ein nur anatomisch-physiologisch faßbares Agens vermittelter, so kommt alles auf die Natur und Lokalisation dieses Agens an, und die Frage gehört in das Gebiet der Neurologie — wie beim Hirntumor — oder in das der speziellen Psychiatrie — wie bei den organischen Psychosen oder den Intoxikationen. Ist der Zusammenhang aber von der zweiten Art: ein direkter, psychologisch notwendiger, so liegt ein spezifisch psychiatrischer (psychopathologischer) Gegenstand vor. Der krankhafte psychische Zustand hat dann für uns die Bedeutung eines Naturexperimentes, bei dem die normalen seelisch-leiblichen Beziehungen vom Seelischen her so abgewandelt werden, daß wir erwarten dürfen, tiefere Einblicke in die Zusammenhänge tun zu können, als das im Zustande seelischer Gesundheit möglich wäre.

An sich kommen natürlich die Zusammenhänge dieser zweiten Art bei *allen* Psychosen vor. Wir haben keinen Grund, anzunehmen, daß bei einem Arteriosklerotiker mit erhöhtem Blutdruck eine etwa auftretende krankhafte Angst den Blutdruck nicht noch weiter in die Höhe triebe. Aber es wäre töricht, komplizierte Fälle auszuwählen, wo wir reine haben können. Solche reinen Fälle liegen bei allen *„eigentlichen" Psychosen* vor, d. h. bei allen psychischen Störungen, die nicht bloß als Symptome von Hirnkrankheiten aufgefaßt werden können, sondern darüber hinaus ein selbständiges, psychologisch faßbares Eigenwesen haben. Dahin gehören zunächst einmal alle sogenannten *funktionellen Psychosen*, die ja nichts sind als „Spielarten der normalen seelischen Anlage" (Bumke), bei denen wir also auch erwarten dürfen, daß die körperlichen Begleiterscheinungen ihren wesensmäßigen Zusammenhang mit den zugehörigen psychischen Zuständen bewahrt haben. Sodann gehört aber zu diesen Psychosen wahrscheinlich auch die *Schizophrenie.* Denn es ist zwar nicht daran zu zweifeln, daß dem schizophrenen Zerfall der Persönlichkeit eine organische Zerstörung zugrunde liegt. Diese Zerstörung nimmt den Äußerungen der Krankheit aber merkwürdigerweise nicht ihren psychologisch einheitlichen Charakter, woraus man schließen darf, daß der krankmachende Faktor ein ganz spezifisch lokalisierter ist. Aus diesem Grunde hat man ja auch mit Recht von einer „psychischen Systemerkrankung" gesprochen (Kleist). Tatsächlich sind denn auch die hierhergehörigen Untersuchungen fast ausschließlich an den „eigentlichen" Psychosen angestellt worden.

Dem Gesagten entsprechend werden wir im folgenden nur die „auch psychologisch faßbaren" Zusammenhänge zwischen den krankhaften psychischen Zuständen und dem Gefäßsystem behandeln, wobei wir natürlich den Rahmen nicht zu eng ziehen werden. Eine kurze Übersicht über die normalen Verhältnisse wird jedesmal vorausgehen, um die notwendige Vergleichsbasis zu schaffen.

II. Puls.

1. Die Abhängigkeit des Pulses vom seelischen Geschehen im allgemeinen.

Es ist hier nicht der Ort, auf die alltäglichen Beobachtungen einzugehen, die lehren, daß das Herz „vor Schreck stillsteht" oder daß jede heftigere seelische Erregung nach Überwindung des ersten Augenblicks, in dem etwa der Schreck hemmend wirkt, von „Herzklopfen", also von Verstärkung und Beschleunigung des Pulses, begleitet wird. Die rein beschreibende Zusammenstellung solcher Tatsachen wäre ein wissenschaftlich wenig ergebnisreiches Unternehmen. Es genügt, wenn wir (im Anschluß an Weinberg) in tabellarischer Form die *Ergebnisse der experimentellen Untersuchungen an Normalen* zusammenstellen.

Die folgende Tabelle zeigt, daß die Ergebnisse der verschiedenen Autoren vielfach voneinander abweichen. Es hängt das zum Teil damit zusammen, daß gewisse seelische Zustände sich experimentell nicht in genügender Stärke und Reinheit herstellen lassen, z. B. intensivere Lustgefühle. Zum Teil ist es die Folge von Voreingenommenheiten der Untersucher, die vielfach darauf ausgingen, gewisse „Gefühlstheorien", vor allem die „dreidimensionale" von Wundt, zu prüfen, statt zunächst einmal einfach die Tatsachen festzustellen. Schließlich ist zu beachten, daß die Angaben des *Sphygmographen*, der für solche Untersuchungen

Tabelle 1.

	Aufmerksamkeit auf visuelle und akustische Reize	geistige Arbeit	Schreck	Spannung	Lösung	Erregung	Beruhigung	Lust		Unlust	
								sinnliche	intellektuelle	sinnliche	intellektuelle
Pulsfrequenz	(+)—(+)L	+M	(+)—(+)L	0 L	+Wu	0 Wu	(—) Wu	—Wu	—Wu	+Wu	+L
	—S	+L	—S	—Wu	+A	+A	—A	—A	—A	+A	+Z
	—Z	+S	+—K	—A	+G	+G	—G	±G	—G	+S	+S
	—G	+Me	(+)—E	—S	—Br	.	.	—Br	(±)S	+Br	0 E
	—Me	+W	.	+Br	.	.	.	—L	—W	+L	.
	—E	±G	.	—G	.	.	.	—Z	∓E	+Z	.
	.	(∓)Z	.	(0)Wi	.	.	.	(±)S	.	+G	.
	.	+Wi	.	+K	.	.	.	—W	.	+W	.
	.	+E	.	—E	.	.	.	±K	.	+K	.
	.	.	.	.	.	.	.	∓E	.	+E	.
Pulshöhe der periph. Arterien	.	—M	.	—Wu	+Wu	+Wu	—Wu	+L	.	—L	.
	.	—B	.	—L	+L	+G	+G	—G	.	—G	.
	.	—G	.	—G	+G	+Br	—Br	+Br	.	—Br	.
	.	+E	.	—W	.	.	.	+W	.	—W	.
	.	.	.	—B	.	.	.	+E	.	—E	.
	.	.	.	—E	.	.	.	.	.	—K	.

Erklärung der Zeichen.

A = ALECHSIEFF	G = GENT	Me = MENTZ	Wu = WUNDT
B = BERGER	K = KIRCHNER	S = SHEPHARD	Z = ZONEFF und MEUMANN
Br = BRAHN	L = LEHMANN	W = WEBER	
E = ENG	M = MOSSO	Wi = WIERSMA	

+ = Zunahme
— = Abnahme.
+ — = Erst Zunahme, dann Abnahme.
(+)— = Erst Zunahme, als wesentl. Merkmal jedoch darauffolgend Abnahme.
± = Bald Zunahme, bald Abnahme.
(±) = In den meisten Fällen Zunahme, in einigen Abnahme.
0 = Keine Veränderung.

in erster Linie in Betracht kommt, im Grunde nur in bezug auf die Puls*frequenz* wirklich zuverlässig sind. Die *Höhe* der Pulsbilder dagegen ist durchaus kein genaues Maß für die Größe der pulsatorischen Druckschwankungen in der untersuchten Arterie, und die Verwertung der Puls*form* ist ganz problematisch (E. WEBER).

Immerhin ist in einigen Punkten ein allgemeines Einvernehmen unverkennbar, so darin, daß *Schreck und momentane Erregung der Aufmerksamkeit den Puls verlangsamen, ohne seine Höhe wesentlich zu beeinflussen, daß Unlust und geistige Arbeit ihn beschleunigen und verkleinern, während Erregung ihn beschleunigt und vergrößert, Spannung ihn verkleinert, ohne die Frequenz deutlich zu ändern.*

Hinzuzufügen wäre noch etwas, was die Tabelle nicht enthält, nämlich, daß der *Schlaf* gegen den Wachzustand durch eine starke *Verlangsamung des Pulses* gekennzeichnet ist.

Es wäre sehr erfreulich, wenn wir imstande wären, den *Weg* anzugeben, auf dem diese Effekte hervorgerufen werden. Unsere Kenntnisse von dem Zusammenwirken der Komponenten des vegetativen Nervensystems — beim Herzen des Vagus, Accelerans und des rückläufigen Depressor — sind aber noch viel zu unvollkommen, als daß eine begründete Theorie möglich wäre. So einfach, wie es z. B. WEINBERG darstellt, der annimmt, die „Erhöhung des Bewußtseinsniveaus“ sei von einer erhöhten Sympathicus-, die Erniedrigung von einer vermehrten Parasympathicus-Wirkung begleitet, liegen die Dinge sicher nicht, wie man schon an der entgegengesetzten Wirkung des Schrecks und der länger dauernden seelischen Erregung auf den Puls ersieht.

Die Pulskurven der gewöhnlichen Art (Druckpulskurven) erlauben noch weitere Feststellungen als solche über die durchschnittliche Frequenz und etwa über die Höhe und Form der Pulse, nämlich die Bestimmung des Grades der *respiratorischen Arhythmie*. WIERSMA gebührt das Verdienst, den Zusammenhang dieser Erscheinung mit psychischen Faktoren zuerst experimentell verfolgt zu haben. Es besteht zwar bei dieser Erscheinung die Schwierigkeit, daß dieselben seelischen Zustände, die die respiratorische Arhythmie des Pulses, also den Zusammenhang zwischen Atmung und Puls, beeinflussen, auch auf jeden dieser Vorgänge für sich wirken. Aber die Untersuchungen WIERSMAS zeigen deutlich, daß sich diese Schwierigkeit überwinden läßt. Es ergab sich bei der Ausmessung seiner Kurven, daß die respiratorische Arhythmie im Schlaf ganz außerordentlich groß ist — im tiefsten Schlaf bis auf das Vierfache des Wachdurchschnitts —, während sie andererseits in allen Zuständen von „erhöhtem Bewußtseinsgrad" (Aufmerksamkeitskonzentration, geistige Arbeit, Spannung) herabgedrückt erscheint. Da die respiratorische Arhythmie des Pulses in der Hauptsache (nämlich abgesehen von mechanischen Momenten) auf einer reflektorischen Beeinflussung des Herzvagus vom Lungenvagus her beruht, haben wir das Ergebnis dieser Beobachtungen psychophysiologisch dahin zu deuten, daß die „Erhöhung des Bewußtseinsgrades" (vom Schlaf über den träumerischen Wachzustand zur gespannten Aufmerksamkeit) sich auswirkt in Form der Hemmung eines vegetovegetativen Reflexes — ein Ergebnis, das vielleicht von allgemeinerer Bedeutung ist.

2. Der Puls bei Neurosen und Psychosen.

1. Der *normale* Zusammenhang zwischen Puls und Affektlage ist für den Psychiater nicht ganz ohne praktische Bedeutung. So kann vor allem in Fällen von simuliertem oder hysterischem Stupor gelegentlich die Tatsache diagnostisch wichtig werden, daß bei Erwähnung der Angelegenheiten, die für den Kranken im Vordergrunde des Interesses stehen, eine deutliche Pulsbeschleunigung und -verstärkung eintritt.

2. Eine abnorm starke Ansprechbarkeit des Gefäßsystems für seelische Erregungen ist charakteristisch für die „Vasomotoriker" unter den *Neuropathen*. Was hier angeborene Eigentümlichkeit ist, kann aber auch erworben werden. Auf toxischem Wege geschieht das bei der *Basedowschen Krankheit*. Aber auch nervös Erschöpfte und allgemein Geschwächte, z. B. Rekonvaleszenten nach Infektionskrankheiten, reagieren häufig so. Von praktischer Wichtigkeit ist aber vor allem, daß heftige *Schreck*erlebnisse tiefgreifende Störungen teils im Zusammenspiel der vegetativen Innervationen untereinander, teils in der Innigkeit der Beziehungen zwischen psychischem Geschehen und vasomotorischen Vorgängen zur Folge haben können (KNAUER und BILLIGHEIMER). Dauernde und anfallsweise auftretende Pulsbeschleunigung gehört zu den häufigsten vegetativen Störungen nach Schreckerlebnissen. Sie kann gelegentlich bei der Abgrenzung von Schreckneurosen gegen hysterische und degenerative Zustände eine ausschlaggebende Rolle spielen. Natürlich ist aber der differentialdiagnostische Wert solcher Symptome niemals ein absoluter. Denn ein „vasomotorisch begabter" Hysteriker wird ohne Zweifel unter Umständen ganz die gleichen Symptome in Gang setzen und unterhalten können.

3. Das Verhalten der Herztätigkeit und des Pulses bei *Psychosen* ist lange Zeit Gegenstand lebhaften wissenschaftlichen Interesses gewesen. Indessen ist die ältere Literatur, in der viel von organischen Herzveränderungen die Rede ist, heute kaum mehr verwertbar, da die Abgrenzung der funktionellen von den organischen Psychosen, insbesondere die Ausscheidung der syphilogenen Krank-

heiten, damals noch ganz unvollkommen war (WEXBERG). Dagegen verdient festgehalten zu werden, daß bei Melancholischen besonders häufig funktionelle Herzstörungen gefunden wurden — eine Tatsache, die auch in neuerer Zeit wieder bestätigt wurde (REINHOLD, STRANSKY).

Daß zwischen dem Affekt der *Angst* und der Herztätigkeit besonders enge Beziehungen bestehen, ist bekannt. Nicht nur strahlt die Angst in besonders intensiver Weise in die Innervation des Herzens aus, sondern umgekehrt liefert auch das Herz bei Störungen seiner Tätigkeit auf dem sensiblen Wege eine spezifische Empfindung, die in ihrem Charakter der seelischen Angst nahe verwandt ist und bei einer gewissen Stärke unmittelbar in diese übergeht (BRAUN). Die unmittelbare und wechselseitige Beziehung zwischen Gemeinempfindung und Affekt, die wir übrigens ebenso auch bei Schmerz und Ekel finden, wird hier besonders deutlich. Sie bringt es mit sich, daß nicht nur eine Angstpsychose Herzstörungen, sondern auch Herzstörungen — ohne den Umweg über die Schädigung der Hirnzirkulation — psychotische Zustände erzeugen können, worüber Näheres in dem Abschnitt über „*Kreislaufpsychosen*" zu finden ist.

Lange Zeit hoffte man, durch das Studium der Puls*form* zu wichtigen Aufschlüssen zu gelangen. So glaubte O. B. WOLFF in den 60er Jahren des vorigen Jahrhunderts gefunden zu haben, daß der Pulsus tardus die Grundform für die unheilbaren Psychosen sei, und wollte daraus weitgehende prognostische Schlüsse ziehen. Spätere Untersuchungen haben solche Auffassungen nicht bestätigt, wie man überhaupt in bezug auf die Verwertbarkeit der Pulsform mit der Zeit immer skeptischer geworden ist.

Möglicherweise wird man mit dem *Elektrokardiogramm* bessere Erfolge haben. Bisher sind derartige Versuche aus psychophysiologischem Interesse nur bei Gesunden gemacht worden (WEINBERG). Die Ergebnisse waren aber auch hier nicht eindeutig.

Die neueren Arbeiten haben sich mehr und mehr auf die Untersuchung der Puls*frequenz* beschränkt, höchstens daneben noch die Pulshöhe oder etwa das Verhalten der respiratorischen Arhythmie herangezogen. Die naheliegende Erwartung, daß der Gegensatz zwischen Depression und Exaltation sich in einem gegensätzlichen Verhalten des Pulses äußern würde, hat sich dabei nicht bestätigt. Anfangs zwar meinte man, bei der einfachen *Melancholie* einen kleinen, verlangsamten, gespannten, bei der *Manie* einen vollen, beschleunigten, entspannten Puls zu finden (SCHÜLE, PILCZ, STRANSKY, ZIEHEN). Spätere Untersuchungen mit verbessertem Instrumentarium (RECKLINGHAUSENscher Blutdruckapparat), insbesondere die sehr sorgfältige von P. WEBER, ergaben aber andere Resultate. Es zeigte sich, daß bei beiden Störungen die Herzarbeit durchschnittlich größer ist als normal, sowohl nach der Seite der Frequenz wie nach der des Schlagvolumens hin. Von einem Gegensatz war also insofern nichts festzustellen. Immerhin ist aber die Spannung der Gefäße im allgemeinen bei der Depression größer als bei der Exaltation. Die höchsten Druckwerte zeigen begreiflicherweise die erregten Depressiven. Natürlich handelt es sich bei allen diesen Feststellungen nur um Durchschnittsergebnisse. Differentialdiagnostisch läßt sich damit kaum etwas anfangen.

Das gilt auch für die Abgrenzung gegen die *Dementia praecox*. Bei dieser Krankheit hat sich meist eine niedrige Pulsfrequenz bei niedrigem Pulsdruck und geringer Spannung ergeben, besonders bei Stuporösen (RAHNE, P. WEBER). PFÖRDTNER fand außerdem, daß die für die funktionellen Psychosen charakteristischen starken Schwankungen auf äußere Eindrücke hin bei den Schizophrenen fehlten. Andere Untersucher wieder beobachteten bei diesen Kranken plötzliche Schwankungen der Pulsfrequenz teils ohne erkennbare äußere Anlässe, teils mit solchen (Bleuler). Oft ist bei Stuporösen die Pulsänderung das einzige Zeichen dafür, daß sie an den Ereignissen in ihrer Umgebung innerlich Anteil nehmen. Ich *selbst* fand bei der Ausmessung von plethysmographischen Kurven, daß auch bei den leichten Reizen, die für experimentellpsychologische Versuche allein in Frage kommen (leichte Berührungen, Anrufen, Geschmacksreize, Stellung von Rechenaufgaben), die normalen Änderungen der Pulsfrequenz nie fehlten, selbst nicht bei den Katatonikern, deren Volumkurve sonst vollkommen reaktionslos verlief.

Von einem besonderen Zeichen berichtet Pilcz. Wenn er einen *Druck auf die Augäpfel* ausübte, trat neben Schmerzäußerungen und Abwehrbewegungen ein *langsamer, kleiner Puls* auf. Dieses Zeichen soll sich häufig bei Schizophrenen, besonders im katatonischen Stupor, finden, dagegen nicht bei Depressiven. Eine genaue Nachprüfung steht noch aus.

Interessante Ergebnisse, die aber ebenfalls noch auf ihre Allgemeingültigkeit hin geprüft werden müßten, fanden sich bei der Untersuchung der *respiratorischen Arhythmie* des Pulses bei Psychosen. Wie schon erwähnt, fand Wiersma bei „Erhöhung des Bewußtseinsgrades" regelmäßig eine Herabsetzung des Grades der respiratorischen Arhythmie, also eine Hemmung der diese bedingenden Reflexübertragung. Die Ausdehnung der Untersuchung auf pathologische Fälle ergab nun diese Hemmung als Dauerzustand erstens einmal bei *Melancholischen.* Unter ihnen zeigten die Ängstlichen das Symptom stärker ausgeprägt als die Gehemmten. Sodann aber fand sich dieselbe Hemmung auch bei stuporösen *Katatonikern* und verblödeten Schizophrenen, also bei Zuständen, die im allgemeinen nicht als „erhöhte Bewußtseinsgrade" angesehen werden, woraus Wiersma denn auch schließen möchte, „daß diese Kranken im allgemeinen viel mehr geistig tätig sind, als ihre Äußerungen vermuten lassen". Wir werden diesen Schluß nicht ohne weiteres anerkennen. Die Parallele selbst ist aber eine interessante Tatsache, auf die wir bei der Besprechung der plethysmographischen Reaktionen zurückkommen werden.

Wiersma prüfte auch, wie sich solche „Kurven der Präokkupation" mit geringer Arhythmie bei der Einwirkung von Aufmerksamkeitsreizen verhielten. Er fand, daß die zu erwartende weitere Abschwächung der Arhythmie sehr gering war oder fast fehlte. Die Melancholischen reagierten aber auch hier nicht wesentlich anders als die Katatoniker, so daß sich ein diagnostisch brauchbares Symptom nicht gewinnen ließ.

Abnorm starke respiratorische Arhythmie fand sich als Dauerzustand bei Imbezillen und Idioten.

III. Blutdruck.

1. Blutdruck und psychisches Geschehen im allgemeinen.

Die Untersuchung der Wirkung vorübergehender psychischer Zustände auf den Blutdruck ist dadurch erschwert, daß die Blutdruckmessung beim Menschen nur in Form von Stichproben möglich ist, da alle Methoden eine völlige oder teilweise Aufhebung des arteriellen Zuflusses zu einem bestimmten Körpergebiet voraussetzen, — eine Maßnahme, die natürlich nicht beliebig lange fortgesetzt werden kann. Die Schwierigkeiten lassen sich aber, wenigstens zum Teil, überwinden, wie besonders die Untersuchungen von Knauer und Bickel dargetan haben. Der Erstgenannte benutzte den *v. Recklinghausenschen Tonographen* in Verbindung mit einer besonderen Schreibvorrichtung, der Letztgenannte den *Sphygmotonographen* nach Uskoff. Frühere Untersuchungen waren mit dem weniger geeigneten *Mossoschen Fingersphygmomanometer* angestellt worden (Kiesow, Binet und Vachide). Die Ergebnisse dieser Untersuchungen zeigen alle eine weitgehende Übereinstimmung untereinander, insofern es sich herausstellte, daß *fast alle seelischen Erregungen*, vielleicht mit Ausnahme von lustbetonten Gefühlen, zu einer *Erhöhung des Blutdrucks* führen. Diese Erhöhung betrifft sowohl den diastolischen wie den systolischen Druck, woraus im Zusammenhang mit anderen Erfahrungen zu schließen ist, daß sie wesentlich kardialen Ursprungs ist (Knauer, Bickel).

Diese Blutdruckerhöhung ist auch bei länger dauernden seelischen Erregungen feststellbar. So untersuchte Knauer bei 54 Studenten den Blutdruck an einem Examenstage, sodann 5 Tage nach Abschluß der Prüfung. Er fand bei der überwiegenden Mehrzahl als Wirkung der Examensaufregungen eine Erhöhung sowohl des diastolischen wie des systolischen Blutdrucks, ferner eine solche des Pulsdrucks, also des Abstandes zwischen diastolischem und systolischem Druck. Wegen der gleichzeitigen Pulsbeschleunigung bei gesteigerter Celerität des Pulsanstiegs mußten auch diese länger dauernden Änderungen in der Hauptsache auf eine gesteigerte Herzaktion zurückgeführt werden. (Übrigens waren die Drucksteigerungen nicht durchweg vorhanden. Bei zweien von den untersuchten Studenten fand sich sogar eine Senkung beider Druckarten trotz Zunahme der Pulsfrequenz. Dabei machte der eine von beiden einen elenden, kollapsartigen Eindruck.)

Natürlich besteht auch eine *rückläufige Beziehung* zwischen dem Blutdruck und affektiven Erregungen. Der typische Hypertoniker ist ängstlich, hypochondrisch, unruhig, weinerlich (Braun). Seine Stimmung steht im Gegensatz zu der euphorischen des Phthisikers, dessen Blutdruck herabgesetzt ist. Diese rückläufige Beziehung scheint aber weniger innig zu sein, als die zwischen der Angst und bestimmten Störungen der Herztätigkeit, und sicher hat die vielfach geäußerte Vermutung, daß bei Depressionen und Angstzuständen die Blutdrucksteigerung neben der individuellen Disposition die wesentliche Ursache der Verstimmung sei (Craig, Cramer, Alter), wenig Wahrscheinlichkeit für sich. Dazu kennen wir doch zu viel Melancholische mit normalem und sogar subnormalem Blutdruck.

2. Der Blutdruck bei Neurosen und Psychosen.

1. Ihre Anwendung in der Pathologie finden diese Ergebnisse zunächst einmal bei den *Neurosen*. Es ist bekannt, daß sich bei der *endogenen Nervosität* recht häufig abnorm hohe und von psychischen Momenten stark abhängige Blutdruckwerte finden. Daneben beobachtet man häufig auch spontane Schwankungen, so daß die Messungen von einem Tag auf den anderen erhebliche Unterschiede zeigen, und zwar ohne daß sich deutliche Beziehungen zu den subjektiven und objektiven Symptomen der Neurose auffinden ließen (Thomsen).

Für die *Schreckneurose* glaubte man früher (Horn), die Erhöhung des *systolischen* Blutdrucks als die Regel ansehen zu dürfen. Später (Knauer und Billigheimer) mußte diese Auffassung korrigiert werden. Es zeigte sich bei der Untersuchung von Granatshockfolgen im Kriege, daß der systolische Blutdruck nach solchen Erlebnissen im allgemeinen nicht wesentlich erhöht ist. Dagegen erwies sich der *diastolische* Blutdruck mit großer Regelmäßigkeit als erniedrigt bei gleichzeitiger Erhöhung des Pulsdrucks. Knauer und Billigheimer sprechen deshalb von einem „shockartigen Zusammenbruch des Vasomotorentonus“ im Gefolge des Schreckerlebnisses. Sie nehmen an, daß Unlustaffekte nur bis zu einem gewissen Grade gefäßverengernd und blutdrucksteigernd wirken. „Wenn ihre Intensität über eine gewisse Grenze geht und wenn sie plötzlich mit großer

Gewalt in das Bewußtsein einbrechen, so erlahmt das Vasoconstrictorenzentrum, und der Blutdruck — insbesondere der diastolische — sinkt auf subnormale Werte."

2. Über Blutdruckmessungen bei *Psychosen* besteht eine große Literatur, über die vor wenigen Jahren H. Müller und besonders Wexberg eingehend berichtet haben. Im folgenden sollen nur die gesicherten Ergebnisse mitgeteilt werden.

Nach den früheren Untersuchungen (Craig, Pilcz, Alter, Stransky) sah es so aus, als ob der Blutdruck bei *Melancholischen* ziemlich regelmäßig erhöht, bei *Manischen* normal oder herabgesetzt sei. Später zeigte sich, daß auch bei Manien eher eine Erhöhung zu finden ist. Gelegentlich wurde sogar das entgegengesetzte Verhalten, nämlich Erhöhung bei Manie, Erniedrigung bei Melancholie, beobachtet (Morgenthaler). Nicht einmal bei Angstmelancholien ist die Blutdrucksteigerung konstant (Naudascher).

Besonders eingehend und sorgfältig hat P. Weber die Frage studiert. Nach ihm besteht sowohl in den melancholischen wie in den manischen Phasen des manisch-depressiven Irreseins eine immerhin deutliche Tendenz zur Blutdruckerhöhung. Diese ist bei Melancholischen stärker als bei Manischen, innerhalb jeder Gruppe bei Erregten stärker als bei Ruhigen. Zugleich sind Pulsdruck und Pulsfrequenz meist erhöht. Differentialdiagnostisch bedeutungsvoll ist, daß auffallend tiefe Werte, wie sie bei Schizophrenen beobachtet werden, bei Manisch-Depressiven nicht vorkommen, auch nicht in Stuporzuständen.

Etwas einheitlicher sind die Ergebnisse der Blutdruckmessung bei *Dementia praecox*-Kranken. Fast alle Autoren bezeichnen normale und subnormale Werte neben mittleren und niedrigen Pulszahlen als die Regel (Pförtner, Rahne, Morgenthaler, P. Weber). Nach Weber ist die Dementia praecox gekennzeichnet durch geringe Herzarbeit (niedrige Pulszahl und kleiner Pulsdruck) und geringe Spannung im Gefäßsystem (niedriger diastolischer Blutdruck). Die Durchblutung der Organe ist also relativ gering. In einem kleinen Teil der Fälle sinken die Werte unter die Grenze des Normalen, besonders bei Stuporösen. Andererseits fehlen aber Steigerungen über die Norm auch nicht ganz. Bemerkenswert ist aber, daß erregte Schizophrene meist keine Blutdruckerhöhung zeigen. Nimmt man hierzu die andere Beobachtung, daß stuporöse Manisch-Depressive meist nicht die bei ihrem äußeren Verhalten zu erwartende Blutdruckerniedrigung aufweisen, so wird man in praktischer Hinsicht mit Pilcz zu dem Schlusse kommen, daß die Blutdruckmessung doch gelegentlich — vor allem bei den Stuporformen — für die Abgrenzung zwischen dem manisch-depressiven Irresein und der Dementia praecox von Bedeutung sein könnte.

Ein besonderes, differentialdiagnostisch verwertbares Symptom glaubt Enebuske gefunden zu haben. Er stellte bei sphygmometrischen Messungen ein starkes Schwanken des Blutdrucks, eine „*vasomotorische Unruhe*", fest. Diese soll bei Manisch-Depressiven nur in Hypertensionslage vorhanden sein, bei Schizophrenen aber in allen Lagen. Eine systematische Nachprüfung steht noch aus.

IV. Vasomotorische Störungen.

Vasomotorische Störungen sind bei Psychosen ein relativ häufiges Vorkommnis. Wir sind aber im allgemeinen nicht imstande, über die Zusammenhänge der Erscheinungen mehr als Vermutungen zu äußern. Schon die Entscheidung, ob die Störungen rein mechanisch (durch Bewegungslosigkeit) oder rein physiologisch (etwa durch Ernährungsstörungen) oder psychophysiologisch bedingt sind, ist bei Psychosen oft sehr schwierig. Noch mehr aber kommt in Betracht, daß Anomalien der Gefäßinnervation schon bei Leichtnervösen häufig sind. Man kann infolgedessen oft nicht herausbringen, ob man es mit einem Stigma der ursprünglichen neuropathischen Konstitution oder mit einem Symptom der etwa auf diesem Grunde erwachsenen Psychose zu tun hat. Bei dieser Sachlage ist von vornherein diagnostisch von den vasomotorischen Störungen wenig zu erwarten, und eine Zusammenstellung der Beobachtungen auf diesem Gebiete wird einstweilen keinen anderen Wert haben können als den einer bloßen Materialsammlung.

Absehen können wir an dieser Stelle von allen Feststellungen, die Allgemeinkrankheiten, wie etwa den chronischen Alkoholismus, oder organische Gehirnkrankheiten, wie die Paralyse, betreffen, da sie in die spezielle Psychiatrie oder in die Neurologie gehören. Bekannt ist, daß bei konstitutionell-neuropathischen Individuen der verschiedensten Art vasomotorische Störungen als Nebenbefund häufig sind. Es handelt sich dabei entweder um mehr vorübergehende Zustände (Kongestionen zum Kopf; „Hitzewellen", die meist nur subjektiv wahrgenommen werden; Erröten und Erblassen mit manchmal halbseitiger oder fleckiger Ausbreitung, urticariaartige Exantheme) oder um mehr dauernde Eigentümlichkeiten, wie die wohlbekannten blauverfärbten, kalten, meist zugleich feuchten Extremitätenenden.

Eine abnorme Labilität des vasomotorischen Systems kann auch *erworben* werden, und zwar sowohl durch chronisch wirkende seelische Einflüsse als auch durch Schreck. Im letztgenannten Falle haben die Störungen gelegentlich halbseitigen Charakter. Das wird wohl meist an einer angeborenen Unvollkommenheit der den innervatorischen Ausgleich zwischen links und rechts regulierenden zentralen Apparate liegen. Man könnte sich aber auch denken, daß in solchen Fällen das psychische Trauma einen funktionellen Riß zwischen den die linke und den die rechte Körperhälfte beherrschenden vegetativen Zentren erzeugt (Knauer und Billigheimer) — eine Möglichkeit, die für die theoretische Auffassung der Wirkungsweise psychischer Traumen nicht ohne Bedeutung ist.

Besonderes Interesse hat schon seit vielen Jahrzehnten die Erscheinung des *Dermographismus* gefunden. Die ältere Literatur darüber (Knapp, Fauconnier) ist aber heute unverwertbar, weil in ihr die grundlegende Unterscheidung zwischen dem lokalen und dem reflektorischen Dermographismus (L. R. Müller, Glaser) nicht gemacht wird. Der *lokale* Dermographismus beruht auf einer direkten mechanischen Reizung der Hautcapillaren. Der Reizerfolg ist deshalb auf eine schmale Zone in der unmittelbaren Umgebung des Reizortes beschränkt. Er kann als Dermographia alba, rubra und elevata auftreten. Die Dermographia elevata ist gleichbedeutend mit der sog. Urticaria factitia. Die Dermographia *reflexiva* hat meist die Form einer hyperämischen Fleckung, die in der weiteren Umgebung des Reizortes auftritt. Auch weiße Flecken können sich bilden oder (häufiger) eine Mischung von roten und weißen. Erst wenn man diesen Unterschied streng beachtet, hat man es mit scharf umrissenen Symptomen zu tun, nach deren Zuordnung zu bestimmten Krankheitszuständen man fragen kann. Aber auch dann kommt man diagnostisch mit dem Dermographismus bei Neurosen und Psychosen meist deshalb nicht weiter, weil die *individuellen Unterschiede zu groß* sind. Am ehesten scheint sich noch die Dermographia reflexiva verwerten zu lassen. Doch sind die bisherigen Untersuchungen auf der neuen Grundlage (Glaser) noch zu wenig zahlreich, als daß man irgendwelche Schlüsse daraus ziehen könnte.

Bei *funktionellen Psychosen* hat man öfters *Kongestionen* beobachtet. Thoma und Pilcz fanden sie im Vorstadium und im Verlauf des menstruellen Irreseins, ZIEHEN, MÖNKEMÖLLER und CLOUSTON im Vor- und Nachstadium von periodischer Paranoia und Melancholie (zit. nach WEXBERG).

Kühle und zum Teil auch cyanotische *Extremitätenenden* sind ein ziemlich regelmäßiger Befund bei Depressionen (PILCZ, KNAPP, REHM). Ganz allgemein kann man (mit REHM) sagen, daß man bei Depressionszuständen Kontraktion der Hautgefäße, Blässe der Haut und kalte Extremitäten, aber meist ohne Cyanose, findet, umgekehrt bei Manien Erweiterung der Hautgefäße, gerötetes Gesicht, glänzende Augen und warme Extremitäten.

Sehr viel intensiver sind die vasomotorischen Störungen zuweilen bei der *Dementia praecox*, besonders im katatonischen Stupor, und zwar auch unabhängig von der Bewegungslosigkeit (PFÖRTNER, BALLER). Sie werden nicht selten von Anomalien der Speichel-, Schweiß- und Talgsekretion begleitet (KNEMEYER, HERZOG, HOCHE). Es finden sich alle Grade von einer blaurot marmorierten Färbung der Extremitäten bis zu schwersten Ödemen ganzer Glieder, die auch bei Bettruhe und Hochlagerung nicht verschwinden. Daneben kommt es zu „fliegenden Ödemen“ (BALLER). Gelegentlich bilden sich auch multiple punktförmige Hautblutungen (HERZOG), oder es besteht eine allgemeine Gefäßbrüchigkeit, die sich in der Neigung zu Hautblutungen bei geringsten Anlässen äußert (BLEULER), oder man findet myxödemähnliche Verdickungen der Haut (KRAEPELIN, HERZOG).

Die Angaben über die Häufigkeit solcher Erscheinungen schwanken sehr. Manche Autoren finden sie bei fast der Hälfte oder sogar der Mehrzahl ihrer Fälle (RAHNE, PFÖRTNER), andere wieder nur bei einem kleinen Bruchteil — so KNEMEYER bei 9 von 168 Fällen. Es dürfte das daran liegen, daß die einen alles verzeichnen, was irgendwie als vasomotorische Störung bezeichnet werden kann, die anderen nur das, was aus dem Rahmen der gewöhnlichen Vorkommnisse bei Neurosen und Psychosen herausfällt. Die Seltenheit wirklich ausgesprochener Erscheinungen setzt natürlich den diagnostischen Wert der vasomotorischen Störungen sehr herab. Immerhin wird man vielleicht sagen können (REHM, STRANSKY), daß Melancholische, auch im Stupor, nur sehr selten ödematöse Schwellungen und ausgesprochene Cyanose der Extremitäten zeigen, daß also das Vorkommen dieser Erscheinungen für Dementia praecox spricht.

In Einzelfällen sind vielfach noch andere vasomotorische Störungen bei Psychosen beschrieben worden (vgl. WEXBERG), vor allem *Exantheme* und *Urticaria* bei manisch-depressivem Irresein (PILCZ, REHM, WILMANNS). Erwähnt seien auch die Beziehungen, die nach ROSENFELD zwischen seiner „*vasomotorischen Neurose*“ und dem manisch-depressiven Irresein bestehen.

Von besonderem Interesse ist die Beobachtung, daß die *Raynaudsche Krankheit* sich auffallend häufig (nach HEUCK in 4% der Fälle) mit psychotischen Zuständen verbindet. Der Zusammenhang scheint dabei ein wechselseitiger zu sein. Denn einerseits wurden bei sonst psychisch normalen Personen vorübergehende Verstimmungs- und Verwirrtheitszustände beobachtet, die zeitlich mit Exazerbationen der RAYNAUDschen Krankheit Hand in Hand gingen; andererseits sah man Fälle von manisch-depressivem Irresein, bei denen sich in der depressiven Phase der RAYNAUDsche Symptomenkomplex in leichter Form einstellte, um beim Übergang in die manische Phase wieder zu verschwinden (PILCZ). HEUCK fand in seinem Falle eine Überempfindlichkeit gegen Pilocarpin, und er nimmt eine Erkrankung des vegetativen Nervensystems an, die sich gleichzeitig in innersekretorischen, vasomotorischen und psychischen Störungen äußert.

V. Blutverteilung.

1. Blutverteilung und psychisches Geschehen im allgemeinen.

Die Plethysmographie als Methode zur fortlaufenden Registrierung des Volums von Körperteilen findet sich schon bei POISEUILLE. Sie wurde später vor allem von MOSSO ausgestaltet. Schon dieser Autor benutzte sie zur Bestimmung der peripheren Auswirkung von seelischen Zuständen. In systematischer Weise geschah das aber erst durch LEHMANN. E. WEBER gebührt dann das Verdienst, den physiologischen Vorgang der „Blutverteilung" in seiner Abhängigkeit von psychischen Einflüssen durch die Anwendung der verschiedenartigsten Methoden aufgeklärt zu haben.

Das Wesentliche, das WEBER feststellte, war die Tatsache, daß in bezug auf die Blutversorgung ein *Antagonismus* besteht *zwischen den Organen der äußeren und der inneren Körperoberfläche* (äußere Kopfteile, Glieder, äußere Teile des Rumpfes einerseits, Bauchorgane andererseits), während das *Gehirn* seine Blutzufuhr selbständig, mit Hilfe eines eigenen Vasomotorenzentrums, reguliert. Dieses liegt nach WEBER im Zwischenhirn, also eben da, wo nach neueren Untersuchungen auch die oberste Regulation für den übrigen Körper stattfindet.

Über die Blutverschiebungen, die bei Änderungen des psychischen Zustandes auftreten, unterrichtet die folgende Tabelle von WEINBERG:

Tabelle 2.

	Aufmerksamkeit auf visuelle und akustische Reize	geistige Arbeit	Schreck	Spannung	Lösung	Erregung	Beruhigung	Lust		Unlust	
								sinnliche	intellektuelle	sinnliche	intellektuelle
Armvolumen	(+)—(+)L	—M	(+)—(+)L	—Wu	+G	+Wu	.	(—)+L	.	—L	—L
	—G	0 L	—S	—G	+L	+G	.	+S	.	—G	—Kü
	—S	—W	—W	—L	+S	—S	.	+W	.	—W	—Bi
	(+)—(+)Kü	—B	(+)—(+)Kü	—W	.	.	.	(±)G	.	(∓)S	.
	(+)—(+)J	—G	(+)—E	—B	.	.	.	(0)Kü	.	—Kü	.
	—E	—S	.	—S	.	.	.	—Bi	.	—Bi	.
	.	—Kü	.	—Kü	.	.	.	+E	.	—E	.
	.	—Ci	.	—Bi	.	.	.	.	.	.	.
	.	—Bi	.	—E	.	.	.	.	.	.	.
	.	—Wi	.	.	.	.	.	.	.	.	.
	.	+E	.	.	.	.	.	.	.	.	.
Gehirnvolumen	.	+M	.	.	.	.	.	—B	—B	±B	.
	.	+B	.	.	.	.	.	+S	+S	—S	.
	.	+S	.	.	.	.	.	+Bi	+Bi	+Bi	.
	.	+Bi	.	.	.	.	.	.	.	.	.

Erklärung der Zeichen.

B = BERGER, E = ENG, Kü = KÜPPERS, S = SHEPHARD
Bi = BICKEL, G = GENT, L = LEHMANN, W = WEBER
Ci = CITRON, J = DE JONG, M = MOSSO, Wi = WIERSMA
Wu = WUNDT

\+ = Zunahme.
— = Abnahme.
\+— = Erst Zunahme, dann Abnahme.
(+)— = Erst Zunahme, als wesentl. Merkmal jedoch darauffolgend Abnahme.
± = Bald Zunahme, bald Abnahme.
(±) = In den meisten Fällen Zunahme, in einigen Abnahme.
0 = Keine Veränderung.

Man sieht, daß für die Vorgänge der *Aufmerksamkeitskonzentration*, des *Schrecks* und der *seelischen Spannung* fast völlige Einigkeit zwischen den Autoren besteht. (Die Bezeichnung (+) — (+) schildert nur den *Verlauf* der Kurven;

sie bedeutet sachlich keine Abweichung von dem Befunde der Autoren, die nur — angeben.) Die genannten seelischen Zustandsänderungen haben alle eine Blutverschiebung von der äußeren Körperoberfläche zu den Bauchorganen zur Folge, bewirken also den Vorgang, der dem „Erblassen" zugrunde liegt, während sich gleichzeitig die Hirngefäße erweitern.

Starke Differenzen bestehen in bezug auf die Wirkung der *Gefühle* (Lust und Unlust). Es hängt das wahrscheinlich damit zusammen, daß diese Zustände bei mittelstarker Ausprägung das Gefäßsystem überhaupt viel weniger in Mitleidenschaft ziehen als die Aufmerksamkeitsvorgänge, und daß sie sich unter den Bedingungen des Experiments nicht ohne Beteiligung der Aufmerksamkeit erzeugen lassen.

Die Angaben der Tabelle wären noch dahin zu ergänzen, daß die Gegenstücke zur Aufmerksamkeitskonzentration auch in bezug auf die Blutverteilung ein entgegengesetztes Verhalten zeigen. Wir wissen nämlich, daß der Übergang vom Wachsein in den *Schlaf*, also zum völligen „Désintéressement" (BERGSON), von einer Blutverschiebung nach außen begleitet ist (bei gleichzeitiger Erweiterung der Hirngefäße, allgemeiner Blutdrucksenkung und Verstärkung der spontanen Blutverschiebungen, der sog. MAYERschen Wellen) (BRODMANN). Dasselbe gilt für die Haltung des *Besinnens*, also den Vorgang der Hinwendung zu selbsterzeugten inneren Gegebenheiten unter Abwendung von der Umwelt (bei Abschwächung der MAYERschen Wellen) (KÜPPERS).

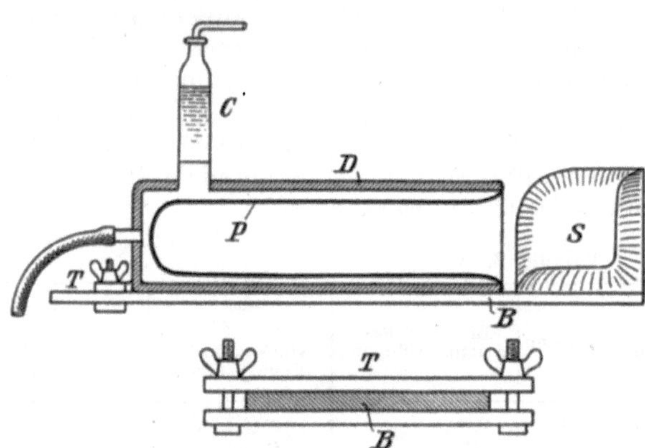

Abb. 1. MOSSOS Armplethysmograph, verbessert nach A. LEHMANN. (Aus LEHMANN: Körperliche Äußerungen psychischer Zustände, Bd. I.)

Der meistverwendete Apparat zur Feststellung dieser Blutverschiebungen ist der LEHMANNsche *Armplethysmograph* (Abb. 1.)

Gegen seine Benutzung sind vielfach Bedenken geäußert worden (R. MÜLLER, MARTIUS, ROEMER und HOERNICKE). Diese Bedenken waren insofern berechtigt, als es sich in der Tat herausgestellt hat (KÜPPERS, DE JONG), daß die *Atmungsschwankungen* des Plethysmogramms in der Hauptsache durch mit der Atmung synchrone Verschiebungen des Arms gegen die Plethysmographenröhre hervorgerufen werden.

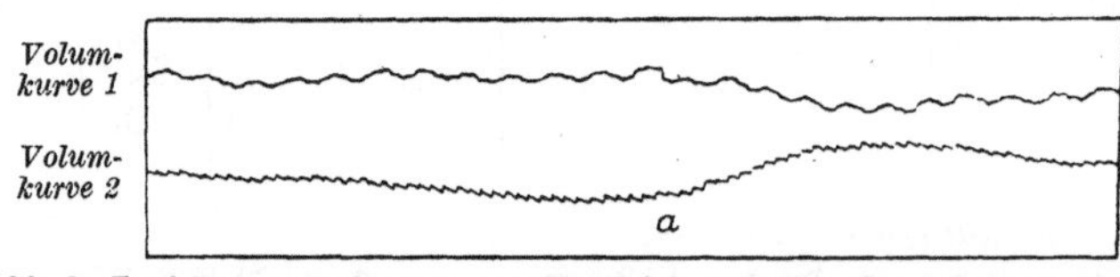

Abb. 2. Zwei Spannungskurven, zum Vergleich untereinander aufgenommen, die obere ohne, die untere mit Flanellbinde. Man erkennt deutlich die Wirkung dieser Maßnahme auf Puls und Atemschwankungen. Bei *a* Nadelstich. Darauf träges Steigen ohne Latenzzeit (Spannungsreaktion).

Abb. 2 demonstriert die Bedeutung der Armbewegungen für das Auftreten der respiratorischen Wellen. Bei derselben Versuchsperson sind unmittelbar nacheinander die beiden übereinander abgebildeten Kurven aufgenommen worden, Volumkurve *1 ohne*, Volumkurve *2 mit* einer Flanellbinde, die in der Höhe des Endes der Plethysmographenröhre um den Arm gelegt wurde, um die Bewegungen des Arms gegen die Röhre zu dämpfen. Man erkennt deutlich das

Verschwinden der „Atemschwankungen“ in der zweiten Kurve bei gleichzeitigem Deutlicherwerden der Pulse (infolge der Beseitigung der Schwingungen des sich umlegenden, freien Teils des Gummiärmels).

Man muß ferner zugestehen, daß auch unwillkürliche Bewegungen anderer Art, wie sie bei psychologischen Experimenten naturgemäß nicht ganz zu vermeiden sind, vielfach als vasomotorische Vorgänge mißverstanden worden sind. Das gilt zum Teil sogar für die Kurven, die E. WEBER veröffentlicht, worauf schon BICKEL mit Recht hingewiesen hat. Überhaupt ist die Methode sehr diffizil und verlangt große Sorgfalt. Wird diese nicht angewendet, so kommen ganz wertlose Kurven zustande, wie etwa die der BREIGERschen Arbeit.

Im übrigen aber ist die Kritik am Armplethysmographen weit über das Ziel hinausgeschossen. Das gilt auch für die letzte Veröffentlichung dieser Art (ROEMER und HOERNICKE). Die Verfasser registrierten mit zahlreichen Kontrollen die Bewegungen des Armes und der Hand innerhalb der Röhre. Sie stellten aber augenscheinlich nicht die Bedingungen her (innere und äußere Ruhe, völlige Passivität der Versuchsperson, Fehlen von Erwartungsspannung), die erfüllt sein müssen, wenn überhaupt Reaktionen auf seelische Zustandsäußerungen in der Kurve sichtbar werden sollen. Ihre Kritik trifft daher höchstens die von E. WEBER behaupteten Blutverschiebungen bei Bewegungsvorstellungen, deren Darstellung schon bei WEBER selbst zu vielen Bedenken Anlaß gibt.

Der LEHMANNsche Armplethysmograph muß also auch heute noch als ein brauchbares Instrument angesehen werden, vorausgesetzt, daß man kunstgerecht vorgeht, wozu gehört, daß man den Apparat nur hängend benutzt (DE JONG) und die nie ganz zu beseitigende Möglichkeit von Armbewegungen relativ zur Röhre durch ein geeignetes Mittel, wie es etwa die von mir empfohlene Flanellbinde darstellt, auf ein Mindestmaß herabsetzt. (Dieser Standpunkt wird neuerdings auch von psychologischer Seite wieder vertreten [ERNST].)

Im übrigen stehen eine ganze Reihe von anderen Instrumenten zur Verfügung, die von den Fehlern des Armplethysmographen frei sind, dafür allerdings wieder andere Schwierigkeiten bieten. Besonders wenig geeignet ist nach meinen Erfahrungen der WEBERsche *Ohrplethysmograph*, dessen Befestigung und Abdichtung außerordentlich schwierig ist. Auch die Registrierung des Volums der *Bauchorgane* nach E. WEBER dürfte für psychiatrische Zwecke kaum in Betracht kommen. Dagegen muß man sich wundern, daß die *Fingerplethysmographen* von HALLION und COMTE und von LOMBARD und PILLSBURY, ferner vor allem der *Handplethysmograph* von WIERSMA bisher bei Geisteskranken, abgesehen von der Anwendung durch WIERSMA selbst, gar nicht benutzt worden sind. — Auf den *Hirnplethysmographen* brauche ich nicht einzugehen, da er nur in Ausnahmefällen (Schädeldefekt) anwendbar ist und daher für psychiatrische Zwecke kaum in Betracht kommt.

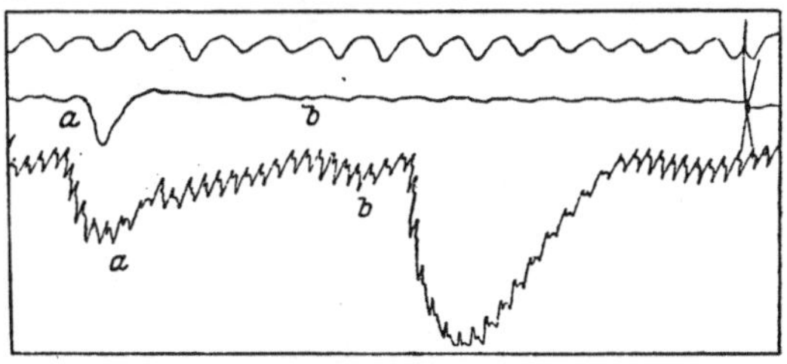

Abb. 3. Bei *a* willkürliche Bewegung des rechten Armes nach vorn. Bei *b* erschreckendes Geräusch. (Der Hebel der Bewegungskurve steht nach links verschoben.) Deutliche Verzerrung der Volumpulse bei *a* unter leichter Hinaufschiebung der Kurve durch die Bewegung.

Von besonderer Wichtigkeit scheint mir bei plethysmographischen Untersuchungen die Art des *Schreibers* zu sein. Die meist benutzten MAREYschen Trommeln haben den großen Nachteil, daß sie Luft durchlassen, sobald eine erhebliche Druckdifferenz zwischen dem Innern der Kapsel und der umgebenden Luft vorhanden ist. Infolgedessen verlieren die Kurven an Niveau,

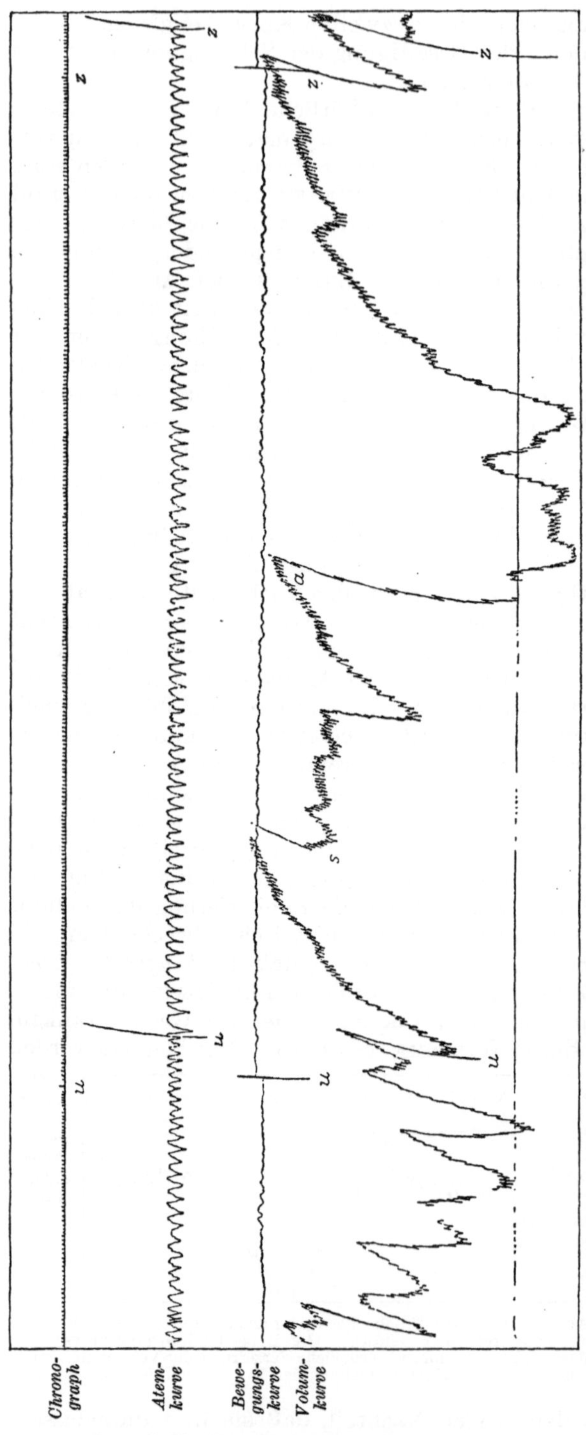

Abb. 4. Vor *u* Indifferenzzustand: Starke Mayersche Wellen. Bei *u* Unterbrechung und Protokoll. Nach *u* Besinnen: Ansteigen mit abgeschwächten Mayerschen Wellen. Bei *a* erschreckendes Geräusch mit darauffolgender tiefer Senkung. (Bei *s* künstliche Herabsetzung der Kurve durch Luftabsaugung.)

sobald die Wassersäule des Plethysmographen sich für längere Zeit von der Normallage entfernt. Es entstehen also Verzerrungen des Kurvenbildes, die noch dadurch verstärkt werden, daß die Kapsel bei wachsender Entfernung von der Mittellage immer weniger nachgibt, somit die Ausschläge immer schwächer registriert. Beiden Übelständen ist abgeholfen, wenn man einen *isotonisch* arbeitenden Schreiber benutzt, wie ihn der von Strasburger empfohlene darstellt, der nach Art eines Gasometers konstruiert ist. So schöne Ausschläge, wie sie Abb. 3 bei *b* und vor allem Abb. 4 bei *a* (beide Male bei vollkommen unbeeinflußter Bewegungskurve!) darstellen, sind nur mit einem solchen isotonischen Schreiber zu erzielen. Für die Aufnahme von Ruhekurven zum Studium des Verhaltens der sog. Mayerschen Wellen über lange Zeitstrecken hin (vgl. Abb. 4) kommt eine andere Schreibmethode überhaupt nicht in Betracht.

Ob die *photographische* Registrierung der Kurven (Weinberg) von Vorteil ist, vermag ich nicht zu sagen.

Was die sonstige Apparatur anbetrifft, so ist bei allen plethysmographischen Versuchen eine *Zeitschreibung* (etwa mit dem Jaquetschen Chronometer) und die Registrierung der Atembewegungen durch den *Pneumographen* (nach Lehmann oder nach Bert) unentbehrlich. *Bewegungskontrollen* (vgl.

E. Weber, Küppers, de Jong, Roemer) können nach meinen Erfahrungen entbehrt werden, vorausgesetzt, daß man auf alle Verzerrungen der Pulsbilder achtet (vgl. Abb. 3 bei *a*) und Kurven, die nicht frei davon sind, ausscheidet. Großer Wert ist auf vollkommene Luftdichtigkeit des registrierenden Systems zu legen; kleine Undichtigkeiten genügen, um alle langsamen Volumänderungen auszugleichen, die Kurve also zu einer bloßen Pulskurve umzugestalten. Das *Kymographion* wird zweckmäßig mit einer sog. *Heringschen Schleife* versehen. Vorbedingung für ein erfolgreiches Experimentieren ist schließlich ein ganz *störungsfreies Zimmer*, da jedes ungewöhnliche Geräusch, das von der Versuchsperson beachtet wird, einen störenden Kurvenausschlag geben kann.

2. Die Blutverteilung bei Psychosen.

Will man die Plethysmographie bei *Geisteskranken* anwenden, so muß man die Methodik natürlich so einfach wie möglich gestalten. Da es darauf ankommt, etwaige Abweichungen von der Norm festzustellen, wird man zunächst einmal alles daransetzen, einen „Normalzustand" (s. u.) herzustellen, soweit das zu erreichen ist. Sodann wird man nur solche Reize anwenden, deren Bedeutung für die Versuchsperson sich auch ohne eigentliche Selbstbeobachtung durch diese abschätzen läßt, ferner nur solche, die auch beim Gesunden einigermaßen konstante Resultate liefern. Man wird sich also darauf beschränken, vor allem leichte Berührungen, schwache Geräusche und leichte Schmerzreize anzuwenden in einer Stärke, die ausschließt, daß sie von der Versuchsperson übersehen werden. Schreckreize sind unzweckmäßig wegen der Gefahr des Auftretens unwillkürlicher Bewegungen, Kältereize (Ätherguß), weil sie neben der psychischen möglicherweise eine direkte (reflektorische) Wirkung auf das Gefäßsystem haben. Geruchsreize beeinflussen in unerwünschter Weise die Atmung, ebenso Geschmacksreize, die außerdem Schluckbewegungen anregen. Wichtig dagegen ist das Lesenlassen, teils als geistige Arbeit, teils zur Ablenkung, ferner das Stellen von Rechenaufgaben — am besten in schriftlicher Form — und vielleicht noch das Ankündigen von Reizen zur Erzeugung von Erwartungsspannung.

Alle Bemühungen aber sind vergeblich, wenn es nicht gelingt, einen „*Normalzustand*" herzustellen. Um das klarzustellen, müssen wir die Eigentümlichkeiten des Plethysmogramms etwas näher betrachten.

An der Volumkurve einer normalen, in passivem, also nachdenklichem oder träumerischem Zustande befindlichen Versuchsperson sind im allgemeinen folgende Schwankungen zu unterscheiden:

1. *Pulsatorische Volumschwankungen.* Sie stellen die passiven, durch den Herzschlag hervorgerufenen Füllungsschwankungen sämtlicher im Plethysmographen eingeschlossenen Arterien dar. Die Messung der *Länge* dieser Schwankungen kann dazu dienen, die Pulsfrequenz zu bestimmen. Doch ist das mit Schwierigkeiten verbunden, weil der Fehler, der dadurch entsteht, daß die Spitze des Schreibhebels einen Bogen beschreibt, eliminiert werden muß. Die Änderungen der Puls*höhe* sind kaum verwertbar, da unberechenbare mechanische Faktoren mitspielen, besonders bei Niveauänderungen der Kurve.

2. *Respiratorische Volumschwankungen.* Sie hängen theoretisch ab von dem direkten Einflusse des Atemzentrums auf das Gefäßbewegungszentrum, ferner von der reflektorischen und mechanischen Einwirkung der Atembewegungen auf die Herzaktion. Praktisch sind die an den Armkurven auftretenden „Atemwellen" aus den früher (S. 142) besprochenen Gründen nicht verwertbar.

3. Die sog. *Mayerschen Wellen.* Sie beruhen auf periodischen Tonusschwankungen des Gefäßbewegungszentrums. Ihre Periode ist größer als die der Atemschwankungen und ohne Beziehung zu dieser. Zeitlich gehen sie parallel den *Mayerschen Blutdruckwellen*, und zwar so, daß jedesmal dem Anstieg des Blutdrucks eine Erweiterung, dem Sinken eine Verengerung der peripheren Gefäße entspricht. BICKEL, der diese Beziehung feststellt, möchte daraus schließen, daß die MAYERschen Blutdruckwellen eine Funktion der Herztätigkeit sind. Von selbständigen periodischen Änderungen in der Größe der Herzleistung ist aber nichts bekannt. Was man kennt, sind nur unselbständige Änderungen der Pulslänge von der Periodizität der MAYERschen Wellen, die aber auf einen Einfluß zurückgehen, der vom Vasomotoren- auf das Herzbewegungszentrum ausgeübt wird (LOMBARD und PILLSBURY). Mir scheint also, daß man annehmen muß, die MAYERschen Blutdruckwellen gehen mit Blutverschiebungen Hand in Hand derart, daß der Blutdruck zunimmt, während die Blutgefäße der Bauchorgane sich zusammenziehen, abnimmt, während sie erschlaffen.

Man hat die Tonusschwankungen des Gefäßbewegungszentrums, die diese peripheren Pendelbewegungen der Blutmasse verursachen, unmittelbar mit psychischen Vorgängen in Zusammenhang bringen wollen (LEHMANN). Dazu besteht aber durchaus kein Grund. Mit demselben Rechte könnte man den Ursprung der periodischen Tätigkeit anderer vegetativer Zentren, wie des Atemzentrums oder des Zentrums der Pupillenbewegungen (Pupillenunruhe), in psychischen Vorgängen suchen, was schon deshalb nicht angeht, weil jene Bewegungserscheinungen unter sich von ganz verschiedener Periode sind. Allerdings sind psychische Vorgänge periodischer Art in den Aufmerksamkeitsschwankungen gefunden worden. Aber wollte man für diese ein „vasomotorisches Korrelat“ suchen, wie das z. B. BERGER getan hat, so können offenbar nur die periodischen Schwankungen des Hirnvolums in Betracht kommen, die ja aber nach WEBER einem besonderen Zentrum unterstehen.

Wenn die MAYERschen Wellen auch nicht unmittelbar Ausdruck von periodischen Änderungen des Seelenzustandes sind, so werden sie doch deutlich vom Psychischen her beeinflußt. Sie sind am stärksten im Schlaf, bei völlig entspanntem Gefäßsystem, schwächer im gewöhnlichen Wachsein, verschwindend im Zustande des Besinnens und aufgehoben bei gespannter Erwartung, also wenn das System vom Psychischen her maximal gestrafft ist.

Die bisher genannten Schwankungen sind periodischer Art. Ihr Vorhandensein ist kennzeichnend für den „*Normalzustand*“. Mit diesem Ausdruck ist nicht eine bestimmte seelische Verfassung gemeint, sondern ein *Zustand des Gefäßsystems* und des ihm vorstehenden Gefäßbewegungszentrums, nämlich derjenige Zustand, *in dem seelische Einflüsse vasomotorisch in normaler Weise zum Ausdruck kommen können.*

Das ist nicht immer der Fall. Vielmehr gibt es bei gesunden Versuchspersonen einen anderen Zustand des Gefäßsystems, der dadurch charakterisiert ist, daß seelische Einflüsse wirkungslos bleiben oder sich in einer ganz veränderten Form äußern (vgl. Abb. 2). Es ist der von LEHMANN beschriebene, auch allen späteren Untersuchern wohlbekannte „*Spannungszustand*“. In ihm besteht eine maximale Blutverschiebung nach innen unter Aufhebung der MAYERschen Wellen. Die Kurven verlaufen also, wenn man von den pulsatorischen und respiratorischen Schwankungen absieht, annähernd gerade. Das Vorkommen dieses „Spannungszustandes“ bei gesunden Versuchspersonen ist natürlich eine unangenehme Komplikation, wenn es sich darum handelt, bei Geisteskranken spezifische Abweichungen von der Norm festzustellen. Das Merkwürdige aber ist, daß dieser Zustand des Gefäßsystems zweifellos psychisch bedingt ist, daß die Selbstbeobachtung ihm gegenüber aber meist vollkommen versagt. Was ihn erzeugt, ist nach dem übereinstimmenden Urteil aller Untersucher das *Bewußtsein, Versuchsperson zu sein und als solche irgend etwas tun oder erdulden zu müssen.* Infolgedessen läßt er sich auch bei normalen Versuchspersonen fast immer durch geeignetes Verhalten des Versuchsleiters beseitigen. Mir hat sich vor allem die Ablenkung durch Lektüre bewährt. Oft genügt bloßes Abwarten oder die Wiederholung des Versuchs an einem anderen Tage. Jedenfalls ist klar, daß die größten Irrtümer entstehen müssen, wenn an die Möglichkeit des Spannungszustandes nicht gedacht und auf seine Beseitigung nicht die größte Sorgfalt verwendet wird. Für Versuche an Geisteskranken ist aus diesen Erfahrungen die Forderung abzuleiten, daß eine Kurve, die auf die üblichen Reize keine Reaktionen erkennen läßt, erst dann als eine dauernde Eigentümlichkeit des betreffenden Kranken angesehen werden darf, wenn durch eine mehrfache, auf verschiedene Tage verteilte Untersuchung unter Anwendung aller in Betracht kommenden beruhigenden und ablenkenden Vorsichtsmaßnahmen das Vorliegen einer gewöhnlichen Spannungskurve ausgeschlossen worden ist.

Liegt ein „Normalzustand" vor oder ist es gelungen, den „Spannungszustand" zu beseitigen, so findet man bei Benutzung der S. 145 genannten einfachen (Aufmerksamkeits-) Reize mit großer Regelmäßigkeit — bei meinen Versuchen an Gesunden unter 167 Fällen 160mal[1] — nicht nur bei Gesunden, sondern auch bei den meisten Geisteskranken, daß die Kurve des (Arm-)Plethysmogramms entsprechend der Blutverschiebung nach innen in charakteristischer Weise absinkt. Die Reaktion setzt sich in typischen Fällen (vgl. Abb. 3 bei *b*) zusammen aus einem leichten Anstieg während 2—4 Sekunden, dem sogenannten „positiven Vorschlag", einem ziemlich jähen Sinken und einem weniger steilen Wiederaufsteigen bis zur Ausgangslage. (Dieser Verlauf ist nicht etwa, wie z. B. LEHMANN gemeint hat, die objektive Darstellung eines „Gefühlsverlaufs", sondern nichts weiter als die Folge des unter Umständen momentanen Aktes der Aufmerksamkeitskonzentration, die nur wegen der Trägheit der Blutverschiebungen diese Form einer langsam schwingenden Welle annimmt [KÜPPERS].)

Die Reaktionen sind aber nicht immer so typisch. Erfolgt z. B. die Konzentration auf den Reiz allmählich, wie oft bei der Stellung von Rechenaufgaben u. dgl., oder hält sie noch an, wenn die Kurve ihren Tiefpunkt erreicht hat, so verwischt sich die Form. Im ersten Falle verschwindet der positive Vorschlag, im zweiten kehrt die Kurve nicht zur Ausgangslage zurück. Das hat den Nachteil, daß sich die betreffende Reaktion unvollkommen von dem regellosen Spiel der MAYERschen Wellen abhebt, so daß die Frage, ob der Reiz gewirkt hat oder nicht, oft unentschieden bleiben muß. Auch aus diesem Grunde empfiehlt sich für psychiatrische Zwecke die Beschränkung auf die oben angegebenen einfachen Reizarten. Die Abhebung der Reaktionen wird noch mangelhafter, wenn man es mit Kurven zu tun hat, die einen *relativen Spannungszustand* darstellen („semispastische Kurven" nach DE JONG). Solche Kurven sind gekennzeichnet durch niedriges Niveau und schwache Ausprägung der MAYERschen Wellen. Bei ihnen tritt, wenn man einen Reiz appliziert, der „positive Vorschlag" auffallend deutlich auf, da das Gefäßsystem nach der Seite des Spannungsnachlasses hin gewissermaßen mehr Freiheit hat als nach der anderen Seite; die negative Schwankung dagegen verrät sich als negative nur im Vergleich zu dem, was ihr unmittelbar vorausgeht und nachfolgt, und nur unter Berücksichtigung des charakteristischen zeitlichen Verlaufs der ganzen Welle im Anschluß

[1] Andere Untersucher (SHEPARD, BICKEL, DE JONG) fanden eine viel geringere Regelmäßigkeit — SHEPARD z. B. nur bei 38% der Fälle —, wahrscheinlich weil sie ihre Reize weniger in dem eben genannten Sinne auswählten.

an die Reizmarkierung (vgl. Abb. 5 bei *a*). Eine solche Reaktion ist offenbar durchaus normal, da die *Tendenz* zur Blutverschiebung nach innen unverkennbar ist und der zeitliche Verlauf sich vollkommen mit dem der Senkungen in Normalkurven deckt. Das veränderte Aussehen dieser „Senkungen" hat aber viele Autoren irre geführt. Unter anderem findet sich in WUNDTS Physiologischer Psychologie auf S. 308 des zweiten Bandes eine solche Reaktion abgebildet, die von WUNDT im Anschluß an GENT als Steigung (bei einem Lustgefühl) interpretiert wird, während es sich in Wirklichkeit um eine typische Aufmerksamkeitsreaktion bei einem relativen Spannungszustande handelt. Ähnliche Verkennungen scheinen z. T. auch der *„psychasthenischen Reaktion"* von BICKEL zugrunde zu liegen, worauf schon DE JONG hingewiesen hat. Für diese Auffassung spricht unter anderem die Tatsache, daß diese abnorme Reaktionsweise (Volumanstieg) bei den BICKELschen Versuchen vor allem bei geistiger Arbeit und bei Unlustreizen vorkam (in 66% der Fälle), also da, wo die Erzielung typischer

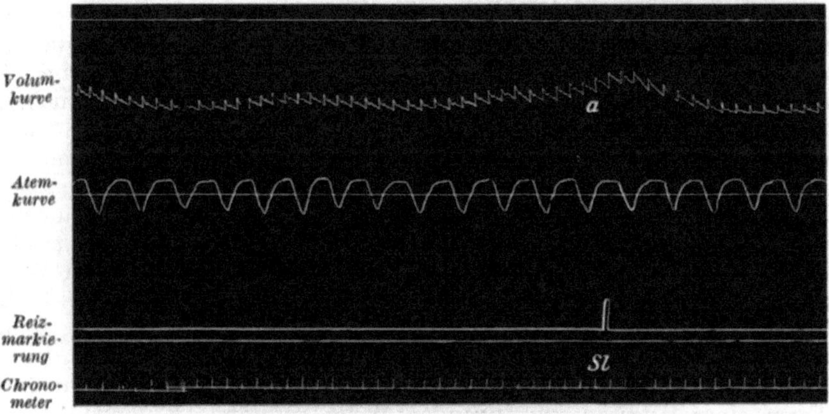

Abb. 5. Bei *Sl* (gleichzeitig mit *a*) Fallenlassen eines Schlüssels (schreckhaftes Geräusch).

Reaktionen überhaupt schwierig ist, dagegen sehr selten bei indifferenten Sinnesreizen (nur in 6% der Fälle), auf deren besondere Eignung zur Erzielung deutlicher Reaktionen ich schon hingewiesen habe.

Zu erwähnen wäre noch, daß auch im ausgebildeten „Spannungszustande" bei Gesunden Reaktionen auf psychisch wirksame Reize vorkommen. Es handelt sich dabei um vorübergehende Steigungen von langsamem Charakter, die auffallend spät (10—20 Sekunden) nach dem Eindruck beginnen (vgl. Abb. 6). Sie sind am häufigsten nach Schreckreizen. Anscheinend beruhen sie darauf, daß der Spannungszustand unter dem Einfluß der erfolgten Reizeinwirkung vorübergehend nachläßt. Es gelingt aber keineswegs immer, sie zu erzielen. Zur Unterscheidung von normalen Spannungs- und pathologischen Starrezuständen des Gefäßsystems dürften sie infolgedessen nur gelegentlich brauchbar sein.

Was nun die Ergebnisse der Untersuchung von *Geisteskranken* mit der plethysmographischen Methode angeht, so haben sich charakteristische Abweichungen von der Norm bisher nur bei *Schizophrenen* gefunden. Das hier von BUMKE und KEHRER zuerst beobachtete, dann von *mir* eingehend untersuchte Phänomen der „reaktiven Volumstarre" besteht in der Abschwächung oder Aufhebung der MAYERschen Wellen und dem Ausbleiben der Reaktionen auf psychisch wirksame Reize (vgl. Abb. 7). Es steht in völliger Analogie mit dem von BUMKE bei der Dementia praecox gefundenen Pupillensymptom: dem Fehlen der Pupillenunruhe, der Psychoreflexe und der Erweiterung auf sensible Reize. Die Analogie zeigt sich auch in der Verteilung der Häufigkeit auf die verschiedenen Formen der Schizophrenie. Bei der Dementia paranoides wurde es stets vermißt; bei Katatonen fand es sich in 70%, bei Hebephrenen in 30% der Fälle (BUMKE). Be-

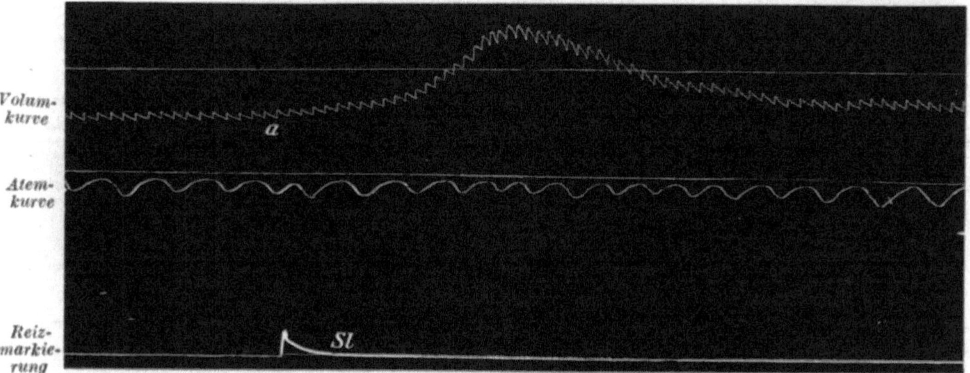

Abb. 6. Bei *Sl* (gleichzeitig mit *a*) Fallenlassen eines Schlüssels.

sonders häufig kam es auf der Höhe des Stupors vor. Selten zeigte es sich im Anfang der Krankheit, gehäuft dagegen bei alten Fällen.

Spätere Untersuchungen (BICKEL, DE JONG) haben diese Feststellungen im allgemeinen bestätigt. BICKEL fand bei katatonischen Kranken „stets sichere Zeichen von Gefäßspasmus", und die Stärke dieser Zeichen ging etwa dem Grade der Willenssperrung parallel. DE JONG fand ebenfalls bei Katatonischen

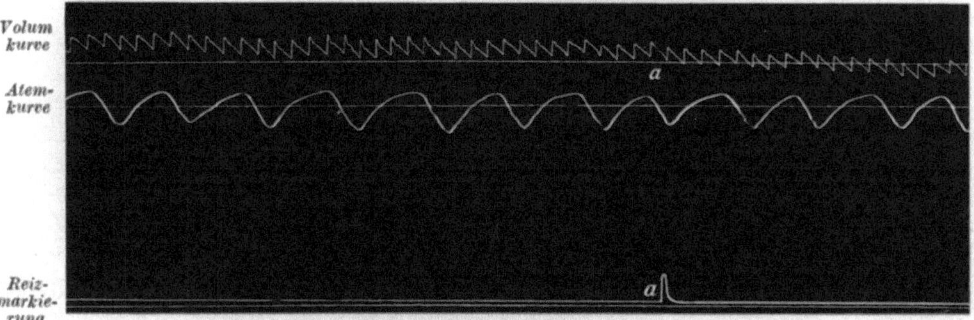

Abb. 7. Bei *a* Nadelstich, der die Volumkurve unbeeinflußt läßt.

in der Mehrzahl der Fälle „spastische" Kurven. Zum Teil waren sie auch „hyperspastisch", d. h. sie ließen kaum Volumpulse, geschweige denn langsame Volumschwankungen, erkennen. Im Gegensatz dazu waren bei seinen Versuchen die Reaktionen bei Hebephrenen und Paranoiden vielfach auffallend stark ausgeprägt und von besonders typischer Form (Senkungen), so daß DE JONG hier von „hypospastischen" Kurven spricht. Gegenüber den früheren Untersuchern hebt er hervor, daß die „reaktive Volumstarre" *nichts Absolutes* sei. Dem kann ich auf Grund meiner eigenen Untersuchungen nur beistimmen, insofern auch ich in den „volumstarren" Kurven fast immer Senkungen, wenn auch sehr schwache und unsichere hervorrufen konnte, wenn ich starke Kältereize (Ätherguß auf den Nacken) anwandte (vgl. Tab. 3 meiner Arbeit: Plethysmographische Untersuchungen an Dementia praecox-Kranken. Zeitschr. f. d. ges. Neurol. u. Psychiatrie. Bd. 16, S. 554—555. 1913). Dieselbe Relativität zeigt sich ja auch bei dem katatonischen Pupillensymptom, wo die Reaktion auf schreckhafte und schmerzhafte Reize oft noch erhalten ist, wenn Pupillenunruhe und psychoreflektorische Erweiterung schon fehlen (BUMKE). Wesentlich ist, daß das Symptom bisher nur bei Schizophrenen gefunden wurde. Bei anderen Verblödungsprozessen fehlte es, soweit die bisherigen Untersuchungen reichen, durchweg. Daß Spannungszustände bei Melancholischen häufig sind, wie DE JONG fand, ist verständlich. Es gelingt aber auch hier meist, sie aufzulösen oder wenigstens vorübergehende Entspannungen durch Reize herbeizuführen oder spontane Entspannungen zu beobachten (DE JONG), womit dann die Unterscheidung gegen die wirklich „starren" Kurven gegeben ist.

Überblicken wir die Gesamtheit der Beziehungen, die in den verschiedenen Abschnitten unseres Berichts zwischen psychotischen Zuständen und dem Kreislauf festgestellt worden sind, so scheint das Symptom der „Volumstarre" das einzige zu sein, das einen *spezifischen* Charakter hat, insofern es sich nur bei der Dementia praecox findet. Alle anderen Anomalien der Kreislaufinnervation können prinzipiell bei jeder Psychose vorkommen. Ihr Zusammenhang mit den verschiedenen seelischen Störungen ist nur statistisch faßbar. Die Frage nach der *pathophysiologischen Deutung* des Symptoms der Volumstarre ist deshalb von besonderem Interesse. Eine solche Deutung muß drei Punkte berücksichtigen: 1. die Analogie mit dem BUMKEschen Pupillensymptom und dem WIERSMAschen Symptom der abgeschwächten respiratorischen Arhythmie des Pulses bei Dementia praecox; 2. die Analogie mit dem normalen Spannungszustande und 3. die Tatsache, daß die Reaktionslosigkeit nur den Vorgang der Blutverschiebung betrifft, nicht dagegen den Herzrhythmus. Denn dieselben Reize, die bei den Schizophrenen mit Volumstarre vasomotorisch wirkungslos bleiben, beeinflussen, wie *ich* durch ausgedehnte Messungen festgestellt habe, sehr wohl die Pulsfrequenz.

Was zunächst den dritten Punkt anbetrifft, so wird dadurch bewiesen, daß das Symptom nicht Ausdruck der sog. „affektiven Verblödung" der Schizophrenen sein kann. Denn dann müßte bei den positiven Fällen die körperliche Resonanz nach *allen* Richtungen hin fehlen. Sie fehlt aber nur im Bereich der Blutverteilungsvorgänge. Das Symptom muß also darauf beruhen, daß das *vasomotorische System sich in einem Zustande befindet, der die normale Auswirkung von Veränderungen des Seelenzustandes unmöglich macht.* Einen solchen Zustand kennen wir schon aus den Untersuchungen an Normalen in Gestalt des „*Spannungszustandes*". Hier besteht infolge der Erwartungseinstellung der Versuchsperson eine maximale Blutverschiebung nach innen, aus der sich das Ausbleiben der Volumsenkungen auf Reize ohne weiteres erklärt. Den physiologischen Zusammenhang werden wir uns dabei so denken müssen, daß es das *oberste Blutverteilungszentrum* (im Zwischenhirn) ist, das unter dem Einfluß der Erwartungsspannung diese abnorme Blutverteilung aufrechterhält und in diesem seinem angespannten Zustande auf einen weiteren Zuwachs an Aufmerksamkeitskonzentration nicht mehr reagiert. Es liegt nun aus Gründen der unter 2. genannten Analogie nahe, einen *gleichartigen Zustand des Blutverteilungszentrums* bei der pathologischen Volumstarre anzunehmen.

Verträgt sich diese Annahme mit dem, was wir von dem Zustandekommen des Pupillensymptoms von BUMKE und des Pulssymptoms von WIERSMA wissen? Verträgt sie sich ferner mit der Auffassung von dem der Dementia praecox zugrunde liegenden Prozeß im allgemeinen? Mir scheint, daß beide Fragen bejaht werden können. WIERSMA stellte als allgemeines Ergebnis fest, daß sich mit Steigerung des Bewußtseinsniveaus die respiratorische Arhythmie des Pulses vermindert. Diese Verminderung fand sich aber unter anderem auch bei stuporösen Katatonikern, wo doch kein Grund besteht, ein besonders hohes Bewußtseinsniveau, eine besonders starke Aufmerksamkeitskonzentration, anzunehmen. Folglich muß angenommen werden, daß sich hier *das nervöse System*, auf dessen Zusammenhang die respiratorische Arhythmie des Pulses beruht, in einem veränderten Zustande befindet, und dieser Zustand muß so sein, *als ob* eine starke Erwartungsspannung vorhanden wäre. Das System befindet sich nicht in einem Ruhezustande, wie etwa im Schlaf, sondern in einem „Spannungszustande", wie bei der Erwartung.

Genau das gleiche gilt für das BUMKEsche Pupillensymptom. Auch hier kennen wir einen normalen Zustand, der eine Reaktionslosigkeit der Pupille auf seelisch wirksame Reize vortäuschen kann: die Angst, also wieder einen Zustand „erhöhten Bewußtseinsniveaus" oder angespannter Aufmerksamkeit. In diesem Zustande sind die Pupillen abnorm weit. Das Ausbleiben darüber hinausgehender Erweiterungen wird daraus verständlich — aber nicht etwa so, als ob die Pupille selbst in keiner Weise mehr der Erweiterung fähig wäre — Scopolamin z. B. würde sicher noch erweiternd wirken —, sondern so, daß das *oberste Pupillenbewegungszentrum* sich unter der Wirkung der Angst in einem derartigen Zustande von Anspannung befindet, daß es auf andere von der Psyche her kommende Reize nicht mehr anspricht.

Es liegt nun nahe, anzunehmen, daß sich das Pupillenbewegungszentrum bei der Dementia praecox so verhält, *als ob* es der Wirkung einer dauernden Aufmerksamkeitsanspannung unterläge. Tatsächlich gibt es eine ganze Reihe von Anhaltspunkten für diese Annahme. So kennen wir die katatonische Pupillenstarre (WESTPHAL), bei der spontane Gestaltänderungen der Pupille auf einen zentrifugalen Einfluß von seiten des der Katatonie zugrunde liegenden Krankheitsprozesses hinweisen. Wir wissen ferner, daß die Pupillen, die das BUMKEsche Symptom zeigen, durchschnittlich weiter sind als normal (BUMKE), daß überhaupt akut beginnende schizophrene Prozesse mit weiten Pupillen einhergehen, ohne daß tiefgehende affektive Erregungen bemerkbar wären. (Wenn die Pupille des Katatonikers nicht die Weite der Angstpupille hat, so kann das leicht durch peripher angreifende Ausgleichsvorgänge erklärt werden, wie wir sie im vegetativen Nervensystem allenthalben am Werke sehen.)

Nehmen wir demnach unseren Standpunkt als richtig an, so hätten wir nebeneinander *drei vegetative Bereiche*, in denen bei gewissen Dementia praecox-Fällen ein „*Spannungszustand*" bestände, d. h. ein Zustand, *bei dem das betreffende System sich auf Änderungen des psychischen Zustandes hin so verhält, als ob sein oberstes Regulationszentrum der zentrifugalen Auswirkung einer gespannten Erwartung unterläge.* Es leuchtet ohne weiteres ein, daß sich dieser Befund aufs beste einordnet in das, was wir sonst von der Dementia praecox wissen. Hat doch die Katatonie ihren Namen von den Spannungen, die sich im Bereiche der willkürlichen Muskulatur zeigen, und führen wir doch diese Spannungen auf die *Willenssperrung* zurück, indem wir annehmen, daß die Ausschaltung des Ich hochorganisierte Automatismen in Freiheit setzt, ähnlich wie die Zerstörung der Pyramidenbahn das für die primitiven Automatismen der Sehnenreflexe tut. Man könnte von einer „*Isolierungsveränderung*" reden, der das gesamte Bewegungssystem bei der katatonischen Willenssperrung unterliegt. Nichts anderes als eine solche Isolierungsveränderung scheint mir auch der pathophysiologische Hintergrund der Volumstarre und der analogen körperlichen Symptome der Katatonie zu sein. Diese Symptome wären weiter nichts als *katatonische Erscheinungen im vegetativen Bereich.* Aus dieser Auffassung würde sich auch ohne weiteres ihre Verteilung auf die Unterformen der Dementia praecox erklären: das Freibleiben der Dementia paranoides und die Bevorzugung der Katatonie.

Daß das Symptom der Volumstarre keine größere *praktische Bedeutung* haben kann, ergibt sich schon aus den Schwierigkeiten der Technik, die geschildert wurden. Vor einer Anwendung der Methode ohne genaueste Beachtung aller Vorsichtsmaßregeln und ohne vorausgegangene Einübung an normalen Versuchspersonen kann nur gewarnt werden. Dagegen dürfte sich in theoretischer Hinsicht, zur Aufklärung der Pathophysiologie der Psychosen, von diesem Vorgehen noch manche Ausbeute erwarten lassen.

Literatur.

Eine Zusammenstellung der gesamten Literatur bis zum Jahre 1924 findet sich bei:

MÜLLER, H.: Manisch-depressives Irresein und Dementia praecox, ihre Unterschiede und ihre Differentialdiagnose. Zentralbl. f. d. ges. Neurol. u. Psychiatrie. Bd. 28, S. 145. 1922.

WEXBERG, E.: Die objektiven körperlichen Symptome bei funktionellen Psychosen. Zentralbl. f. d. ges. Neurol. u. Psychiatrie. Bd. 35, S. 1. 1924.

Ferner seien im einzelnen aufgeführt:

ALTER: Über das Verhalten des Blutdrucks usw. Jahrb. f. Psychiatrie u. Neurol. Bd. 25, S. 70. 1905.

BALLER: Spannungserscheinungen am Gefäßsystem und ihre differentialdiagnostische Verwertbarkeit für die Dementia praecox. Allg. Zeitschr. f. Psychiatrie u. psych.-gerichtl. Med. Bd. 68, S. 613. 1911. BERGER: Körperliche Äußerungen psychischer Zustände. Bd. 1 u. 2, Jena 1904, 1907. BICKEL: Die wechselseitigen Beziehungen zwischen psych. Geschehen und Blutkreislauf. Leipzig 1916. BINET et VACHIDE: Influence du travail intellectuel etc. sur la pression du sang. L'année psychol. Bd. 3, S. 127. 1897. BLEULER: Dementia praecox oder Gruppe der Schizophrenien. ASCHAFFENBURGS Handb. d. Psychiatrie. 1911. BRAUN: Herz und Psyche. Leipzig und Wien 1920. BREIGER: Plethysmographische Untersuchungen an Nervenkrankheiten. Zeitschr. f. d. ges. Neurol. u. Psychiatrie. Orig. Bd. 17, S. 413. 1913. BRODMANN: Plethysmographische Studien am Menschen. Journ. f. Psychol. u. Neurol. Bd. 1, S. 725. 1903. BUMKE: Die Pupillenstörungen bei Geistes- und Nervenkrankheiten. Jena 1911. — Lehrbuch der Geisteskrankheiten. München 1924. — u. KEHRER: Plethysmographische Untersuchungen an Geisteskranken. Vortrag. Arch. f. Psychiatrie u. Nervenkrankh. Bd. 47, S. 945. 1910.

CLOUSTON: The Prodromata of the Psychoses etc. Journ. of mental science. Bd. 50, S. 207. 1904. CRAIG: Blood-pressure in the insane. Lancet 1898 (I), S. 1742. CRAMER: Über das Verhalten des Blutdrucks während der Angst der Melancholischen. Münch. med. Wochenschr. Bd. 110, S. 83. 1892.

ENEBUSKE: Von der vasomotorischen Unruhe der Geisteskrankheiten. Zeitschr. f. d. ges. Neurol. u. Psychiatrie. Bd. 34, S. 449. 1916. ERNST: Die Frage der Deutung der plethysmographischen Erscheinungen. Arch. f. d. ges. Psychol. Bd. 50, S. 145. 1925.

FAUCONNIER: Sur le dermographisme et sa valeur diagnostique. L'Encéphale. Bd. 5, S. 2 u. S. 241. 1910.

GLASER: Wesen und klinische Bedeutung des Dermographismus. Zeitschr. f. d. ges. Neurol. u. Psychiatrie. Bd. 50. 1919.

HALLION u. COMTE: Recherches sur la circulation capillaire etc. Arch. de physiol. Bd. 26, S. 381. 1894. HERZOG: Über vasomotorische Strömungen bei Dementia praecox. I.-Diss. Würzburg 1911. HEUCK: Raynaudsche Krankheit und periodische Melancholie. Arch. f. Psychiatrie u. Nervenkrankh. Bd. 62, S. 408. 1921. HOCHE: Die Bedeutung der Syptomenkomplexe in der Psychiatrie. Zeitschr. f. d. ges. Neurol. u. Psychiatrie. Bd. 12, S. 540. 1912. HORN: Über die diagnostische Bedeutung des Blutdrucks bei Unfallneurosen. Dtsch. med. Wochenschr. Bd. 42, S. 726. 1916.

DE JONG: Die Hauptgesetze einiger wichtiger körperlichen Erscheinungen beim psych. Geschehen von Normalen und Geisteskranken. Zeitschr. f. d. ges. Neurol. u. Psychiatrie. Bd. 69, S. 61. 1921.

KIESOW: Versuche mit Mossos Sphygmomanometer über die durch psychische Erregungen hervorgerufenen Veränderungen des Blutdrucks beim Menschen. WUNDTS Philos.

Studien. Bd. 11, S. 41. 1895. KLEIST: Die Auffassung der Schizophrenien als psychischer Systemerkrankungen (Heredodegenerationen). Klin. Wochenschr. Jg. 2, S. 962. 1923. KNAPP: Körperliche Symptome bei funktionellen Psychosen. Arch. f. Psychiatrie u. Nervenkrankh. Bd. 44, S. 709. 1908. KNAUER: Über den Einfluß normaler Seelenvorgänge auf den arteriellen Blutdruck. Zeitschr. f. d. ges. Neurol. u. Psychiatrie. Orig. Bd. 30, S. 319. 1915. — u. BILLIGHEIMER: Über organische und funktionelle Störungen des vegetativen Nervensystems unter besonderer Berücksichtigung der Schreckneurosen. Zeitschr. f. d. ges. Neurol. u. Psychiatrie. Bd. 50, S. 199. 1919. KNEMEYER: Die körperlichen Symptome bei Dementia praecox. Inaug.-Diss. Königsberg 1916. KRAEPELIN: Lehrbuch der Psychiatrie. 8. Auflage. KÜPPERS: Plethysmographische Untersuchungen an Dementia praecox-Kranken. Zeitschr. f. d. ges. Neurol. u. Psychiatrie. Orig. Bd. 16, S. 517. 1913. — Die Deutung der plethysmographischen Kurve. Zeitschr. f. Psychol. u. Physiol. d. Sinnesorg. I. Abt. (für Psychologie). Bd. 81, S. 129. 1919.

LEHMANN: Die körperlichen Äußerungen psychischer Zustände. 3 Bde. Leipzig 1899, 1901, 1905. LOMBARD u. PILLSBURY: Secondary rythms of the normal human heart. Amer. journ. of physiol. Bd. 3. 1900.

MARTIUS: Über die Lehre von der Beeinflussung des Pulses und der Atmung durch psychische Reize. MARTIUS' Beitr. z. Psychol. u. Philos. Bd. 1, S. 411. Leipzig 1905. MÖNKEMÖLLER: Zur Lehre von der periodischen Paranoia. Allg. Zeitschr. f. Psychiatrie u. psych.-gerichtl. Med. Bd. 62, S. 538. 1905. MORGENTHALER: Blutdruckmessungen usw. Allg. Zeitschr. f. Psychiatrie u. psych.-gerichtl. Med. Bd. 67, S. 1. 1910. MOSSO: Über den Kreislauf des Blutes im Gehirn. 1881. MÜLLER, H.: Zur Kritik der Verwendbarkeit der plethysmographischen Kurven für psychologische Zwecke. Zeitschr. f. Psychol. u. Physiol. d. Sinnesorg. Bd. 30. 1902. MÜLLER, L. R.: Die Lebensnerven. Berlin: Julius Springer 1924.

NAUDASCHER: Sur la tension artérielle etc. Encéphale. Bd. 16, S. 330. 1921.

PFÖRTNER: Die körperlichen Symptome beim Jugendirresein. Monatsschr. f. Psychiatrie u. Neurol. Bd. 28, S. 208. 1910. PILCZ: Über ein Bulbusdruckphänomen bei der Dementia praecox. Psychiatr.-neurol. Wochenschr. Bd. 18, S. 341. — Die periodischen Geistesstörungen. Jena: Fischer 1901.

RAHNE: Beiträge zur Symptomatologie der körperlichen Erscheinungen bei der Katatonie. Allg. Zeitschr. f. Psychiatrie u. psych.-gerichtl. Med. Bd. 74, S. 11. 1918. REHM: Das manisch-melancholische Irresein. Monographien aus d. Gesamtgebiete d. Neurol. u. Psychiatrie. H. 17. Berlin 1919. REICHARDT: Untersuchungen über das Gehirn. Arb. d. Würzburger Klinik. 8. H. Jena 1914. REINHOLD: Über organische und funktionelle Herzleiden bei Geisteskranken. Münch. med. Wochenschr. 1894. S. 305. ROEMER u. HOERNICKE: Grundsätzliche Kritik der plethysmographischen Methodik. Zeitschr. f. d. ges. exp. Med. Bd. 45, S. 271. 1925. ROSENFELD: Über die Beziehungen des manisch-depressiven Irreseins zu körperlichen Erkrankungen. Allg. Zeitschr. f. Psychiatrie u. psych.-gerichtl. Med. Bd. 70, S. 185. 1913.

SHEPARD: Organic changes and feeling. Americ. journ. of psychol. Bd. 17, S. 522. 1906. STRANSKY: Zur Klinik und Pathogenese gewisser Angstpsychosen. Monatsschr. f. Psychiatrie u. Neurol. Bd. 14, S. 128. 1903. — Das manisch-depressive Irresein. ASCHAFFENBURGS Handb. d. Psychiatrie. Leipzig u. Wien 1911.

THOMA: Über einen Fall von Menstruationspsychose. Allg. Zeitschr. f. Psychiatrie u. psych.-gerichtl. Med. Bd. 51, S. 590. 1895. THOMSEN: Demonstration von Blutdruckkurven. Vortrag. Zeitschr. f. d. ges. Neurol. u. Psychiatrie. Referate. Bd. 3, S. 538. 1911.

WEBER, E.: Der Einfluß psychischer Vorgänge auf den Körper. Berlin: Julius Springer 1910. WEBER, P.: Blutdruckmessungen beim manisch-depressiven Irresein usw. Arch. f. Psychiatrie u. Nervenkrankh. Bd. 47, S. 391. 1910. WEINBERG, A. A.: Psyche und unwillkürliches Nervensystem. Zeitschr. f. d. ges. Neurol. u. Psychiatrie. Bd. 85, S. 543. 1923; ferner Bd. 86 u. 93. WESTPHAL: Über Pupillenstörungen bei Hysterie und bei Katatonie. Allg. Zeitschr. f. Psychiatrie u. psych.-gerichtl. Med. Bd. 67, S. 328. 1910. WIERSMA: Der Einfluß von Bewußtseinsstörungen auf den Puls und auf die Atmung. Zeitschr. f. d. ges. Neurol. u. Psychiatrie. Orig. Bd. 19, S. 1. 1913. WILMANNS: Differentialdiagnostik der funktionellen Psychosen. Dtsch. Zeitschr. f. Nervenheilk. 1910. S. 204. — Die Psychopathien. Handb. d. Neurologie. Bd. 5, S. 513. Berlin 1913.

ZIEHEN: Die Erkennung und Behandlung der Melancholie usw. Samml. zwangl. Abh. a. d. Geb. d. Nerven- u. Geisteskrankh. Bd. 1, H. 2 u. 3. Halle 1896.

Körpergewicht. Endokrines System. Stoffwechsel[1].

Von

O. Wuth

München-Kreuzlingen.

Mit 17 Abbildungen.

I. Körpergewicht.

Der gesunde Mensch hält sein Körpergewicht in der Regel mit einer gewissen Konstanz fest, abgesehen von kleinen täglichen Schwankungen, die in der Hauptsache auf Wasserschwankungen zurückzuführen sind. Starke Affekte, namentlich solche trauriger Art können eine Abnahme des Körpergewichts zur Folge haben; Sorge zehrt, sagt ein alter Spruch. Über das „Wie" dieser Abnahme war man sich bis vor einiger Zeit im unklaren und suchte es dadurch zu erklären, daß bei solchen verstimmten, sorgenvollen Individuen Schlaf und Appetit litten; merkwürdig war nur, daß freudige Verstimmung meist einen solchen Einfluß nicht erkennen ließen. Nun aber scheinen Untersuchungen von Grafe über diesen Punkt Licht zu bringen. Grafe untersuchte bei drei Individuen, denen in Hypnose schwere depressive Suggestionen gegeben worden waren, den Grundumsatz und fand Erhöhungen bis zu 25%, während freudige Suggestionen weit weniger Einfluß hatten. Diese Erhöhung des Kraftstoffwechsels im Verein mit oben genannten Faktoren kann das Verhalten des Körpergewichts bei Affekten wohl erklären.

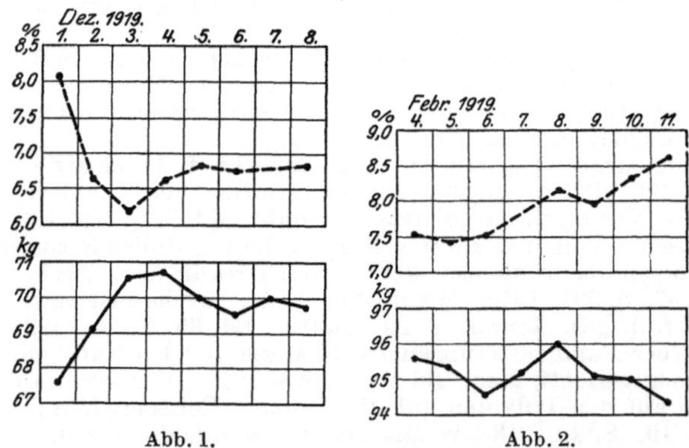

Abb. 1. Abb. 2.

(Aus Wuth: Untersuchungen über die körperlichen Störungen bei Geisteskranken. Berlin: Julius Springer 1922.)

Bei Psychosen ist das Verhalten des Körpergewichts, schon weil es so leicht feststellbar, von jeher eingehend beobachtet worden und Erfahrung, und zwar Erfahrung allein, hat die Bedeutung der Körpergewichtsschwankungen erkennen lassen.

Wir müssen unterscheiden zwischen kurzdauernden und langdauernden Schwankungen, und zwar sowohl hinsichtlich ihrer Bedeutung als auch ihrer Genese. Die kurzdauernden Schwankungen scheinen nicht die prognostische Verwertbarkeit der langdauernden zu haben, sodann kommen sie hauptsächlich bei der Katatonie und der Paralyse vor und schließlich scheint ihre Natur als Wasserschwankung festgestellt zu sein (Rosenfeld, Wuth).

[1] Abgeschlossen Ende 1926.

Abb. 1 und 2, die Serumeiweiß und Gewichtskurve zweier Schizophreniefälle wiedergeben, zeigen deutlich, daß es sich um Wasserschwankungen handelt.

Die langdauernden Schwankungen sind es, die von jeher das Interesse der beobachtenden Irrenärzte, von denen von den älteren nur ESQUIROL genannt sei, erweckt haben. Da es sich um rein empirische Tatsachen handelt, gehe ich hier nicht auf die wenigen Stoffwechseluntersuchungen ein, sondern berichte lediglich die Tatsachen; bei der Besprechung des Stoffwechsels werde ich ohnedies die vorliegenden Untersuchungen zu besprechen haben. Die wichtigsten Beobachtungen danken wir KRAEPELIN, REICHARDT sowie REHM.

1. Manisch-depressives Irresein.

Im Beginn der Erkrankung, zuweilen schon vor der psychischen Manifestation, und zwar bei der Manie sowohl als bei der Depression pflegt das Körpergewicht abzufallen. Mit der Genesung von dem einzelnen Anfall pflegt sich das Normalgewicht wiederherzustellen, Abb. 3 und 4. Manchmal kehrt zuerst das Gewicht zur Norm zurück und dann erst tritt die psychische Besserung ein; tritt psychische Besserung ein, ohne daß das Gewicht normal wird, so wird man die Besserung noch nicht als endgültig ansehen können. In der Rekonvaleszenz zu frühzeitig entlassene Kranke zeigen nicht selten Gewichtsabnahme und Rückfall im seelischen Befinden. Schlägt eine Depression in einen manischen Zustand um, so ist dieser Umschlag meist von einer weiteren Gewichtsabnahme begleitet; ebenso verhält sich das Gewicht beim Umschlag von einer Manie in eine Depression; dagegen steigt in hypomanischen Zuständen das Körpergewicht oft an. Im Gegensatz hiezu beobachtet man mitunter bei sehr langwierigen Depressionen einen Anstieg des Gewichts und dauernden Hochstand, ohne daß Genesung eintritt; eine solche erfolgt dann oft erst nach dem Absinken des Gewichts zur individuellen Norm. Nicht selten sind die Kurven unter brochen von kleineren Schwankungen, die mitunter psychischen Schwankungen entsprechen können.

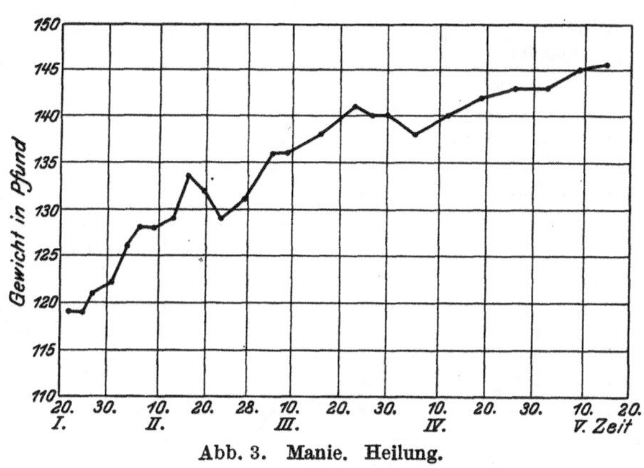

Abb. 3. Manie. Heilung.

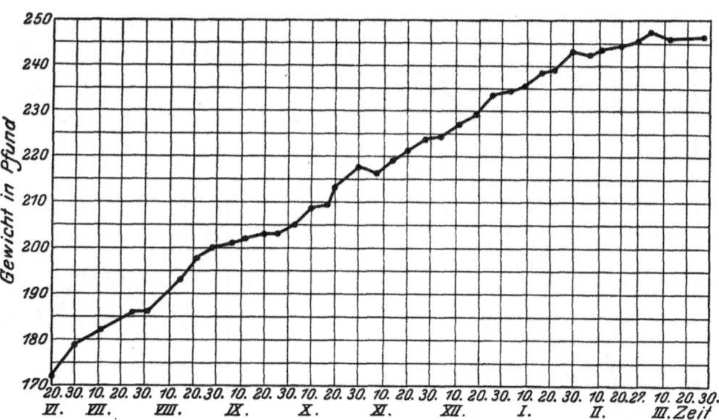

Abb. 4. ♂ Alter 59. Manisch-depressive Psychose; vierter depressiver Anfall; stetige Gewichtszunahme bei Heilung von Depression.

Es ist mitunter geradezu erstaunlich, wie gering die Abnahmen von manischen

Kranken, trotz Tobsucht und Abstinierens sein können, wie denn überhaupt meistens die Schwankungen nicht jene Intensität zeigen, wie wir sie bei der Schizophrenie und der Paralyse beobachten können.

Wenn REHM die Unabhängigkeit der Körpergewichtsschwankungen vom klinischen Verhalten betont, so läßt sich demgegenüber sagen, daß allerdings viele Ausnahmen von dem oben skizzierten Verhalten vorkommen, daß in differentialdiagnostischer Hinsicht bei Anwendung der nötigen Kritik Gewichtskurven nur einen minimalen Nutzen haben, daß sie aber doch, kritisch gehandhabt, dem Arzt manchen Fingerzeig hinsichtlich der Prognose und der Therapie geben.

2. Schizophrenie.

Längst nicht so eng sind die Beziehungen zwischen klinischem Bild und Körpergewicht bei der Schizophrenie; immerhin hat auch hier langjährige Em-

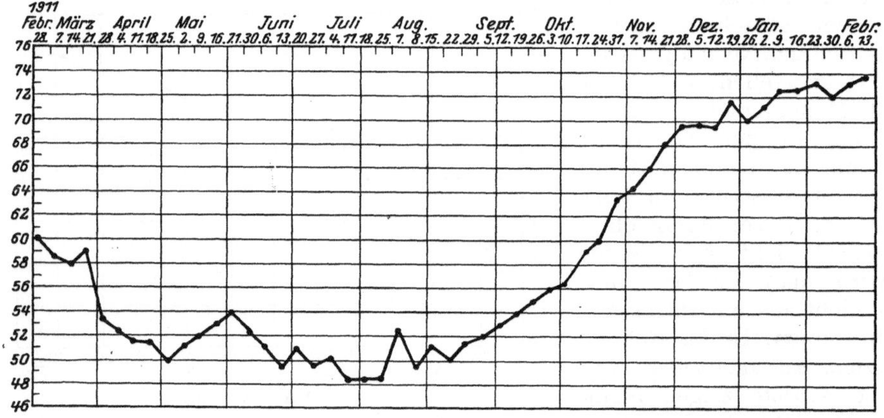

Abb. 5. (Aus BUMKE: Lehrbuch der Geisteskrankheiten. 2. Aufl. München: J. F. Bergmann 1924.)

pirie einige häufigere Verhaltensarten festgestellt. Auch hier pflegt im Beginn der Erkrankung das Gewicht zu sinken, und zwar häufig in sehr beträcht-

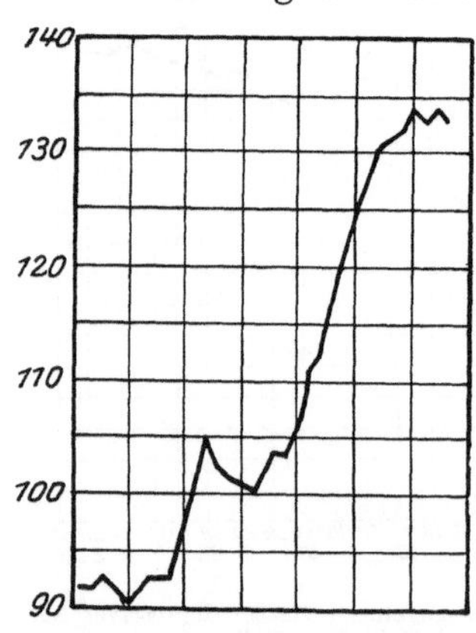

Abb. 6. (Aus KRAEPELIN, E.: Psychiatrie. 8. Aufl. Leipzig: J. A. Barth.)

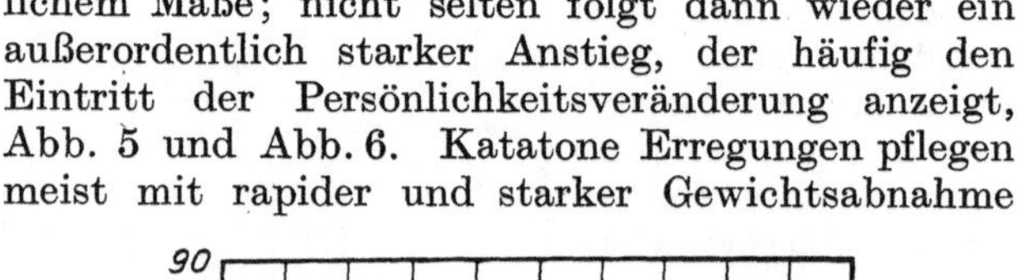

lichem Maße; nicht selten folgt dann wieder ein außerordentlich starker Anstieg, der häufig den Eintritt der Persönlichkeitsveränderung anzeigt, Abb. 5 und Abb. 6. Katatone Erregungen pflegen meist mit rapider und starker Gewichtsabnahme

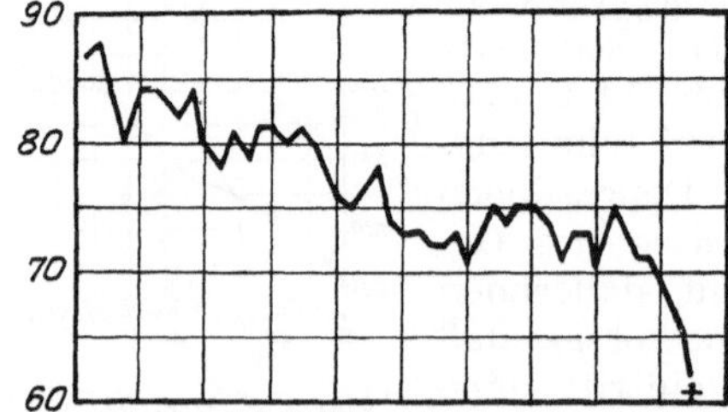

Abb. 7. (Aus KRAEPELIN, E.: Psychiatrie. 8. Aufl. Leipzig: J. A. Barth.)

einherzugehen (BUMKE, Abb. 33), die sich bei eintretender Beruhigung wieder ausgleichen können (siehe die oben erwähnte Kurve). Außer diesen Verlaufsformen gibt es aber auch solche, namentlich bei Katatonen, in denen das

Gewicht mehr und mehr abnimmt, bis ein Marasmus eintritt, der meist tödlich endet, Abb. 7. (REICHARDTS endogene Abmagerung.) Außerdem kommen in den langdauernden Kurven kurze Ausschläge vor, welche manchmal mit psychischen Veränderungen Hand in Hand zu gehen scheinen, manchmal auch nicht. Die prognostische Verwertbarkeit der Gewichtskurve ist bei der Schizophrenie geringer als bei den manisch-depressiven Psychosen. Immerhin kann man im Auge behalten, daß extreme Schwankungen hinsichtlich Mast und Abmagerung bei der Schizophrenie häufiger vorzukommen scheinen; gewisse prognostische Winke glaubte man bei Depressionszuständen mitunter erhalten zu können, welche mit hypochondrischen und ängstlichen Wahnideen einhergehen, wenn statt einer Gewichtsabnahme eine „endogene Mästung" auftrat. Die nicht seltenen atypischen Kurven sowie Schwankungen, die sich zum klinischen Bild nicht in Beziehung bringen lassen, erschweren die Verwertbarkeit der Körpergewichtskurven.

3. Epilepsie.

KOWALEWSKI gab an, daß nach seinen Untersuchungen epileptische Anfälle und Äquivalente eine deutliche Abnahme des Körpergewichts zur Folge hätten. Auch HALLAGER, FÉRÉ, TURNER beobachteten Gewichtsverluste nach Anfällen, während LEHMANN, JOLLY, VON OLDEROGGE, KRANZ, SCHUCHARDT, RONCORONI einen solchen Einfluß nicht feststellen konnten. Von neueren Arbeiten sind die von FRISCH und WALTER sowie von FRISCH und WEINBERGER zu erwähnen. Diese Autoren fanden präparoxysmale Gewichtszunahme, postparoxysmalen Gewichtssturz, sprunghafte Auf- und Abwärtsbewegungen in der ganzen kritischen Periode, die sie auf Störungen des Wasserstoffwechsels zurückführen im Hinblick auf die auch von ALLERS und ROHDE beobachtete präparoxysmale Wasserretention und postparoxysmale Harnvermehrung. WILDERMUTH fand dagegen wechselndes Verhalten, so daß die Frage wohl noch nicht als entschieden angesprochen werden kann. STERN berücksichtigte nicht die einzelnen Anfälle, sondern beobachtete die Gewichtskurve im ganzen und fand, daß sie durch Anfälle in ihrem Gesamtverlauf nicht beeinflußt, d. h. nicht heruntergedrückt wird. REICHARDT gibt in seinem Lehrbuch die Gewichtskurve einer Kranken wieder, bei der zur Zeit der Häufung der Anfälle Gewichtszunahme eintritt, während beim Abfallen der Kurve die Anfälle nachlassen bis zum terminalen Anfall. Ich stimme REICHARDT völlig bei, daß man dieses Verhalten wohl schwerlich anders als durch die Annahme eines Hirnprozesses erklären kann. Die Divergenz der Resultate der verschiedenen Autoren kommt zweifellos z. T. daher, daß wir eben in der Gruppe der genuinen Epilepsie eine Reihe von ätiologisch verschiedenen Prozessen vor uns haben, die wir klinisch auseinander zu halten heute noch nicht in der Lage sind. Vielleicht werden sich in dieser Richtung Gewichtskurven einmal kombiniert mit anderen Untersuchungsmethoden als Hilfe erweisen. Was die paroxysmalen Gewichtsschwankungen anlangt, so haben sie, worin ich FRISCH beistimme, wohl mit der „genuinen Epilepsie" nichts zu tun, sondern sind als Teilausdruck der mit dem Krampfanfall verbundenen Umwälzungen im Körperhaushalt anzusehen.

4. Paralyse.

Auch die Gewichtsschwankungen bei Paralyse sind häufig beobachtet worden, so von ERLENMEYER, NASSE, SIMON, MENDEL, STERN, FÜRSTNER. Nach FÜRSTNER sollte die Paralyse anfängliches Steigen des Körpergewichts zeigen; sobald der cerebrale Prozeß eine gewisse Ausdehnung erlangt habe, sinke das Gewicht ab. Die eingehendsten, am besten beobachteten Feststellungen verdanken wir auch hier REICHARDT. REICHARDT beschreibt die cerebrale Mästung, die Rekonvaleszenzmästung, die präterminale Mästung, die primäre cerebrale Abmagerung, die sekundäre Abmagerung, den Marasmus. Er findet häufig ein Parallelgehen körperlicher, neurologischer und psychischer Symptome. Je geringere cerebrale

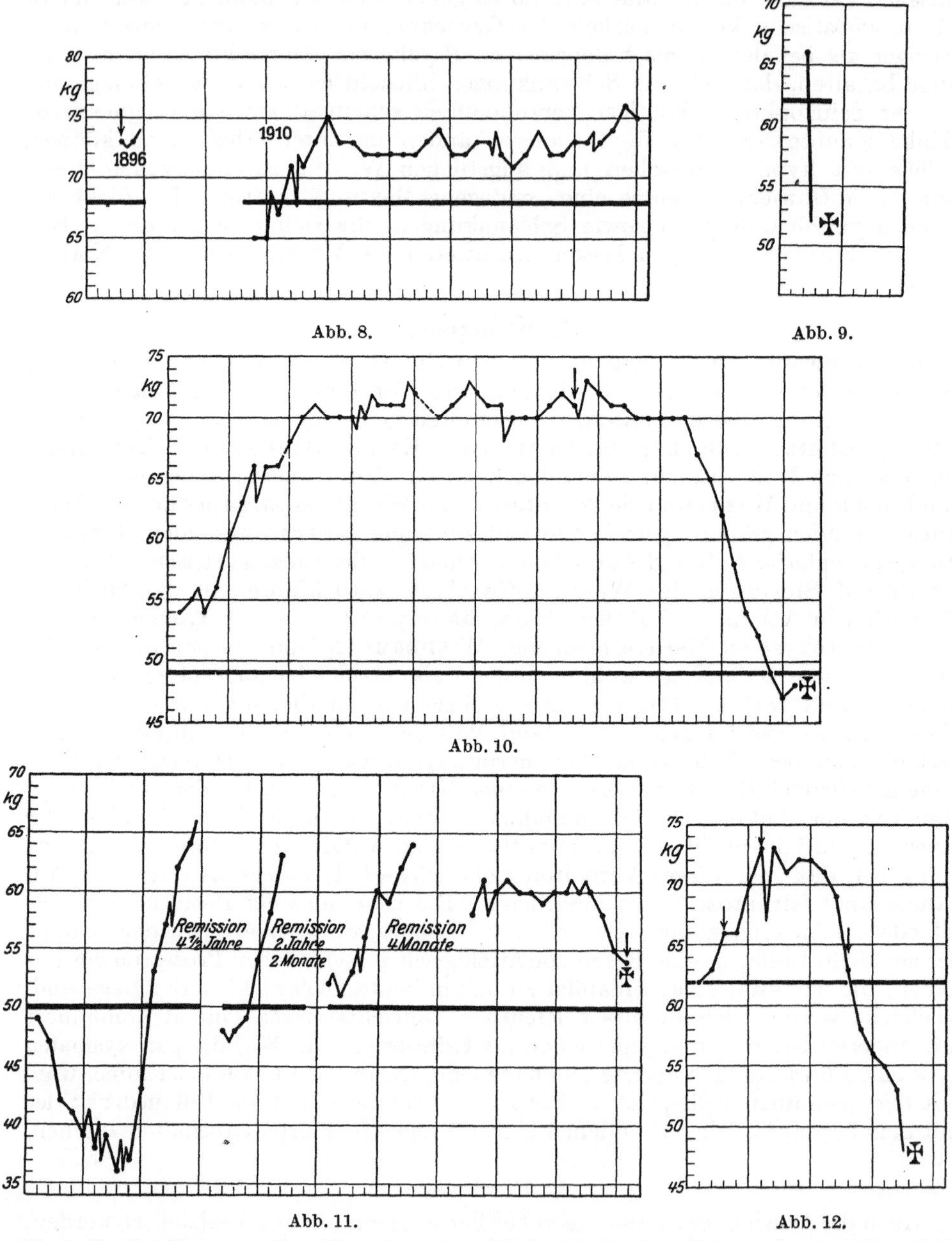

Abb. 8. Abb. 9.

Abb. 10.

Abb. 11. Abb. 12.

Abb. 8—12. (Aus REICHARDT, M.: Allgemeine und spezielle Psychiatrie. 2. Aufl. Jena: Gustav Fischer 1918.)

Schwankungen das Körpergewicht zeigt, um so stabiler pflegt auch der Geisteszustand zu bleiben; z. B. stationäre Paralyse, Abb. 8. Dagegen zeigen Paralysen mit starker primärer cerebraler Abmagerung, Abb. 9, mit frühzeitigem Marasmus den raschesten Verlauf. Die cerebrale Mästung, Abb. 10, scheint den Krankheitsverlauf nicht zu beschleunigen. Bei Remissionen wird die Remissions- oder Rekonvaleszenzmast, Abb. 11, beobachtet. Der Tod erfolgt entweder im Zustand der Mästung oder der Abmagerung, mit oder ohne vorausgegangene Mästung, Abb 12. Von größtem Interesse — nicht nur für die Paralyseforschung — sind die Beobachtungen REICHARDTS, daß offenbar zwischen physikalischer Beschaffenheit des Gehirns und der Schädelkapsel und klinischer Symptomatologie Zusammenhänge bestehen, indem einerseits Mästung, Marasmus, spastische Symptome, hochgradige Demenz oft mit Hirnverkleinerung vergesellschaftet sind, während bei katatonischen oder Tabesparalysen ohne Mästung häufig Neigung zur Hirnschwellung und Osteosklerose oder Osteoprose des Schädeldaches beobachtet wird. REICHARDT hat m. E. der Konstitutionspathologie die Wege zu einer reichen Fundgrube gewiesen.

5. Organische Hirnerkrankungen.

Auch bei organischen Hirnerkrankungen kommen Schwankungen des Körpergewichts vor. So gibt REICHARDT einige Kurven wieder von arteriosklerotischen Erkrankungen und senilen Prozessen. Erwähnt zu werden verdient hier ferner die sog. präarteriosklerotische Gewichtsabnahme, die nicht selten bei Männern um das 50. Lebensjahr beobachtet werden kann. Zum Schlusse möchte ich hier die wohl auch auf „cerebrale Mästung“ zurückzuführenden Gewichtszunahmen erwähnen, die öfters bei postencephalitischen Zuständen beobachtet werden können und von zahlreichen Autoren beschrieben worden sind, von denen ich nur NONNE, SARTORELLI, SANTANGELO, CHIRAY und LAFOURCADE erwähnen will.

6. Zusammenfassung.

Versuchen wir das Gesagte zusammenfassend zu betrachten, so können wir sagen, daß die Bestimmung des Körpergewichts zweifellos eine klinische Methode darstellt, die uns häufig interessante Aufschlüsse und nützliche prognostische Winke zu geben vermag. Wenn ALLERS s. Z. meinte, sie würde uns über das Wesen einer Erkrankung gar nichts zu sagen erlauben, so stehe ich da, seit den

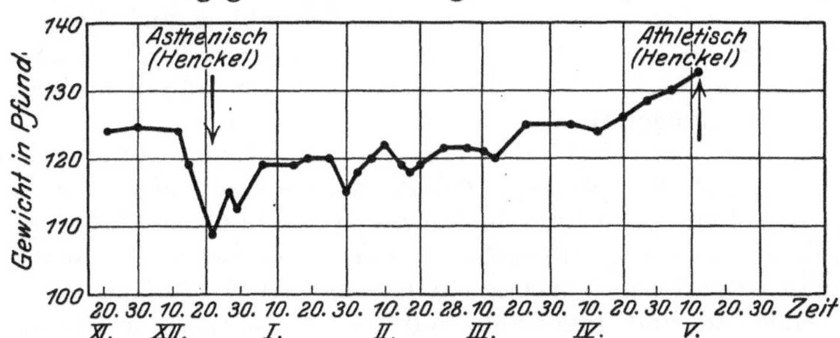

Abb. 13. Agitierte Depression; Einfluß des Gewichtes auf den Pignet-Index; Gewichtszunahme bei heilender Depression. (Aus WERTHEIMER u. HESKETH: The Significance of the physical constitution in mental disease. Baltimore: Williams & Wilkins 1926.)

REICHARDTschen Arbeiten und mit REICHARDT, auf einem anderen Standpunkt. Angesichts des REICHARDTschen Materials wird man sich der Überzeugung nicht verschließen können, daß Gehirnkrankheiten das Körpergewicht weitgehend zu beeinflussen vermögen und daß nicht selten das Verhalten des Körpergewichts im Zusammenhang mit anderen Krankheitszeichen den Schluß auf eine organische Erkrankung des Gehirns nahelegen wird. Damit ist das Wesen dieser Schwankungen natürlich in seinem Geschehen nicht geklärt, ebensowenig wie das Vorkommen und die Bedeutung dieser Schwankungen bei funktionellen Psychosen.

Von Wichtigkeit ist die Körpergewichtskurve auch für die Untersuchungen über die Beziehungen zwischen Körperbau und Charakter geworden. Die beigefügten Abb. 13 und 14 demonstrieren z. B. die Unbrauchbarkeit des von HENCKEL verwendeten Pignet-Index für diese Fragestellungen, da je nach dem Ernährungszustand bei dem einen Patienten einmal ein asthenischer, einmal ein athletischer Habitus errechnet wurde, während der andere bei seiner Rekonvaleszenzzunahme vom athletischen in den pyknischen Habitus sich wandeln würde.

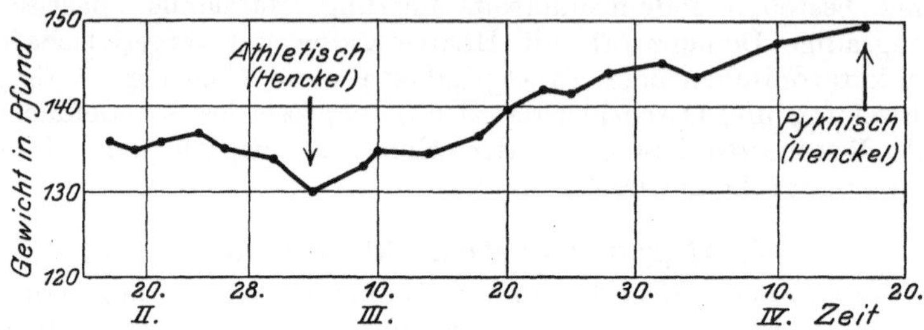

Abb. 14. Manisch-depressive Psychose; depressive Phase; pyknischer Körperbau; Einfluß des Gewichtes auf den Pignet-Index; Gewichtszunahme bei heilender Depression. (Aus WERTHEIMER u. HESKETH: The Significance of the physical constitution in mental disease. Baltimore: Williams & Wilkins 1926.)

Schließlich sei noch auf die Möglichkeit hingewiesen, daß sich später einmal vielleicht Beziehungen zwischen Verlaufsart der Körpergewichtskurven und gewissen Konstitutionstypen feststellen lassen werden. Die Ansätze zu solchen Fragestellungen scheinen mir gegeben in den Arbeiten von REICHARDT und KRETSCHMER.

II. Endokrines System.

Nachdem einmal die Rolle der Schilddrüse in den Krankheitsbildern des Myxödems und des Kretinismus erkannt und das Darniederliegen der psychischen Tätigkeit auf die Dysfunktion einer einzelnen Drüse zurückzuführen zu sein schien, war es nur natürlich, daß man Parallelschlüsse auf die Ätiologie fast aller psychotischen und neurotischen Reaktionen zu ziehen versuchte. Es ist klar, daß dies zu einem Über-das-Ziel-Hinausschießen führen mußte. Aber der Erfolg hat den Hoffnungen in keiner Weise entsprochen.

Es können hier unmöglich alle Theorien aufgeführt werden, welche dem endokrinen System die Hauptrolle in der Pathogenese psychischer Erkrankungen zuschieben. Es sollen vielmehr lediglich die Bestrebungen, Unterlagen für eine solche Theorie zu schaffen, aufgeführt werden. Die Beweisführung war dergestalt, daß man einmal das Vorkommen psychischer Störungen bei endokrinen Störungen feststellte und beschrieb und sodann körperliche Symptome und Krankheitszeichen, die nicht selten bei psychotischen und neurotischen Reaktionen beobachtet werden, als Zeichen einer Beteiligung des endokrinen Systems auslegte. Solche Zusammenstellungen geben MÜNZER, VAN DER SCHEER, H. MÜLLER, WEXBERG und H. FISCHER. Meist handelt es sich um die Beziehungen zwischen Affektpsychosen und Schilddrüsen — Nebennierenfunktion sowie um die psychischen Veränderungen bei Störungen der anderen Drüsen einerseits und andererseits um das Vorkommen vegetativer Tonusschwankungen, atrophischer Störungen, Funktionsschwankungen mancher endokrinen Drüsen (Schilddrüse, Ovar) bei Psychosen. Weder scheinen die bei Erkrankungen der innersekretorischen Drüsen vorkommenden psychischen Veränderungen (Basedowpsychosen, Tetaniepsychosen, Charakterveränderungen bei Kastration, bei Akromegalie) scharf umrissene und einheitliche Bilder zu geben, wenn auch gewisse Züge häufig wiederzukehren scheinen, noch erlauben andererseits bei Psychosen vorkommende endokrine Störungen weitgehende Schlüsse; ist doch das endokrine System bei allen physiologischen Vorgängen und wohl auch bei allem pathologischen Geschehen, nicht nur bei seelischen Störungen, beteiligt.

Das Tierexperiment erscheint zur Klärung dieser Frage nicht besonders brauchbar. Die angewandten Methoden waren: der therapeutische Versuch mit Produkten endokriner Drüsen, die pathologisch-anatomische Untersuchung dieser Drüsen bei Psychosen, die serodiagnostischen Methoden, die pharmakologische Prüfung des endokrin-vegetativen Systems, die Versuche, aus dem Stoffwechsel Aufschlüsse über die Funktion der endokrinen Drüsen zu erhalten.

Bezüglich der pharmakologischen Prüfung des endokrin-vegetativen Systems verweise ich auf das Kapitel Nervensystem; die serodiagnostischen Methoden werden von anderer Seite dargestellt; über die Stoffwechseluntersuchungen berichte ich weiter unten zusammenfassend.

Die Berichte über die opotherapeutischen Versuche finden sich bis zum Jahre 1914 bei VAN DER SCHEER zusammengestellt. Während RÉGIS und LAIGNEL-LAVASTINE bei fast allen Psychosen, die an irgendeine Phase des weiblichen Generationsgeschäfts gebunden erscheinen, über glänzende Resultate mit Ovarialsubstanz berichten, konnten andere Autoren diese Erfolge nicht bestätigen. KUIPER will bei Melancholie Erfolge mit Nebennierensubstanz erzielt haben. Zahlreiche Autoren (GELMEA, GERF und VASSALE, PIOCHE, SIEGMUND, GORDON, CLAUDE, BOLTEN) sahen bei Epilepsie gute Resultate von Schilddrüsen- und Nebenschilddrüsensekret. Im allgemeinen wurde die Lage von Autoren wie PILCZ und KRAEPELIN damals dahingehend beurteilt, daß günstige Resultate fast nur bei Psychosen erzielt wurden, die ohnehin eine Tendenz zur Spontanheilung haben.

Die operative Therapie beschränkte sich auf die Genitaloperationen von BOSSI sowie auf Schilddrüsenoperationen bei Dementia praecox. Günstige Erfolge sahen LATARJET, BERKLEY, DAVIDENKOFF, VAN DER SCHEER; WINSTOW meint, daß die Thyreodektomie nur in den Frühstadien Nutzen bringe.

Von neuern opotherapeutischen Bemühungen sind zu erwähnen; die Behandlung melancholischer Zustände mit Pituitrin durch LAIGNEL-LAVASTINE; ferner die Versuche von NAUDASCHER, den Symptomenkomplex der Angst mit Adrenalin und Keimdrüsenextrakt zu bekämpfen. Erwähnt werden können hier auch die Versuche von SANTENOISE, der eine Coupierung manischer Attacken bei zirkulärem Irresein mit Atropin und Adrenalin erzielt haben will. COWIE, PARSONS und RAPHAEL fanden, daß die Hyperglykämie bei Melancholischen durch Insulin wohl herabgesetzt wird, das psychische Verhalten aber unbeeinflußt bleibt. Zu erwähnen ist vielleicht ferner, daß von verschiedenen Seiten über günstige Erfahrungen mit Ovarialextrakten außer bei klimakterischen Ausfallserscheinungen auch bei Migräne berichtet wird. Nicht eingegangen werden kann jedoch auf die zahllosen völlig kritiklosen Anpreisungen von Organextrakten bei Psychosen, die lediglich kommerziellen Charakter haben. Als letztes Forschungsergebnis sei jedoch der von COLLIP hergestellte Parathyreoidea-Extrakt genannt, der bei Tetanie prompte Wirkung zeigt und mit dem Versuche bei anderen Krankheitszuständen, insbesondere bei Epilepsie, eben erst eingeleitet sind.

Auch neuere operative Versuche sind zu verzeichnen, nämlich die von FISCHER inaugurierte, von BRÜNING zuerst ausgeführte, dann von mehreren Autoren nachgeprüfte Exstirpation einer Nebenniere bei Epilepsie. Die Resultate sind widersprechend und im allgemeinen wird man wohl auf die Operation verzichten. Das erscheint nicht erstaunlich, wenn man einerseits an die eintretende kompensatorische Hypertrophie denkt und andererseits im Auge behält, daß kein Leiden vorübergehend so zu beeinflussen ist wie die Epilepsie, und zwar durch die allerverschiedensten Maßnahmen (Milieu, Diät, Bettruhe, Operationen).

Überblicken wir diese therapeutischen Versuche und fragen wir uns, ob wir daraus irgendwelche Schlüsse ziehen können, so muß die Antwort verneinend ausfallen. Muß man schon an und für sich zurückhaltend sein gegenüber ex juvantibus gezogenen Schlüssen auf die Ätiologie einer Erkrankung, so kommt hier noch dazu, daß von einer wirklich einigermaßen sicheren Therapie gar keine Rede sein kann. Selbst bei der Schilddrüsenbehandlung des Kretinismus ist ja oft bei gutem körperlichen Erfolg der Einfluß auf die Psyche recht unbefriedigend. Ohne irgendwie trotz der negativen bisherigen Resultate von einer Fortsetzung solcher Versuche abraten zu wollen, muß doch eben festgestellt werden, daß sie uns bislang einen Beweis für eine endokrine Genese der Psychosen nicht erbracht haben.

Nunmehr haben wir über die pathologisch-anatomischen Untersuchungen endokriner Drüsen bei Psychosen zu berichten.

Betrachten wir hier zunächst die älteren Untersuchungen. Am häufigsten wurde die *Schilddrüse* erkrankt gefunden; und zwar bei Epilepsie von PARHON, DUMITRESCO, NICOLAI, ZALLA, CLAUDE und SCHMIERGELD, bei Dementia praecox von DERCUM und ELLIS, ZALLA, RAMADIER und MARCHAND, PERRIN DE LA TOUCHE und DIDE, bei Paralyse von SCHMIERGELD, ALBERTIS und MASINI, LÉRI, VOLBERG, MARIE und PARHON, LAIGNEL-LAVASTINE und VIGOUROUX, bei seniler Demenz von ZALLA, PERRIN DE LA TOUCHE und DIDE, RAMADIER und MARCHAND, bei Alkoholismus von QUERVAIN und SARBACH, PETROV, PARHON.

Veränderungen der *Epithelkörperchen* wurden von CLAUDE und SCHMIERGELD bei der Epilepsie gefunden; letzterer fand auch bei Alkoholismus und Paralyse Veränderungen; solche bei Dementia praecox beschreiben MARIE und PARHON.

Hypophysenveränderungen sind in einzelnen Fällen von Dementia praecox von DERCUM und ELLIS sowie in einigen Fällen von Paralyse von VIGOUROUX und LAIGNEL-LAVASTINE beschrieben.

Über pathologische Befunde an den Nebennieren berichten BENIGHI, CLAUDE und SCHMIERGEID bei Epilepsie, LAIGNEL-LAVASTINE sowie DERCUM und ELLIS bei Dementia praecox; VIGOUROUX und LAIGNEL-LAVASTINE bei Paralyse und MURATOF und LÉRI bei Melancholie.

Dieselben Autoren, außerdem noch OBREGIA, PARHON und URECHIA, VENTURI beschreiben Veränderungen der Geschlechtsdrüsen bei Dementia praecox und Paralyse.

Neuere Untersuchungen stammen von FAUSER und HEDDAEUS. Das Urteil dieser Autoren läßt sich dahingehend zusammenfassen, daß sie bei manisch-depressivem Irresein, bei Schizophrenie und Paralyse wohl Veränderungen an den endokrinen Organen feststellen konnten, diese aber nicht als eindeutig oder gar spezifisch imponierten. WITTE beschreibt Lipoidveränderungen von Nebennieren und Corpus luteum menstruale und schließt hieraus sowie aus Veränderungen des Blutes und Gehirns, daß eine Störung des Lipoidstoffwechsels vorliegen dürfte. Ausgedehnte Untersuchungen hat schließlich BORBERG angestellt. Er findet bei Psychosen des manisch-depressiven und schizophrenen Formenkreises wohl gelegentlich Veränderungen, aber keine konstanten tiefergehenden Abnormitäten; bei Paralyse stellt er entzündungsartige Phänomene fest, bei seniler und arteriosklerotischer Demenz senile Veränderungen. Die Veränderungen bei Epilepsie — Blutungen und Parenchymdegeneration — sieht er als Anfallsfolgen an; bei klimakterischen Psychosen findet er entzündliche und degenerative Schilddrüsenprozesse. Bei Delirium hat er Schwund des Schilddrüsenkolloids und des Nebennierenrindenlipoids nachgewiesen.

Bei der Bewertung der Resultate all dieser Arbeiten müssen wir, worauf VAN DER SCHEER aufmerksam machte, im Auge behalten, daß einmal immer nur ein kleiner Teil des Organs untersucht worden ist, sowie daß ferner geographische Faktoren, Alter, konkomitierende Erkrankungen den Zustand der Drüsen weitgehend beeinflussen. Wir müssen ferner bedenken, daß weder das Vorhandensein lokalisierter Veränderungen noch das Fehlen solcher Veränderungen uns einen Schluß auf die Funktion des Organs zu ziehen gestatten. Man wird BORBERG beistimmen, wenn er sagt, daß nichts gefunden wurde, oder nur sehr wenig, was unsere gegenwärtige Einteilung der psychischen Störungen stützt. Er meint nur, daß unser System als Grundlage für eine ätiologische Forschung nicht als sehr zweckmäßig betrachtet werden könne. Darin liegt etwas Richtiges. Betrachtet man das ganze große vorliegende Material, so hat es etwas Bedrückendes, daß so viele Arbeit so wenig Resultate gezeitigt. Ich werde auf diese Frage noch einmal zurückzukommen haben, denn sie gilt für die gesamte somatopathologische Forschung. Aber so viel läßt sich wohl sagen, daß, wenn dieser Punkt mehr im Auge behalten worden wäre, wir vielleicht etwas mehr über die Pathogenese der Zustandsbilder und ihrer Zusammenhänge mit dem endokrinen System wüßten.

So haben uns also weder die therapeutischen Versuche noch die pathologisch-anatomischen Untersuchungen Beweise für eine ursächliche Bedeutung endokriner Störungen für die Genese der Hauptgruppen von Psychosen erbracht. Und das darf nicht wundernehmen. Denn der Schluß auf eine endokrine Genese war, das kann gesagt werden, wie immer sich die Dinge entwickeln werden, ohne Zweifel kühn. Wenn wir, wie es scheint, uns heute noch nicht darüber einig sind, ob der Basedow eine primäre Schilddrüsenerkrankung oder eine primäre vegetative Neurose ist, so läßt sich m. E. noch viel weniger darüber aussagen, ob z. B. die bei Katatonen vorkommenden Ödeme, ob vegetative oder trophische Störungen endokrin bedingt sind.

Von außerordentlichem Interesse ist hier ein Fall EWALDS, eine mit der jeweiligen Menstruation rezidivierende Psychose, bei welcher der Zyklus auch nach vollständiger Kastration erhalten blieb. Der Fall ist ein Beweis dafür, daß selbst scheinbar sicher endokrin bedingte Zusammenhänge eben doch zentral bedingt sein können; er rollt ferner die Frage auf, für wie viel andere Zusammenhänge dies auch gelten mag.

Immer wieder wird außer acht gelassen, daß einerseits Psychosen bei endokrinen Störungen keineswegs häufig sind und daß andererseits im Krankenmaterial von psychiatrischen Anstalten endokrine Krankheitsformen, von vereinzelten Fällen abgesehen, gar keine Rolle spielen. Ich habe besonders auf solche Fälle geachtet oder besser ausgedrückt gewartet, aber meine diesbezüglichen Erfahrungen decken sich vollständig mit denen REICHARDTS, und ich stimme ihm vollständig bei, wenn er sagt, daß Krankheiten der Drüsen mit innerer Sekretion zwar alle zu Geistesstörungen führen können, daß aber ihre praktische Bedeutung für die Psychiatrie minimal sei. Dies gilt mit der einen Einschränkung, daß es sich auf unsere heute gebräuchliche Einteilung in Krankheitseinheiten bezieht. Es muß als offene Frage bezeichnet werden, inwieferne sich — namentlich angesichts der Resultate KRETSCHMERS — Beziehungen zwischen Konstitutionstypen und endokrinem System einerseits und zwischen Symptomenkomplexen (z. B. Delir) oder Reaktionstypen (A. MEYER) und endokrinem System andererseits feststellen lassen. Der Forschung steht hier noch ein weites Arbeitsfeld offen.

III. Stoffwechsel.

Seit langem schon hat sich die psychiatrische Forschung auch mit den Stoffwechselvorgängen bei Psychosen beschäftigt. Wenn nun auf Grund des vorliegenden Tatsachenmaterials der heutige Stand unserer Kenntnisse dargelegt werden soll, so müssen wir bedenken, daß eine große Zahl älterer Autoren für eine solche Beurteilung der Sachlage nicht herangezogen werden kann. Einmal ist erst eine relativ kurze Zeit vergangen, seit wir eine einigermaßen einheitliche Einteilung der Psychosen besitzen, und aus den meist kurzen Krankenberichten früherer Autoren läßt sich häufig eine sichere Diagnose nicht entnehmen; selbst die Anwendung der Wassermannschen Reaktion im Blute und Plauts Anwendung derselben auf die Liquordiagnostik liegt ja nur relativ kurze Zeit zurück. Dazu kommt, daß in vielen Fällen die damals angewandte Methodik von Stoffwechseluntersuchungen heute als unzuverlässig bezeichnet werden muß. Zahlreiche Arbeiten können nicht in Betracht kommen, weil der oder jener maßgebende Faktor nicht berücksichtigt wurde, das Zustandsbild nicht in Rechnung gestellt wurde, kurz, die Anlage der Versuche eine mangelhafte war. Immerhin dürften im Folgenden alle einigermaßen wichtigen Arbeiten berücksichtigt worden sein. Es erscheint am zweckmäßigten, bei den einzelnen Krankheitsformen zunächst das Tatsachenmaterial wiederzugeben und sodann erst dazu Stellung zu nehmen.

1. Progressive Paralyse.

Diese Erkrankung war von jeher durch ihre Sonderstellung aufgefallen. Führte sie doch im Gegensatz zu den anderen Psychosen in der überwiegenden Mehrzahl der Fälle nicht nur zu geistigem Verfall, sondern in absehbarer Zeit zum Tode. Auch die bei der Paralyse häufigen Anomalien des Körpergewichts (Mästung, Kachexie) sowie trophische Störungen aller Art lenkten das Interesse auf den Stoffwechsel hin, der auch ausgedehnte Untersuchung fand.

Beginnen wir mit dem Eiweißstoffwechsel. Da möchte ich zunächst die Untersuchungen von Folin erwähnen, die zweifelsohne die ausgedehntesten und exaktesten sind, die auf diesem Gebiete vorliegen. Es geht unmöglich an, die Folinschen Resultate einfach außer acht zu lassen, wie dies mehrfach mit der Begründung geschehen ist, die Diagnosen ließen sich nicht nachkontrollieren. Mit diesem Einwand wird man bei fast jeder Arbeit rechnen müssen, es sei denn, die Untersuchungen beschränkten sich auf Zustandsbilder. Folins Diagnosen entsprechen der damaligen Kraepelinschen Einteilung. Ohne auf alle Fälle Folins einzugehen, will ich seine Hauptresultate zusammenzufassen suchen. Gegenüber allen anderen psychiatrischen Krankheitsgruppen, die meist keine oder wenn überhaupt, so doch nur geringfügige und uneinheitliche Stoffwechselstörungen zeigten, fand Folin bei der Paralyse bemerkenswerte Störungen, die in ihrer Gesamtheit am treffendsten durch den Ausdruck „Launenhaftigkeit" bezeichnet werden. Es bestehen abnorme Schwankungen fast aller Urinbestandteile. Die Stickstoffausscheidung war bei einer Anzahl von Fällen niedrig, bei anderen relativ hoch, das Verhältnis N : Phosphor und N : Schwefel war abnorm niedrig, der „unbestimmte" Reststickstoff im Harn abnorm hoch. Von besonderem Interesse ist ein lange beobachteter Fall, bei dem ein tageweise wechselnder klinischer Zustand auch im Stoffwechsel durch eine Änderung im N : Phosphor- und N : Schwefel-Quotienten sich ausdrückte. Der NH_3-Gehalt war meist abnorm hoch und wurde durch mäßige Alkaligaben nicht beeinflußt, was wohl für eine leichte Acidose spricht. Unter Berücksichtigung der Diät sowie von Kontrollversuchen an Gesunden schließt Folin aus diesen Resultaten, daß bei der Paralyse eine schwere Stoffwechselstörung bestehe, die vielleicht so zu deuten sei, daß ein abnormer Abbau von Körpereiweiß stattfinde, ähnlich wie bei ungenügender Nahrungszufuhr.

Auch in KAUFFMANNS Versuchen fallen die großen Schwankungen der täglichen N-Bilanzen auf. Auf Einzelheiten braucht nicht näher eingegangen zu werden. Dasselbe zeigen die Befunde von ALLERS. Auch dieser Autor fand starke Schwankungen. Hervorgehoben sei ein Fall von ruhiger bettlägeriger Paralyse, der mit 30 Cal. und 0,2 g N pro kg Körpergewicht nicht vor N-Verlusten bewahrt werden konnte. Auch OTASS gelang es nicht, seine Kranken ins Stickstoffgleichgewicht zu setzen. Niedrige N-Ausscheidung, wie sie FOLIN öfters beobachtete, fand auch BARNES.

Was die Verteilung des N auf seine Komponenten anlangt, so haben wir FOLINS Befunde schon erwähnt, nämlich häufig Verminderung des Harnstoff-N und Vermehrung des NH_3-N. Zu denselben Resultaten gelangte KAUFFMANN. LABBÉE und GALLAIS fanden eine Verminderung des Harnstoffwertes nur in der terminalen Periode. Bei der Untersuchung des Purinstoffwechsels fand FOLIN gelegentlich relative Vermehrung des Harnsäure-N. Dagegen fanden LABBÉE und GALLAIS normale Gesamtpurinausscheidung, außer in der terminalen Phase. KAUFFMANN fand große Schwankungen der endogenen Harnsäurewerte mit niedrigen Zahlen für Harnsäure. Die endogene Kreatinausscheidung ist nach den Befunden von FOLIN, WALLIS und GOODALL sowie KAUFFMANN niedrig. Die Oxyproteinsäuren fand DOMANSKY nur in 2 von 7 Fällen erhöht. Der Amino-N ist nach KEMPNER nach Anfällen vermehrt. Eine Erhöhung des Rest-N im Harn beobachtete außer FOLIN auch KAUFFMANN. Nach BAUER findet sich im Paralytikerharn gelegentlich Trimethylamin; nach KAUFFMANN sind Indican und die Phenole vermehrt. FOLIN, LABBÉE und GALLAIS, SYMMERS, KAUFFMANN und LÖWE untersuchten die Phosphorausscheidung; es fanden sich große Schwankungen sowie Vermehrung des organisch gebundenen Phosphors. KAUFFMANN wie auch FOLIN fanden Vermehrung der Ätherschwefelsäurefraktion, des Neutralschwefels, Erniedrigung des Quotienten N : Schwefel. ALLERS schließlich beobachtete an einheitlichen Störungen hohe N-Werte, Ungleichmäßigkeit der N-Ausscheidung und häufig negative N-Bilanz, relative Verminderung des Harnstoffs und Vermehrung des Ammoniaks; schwankende Schwefelausfuhr und mit der relativen Harnstoffverminderung zusammenfallende Vermehrung des Neutralschwefels; Vermehrung des organischen Phosphors; schwankende niedrige endogene Purinausscheidung mit relativer Vermehrung der Purinbasen, Herabsetzung des endogenen Kreatinins, Vermehrung des Methylguanidins im Serum; normalen Serum-Rest-N und das Vorkommen einer unbekannten Base im Harn.

Überblicken wir an dieser Stelle nur kurz die vorliegenden Resultate und betrachten wir, welche Störungen ziemlich übereinstimmend von allen Autoren festgestellt wurden, so sind dies: die Schwankungen der N-Ausfuhr, die relative Verminderung des Harnstoffs und Vermehrung des Ammoniaks, die erwähnten Verschiebungen im Phosphor, Schwefel- und Purinstoffwechsel.

Man gewinnt aus diesen wohl als Tatsachen anzusehenden Befunden den Eindruck, daß hier eine endogene Steigerung des Gesamtumsatzes besteht, deshalb interessiert besonders auch die Frage des Energieumsatzes. Hier liegen nur wenige Untersuchungen vor. KAUFFMANN fand bei einem Kranken Werte an der oberen Grenze der Norm, BORNSTEIN bei zwei Fällen normale Werte. GRAFE beobachtete zwei paralytische Stuporen und fand in einem Fall normale Werte, bei dem anderen eine Erniedrigung um 20%.

Im Anschluß an diese Stoffwechseluntersuchungen möchte ich des Zusammenhangs wegen die Beobachtungen über den Blutchemismus besprechen.

WUTH fand bei 40 Paralytikern gegenüber anderen Psychosen hinsichtlich des Rest-N im Serum die größten Differenzen und die höchsten Werte; die Harnsäurewerte zeigten ebenfalls ziemliche Differenzen und lagen nicht selten an der oberen Grenze der Norm, während die Kreatininwerte als normal bezeichnet werden können. Die Bildung des Kreatinins sowie der Harnsäure scheint also ungestört zu verlaufen, und von einer wesentlichen Retention kann nicht die Rede sein. WUTH stellte ferner bei einigen Fällen den N-Anteil der freien und der gebundenen Purine fest, um nach dem Vorgehen von THANNHAUSER Endprodukt und Vorstufe zu bestimmen, und fand, daß keine Anhäufung des Endprodukts, also keine Retention stattfindet, sondern vielmehr die meisten Fälle eine Vermehrung der Vorstufe zeigen, was als Zeichen eines gesteigerten Zerfalls anzusehen ist. BOWMAN fand in 6 Fällen von Paralyse geringgradige Erhöhung des Rest-N und Harnsäurewerte, die zwar normal, aber höher als bei anderen Psychosen — Epilepsien befanden sich nicht darunter — waren. Auch BOWMAN beobachtete große individuelle Verschiedenheiten.

Was den Kohlenhydratstoffwechsel anlangt, so konnten MENDEL, LAILLER, GREPPIN eine Zuckerausscheidung im Harn nicht konstatieren; eine solche wurde jedoch häufig beobachtet von STRAUSS, BOND, SIEGMUND, JONES, LABBÉE und GALLAIS sowie von KAUFFMANN. Letzterer fand sie namentlich bei Angstzuständen. Alimentäre Lävulosurie stellten LUGIATO sowie JACH fest, letzterer mehr als dreimal so häufig als bei Normalen.

Entsprechend diesen Befunden liegen auch Berichte über Hyperglykämie vor. HEIDEMA, KOOY, WUTH, SCHWAB, BOWMAN u. a. fanden bei Paralyse relativ häufig erhöhte Nüchternwerte sowie auch alimentäre Hyperglykämie. KAUFFMANN beobachtete gelegentlich auch bei reichlicher Kohlenhydratzufuhr Acetonurie.

Auch der Lipoidstoffwechsel scheint nach FEIGL gestört zu sein, der bei Paralyse und Tabes bei der Hälfte der Fälle außer anderen Veränderungen der Blutfette eine Lecithinämie feststellte. Diese fanden auch BORNSTEIN sowie KAUFFMANN. PIGHINI dagegen stellte eine Vermehrung des Cholesterins fest.

Über den Säurebasenhaushalt gehen die Ansichten noch auseinander. BISGAARD und NOERWIG, die bei Psychosen die NH_3-Regulation nach HASSELBALCH prüften, fanden bei der Paralyse normale Verhältnisse. Auch THOMAS, der VAN SLYKES und SELLARDS Methode anwandte, konnte keine Acidose oder Alkalose feststellen. WALKER, der Urinharnstoff und -Ammoniak untersuchte, fand dagegen bei einem Falle ein Acidosis. Diese wenigen Befunde, die noch dazu in methodologisch nicht ganz ausreichender Weise erhoben wurden, erlauben kein generelles Urteil.

Wir haben nun noch einer Reihe von Untersuchungen zu gedenken, die sich nicht direkt auf den Stoffwechsel beziehen und die teils als Tastversuche, teils als Versuche mit neuen Methoden, teils als Vergleiche mit anderen Versuchen anzusehen sind. Dabei sei bemerkt, daß Untersuchungen, die sich mit der Serologie und den Fermenten (Gerinnung, Antitrypsingehalt, Abderhaldensche Reaktion) befassen, anderweitig abgehandelt werden. Die Befunde an den endokrinen Organen sind in dem betreffenden Kapitel bereits abgehandelt. Hier sei nur erwähnt, daß BÜCHLER auf Grund der von ihm gefundenen sympathikotonen Reaktion auf Adrenalin eine Beteiligung des Nebennierensystems an der Pathogenese der Paralyse annimmt.

Untersuchungen über die chemische Zusammensetzung des Gehirns stellten PIGHINI sowie KOCH an, und beide fanden, daß das ganze Zentralnervensystem Veränderungen zeigt, die im wesentlichen auf einer Zunahme von Wasser und Proteinen sowie auf einer Abnahme der Phosphatide zugunsten des Cholesterins beruhen. LUBARSCH, SPATZ, GANS, WUTH wiesen eine Vermehrung des Gewebseisens nach.

Im morphologischen Blutbild beschreiben KAUFFMANN und SCHULZ eine Leukocytose, ZIMMERMANN eine Eosinophilie. WUTH fand nicht selten eine Tendenz zu niederen Erytrocytenzahlen und Hämoglobinwerten, für die Leukocyten fand er ebenfalls erhöhte und unstabile Zahlen; für die Eosinophilen fand er keine Veränderung. WUTH fand durchschnittliche Lymphocytenzahlen von wenig über 20%; CHOROSCHKO dagegen will eine Lymphocytose von 32%—46% beobachtet haben. Bei paralytischen Anfällen besteht nach KAUFFMANN, SCHULTZ, PAPPENHEIM, SCHROTTENBACH, WUTH eine Leukocytose, verbunden mit einer Eosinopenie (ZIMMERMANN, WUTH).

Nach den Untersuchungen von ZILOCHI ergibt die Viscositätsprüfung des Serums subnormale Werte; die Gefrierpunkterniedrigung soll nach NIZZI und PIGHINI normal sein.

Die Sedimentierungsgeschwindigkeit der roten Blutkörperchen wurde von allen Untersuchern übereinstimmend beschleunigt gefunden, so von PLAUT, WUTH, RUNGE, BÜSCHER, PAULIAN und TOMOVICI, LÖWENBERG u. a.

Eine Toxizität des Blutes konnte WEICHBRODT nicht einmal in Erregungszuständen oder nach Anfällen beobachten, während LOEWE seinerzeit aus Paralytikerharnen toxische Kolloide isoliert zu haben angab. Hier sei erwähnt, daß MARRO sowie MEYER und MEINE Peptonurie beobachteten. Über das Vorkommen von Albuminurie gehen die Ansichten der Autoren auseinander. HUPPERT, RABENAU, DE WITT, TURNER, FOLIN, LABBÉE und GALLAIS, PÉJU und WIES behaupten, eine solche häufig gefunden zu haben, RICHTER, RABOW sowie MENDEL nur selten. Zweifelsohne spricht hier das Vorkommen von Anfällen eine Rolle und die individuell verschiedene Mitbeteiligung des Gesamtorganismus. Das Vorkommen von Urobilinogen und Urobilin beschrieben BUTENKO, LABBÉE und GALLAIS.

Bezüglich der Schwankungen des Körpergewichts bei der Paralyse verweise ich auf die im Kapitel Körpergewicht gemachten Ausführungen. Über die Beziehungen dieser Schwankungen zu solchen des Wasserhaushalts berichten KAUFFMANN und WUTH, welche Zusammenhänge beobachteten; weitere Arbeiten über den Wasserhaushalt stammen von MORSON, KLIPPEL und SERVEAU, MARANDON DE MONTYEL und GREGEVIN. Über Störungen der Körpertemperatur berichten BURKHARDT, KRAEPELIN, COLEBURN, MEYER, WESTPHAL, KRAEMER, REINHARD, KAUFFMANN.

Soweit das vorliegende Material, zu dem wir nun Stellung zu nehmen haben. Es kann hiebei natürlich nicht das Paralyseproblem in seiner ganzen Ausdehnung besprochen werden. Von den Theorien soll nur auf die eingegangen werden, die in Beziehung zu unserem Untersuchungsgebiet stehen.

Wie eingangs kurz erwähnt, zeigt die Paralyse in ganz außerordentlich häufigem und ausgesprochenem Maße körperliche Störungen. Bei Sektionen sind häufig Erkrankungen innerer Organe nachgewiesen worden, insbesondere des kardiovasculären Apparates, aber auch anderer Organe, wie der Leber, der Niere, der Milz, der endokrinen Drüsen. Klinisch sind außer den ungewöhnlichen Gewichts- und Temperaturschwankungen trophische Störungen der Haare, Zähne, Nägel, Knochen und der Haut zu erwähnen. Alle diese Erscheinungen legten den Klinikern zunächst den Gedanken nahe, daß es sich bei der Paralyse um eine Stoffwechselerkrankung handle. Auch die Feststellung, daß Lues die conditio sina qua non für das Zustandekommen einer Paralyse sei, änderte an dieser Auffassung nichts. Im Gegenteil, ermöglichte doch diese Auffassung wenigstens teilweise die Erklärung des Unterschiedes zwischen tertiär luetischen Erscheinungen und der metaluetischen Paralyse. So dachte KRAEPELIN an die Möglichkeit, daß die Lues die fragliche Stoffwechselerkrankung hervorrufe, die nun ihrerseits das Gift erzeuge, in dem man die letzte Ursache der paralytischen Veränderungen zu sehen habe.

Im Gegensatz hiezu faßten Reichardt, Specht und Wuth die Stoffwechselstörung lediglich als Folge der Läsion vegetativer Zentren auf (vgl. auch Kalnin). Hoche sucht die Paralysefähigkeit einzelner Individuen, die verschiedene individuelle Gestaltung des Krankheitsbildes und Krankheitsverlaufes durch die Annahme einer besonderen chemischen Affinität einzelner Fasersysteme zu dem von den Spirochäten hervorgerufenen Gift zu erklären. Jakob und Kafka sehen in der Paralyse eine schwere Spirochätose des Gehirns mit intensiven Abbauvorgängen, ungenügenden entzündlichen lokalen Reaktionen und vor allem ungenügender cellulärer Allgemeinreaktion. Spatz legt das Hauptgewicht auf die Ausbreitungswege der Infektion. Nach Hauptmann handelt es sich um zwei getrennt zu betrachtende Vorgänge; einmal um die lokale Spirochäteninfektion; sodann aber um eine Vergiftung des Organismus, speziell des Zentralnervensystems mit einem Anaphylatoxin, das beim parenteralen Abbau der Spirochäten entstehe; diesen Verteidigungsweg wähle der Organismus, da er wegen immunisatorischer Schwäche nicht zur Phagocytose befähigt sei. Diesen zwei verschiedenen Prozessen sucht Hauptmann auch die klinischen Symptome zuzuteilen.

Um zu sehen, ob die Stoffwechselstörungen bei der Paralyse eine Stellungnahme zu obigen Theorien erlauben, müssen wir zunächst das Wesen dieser Störung zu erfassen suchen.

Folin äußerte sich sehr vorsichtig und meinte nur, daß eine schwere Stoffwechselstörung von ihm beobachtet wurde, die vielleicht so zu deuten sei, daß ein abnormer Abbau von Körpereiweiß stattfinde. Diese Ansicht erscheint durch die Untersuchungsbefunde völlig gestützt. Nicht so die Theorie Kauffmanns, der hauptsächlich aus der vermehrten Ausscheidung von Vorstufen auf eine Oxydationsstörung schloß; dabei ist zu bemerken, daß eben gesteigerter Eiweißzerfall schon genügt, um diese Erscheinung zu erklären. Allers stellt sich auf den Boden der von Folin bewiesenen Tatsachen und nimmt ebenfallls eine Steigerung des endogenen Eiweißumsatzes an; aus seinen Befunden hinsichtlich des Purin- und Kreatininstoffwechsels schließt er aber, daß hier spezifische fermentative Störungen bestehen, infolge deren eine Unfähigkeit bestehe, zu den Endprodukten des normalen Stoffwechsels zu gelangen, und somit der Umsatz z. T. auf einer Stufe des intermediären Stoffwechsels stehen bleibe. Nun aber fand Wuth bei seinen chemischen Blutuntersuchungen bei 40 Fällen normale Harnsäure- und Kreatininwerte. Damit dürfte wohl bewiesen sein, daß die Bildung von Harnsäure und Kreatinin beim Paralytiker nicht gestört ist. Auch quantitativ liegt keine Störung vor. Aber der Zerfall von Körpereiweiß erfolgt so rasch, daß die Umwandlung von Vorstufe in Endprodukt nicht Schritt halten kann, und so sehen wir z. B. auf dem Gebiet des Purinstoffwechsels sowohl eine vermehrte Ausscheidung von Vorstufen im Harn, als auch eine Vermehrung der gebundenen Nucleotide über die Norm im Blute (Wuth). Daß Allers nach oraler Zufuhr von Nucleinen nicht so sehr eine Steigerung der Harnsäure als vielmehr des Harnstoffs im Harn beobachtete, beruht darauf, daß, wie Thannhauser und Dorfmüller zeigten, peroral zugeführte Nucleide durch die Darmbakterien rasch zerlegt und nicht als Purine, sondern als Harnstoff — wie es eben Allers beobachtete — ausgeschieden werden.

Ich bin der Ansicht, daß, wenn wir die Arbeiten von Folin, Kauffmann, Allers und Wuth überblicken, wir sagen können, daß die Art der Stoffwechselstörung bei einer großen Anzahl von Fällen von Paralyse in ihren Grundzügen, freilich nicht in allen ihren Einzelheiten, festzustehen scheint. Harn- und Blutbefunde sowie einige weniger beweiskräftige Momente, wie Instabilität der Blutbefunde, Beschleunigung der Senkungsgeschwindigkeit der Erythrocyten, Erhöhung des antitryptischen Titers, Körpergewichtsschwankungen scheinen doch zwingend zu der Annahme hinzuweisen, daß bei vielen Fällen von Paralyse, auch bei reichlicher Ernährung, eine Stoffwechselstörung in dem Sinne besteht, daß ein vermehrter Zerfall von Körpereiweiß stattfindet. Wie haben wir nunmehr diese Störung aufzufassen? Als Folge oder als Ursache der spezifischen paralytischen Störung?

Akzeptieren wir mit Reichardt, Specht u. a. die Auffassung, daß es sich bei der Paralyse im wesentlichen um eine Spirochätose des Gehirns mit Befallensein vegetativer Zentren handelt, so ließen sich die körperlichen Störungen als Folge der Erkrankung der vegetativen Zentren wohl zwanglos erklären, um so zwangloser, als ja bei den Sektionen wohl Veränderungen innerer Organe gefunden werden, aber keine in so übereinstimmender oder präzisierter Weise, daß sie für die Genese der Stoffwechselstörungen in Betracht käme. Auch mit Hoches Theorie ließe sich diese Auffassung vereinbaren. Die erstere Theorie erklärt uns aber nun nicht das Vorkommen von degenerativen Veränderungen neben den entzündlichen und vor allem nicht das eigentliche Paralyseproblem. Sie verweist wieder auf die Frage, ob die Disposition das Ausschlaggebende oder besondere Eigenschaften der Spirochäte. Hauptmanns und Kafkas Theorien vernachlässigen die schweren Veränderungen des Stoffwechsels; beide nehmen Abbauvorgänge im Gehirn an; aber die minimalen Mengen dabei entstehender Abbauprodukte sind es nicht, die die Veränderungen in der Zusammensetzung von Blut und Harn hervorrufen; dazu sind diese viel zu massiv. Man könnte nur etwa annehmen, daß die Produkte lokaler Abbauvorgänge die Stoffwechselstörung hervorrufen. Demgegenüber ist einzuwenden, daß der Zerfall so minimaler Mengen körpereignen Eiweißes solche Störungen kaum produzieren kann, wir müßten sie ja dann häufig bei Operationen, ja bei Suggillationen finden, wo weit mehr körpereigenes Material abgebaut wird; und wenn Hauptmann annimmt, daß Zerfallsprodukte der Spirochäten — also körperfremdes Eiweiß — den wirksamen Faktor darstellten, so ist dem entgegenzuhalten, daß einmal weder Endo- noch Ektotoxine bei Spirochäten nachgewiesen zu sein scheinen. Man müßte denn annehmen, daß hier besondere Eigenschaften der Spirochäten vorliegen und vielleicht in Analogie zur Theorie des neurotropen Virus eine solche eines toxinbildenden Virus bei der Paralyse annehmen. Aber damit würde man schließlich eine unbewiesene Theorie mit einer anderen solchen zu stützen versuchen und sich vom Boden der Tatsachen immer mehr entfernen. Was die Hauptmannsche Theorie von der Entstehung eines Anaphylatoxins anlangt, so sei bemerkt, daß anaphylaktische Erscheinungen beim Menschen meist ganz andersartige Symptome machen, daß namentlich das Auftreten von Psychosen bei anaphylaktischen Erscheinungen eine enorme Seltenheit zu sein scheint sowie daß Spielmeyer ebenso wie Plaut ein Fehlen der Phagocytose beim Paralytiker nicht feststellen konnten.

Es ist ohne weiteres zuzugeben, daß diese Theorien nicht befriedigend sind, und viele Erscheinungen durch die Kraepelinsche Theorie zweifelsohne dem Verständnis näher gebracht werden. Entgegen steht der Kraepelinschen Theorie auch nicht der Nachweis von Spirochäten im Paralytikerhirn; wir wissen ja gar nicht, ob nicht bei nichtparalytischen Syphilitikern in gewissen Stadien vielleicht auch Spirochäten im Gehirn vorkommen; bei der allgemeinen Durchseuchung des Organismus im Sekundärstadium muß dies sogar als bis zu gewissem Grade wahrscheinlich bezeichnet werden; bis vor kurzem ahnten wir ja auch nichts von den Liquorveränderungen im Sekundärstadium. Entgegen steht der Annahme

KRAEPELINS, daß die Stoffwechselstörung Ursache oder ursächliches Zwischenglied in der Genese des spezifisch paralytischen Prozesses sei, einmal die Art der Stoffwechselstörung, die nicht auf die Erkrankung eines bestimmten Organs hinweist, sowie der mangelnde Nachweis einer definitiven spezifischen abgrenzbaren Organerkrankung mit Ausnahme eben der spezifischen Erkrankung des Gehirns.

Diese Schwierigkeit läßt sich umgehen, wenn man gewissermaßen beide Auffassungen vereinigt, wenn man annimmt, daß die lokale Spirochätose durch Läsion von Stoffwechselzentren, die nicht notwendigerweise als auf das Zwischenhirn beschränkt angesehen werden müssen, wenn sie auch hier vorzugsweise zu liegen scheinen — die Stoffwechselstörung eines gesteigerten endogenen Eiweißzerfalls hervorruft. Ich möchte betonen, daß diese Störung auch bei Gewichtszunahme gefunden wurde. Dieser vermehrte Zerfall von Körpereiweiß, der nachgewiesen ist, und die Überschwemmung des Körpers mit Eiweißspaltprodukten könnte vielleicht weitere toxische Schädigungen des ja schon primär geschädigten Gehirns bewirken, ich erinnere nur an das Vorkommen solcher bei toxischen, infektiösen, kachektischen Prozessen. Denn daß bei gesteigertem Eiweißzerfall solche massenhaft entstehenden Eiweißspaltprodukte toxisch wirken können, wissen wir; am ehesten werden sie es bei einem bereits erkrankten Organ können; wir wissen auch, daß sie ihrerseits wieder den Umsatz steigern (LUSK) und so ein Circulus vitiosus zustande kommen kann. Eine Retention wird, wenn keine Nierenschädigung besteht, nicht zu finden sein. Dies ist vielleicht eine ungezwungenere Erklärung als die HAUPTMANNS; arbeitet die Theorie doch an Stelle eines nicht nachweisbaren Anaphylatoxins mit einer zahlenmäßig nachweisbaren Vermehrung N-haltiger Eiweißabbauprodukte; und schließlich vermag sie auch das Vorkommen der paralytischen Störung nach HAUPTMANN (Euphorie, Größenideen) auch bei anderen Krankheiten zu erklären, während dies gerade der schwerste Einwand gegen HAUPTMANNS Auffassung derselben als einer reinen Spirochätenwirkung ist. Ungeschmälert bleibt deshalb HAUPTMANNS Verdienst, von neuem eindringlichst auf die Verschiedenheit der Prozesse hingewiesen zu haben und sein Versuch, sie in Parallele zu den klinischen Erscheinungen zu setzen. Natürlich bin ich mir des hypothetischen Charakters obiger Gedankengänge durchaus bewußt, glaube aber, daß es auf diese Weise gelingt, verschiedene Anschauungen auf *eine* Basis zu bringen. Natürlich erklärt die Hypothese keineswegs die Vielgestaltigkeit der Bilder, unter denen die Paralyse verlaufen kann. Hier spielt sicherlich die Konstitution, vielleicht auch die Lokalisation der Krankheitsprozesse eine bedeutsame Rolle. Allein derartige Betrachtungen liegen außerhalb des engen Rahmens der hier zu besprechenden Tatsachen.

2. Schizophrenie.

Nach der KRAEPELINschen Aufstellung der Krankheitseinheit Dementia praecox richtete sich das Streben natürlicherweise darauf, wie bei anderen Krankheiten so auch hier, das Wesen des Krankheitsvorganges aufzuklären. Der biochemischen Erforschung gab die klinische Beobachtung vielerlei Winke. Anfälle, Anomalien der Körpertemperatur, Körpergewichtsschwankungen, vasomotorische und trophische Störungen, Störungen der Drüsen mit und ohne Ausführungsgang, Vorkommen katatoner Symptome bei exogenen Reaktionstypen, die Beziehungen zu den endokrinen Phasen des Lebens, plötzliche Todesfälle — alle diese Erscheinungen legten den Gedanken nahe, daß der Stoffwechsel häufig gestört sei, und so teilte denn seinerzeit KRAEPELIN die Dementia praecox den Geistesstörungen bei Alterationen des Stoffwechsels zu.

Wenn wir auch hier zunächst das vorliegende Material einer Sichtung unterziehen, so ist unsere Aufgabe eine ebenso schwierige wie bei der Paralyse. Denn einmal sind viele Arbeiten, sowohl der Vor-Kraepelin-Ära als auch solche späterer Zeit in diagnostischer Hinsicht nicht genügend klar; zum anderen wurden die Grenzen des Begriffs immer weiter gesteckt, und so haben wir auch dadurch ein diagnostisch unsicheres Grenzgebiet. Es genügt hier, diese Schwierigkeiten zu erwähnen; näher ausgeführt finden sie sich bei ALLERS. Als fernere Schwierigkeit für eine Sichtung kommt hinzu, daß bei dem Interesse, das die Frage nach dem Wesen der Krankheit hervorrief, zahllose Autoren nicht systematische Untersuchungen, sondern einzelne spekulative, häufig phantasiereiche Tastversuche anstellten und vielfach die nötige Kritik außer acht ließen. Solche Arbeiten können für unsere Betrachtungen unberücksichtigt bleiben; für Interessierte sind sie ja überdies in den Literaturzusammenstellungen jederzeit auffindbar.

Über die Gewichtsschwankungen ist das Nötige bereits im Kapitel Körpergewicht besprochen worden. Temperaturanomalien sind nicht eben häufig, aber zweifelsohne in eindeutiger Weise beobachtet und beschrieben worden, so von KRAEPELIN, HOCHE, KAUFFMANN, und zwar als Hypothermien, während KNAPP bei neuerlichen Schüben hebephrener Prozesse leichte Temperaturerhöhungen fand. KAUFFMANN beobachtete Temperatursteigerungen bei körperlicher Arbeit.

Betrachten wir nunmehr zunächst den Eiweißstoffwechsel. Unter den Fällen FOLINS können mindestens 10 als sichere Schizophrene bezeichnet werden. Bei allen diesen fand FOLIN normalen Eiweißstoffwechsel; bei einem Fall fand er niedere Harnsäurewerte, bei zweien geringe Erhöhung des Neutralschwefels; aus diesen seltenen und geringfügigen individuellen Verschiedenheiten — FOLIN selbst vermeidet bewußt das Wort Abnormität — lassen sich keine Schlüsse ziehen. Und man wird dazu sagen können, daß bei der Dementia praecox Störungen des Eiweißstoffwechsels von FOLIN nicht beobachtet wurden. Von anderen Untersuchern haben wir die Arbeiten von TUCZEK, ROSENFELD, STRÜBING, PIGHINI, PIGHINI und STATUTI, BARNES, MASARO, KAUFFMANN zu erwähnen. Ihre Resultate, die wohl zum Teil mit Methoden erlangt wurden, die heute als nicht ganz exakt gelten, lassen sich vielleicht dahingehend zusammenfassen, daß die Stickstoffausscheidung unregelmäßig ist, daß das N-Bedürfnis gering ist, auch in der Hungerperiode nur geringe N-Verluste auftreten und mit relativ geringen Eiweißmengen eine Retention sich erzielen läßt; das sind Befunde, die vielleicht für ein niedriges Eiweißminimum sprechen würden, bestimmt wurde dasselbe jedoch nicht. Zum Teil mag vielleicht die von einigen Autoren beobachtete Unregelmäßigkeit der Ausfuhr in der Verschiedenheit der untersuchten Zustandsbilder eine Erklärung finden im Gegensatz zu FOLINS Befunden an Kranken mit ziemlich gleichmäßig ruhigem Benehmen. Was den qualitativen Eiweißstoffwechsel anlangt, so behaupten D'ORMEA und MAGGIOTTO, BACELLI, TREPSAT, DIDE und CHENAIS niedere Werte für Harnstoff gefunden zu haben; dem stehen aber die neueren Befunde von PIGHINI, STATUTI, BARNES, KAUFFMANN und FOLIN gegenüber, die normale Werte fanden. Dementsprechend sind auch die Ammoniakmengen von PIGHINI und FOLIN normal befunden worden.

Dieselben Autoren haben auch die Schwefelausscheidung untersucht. Die Resultate lassen sich dahingehend zusammenfassen, daß gelegentlich ein niederer Stickstoff-Schwefelquotient und eine Vermehrung des Neutralschwefels beobachtet wurde; diese konnten PIGHINI und STATUTI auf eine Komplikation mit Lungentuberkulose zurückführen; FOLIN möchte heute auf diese Befunde nicht mehr allzu viel Gewicht gelegt wissen[1]. Bezüglich der Phosphorausscheidung

[1] Persönliche Mitteilung.

gehen die Angaben derselben Autoren sowie außerdem von LOEWE und STRÜBING dahin, daß in akuten Phasen die Gesamtphosphorausscheidung erhöht, der Stickstoff-Phosphorquotient erniedrigt, der organisch gebundene Phosphor vermehrt ist, während bei ruhigen Kranken eine Abweichung nicht zu bemerken ist; das würde auch FOLINS Befunden entsprechen. Die Harnsäureausscheidung fanden SCHAEFER sowie D'ORMEA und MAGGIOTO niedrig; PIGHINI fand sie normal, dabei sollten aber in akuten Phasen die Purinbasen vermehrt sein; KAUFFMANN beobachtete bei einem ruhigen Kranken schwankende Harnsäurewerte. Über den Eiweißstoffwechsel im ganzen kann man sagen, daß er in der überwiegenden Mehrzahl der Fälle normal befunden wurde, in akuten Phasen, die ja häufig mit geringer Flüssigkeits- und Nahrungsaufnahme sowie mit Erregung einhergehen, wurden die Zeichen gesteigerten endogenen Eiweißzerfalls beobachtet.

Im Serum fand WUTH normale Werte für Rest-N, Harnsäure und Kreatinin. Auch BOWANN sowie LEWIS und DAVIES fanden keine Abweichung von der Norm. Demgegenüber wollen UYEMATSU und SODA häufig Verminderung der Blutharnsäure gefunden haben und folgern daraus, daß die Stoffwechseltätigkeit unstet sei; auch HINSEN hat niedere Normalwerte gefunden. NEWCOMER dagegen konnte hinsichtlich Rest-N, Harnstoff-N, Harnsäure-N, Kochsalz, Zucker und Cholesterin keine Besonderheiten feststellen. Bei katatonen Fällen beobachtete HAMMETT erhöhte Kreatininwerte, LOONEY dagegen Erhöhung des Kreatinins und Verminderung des Calciums. Wir werden auf diese Befunde noch zurückzukommen haben. Den Restkohlenstoff im Blut fand MAASS normal. Der Cholesteringehalt ist nach PIGHINI erhöht.

Ziemlich eingehende Untersuchung hat der Energiestoffwechsel gefunden. Die ersten verwertbaren Untersuchungen stammen von BORNSTEIN. Dieser untersuchte zunächst 12 Kranke und fand in 6 Fällen Erniedrigung des Grundumsatzes um mehr als 20%; der niedrigste Wert war — 25%. Bei einer neuen Reihe von 12 Kranken beobachteten BORNSTEIN und VON OVEN eine Erniedrigung nur in 3 Fällen. FRENKEL-HEIDEN konnte bei 3 Katatonikern eine solche Herabsetzung nicht feststellen. Einen Zusammenhang zwischen der Verminderung des Grundumsatzes und der Schwere der Erkrankung oder Art des Krankheitsbildes konnten BORNSTFIN und VON OVEN nicht feststellen. Bei seinen Untersuchungen über Stoffwechselverlangsamung untersuchte GRAFE auch stuporöse Katatoniker. Von 10 sicheren Katatonikern zeigten 4 eine deutliche, bis zu 31% herabgehende Verminderung. Weitere Untersuchungen stammen von BOWMAN, EIDSON und BURLADGE, welche in 7 von 10 Fällen von Dementia praecox niederen Grundumsatz beobachteten. BOWMAN und GRABFIELD fanden bei ihren weiteren Untersuchungen, daß von 5 Schizophrenen 4 Werte von unter 10 zeigten, von diesen waren aber 2 in schlechtem Ernährungszustand, welcher zu der Erniedrigung mit beigetragen haben mag. In weiteren Untersuchungen fanden BOWMAN und FRY, daß von 24 Dementia praecox-Kranken 6 Fälle Pluswerte und 18 Fälle Minuswerte aufwiesen; von den Pluswerten überschritten 2 die Normalgrenze, von den Minuswerten zeigten 9 eine abnorme Erniedrigung. FARR fand, daß von seinen Dementia praecox-Fällen 17% abnorm hohen und 37% abnorm niedrigen Grundumsatz hatten. WALKER untersuchte 30 Fälle von Schizophrenie und fand, daß die Hälfte der Fälle einen Grundumsatz von weniger als — 10 hatte; die andere Hälfte zeigte entweder normale oder leicht erhöhte Werte. WHITEHORN fand von 11 Fällen 3 innerhalb der Normgrenzen und 7 Fälle mit abnorm niedrigem Grundumsatz. GIBBS und LEMCKE fanden in 7 von 11 Fällen subnormale Werte.

Zu diesen Befunden ist folgendes zu bemerken; alle oben erwähnten Fälle scheinen mir diagnostisch sicher zu sein; alle waren, wie aus den Protokollen hervorgeht, zur Zeit der Untersuchung ruhig und kooperierten gut; außerdem wären ja Fehler in dieser Hinsicht in einer Steigerung des Umsatzes zum Ausdruck gekommen. Ohne mich auf einen bestimmten Prozentsatz festlegen zu wollen, da in einem oder anderen Falle ein in den Protokollen nicht hervorgehobener Zustand von Unterernährung die Werte beeinflußt haben mag, müssen wir uns mit der Tatsache vertraut machen, daß mindestens etwa $^1/_3$ aller Dementia praecox-Fälle eine die Grenze der Norm manchmal wenig, manchmal ganz ausgesprochen unterschreitende Herabsetzung des Grundumsatzes aufweisen. Über die Deutung dieser Tatsache soll weiter unten bei der zusammenfassenden Besprechung die Rede sein.

Betrachten wir nunmehr zunächst den Kohlenhydratstoffwechsel. Glykosurie scheint nicht so häufig beobachtet zu werden, wie bei anderen Psychosen. Spontane Glykosurie beobachteten TRAVAGLIANO sowie SCHULTZE und KNAUER, die sie als Affekt- und Angstglykosurie auffassen. Nach GRAZIANI, LUGIATO, EHRENBERG ist alimentäre Glykosurie ein seltenes Vorkommnis; demgegenüber wurde sie von TREPSAT, DUSE, BOSCHI sowie ZIVERI öfters beobachtet. Neuere Arbeiten befassen sich mit dem Blutzucker. HEIDEMA fand in 10 von 13 Fällen Hyperglykämie. KOOY bei 10 Fällen normale alimentäre und Nüchtern-Werte und nur in 2 Fällen eine geringe alimentäre Hyperglykämie. WUTH konstatierte bei 15 von 40 Fällen — wobei es sich nicht um Nüchternwerte handelte — Hyperglykämie. WESTON fand normale Nüchternwerte bei 10 Fällen. RAPHAEL und PARSONS beobachteten in 11 Fällen niedere Nüchternwerte, relativ starken Anstieg nach Glucosezufuhr und verlangsamten Abfall der Kurve. LORENZ fand spontane und alimentäre Hyperglykämie. UYEMATSU und SODA stellten eine alimentäre Hyperglykämie in 47% ihrer 32 Fälle fest. BOWMAN, EIDSON und BURLADGE fanden in 3 von 10 Fällen erhöhte Nüchternwerte und in 5 Fällen alimentäre Hyperglykämie. SCHRYVER untersuchte 31 Endzustände; diese zeigten teils niedere Nüchternwerte, teils alimentäre Hyperglykämie, teils alimentäre Hypoglykämie. OLMSTED und GAY stellten bei 12 Schizophrenen in 5 Fällen normales Verhalten fest, während 6 alimentäre Hyperglykämie zeigten und 1 Fall subnormale Werte aufwies. Es sei hier ferner der Versuch von MANN erwähnt, der den Blutzucker nach Lävulosezufuhr — als Leberfunktionsprüfung — untersuchte, und zwar an 18 normalen, 19 länger Erkrankten und 55 frisch Erkrankten mit den verschiedensten Grundkrankheiten anstellte. Er erhielt nur bei wenigen Fällen abnorme Ausschläge und diese ließen sich weder zur Grundkrankheit noch zum Zustandsbild in Beziehung setzen, noch ließ sich klinisch eine Leberstörung feststellen. Die ausgedehntesten und neuesten Untersuchungen über alimentäre Blutzuckerwerte stammen ebenfalls von MANN. Ein Teil seiner Fälle zeigte der Norm entsprechendes Verhalten, ein anderer zeigte langdauernde aber niedere Hyperglykämie, wieder andere Fälle zeigten langdauernde Hyperglykämie mit hochnormalen Gipfeln, wieder andere eine solche mit abnorm hohen Gipfeln. Derselbe Autor versuchte gleichzeitig den Einfluß des endokrinen Systems, der diastatischen Kraft des Blutes, sympathiko- und vagotroper Pharmaka, des Säure-Basengleichgewichts, des Glykogenspeicherungsvermögens der Leber und der Resorption zu ermitteln. Er kommt zu dem Resultat, daß bei Dementia praecox jede Form von Blutzuckerkurven vorkomme, daß aber die abnormsten Kurven bei Stuporzuständen vorkommen, und zwar führt er dies auf die depressive Affektlage zurück. Sonst findet er keine konstante Beziehung weder zu Krankheitseinheiten noch zu Zustandsbildern noch zur Prognose; dagegen ist er der Ansicht, daß ein weiteres Studium dieser Tatsachen wichtige Stoffwechselstörungen aufdecken könne und daß die Therapie vielleicht gewisse Fingerzeige bekommen könne. SCHWAB steht der Verwertbarkeit der Blutzuckerbestimmung skeptisch gegenüber, und in praktischer Hinsicht wird man zunächst wenigstens diesem Urteil beipflichten müssen; dadurch wird jedoch das theoretische Interesse an der Erscheinung nicht beeinflußt.

Im Anhang an den Kohlenhydratstoffwechsel sei noch der Ketonurie gedacht, die von RIVANO, HOPPE, GRAFE sowie KAUFFMANN beschrieben wurde. Es handelt sich hiebei zweifelsohne lediglich um ein Symptom der Unterernährung, bedingt durch Erregungszustände oder Nahrungsverweigerung.

Der Lipoidstoffwechsel soll nach WITTE, der Lipoidveränderungen an Nebennieren und Corpus luteum menstruale fand, gestört sein. Über den Cholesteringehalt des Serums schwanken die Angaben. Frühere Versuche von HAUPTMANN, die Lipoide biologisch zu bestimmen, wiederholte neuerdings, und zwar im Blute WATSON. Seine Versuche mittels der Titration gegen Saponin bzw. Kobra-Hämolysin führten zu keinem einheitlichen Ergebnis. Nach PIGHINI soll das Serumcholesterin erhöht sein. PARHON, URECHIA und POPEA beobachteten Lipoidvermehrung. RAPHAEL fand in akuten Phasen niederen Blutlipoidgehalt. WESTON fand niedere Normalwerte und GIBBS in akuten Erregungszuständen und in Endzuständen bei Männern niedere Werte. Ich glaube jedoch kaum, daß unsere Kenntnisse uns gestatten, diese Erniedrigung mit einer Dysfunktion der Geschlechtsdrüsen in Beziehung zu bringen wie dies GIBBS tut.

Auch über den Säure-Basenhaushalt liegen Untersuchungen vor. BISGAARD und NOERVIG fanden keine Dysregulation nach HASSELBALCH. PÖTZL und HESS nehmen eine Oxydationsstörung der Gewebe an, die zu CO_2-Anhäufung und zur Neigung zur Schwellung führe. THOMAS bestimmte die Alkalireserve nach VAN SLYKE und die Alkalitoleranz nach SELLARDS und konnte außer bei einer kleinen toxämischen Gruppe keine Acidosis feststellen. Zu denselben Resultaten gelangten MOODIE und BOYD, die nur die Alkalitoleranz prüften. WALKER schloß aus seinen an 8 Fällen gewonnenen Resultaten bezüglich des Harnstoff- und Ammoniakgehalts des Urins, daß eine Acidose bestehe; später bezweifelte er selbst die Berechtigung, aus seinen Befunden auf eine Herabsetzung des Stoffwechsels schließen zu dürfen und stellte ausgedehntere Untersuchungen an, wobei er die Titrationsacidität und -alkalinität des Harns, Alkalireserve und Alkalitoleranz untersuchte. Er kam dabei zu der Anschauung, daß eine Acidose nicht bestehe. WUTH[1] konnte durch Untersuchung der Alkalireserve, der Wasserstoffionenkonzentration im Blut, Speichel und Harn feststellen, daß bei Stuporen manchmal eine Acidosis besteht, die jedoch wohl durch Unterernährung und Unterventilation zu erklären ist.

Betrachten wir nunmehr noch eine Anzahl anderweitiger Versuche, Anhaltspunkte über das Wesen dieser Erkrankungen zu gewinnen.

Daß die pathologisch-anatomische Untersuchung des endokrinen Systems keine eindeutigen Veränderungen ergab außer den oben erwähnten Befunden von WITTE, GELLER sowie PÖTZL und WAGNER, ist in dem einschlägigen Kapitel schon dargestellt worden. REICHARDT fand bei Katatonien häufig hohes spezifisches Gewicht des Schädeldaches und kleine Schädelinnenräume und vermutet Beziehungen zwischen Osteosklerose, Hirnschwellung und dem katatonen Symptomenkomplex. KURE und SHIMODA konstatierten eine Tendenz zu niederen Hirngewichten, PIGHINI eine Abnahme der gesättigten Phosphatide des Hirns.

Ausgedehnte Bearbeitung hat das morphologische Blutbild gefunden. Nach ITTEN, LUNDVALL, KRUEGER findet sich oft eine Vermehrung der weißen Blutkörperchen. ITTEN, HEILEMANN, PFÖRTNER, KRUEGER, ZIMMERMANN, SCHULTZ fanden relative Lymphocytose. Eine Vermehrung der eosinophilen Zellen be-

[1] Nicht veröffentlicht.

schreiben KRUEGER und ZIMMERMANN, eine Verminderung dieser Zellen SCHULTZ und PFÖRTNER. LUNDVALLS „Blutkrisen", darin bestehend, daß bei erregten Kranken polynucleäre Leukocytose mit Eosinopenie und nachfolgender Eosinophilie auftritt, sind, wie WUTH durch seine Untersuchungen an Krampfkranken im Anfall und bei erregten Kranken aller Art zeigen konnte, lediglich durch die psychomotorische Erregung hervorgerufen. Nach ITTEN soll mit der klinischen Besserung eine Abnahme der mononucleären Zellen und eine Zunahme der polynucleären Zellen Hand in Hand gehen, während bei einer Verschlechterung ein umgekehrtes Verhalten stattfinde; jedoch sollen auch Remissionen ohne Veränderungen vorkommen. Nach SCHULTZ sollen relative Lymphocytose und Schwankungen der eosinophilen Zellen prognostisch ungünstig sein. Bezüglich des roten Blutbildes ist zu bemerken, daß SCHULTZ eine Vermehrung der roten Blutkörperchen beschrieb, die er als „capilläre Erythrostase" bezeichnet. WUTH konnte bei Einzeluntersuchungen an 40 Fällen, die, obwohl alle motorisch ruhig, hinsichtlich Krankheitsdauer verschiedenartig waren, unter denen sich also auch „Erstattacken" befanden, die das Phänomen sehr häufig zeigen sollen, diese Beobachtung nicht bestätigen. WUTH kommt zu dem Schluß, daß wohl vasomotorische Einflüsse Verschiebungen im Blutbild hervorrufen können und vasomotorische Störungen ja bei Schizophrenen öfters vorkommen, daß er aber auf Grund seiner Resultate verneinen müsse, daß die capilläre Erythrostase ein sehr häufiger oder gar typischer Befund sei. SCHULTZ glaubt, die Differenzen seien darauf zurückzuführen, daß er die Blutentnahme am Ohrläppchen, WUTH dagegen an der Fingerbeere vorgenommen habe. Am nächstliegendsten dürfte es sein anzunehmen, daß die capilläre Erythrostase eben doch nicht so häufig ist, hat doch SCHULTZ selbst in seiner früheren Arbeit nichts davon bemerkt, sondern eine Verminderung der Erythrocyten beschrieben. Jedenfalls verlohnt es sich kaum, über die Häufigkeit des Phänomens zu streiten; die praktische Erfahrung scheint das Urteil gesprochen zu haben, denn von einer diagnostischen oder prognostischen Verwertbarkeit des Phänomens, so interessant es auch ist, hat man nicht mehr viel gehört[1].

---

[1] Es wäre an dieser Stelle nicht weiter hierauf eingegangen worden, wenn nicht KAFKA die Besprechung dieser Tatsachen in ASCHAFFENBURGS Handbuch als Anlaß zu einem Angriff gegen WUTH benützt hätte. KAFKA fordert für solche Untersuchungen, daß sie auf dem Boden der KRAEPELINschen Einteilung fußen, daß zwischen frischen, alten und mittleren Fällen zu unterscheiden sei, daß zwischen erregten und ruhigen Zeiten zu unterscheiden sei, daß Zustandsbild und Lebensalter berücksichtigt werden müsse. Nach Formulierung dieser selbstverständlichen Forderungen fährt KAFKA fort: „Derartige Arbeiten sind leider nur selten anzutreffen. Fast überall finden wir das an sich kritiklose, aber nachher mit großer Kritik gehandhabte Zusammenstellen eines großen statistischen Materials. So verlieren auch die fleißigen, sich über viele Seiten hin erstreckenden Tabellen von O. WUTH viel an ihrer Bedeutung, ja sie können direkt irreführend wirken. Es ist kein Wunder, wenn dieser Autor bei einer solchen Arbeitsweise zu Ergebnissen kommt, die von denen anderer ausführlicher Arbeiten abweichen, indem sie größtenteils nur Negatives berichten können. Es ist aber auch sicher, daß gerade eine solche Arbeitsweise uns nicht dem Ziele zuführen wird, das der Verfasser selbst erstrebt, nämlich der Möglichkeit, durch das humorale Syndrom differentialdiagnostische und pathogenetische Anhaltspunkte zu gewinnen." — Hierzu ist folgendes zu bemerken: Bei WUTHS Untersuchungen handelt es sich, wie in seiner Arbeit angegeben, um ruhige weibliche Kranke; in seinen Tabellen sind Lebensalter, Krankheitsdauer, Zustandsbild, Fehlen körperlicher Komplikationen deutlich genug angegeben, so daß KAFKA sie nicht übersehen haben kann. Die Diagnosen sind fast durchwegs von KRAEPELIN selbst gestellt worden, dürften also wohl auf dem Boden seiner Einteilung fußen. Obwohl also KAFKAS Forderungen erfüllt sind, wird WUTHS Arbeit als abschreckendes Beispiel angeführt. WUTHS Fragestellungen gehen aus seiner Einleitung hervor, und demgemäß war die Arbeit angelegt. Daß andere Untersuchungen andere Resultate zeitigen, bezweifelt wohl niemand. Bei WUTH handelte es sich darum, auf präzisierte Fragestellungen Antworten zu erhalten und dafür war die Anlage der Arbeit richtig.

Die Viscosität des Blutes fanden ZILOCHI sowie ZIVERI normal. Die Resistenz der roten Blutkörperchen soll nach PERUGIA Veränderungen zeigen.

Refraktometrische Untersuchungen stammen von WUTH, der keine Besonderheiten bei ruhigen Kranken feststellen konnte, dagegen mittels der Methode feststellen konnte, daß akute Gewichtsschwankungen häufig auf Wasserschwankungen beruhen sowie, daß erregte Kranke eine Tendenz zu höheren Werten zeigen. Letzteres hatte DE CRINIS schon beobachtet. Dieser fand ferner, daß melancholische Symptomenkomplexe verschiedenster Ätiologie mit höheren Werten einhergehen können; indessen scheint dieses Vorkommnis nicht gerade häufig zu sein, da es Wuth bei seinen Untersuchungen nicht beobachtete und auch JACOBI nicht, welcher die Serumkonzentration mittels des Interferometers untersuchte.

Die Senkungsgeschwindigkeit der roten Blutkörperchen ist nach den PLAUTschen Resultaten verzögert.

Dagegen will RUNGE eine Beschleunigung bei der Schizophrenie gefunden haben. WUTH, der allerdings Frauen untersuchte, die nach FAHRAEUS schneller sedimentieren fand keine Veränderung. SIWINSKY fand bei katatoner Schizophrenie eine Beschleunigung. GLAUS und ZUTT beobachteten, daß die mehr akuten und „organischen" Fälle schneller sedimentieren als andere Erscheinungsformen der Schizophrenie. GEORGI untersuchte ebenfalls die Sedimentierungsgeschwindigkeit, wandte sich dann jedoch zur Feststellung der Plasmastabilität anderen Methoden zu, denen er — und wohl mit Recht — den Vorzug gibt. Er fand bei Schizophrenen, namentlich in akuten Schüben, pathologisch stabile Plasmabefunde, die mitunter bei klinischer Besserung zur Norm zurückkehrten; chronische Fälle zeigten häufig normales Verhalten, hie und da sogar eine pathologische Labilität. Auch KANT fand mittels der Senkungsmethode bei Schizophrenen häufig eine auffällige Stabilitätsvermehrung, die jedoch nicht spezifisch sei. BÜSCHER meint, daß eine diagnostische Sonderung von Krankheitsgruppen nicht getroffen werden könne. Nach all diesen Befunden wird man die Tatsache einer bei Schizophrenie häufig vorkommenden Plasmastabilität nicht bestreiten können. Schwieriger dürfte die Deutung dieser Tatsache sein. GEORGI denkt an eine Abwehrreaktion des Organismus und erwähnt den Gegensatz zu dem gesteigerten Eiweißzerfall bei Infektionskrankheiten und Paralyse. KANT sieht in der Erscheinung das Zeichen eines herabgesetzten Eiweißzerfalls auf endokriner Grundlage. Die bisherigen Erfahrungen über das Vorkommen des Phänomens scheinen in der Tat dafür zu sprechen, daß zum mindesten kein erhöhter Eiweißzerfall besteht; ob eine Herabsetzung besteht, werden chemische exakte Methoden feststellen müssen. Teleologische Betrachtungen anzustellen, sind wir wohl noch nicht in der Lage, und daß das endokrine System beteiligt ist, bedarf keiner Erwähnung, ist es doch das System, mit dessen Hilfe der Stoffwechsel reguliert wird.

Auch die Toxicitätsversuche mit Körperflüssigkeiten sind fortgesetzt worden. Bekanntlich hatte schon seinerzeit LOEWE angegeben, daß Katatoniker eine Vermehrung der Harnkolloide zeigen und daß diese bei Tieren toxisch wirken. BUSCAINO will im Harn Substanzen von Amincharakter nachgewiesen haben, denen er toxische Wirkung zuschreibt, und WEICHBRODT fand, daß Serum von Schizophrenen bei intraperitonealer Einverleibung auf Mäuse toxisch wirke. Es dürfte schwer sein, angesichts der Vielheit der komplizierenden Faktoren hierüber auf Grund des vorliegenden Materials ein Urteil abzugeben.

Bei dem Auftreten der EHRLICHschen Reaktion mit Paradimethylaminobenzoldehyd, die BUTENKO beschrieb, handelt es sich wohl lediglich um ein Zeichen komplizierender Prozesse wie Tuberkulose, Inanition.

Albuminurie scheint nicht allzu selten vorzukommen. REICHARDT sowie DIDE und CHENAIS beobachteten sie während katatoner Zustände. Auch KAUFFMANN beschreibt temporäre Albuminurie. Bei erregten Kranken ist sie wohl durch die gesteigerte Muskelaktion zu erklären, ähnlich der bei Krampfanfällen oder nach Gewaltmärschen auftretenden Albuminurie.

Die Ausscheidung von Chlor, Phosphor, Magnesium, Calcium wurde von KAUFFMANN, DIDE und CHENAIS, PIGHINI sowie D'ORMEA untersucht. Die Beobachtungen sind nicht derart, daß sich Schlüsse daraus ziehen ließen. Die Nierenfunktion ist öfters untersucht worden, und zwar hauptsächlich ausgehend von der Anschauung RÉGIS', daß den klinischen Ähnlichkeiten zwischen katatonen Symptomenkomplexen und urämischen Psychosen auch ähnliche körperliche Vorgänge zugrunde liegen könnten. D'ORMEA und MAGGIOTO, DUSE, TREPSAT sowie MUGGIA beobachteten eine verzögerte Ausscheidung von Methylenblau; auch KAUFFMANN denkt an eine, wenn auch neural bedingte Funktionsstörung der Niere. TOGAMI geht so weit, die Katatonie auf eine Retention von Stoffwechselprodukten zurückzuführen. Nachdem die chemischen Blutuntersuchungen zahlreicher Autoren, zuerst von WUTH, in der Absicht diese Frage zu entscheiden, ausgeführt, keine Spur einer Retention erkennen lassen, dürfte das Urteil über diese Befunde sowie die der Anstellung dieser Versuche zugrunde liegenden Anschauungen gefällt sein.

Indicanurie beobachteten CORIAT, PARDO, PFÖRTNER sowie KAUFFMANN. Anscheinend handelt es sich um verlangsamte Motilität des Darmes oder Spasmen, die eine Retention von Kotmassen mit gesteigerter Zersetzung zur Folge haben.

Die Gesamtmenge organischer Stoffe im Harn bestimmten D'ORMEA mit Permanganat und BACCELLI mit Brom. Beide fanden eine Verminderung der Gesamtausscheidung.

Die Kreatinin- und Kreatinausscheidung hat wiederholt Beachtung gefunden mit Hinblick auf katatone Muskelerscheinungen einerseits und die PEKELHARINGsche Theorie andererseits, wonach nur tonische Kontraktion, nicht dagegen willkürliche Bewegungen die Kreatininausscheidung erhöhen sollten. Nun ist aber nach SCHULTZ das Harnkreatinin nicht nur bei Tonussteigerung, sondern auch bei Muskelarbeit erhöht und die PEKELHARINGsche Theorie will damit etwas erschüttert erscheinen. So fand HINSEN denn auch bei Katatonie für das Harnkreatinin Werte der unteren Normgrenze.

Letzlich seien noch die Störungen der Wasserbilanz erwähnt, über die ROSENFELD sowie WUTH Beobachtungen machten.

Nunmehr haben wir zu dem vorliegenden Material Stellung zu nehmen. Eine große Anzahl von Befunden kann ohne weiteres auf das Zustandsbild bezogen werden, so z. B. die Leukocytose sowie die anderen Blut- und Harnveränderungen bei Erregungszuständen. Wieder andere Befunde sind auf körperliche Störungen wie Unterernährung, komplizierende Erkrankungen zurückzuführen. Mehr Beachtung als diese Symptome verdienen die, welche wir gewohnt sind, auf Tonusveränderungen im vegetativen System oder auf Störungen im innersekretorischen System zu beziehen, so die Anomalien im Verhalten des Blutzuckers, die Störungen des Lipoidstoffwechsels und vielleicht auch des Wasser- und Säure-Basenhaushalts. Indessen finden sich diese Störungen keineswegs bei allen Fällen, sondern anscheinend hauptsächlich in akuten Phasen, ebenso wie die Veränderungen der Plasmastabilität, und bis jetzt ist offenbar das Zustandsbild nicht genügend berücksichtigt worden. Was den Stoffwechsel anlangt, so scheint der Eiweißstoffwechsel normal zu sein; aus den Angaben verschiedener Autoren kann man vielleicht vermuten, daß der Eiweißbedarf ein niedriger ist. Im Vordergrund des Interesses dürften aber z. Z. die Befunde hinsichtlich des Energiestoffwechsels stehen. Wir sahen bei der Besprechung der Befunde der verschiedenen Autoren, daß wir bei ungefähr einem Drittel von über 100 Fällen eine die untere Normgrenze unterschreitende Herabsetzung des Energiestoffwechsels vor uns haben. Wenn wir diese Erscheinung zu erklären versuchen, sind wir vorerst auf Vermutungen angewiesen. Ausschließen kann man wohl, daß eine Herabsetzung des normalen Muskeltonus diese Erniedrigung bewirke, denn nach GRAFE spielt der Muskeltonus keine Rolle. Nach demselben Autor kann auch das Verhalten von Puls, Atmung, Respiration nicht zur Erklärung herangezogen werden. Eine Unterernährung lag bei GRAFES Fall mit dem niedrigsten Umsatz nicht vor und auch bei der oben gegebenen Aufzählung von Fällen ist dieser Faktor von mir nach Möglichkeit berücksichtigt worden. BORNSTEIN sieht das Verhalten des Stoffwechsels als spezifisch für die Dementia praecox an und hält es für eine Verlängerung und Verschärfung der Begleiterscheinung der Pubertät. GRAFE betont mit Recht, daß von einer Spezifität keine Rede sein könne, da er auch bei Paralyse eine Herabsetzung des Stoffwechsels fand. GRAFE erscheint, obwohl er selbst zugibt, daß sich die Analogie zum Myxödem am meisten aufdränge, eine thyreogene Genese so wenig plausibel wie eine dysgenitale. GRAFE wie auch ALLERS erblicken in dem Fortfall der Affekte in jeder lebhafteren geistigen Tätigkeit die Hauptursache der Stoffwechselerniedrigung, da einmal beide Faktoren beim Gesunden den Umsatz erhöhen und sodann auch beim Idioten nach TALBOT der Stoffwechsel stark herabgesetzt ist. GRAFE betont jedoch selbst, daß auch andere Erklärungen möglich seien. Und in der Tat erscheint die Erklärung nicht restlos befriedigend. Denn einmal erhellt aus neueren Untersuchungen, daß starke Affekte mit einer Herabsetzung des Stoffwechsels verbunden sein können; und sodann möchte ich bezweifeln, ob wir berechtigt sind, in den Fällen von Schizophrenie, die die Stoffwechselverlangsamung zeigen, ein Erlöschen der Affekte und geistigen Tätigkeit anzunehmen; oft genug erfahren wir von solchen Kranken später, daß sie sich während des Stupors keineswegs in einem derartigen Zustand befunden haben; so will der Vergleich mit Idioten mir auch nicht zulässig erscheinen. Da wir doch wohl als feststehend annehmen können, daß die Regulation des Stoffwechsels letzten Endes durch die Produkte der innersekretorischen Organe bewerkstelligt wird, wir aber ebenfalls wissen, daß diese Organe in enger hormonaler und nervöser Korrelation stehen und vom vegetativen Nervensystem und Zentralnervensystem beeinflußt werden, so will es heute aussichtslos erscheinen, zu versuchen, die Störung auf *eine* Drüse zurückzuführen; man wird sich wohl damit begnügen müssen, festzustellen, daß irgendwo in dieser Kette die Störung liegt, ohne das Glied angeben zu können. Bemerkt sei nur, daß andere Anomalien, wie z. B. die extremen Gewichtsabnahmen trotz überreichlicher Ernährung besonders nach den Beobachtungen REICHARDTS bei organischen Hirnerkrankungen eine primäre zentrale Störung heute als recht wahrscheinlich erscheinen lassen, ohne daß wir jedoch in der Lage wären, uns hinsichtlich der Lokalisation und Art einer solchen Störung irgendwie festzulegen; fehlen doch auch für diese Annahme zwingende pathologisch anatomische Belege. Wie dem auch sei, jedenfalls erscheint es nicht angängig, die Herabsetzung des Energiestoffwechsels und den niederen Eiweißumsatz ohne weiteres als Stütze der so beliebten, aber bislang unbewiesenen Theorie der endokrinen Genese der Schizophrenie zu verwerten.

Nehmen wir einen großen Überblick über das ganze Forschungsgebiet, so können wir sagen, daß gegenüber früheren rückblickenden Betrachtungen die biologische Arbeit sicher einige bemerkenswerte Tatsachen festgestellt hat und zahlreiche Probleme und Fragestellungen in Angriff genommen hat. Eine Reihe von körperlichen Begleiterscheinungen psychomotorischer Erregung ist ermittelt und präzisiert worden, von katatonen Haltungen ist festgestellt, daß sie wirkliche Muskelarbeit darstellen, daß der Kreatin- und Kreatininstoffwechsel Abweichungen von der Norm aufweisen kann, ebenso wie der Calciumstoffwechsel; die vegetativen Störungen, Störungen des Säurebasengleichgewichts und der Plasmastabilität bei Stuporzuständen sind im Begriffe präzisiert zu werden — kurz die somatopathologische Kenntnis der Zustandsbilder hat eine beträchtliche Erweiterung erfahren. Und das ist wohl auch der natürliche Weg der Weiterentwicklung. Weitere Erforschungsmöglichkeiten, wie z. B. die Permeabilitätsprüfung nach WALTER und HAUPTMANN, seien hier nur kurz erwähnt, da sie an anderer Stelle ihre Darstellung erfahren. Wenn wir auch heute über die Ursachen der Grundstörung bei der Dementia praecox noch gänzlich im unklaren sind, so steht doch zu hoffen, daß es uns eines Tages gelingen wird, Zwischenglieder zu den jetzt schon bekannten Tatsachen zu finden, die eine Aneinanderreihung des heute noch nicht zusammenfügbaren Materials ermöglichen werden und uns damit tiefere Erkenntnis bringen werden, vielleicht vom Wesen der Erkrankung, mindestens aber von der Richtung, in der weitere Untersuchungen anzustellen sind.

3. Manisch-depressives Irresein.

Auch bei dieser Gruppe haben wir bei der Verwertung des vorliegenden Untersuchungsmaterials dieselben Schwierigkeiten in Betracht zu ziehen wie bei der Schizophrenie, und zwar mindestens in demselben Maße. Ich meine dabei nicht so sehr die glatten Fehldiagnosen, die sich ja in einem großen Prozentsatz nicht vermeiden lassen, sondern denke vielmehr an Unterschiede in der Zuteilung reaktiver und klimakterischer Depressionen. Die klinische Beobachtung zeigt, daß bei manisch-depressiven Erkrankungen sehr zahlreiche körperliche Begleiterscheinungen vorkommen, daß diese es häufig sind, die den Kranken zum Arzt führen und sich oft sozusagen lokalisieren können („monosymptomatische Melancholie“). Die meisten Störungen lassen sich wohl auf Tonusschwankungen im vegetativen Nervensystem zurückführen, so die Herzbeschwerden, vasomotorischen Störungen, Störungen der Drüsensekretion und des Verdauungstraktus; ferner kommen Veränderungen von innersekretorischen Drüsen vor, Beschwerden von seiten des Respirationsapparates usw. Das Verhalten des Körpergewichts ist schon besprochen worden.

Bei der Betrachtung des Eiweißstoffwechsels wird man auch hier zunächst die sicheren Fälle FOLINS ins Auge zu fassen haben. Wenn man vorsichtigerweise nur 11 seiner zirkulären Fälle aussucht, die mit großer Sicherheit als manisch-depressive angesprochen werden können, so findet sich bis auf einen Fall mit Fettsucht, der hohe Ammoniakzahlen, sowie Erhöhung der Werte für organischen Schwefel und Reststickstoff im Harn aufwies, in allen Fällen ein normaler Stoffwechsel; ein unterernährter Fall zeigte starke Schwankungen, 3 Fälle zeigten Tendenz zu Erhöhung der Ätherschwefelsäure und des Indicans. Aus diesen Ergebnissen erhellt wohl, zumal auch bei den anderen nicht berücksichtigten Fällen keine Störung gefunden wurde, daß qualitative und quantitative Störungen des Eiweißstoffwechsels nicht mit dem manisch-depressiven Irresein verbunden sind; daß gewisse Zustandsbilder mit einer solchen einhergehen können, ist selbstverständlich, hat aber mit der Frage, ob bei dieser Krankheitsgruppe ganz allgemein eine Störung des Eiweißstoffwechsels besteht, nichts zu tun. KAUFFMANN beobachtete schwankendes Verhalten der N-Ausfuhr; die Schwankungen lassen Beziehungen zur Gewichtskurve und zur Wasserausscheidung erkennen. Auch SEIGE fand starke Schwankungen der N-Ausfuhr. SCHAEFFER fand keine Besonderheiten. LAILLER u. MAIRET beobachteten in der Manie vermehrte, in der

Depression verminderte N-Ausscheidung, was wohl mit Nahrungsaufnahme und Zustandsbild zusammenhängen dürfte.

In qualitativer Hinsicht beobachtete Folin, wie oben erwähnt, nur bei einem Fall abnorme NH_3-Werte. Auch Kauffmann fand normale Harnstoff- und Ammoniakwerte. Untersuchungen von Rabow, Eules, Viel sowie Lui sind nach Allers methodologisch nicht einwandfrei und brauchen deshalb nicht berücksichtigt zu werden. Hibbard, dessen Fall diagnostisch nach Allers nicht gesichert erscheint, beobachtete während interkurrenter deliranter Phasen eine Verminderung des Harnstoffs, und Guerin und Aimé erwähnen eine solche während der Depression; es ist möglich, daß bei diesen Fällen eine Acidose bestanden haben könnte.

Bezüglich der Schwefelausscheidung fand Folin keine abnormen Werte, wohl aber in 3 Fällen eine Tendenz zur Vermehrung der Ätherschwefelsäuren; eine solche beschrieb auch Marro. Des Zusammenhangs wegen sei hier bemerkt, daß Schultze und Knauer sowie Kauffmann gelegentlich Vermehrung der Glykuronsäure im Harn fanden; vermutlich handelt es sich hiebei um die Paarungsubstanzen der aromatischen Körper des Harns (Indoxyl), und es ist diesbezüglich auf die bei der Indicanurie zu machenden Ausführungen zu verweisen. Rossi will in der Depression Verminderung der Schwefelausscheidung beobachtet haben. Kauffmann, in dessen Methodik Allers Zweifel setzt, fand normale oder niedere Werte für die Relation Schwefel zu Stickstoff.

Die Phosphorausscheidung ist vielfach untersucht worden. Die älteren Untersuchungen können ohne Berücksichtigung bleiben. Marro fand bei ängstlichen Depressionen eine Verminderung der Alkaliphosphate und Vermehrung der Erdphosphate. Auch Stefani beobachtete in depressiven Phasen eine Abnahme der Phosphorsäure; ebenso Lui und Viel. Bei Erregung fanden Ball, Mendel, Lui eine Abnahme der Phosphorsäureausscheidung. Seige konnte keine Unterschiede feststellen. Dagegen beobachteten Tagnet, Viel, Folin und Schaffer eine Vermehrung des Harnphosphors bei Erregungszuständen. Folin, von dem wohl die eingehendsten und exaktesten Untersuchungen stammen, fand bei seinen ruhigen Manisch-Depressiven keine Abweichung von der Norm. Und so wird man ein normales Verhalten annehmen können und gewisse Abweichungen den Zustandsbildern zuschreiben müssen.

Hinsichtlich des Purinstoffwechsels fand Seige bei Depressionen untere Normwerte, bei manischer Erregung abnorm tiefe Werte für die endogene Harnsäure; die exogene Purinausscheidung erwies sich bei Depressionen als annähernd normal, während bei der Manie keine Vermehrung der Harnsäure, sondern eine zwei Tage dauernde Vermehrung der Purinbasen beobachtet wurde. Auch Stefani, Stegmann sowie Folin beobachteten niedrige Harnsäurewerte bei depressiven Kranken. Die Vermehrung der Purinbasen fand Seige, wie erwähnt, nur bei manischer Erregung ausgeprägt und führt sie auf eine Beschleunigung des exogenen Purinstoffwechsels zurück. Die Unrichtigkeit dieser Auffassung, die von falschen Voraussetzungen ausging, hat Allers nachgewiesen. Dieser nahm an, daß es sich um eine Störung der Harnsäurebildung aus den Purinbasen handle. Er meint, dafür spreche auch der Befund der niedrigen endogenen Harnsäurewerte bei der Manie. Nun hat aber Wuth hinsichtlich des Blutchemismus gefunden, daß erregte Kranke eine Tendenz zu erhöhten Rest-N-Werten zeigen, sowie eine relative Vermehrung der Purinbasen auf Kosten der Harnsäure, welche Erscheinungen, da sie bei allen Muskelanstrengungen (Erregungszuständen, Krampfanfällen) vorkommen, wohl lediglich auf eine gesteigerte Dekomposition von Körpereiweiß zurückzuführen sind. Bei ungestörten Ausscheidungsverhältnissen wird man bei diesem Zustandsbild eine erhöhte Stickstoffausscheidung und ein Zurücktreten der Harnsäure zugunsten der Purinbasen finden. Dies dürfte wohl die oben erwähnten Befunde erklären. Und somit sind auch diese Befunde auf das jeweilige Zustandsbild zurückzuführen.

Die Kreatininausscheidung scheint keine Abweichungen von der Norm darzubieten.

Vor der Zusammenfassung dieser Befunde in ihrer Bedeutung für den Eiweißstoffwechsel ist noch die vielbesprochene Indicanurie zu erwähnen. Von Autoren, die sich damit befaßt haben, nenne ich PILCZ, SEIGE, KAUFFMANN, TAUBERT, FUNK, BONDURANT, STANFORD, BORDEN, SLOWZOW, RICHARDSON, VON BECHTEREW, CORIAT, TOWNSEND, BRUCE, EASTERBROCK und HAMILTON. Die ganze Frage, die seinerzeit außerordentliches Interesse erregte und als Fundament verschiedener Theorien hinsichtlich der Genese der Psychosen benutzt wurde, kann hier nicht abgehandelt werden; ALLERS hat sie auch bereits in extenso behandelt. Wir wollen nur kurz folgendes feststellen. Die Lehre der neurogenen bzw. histiogenen Genese der Indicanurie kann heute als widerlegt angesehen werden. Wir wissen heute, daß das Indol, die Vorstufe des Indicans, außer in jauchigen Eiterherden, im Darm bei bakterieller Eiweißfäulnis aus dem Tryptophan entsteht. Nun haben schon KAUFFMANN und CORIAT darauf hingewiesen, daß die Indicanurie nicht etwa für das manisch-depressive Irresein spezifisch ist. Wir wissen, daß Obstipation eine häufige Begleiterscheinung von psychischen Erkrankungen ist, ja, daß Magendarmstörungen dem Ausbruch der psychischen Symptome vorausgehen können, und werden darin nichts anderes erblicken können als eine begleitende vegetativ-nervöse Störung. Diesen Umstand hat man früher jedoch verkannt und hat die Darmfäulnis, die in der Indicanurie zum Ausbruch kam, bzw. die dabei entstehenden Produkte für das Zustandekommen der Depressionen, späterhin von Psychosen überhaupt, verantwortlich gemacht; es entstand die Theorie der gastrointestinalen Autointoxikation. Zu dieser ist folgendes zu bemerken; Indol, Skatol, Cadaverin, Putrescin sind in den im menschlichen Körper vorkommenden Mengen nicht giftig; HERTER hat wohl gezeigt, daß Indol in Dosen von 25 bis 200 mg beim Erwachsenen Kopfschmerzen, Reizbarkeit, Schlaflosigkeit, Verwirrtheit und leichte Ermüdbarkeit machen kann. Indessen gelangen solche Dosen nicht zur Resorption, da einmal nach LUST der Verdauungskanal selbst entgiftende Eigenschaften hat und sodann zwischen Darm und Körper die Leber als Giftfänger zwischengeschaltet ist. Nun aber könnte es sich ja um andere Produkte als die oben erwähnten handeln; so ist z. B. nachgewiesen, daß die pharmakologisch hochwirksamen biogenen Amine im Darm entstehen können, und andrerseits kennt man ja die morose Stimmung chronisch Magenkranker oder Obstipierter. Aber von der Erzeugung nervöser Beschwerden bis zur Erzeugung von Psychosen ist ein weiter Weg; jede Störung des körperlichen Gesundheitszustandes wirkt sich psychisch aus. Nun sind diese Darmstörungen keineswegs für irgendwelche Psychosen spezifisch, sie finden sich bei zahllosen psychisch Gesunden und sie können bei Psychosen fehlen. Vielfach sind sie, wie erwähnt, als vegetativ-nervöses Symptom der Psychose beigeordnet. Und schließlich ist von keinem der in Betracht kommenden Gifte bekannt, daß es Psychosen erzeugen kann. Und solange nicht exakte Beweise erbracht sind, muß die Theorie der Genese von Psychosen durch gastrointestinale Autointoxikation als völlig unbewiesen abgelehnt werden. Nicht behauptet werden soll mit dieser Ablehnung, daß ganz allgemein eine gastrointestinale Autointoxikation nicht existiere, obwohl auch das nicht bewiesen ist, und nicht behauptet werden soll, daß die Regelung der Verdauungstätigkeit ohne Einfluß auf das Befinden seelisch Kranker sei; das ist sie ebensowenig wie bei körperlich Kranken. Lediglich die Theorie, daß die gastrointestinale Autointoxikation einen genetischen Faktor in der Ätiologie der Psychosen darstelle, sei als unbewiesen abgelehnt.

Über den Eiweißstoffwechsel im Ganzen läßt sich nach alledem wohl sagen, daß irgendeine qualitative spezifische Störung nicht zu bestehen scheint; die quantitativen und qualitativen Abweichungen, die sich in einzelnen Krankheitsphasen finden, beruhen nach ALLERS wohl ebenso wie die Gewichtsabnahme auf einem Mehrverbrauch, d. h. die zugenommene Nahrung ist entweder absolut oder relativ ungenügend. Dieser Ansicht möchten wir auch beitreten. Ungenügende Nahrungsaufnahme, Erregungszustände, nach GRAFE auch starke Affekte finden ihren Ausdruck im Stoffwechsel, während bei den ruhigen Kranken FOLINS u. a. Autoren weder eine qualitative noch quantitative Störung bestand.

Anschließend an den Eiweißstoffwechsel seien die Resultate der chemischen Untersuchung des Blutes betrachtet. WUTH fand bei den von ihm untersuchten Melancholikern normale Reststickstoffwerte; ebenso BOWMAN; vereinzelte Fälle scheinen leichte Erhöhungen aufzuweisen. FRIGERIO fand nur bei Verwirrtheit erhöhte Werte. Demgegenüber möchte CUNEO die manische Phase auf eine Stickstoffretention zurückführen, was angesichts der Befunde WUTHS bei erregten Kranken als durchaus unwahrscheinlich erscheinen will, da bei solchen Zuständen eine vorkommende Rest-N Erhöhung eine Folge der gesteigerten Motorik ist. Auch die Harnsäurewerte sind nach WUTH sowie nach BOWMAN normal; auch hier finden sich ab und zu leichte Erhöhungen. Den Kreatiningehalt fand WUTH normal bis auf einige Fälle mit geringgradiger Erhöhung. LOONEY beobachtete bei Melancholien eine Erhöhung der nicht näher bestimmbaren Gruppe des Reststickstoffs; dasselbe und außerdem eine Erniedrigung des Kreatinins fand er bei einfachen apathischen und deprimierten Schizophrenen und bei Involutionsmelancholien und meint, daß die Befunde hinsichtlich des Rest-N eine Stütze für die Anschauung geben, daß bei Depressionen im Blut toxische Amine vorhanden sind. Die Befunde BUSCAINOS würden dem allerdings widersprechen, der bei Manisch-Depressiven nie toxische Amine im Harn nachweisen konnte. Allein die Anschauungen beider Autoren sind, wie auch LOONEY für sich zugibt, nicht bewiesen. Die niederen Kreatininwerte bei Involutionsmelancholie und Schizophrenie erklärt er durch Herabsetzung des Muskeltonus, während bei der manisch-depressiven Gruppe der Zustand nicht lange genug dauere, um diese Veränderung hervorzurufen. Dies will nicht recht plausibel erscheinen, auch sind die Veränderungen recht geringfügig und werden von den individuellen Schwankungen häufig übertroffen. Für die Chloride fand BOWMAN normale Werte.

Der Energiestoffwechsel hat vielfach Bearbeitung gefunden. BORNSTEIN fand normale Verhältnisse. Bei 3 stuporösen Kranken fand GRAFE normale Werte oder, worauf er mehr Gewicht legt, niemals sicher pathologische Erniedrigungen wie bei der Katatonie. Die spezifisch-dynamische Eiweißwirkung schien gering zu sein. BOWMAN und GRABFIELD untersuchten 2 Manien, 3 Depressionen und 1 Mischzustand; davon zeigten eine Manie einen Wert unter — 10, 1 Depression ebenso, 2 Depressionen zeigten Werte über + 10 und der Mischzustand sogar bis zu + 77. GIBBS und LEMCKE beobachteten 9 Depressive, 5 hypomanische Kranke und 2 Mischzustände; die 2 Mischzustände zeigten Pluswerte, der eine bis zu + 35; von den Depressionen zeigten alle bis auf einen Minuswerte, 5 davon unter der Normalreihe von — 10. BOWMAN und FRY untersuchten 17 depressive, 4 manische, 4 hypomanische Kranke. Von den Manien zeigte einer einen abnorm hohen Wert, die anderen waren innerhalb der Norm, die Hypomanien zeigten sämtlich Minuswerte, 3 davon waren abnorm tief; von den Depressionen zeigten 5 abnorme Minuswerte und 2 abnorme Pluswerte; die übrigen bewegten sich innerhalb der Normalreihe. Whitehorn fand bei 17 Manisch-Depressiven 1 abnorm niederen und 2 abnorm hohe Werte. Walker stellte bei seinen Fällen von manisch-depressivem Irresein normales Verhalten fest. Farr untersuchte 38 Depressionen und Involutionsmelancholien und fand, daß davon 8 abnorm niedrig und 4 abnorm hohe Werte zeigten.

Wenn wir dieses Material überblicken und die bei der Besprechung der Schizophrenie gemachten Ausführungen berücksichtigen sowie in Betracht ziehen, daß Bowman und Fry auch bei psychopathischen Persönlichkeiten häufig niedere Werte fanden, so können wir sagen, daß bei psychisch Kranken, und zwar hauptsächlich in akuten Phasen der Erkrankung abnorme Werte für den Grundumsatz gefunden werden. Die Abweichungen von der Norm scheinen bei der manisch-depressiven Gruppe geringer zu sein als bei der Schizophrenie. Bowman und Fry wiesen darauf hin, daß bei drei Zuständen, bei denen das Gefühlsleben stark in Mitleidenschaft gezogen sei, der Schizophrenie, dem manisch-depressiven Irresein und den psychopathischen Reaktionen, eine ausgesprochene Tendenz zu niederem Grundumsatz bestehe. Ob wir berechtigt sind, diese Abweichung mit dem Affektleben zu verknüpfen, erscheint mir fraglich. Eine solche Annahme würde auch kaum die Tendenz der Epileptiker und der Paralysen zu niederen Werten erklären. Auffallend ist zweifelsohne, daß in etwa $^1/_4$ der Fälle eine Erniedrigung besteht. Nach den Versuchen Grafes hätte man bei ausgesprochenen Affekten sich davon eine Steigerung erwarten sollen. Grafe hatte nämlich zuerst beobachtet, daß ein in einem Stoffwechselversuch stehender Arzt zufällig eine schwer deprimierende Nachricht erhielt und trotz gleicher äußerer Verhältnisse in wenigen Tagen um 2 kg abnahm. Grafe und Traumann untersuchten sodann in Hypnose die Einwirkung suggerierter schwerer Depressionen (Erkrankungen an Carcinom, Gehirntumor, Erblindung usw.) und fanden bei einer Versuchsperson keine Veränderungen; bei einer anderen eine Steigerung der Verbrennungen um 6,4—12,3%. Um die Frage zur Entscheidung zu bringen, stellten Grafe und Maier die Versuche auf eine breitere Basis und stellten 15 Doppelversuche von je 2stündiger Dauer an. Nur zweimal war ein Einfluß des Affekts auf den respiratorischen Gaswechsel nicht vorhanden; in zwei Fällen kam es zu Verminderungen der Verbrennungen, die aber noch in die normale Schwankungsbreite gehörten; in allen übrigen Fällen wurde der Stoffwechsel gesteigert; der höchste Wert betrug + 25,2. Nach Grafe ist hiermit der sichere Beweis erbracht, daß der starke Affekt zu einer deutlichen Steigerung des Gesamtstoffwechsels führen kann. Auch Deutsch fand in seinen Versuchen mit hypnotisch erzeugten „bewußten und unterbewußten" Gemütserregungen Steigerungen des Umsatzes; nur wenn die Erlebnisse eine shockartige Wirkung ausübten, erfolgte ein Abfall des Grundumsatzes. — Eine Shockwirkung kommt nun aber bei den vorliegenden Untersuchungen nicht in Frage, wie schon aus der Mehrzahl der Protokolle hervorgeht. Es will mir scheinen, daß außer von seiten Grafes der Faktor der Atmung zu wenig berücksichtigt wurde; wohl ist fast in allen Protokollen die Zahl der Atemzüge erwähnt, aber das Atemvolumen kann deshalb doch ein ganz verschiedenes sein und ist es auch. Ändert sich nun im Verlauf eines Versuches oder einer Psychose das Atemvolumen, so werden wir ein anderes Resultat für den Grundumsatz bekommen; mit anderen Worten: ebensowohl wie es sich um eine allgemeine Organalteration infolge Erregungen handeln kann, wie Grafe annimmt, könnte es sich um eine psychische Beeinflussung der Atmung handeln; beide Vorgänge werden bei dem Prinzip der Methode der Bestimmung des Grundumsatzes ihren Ausdruck in einer Veränderung des Grundumsatzes finden. Auch vegetativ-nervöse Tonusschwankungen mögen eine Rolle spielen, sowie der aus den Protokollen meist nicht ersichtliche Ernährungszustand. Alle diese

Möglichkeiten erscheinen mir wahrscheinlicher als die primäre Ursache dieser Störungen direkt dem endokrinen System allein zuzuschreiben.

Nunmehr haben wir den Kohlenhydratstoffwechsel zu besprechen. Betrachten wir zunächst die Befunde hinsichtlich der Zuckerausscheidung im Harn.

FÉRÉ beobachtete Glykosurie bei Depressionen und bei Psychopathen nach Erregung und Ermüdung. ZIEHEN beschreibt eine rezidivierende Melancholie mit ebenfalls rezidivierender Zuckerausscheidung. Ähnliches beschreiben BECKMANN, LEEPER, FOY. LEGRAND DU SAULLE und CORNU beschreiben Psychosen bei Diabetes („délire de ruine"). RAIMANN nahm an, daß es sich bei der Glykosurie bei Depressionen um eine Stoffwechselverlangsamung handle, und LAUDENHEIMER erblickte in ihr ein körperliches Symptom, ein „Herdsymptom" des Angstaffekts. Über dieselbe Erscheinung berichten ferner MADIGNAN, BRIGGS, BOND, DÖRNER, JASTROWITZ, LIEBE, ARNDT, BLAU, KAUFFMANN, REHM, SCHULTZE und KNAUER; die beiden letzteren haben die Frage am ausführlichsten bearbeitet. Auch sie finden Beziehungen zwischen depressiver Affektlage und Glykosurie, die später allerdings von TINTEMANN als nicht so streng befunden wurden, während TRAVAGLINO wiederum das Bestehen dieser Beziehungen bestätigte.

Auf die Frage der Psychosen bei Diabetes ist hier natürlich nicht einzugehen (siehe LAUDENHEIMER, BONHOEFFER).

Nebenbei sei bemerkt, daß auch Lävulosurie bei Depressionen beschrieben worden ist. Daß bei Depressionszuständen nicht nur die spontane Glykosurie häufiger ist, sondern daß bei ihnen auch eine alimentäre Glykosurie leichter auszulösen ist, zeigten RAIMANN, GRAZIANI, EHRENBERG. — Bei der Ketonurie, die von RIVANO, DE BOECK und SLOSSE, VON WAGNER, PILCZ sowie HOPPE beschrieben wurde, handelt es sich wohl zweifelsohne um eine sekundäre Inanitionserscheinung.

Daß die Glykosurie keine dem manisch-depressiven Irresein spezifische Erscheinung sei, hatten schon die älteren Autoren festgestellt. Wohl aber schien sie in gewisser, wenn auch nicht konstanter Korrelation zur depressiven Affektlage, insbesondere zum Angstaffekt, zu stehen. Das war nicht erstaunlich, hatten doch BOEHM und HOFFMANN sowie CANNON Glykosurie bei Katzen beim Aufbinden, beim Anblick eines Hundes und ähnlichen angsterregenden Prozeduren beobachtet; kannte man doch die Erscheinung der Angstglykosurie und wußte man doch auch, daß andrerseits depressive, namentlich ängstlich-depressive Affekte die Zuckerausscheidung bei Diabetikern zu steigern vermögen. Es ist in New York sprichwörtlich, daß, wenn die Aktien fallen, die Zahl der diabetischen Patienten ansteigt.

Wäre nun die Korrelation zwischen Glykosurie und Affektlage eine Konstante gewesen, so hätte man wohl hoffen können, hier gewissermaßen einen Gradmesser der affektiven Ansprechbarkeit und der Tiefe des Affekts zu haben.

Und diese Hoffnung war es wohl auch, die alle oben erwähnten Arbeiten wieder aufgreifen ließ, als dank der hauptsächlich durch FOLIN, BANG, PREGL begründeten Vereinfachung und Verbesserung unserer Untersuchungsmethoden die Untersuchung des Blutzuckers erleichtert wurde. Und so werden wir nunmehr diese Arbeiten hier zu betrachten haben. Dabei sei nicht eingegangen auf das Wesen des Blutzuckers sowie auf die physiologischen und pathologischen Schwankungen desselben; bezüglich dieses Punktes verweise ich auf meine früheren Arbeiten, sowie auf die von BANG. Es sei nur nochmals daran erinnert, daß, da fast alle Untersuchungen mit Reduktionsmethoden angestellt sind, der Blutzuckerwert in Wirklichkeit den Wert aller im entweißten Filtrat von Blut, Serum oder Plasma befindlichen reduzierenden Substanzen darstellt.

WIGERT fand bei depressiven Psychosen in 12 von 15 Fällen normale Nüchternwerte, bei 3 Fällen (1 Paralyse und 2 Fälle mit komplizierenden Erkrankungen) spontane Hyperglykämie. Nach Traubenzuckerzufuhr vermißte er eine Hyperglykämie nur bei 2 Patienten. Suprarenin- und Thyreoidinzufuhr war ohne Einfluß. Er fand Hyperglykämie bei allen Arten von Psychosen und führte sie bei der Melancholie im Gegensatz zu RAIMANN auf eine Beschleunigung des Stoffwechsels zurück. Im wesentlichen fand er also, daß Geisteskranke häufiger alimentäre Hyperglykämie zeigen.

HEIDEMA stellte bei 17 melancholischen Kranken 10mal Hyperglykämie fest und fand eine solche auch bei 3 Fällen von Manie. KOOY untersuchte 19 Melancholien und 5 Manien und fand bei 10 Melancholien erhöhte Spontanwerte; alle zeigten starke alimentäre Hyperglykämie. WUTH konnte in 18 von 30 Melancholien erhöhte Werte feststellen; bei späteren Untersuchungen an 40 Melancholischen fand er, daß 17 die Normgrenze überschritten. OLMSTED und GAY fanden bei 7 manisch-depressiven Kranken Hyperglykämie, während 16 Hysterien normale Werte zeigten. RAPHAEL und PARSONS beobachteten bei Melancholien hohe Anfangswerte und deutlichen alimentären Anstieg, bei hypomanischen Zuständen niedere Anfangswerte und flache Kurven. LORENZ konnte die Häufigkeit der alimentären Hyperglykämie bei Melancholien bestätigen. DRURY und FARREN RIDGE fanden bei manisch-depressiver Erkrankung wie auch bei anderen Psychosen häufig alimentäre Hyperglykämie. BOWMAN untersuchte 70 Fälle von manisch-depressiver Erkrankung im depressiven Stadium und fand 15 Werte über der oberen Normgrenze; von 30 Fällen im manischen Stadium zeigten nur 4 Fälle übernormale Werte. Er konnte keine Beziehungen zwischen psychischem Zustand und Zuckergehalt des Blutes erkennen. Angesichts dieser Tatsachen sprach SCHWAB der Blutzuckerbestimmung diagnostische und prognostische Bedeutung ab. Die eingehendsten Untersuchungen hat wohl MANN angestellt. Er fand, daß 44 Manisch-Depressive 12 normale alimentäre Blutzuckerkurven lieferten, 2 eine verlängerte niedere Kurve darboten, 6 eine verlängerte hochnormale Kurve zeigten und 23 eine verlängerte abnorm hohe Blutzuckerkurve aufwiesen. Derselbe Autor stellte an einzelnen Fällen Versuche mit Thyreoidin, Adrenalin, Pilocarpin, Atropin, Säuren- und Basenzufuhr an und untersuchte die diastatische Wirkung des Blutes. Er kommt zu dem Schlusse, daß die Blutzuckerkurve das Produkt einer großen Anzahl von Faktoren darstellt, daß alimentäre Hyperglykämie, obwohl sie bei Melancholie und besonders bei stuporösen Formen häufiger vorkommt, in keine definitive Beziehung zu irgendwelcher Krankheitseinheit oder irgendwelchem Zustandsbild gebracht werden kann, ebensowenig wie ihr irgendeine entscheidende prognostische Bedeutung zukommt. Und diese Auffassung dürfte wohl der heutigen Sachlage am meisten gerecht werden. Wir wissen, daß durch den Zuckerstich, durch Ischiadicusreizung, durch Vagus- oder Splanchnicusreizung, durch metallische Gifte, durch die verschiedensten Eingriffe bei Tieren Hyperglykämie erzeugt werden kann; wir wissen, daß beim normalen Menschen der Blutzucker Tagesschwankungen und jahreszeitliche Schwankungen aufweist, daß Arbeit, Gravidität, Laktation, Kälteeinflüsse, seelische Einflüsse und Krankheiten ihn beeinflussen; wir können in manchen Fällen die Abweichungen auf Leberstörungen zurückführen, in anderen auf Störungen des endokrinen Systems auf solche im Tonus des vegetativen Nervensystems, auf Abweichungen vom normalen Säure-Basengleichgewicht. Und wenn wir diese Zahl von beeinflussenden Faktoren überblicken, deren zweifelsohne bestehenden Zusammenhänge unter sich noch nicht klargestellt sind, so ist es einleuchtend, daß wir, abgesehen von wenigen ausgesprochenen Fällen, nicht in der Lage sein werden, die primäre Ursache für die Störung ausfindig zu machen und diese in pathogenetischer oder prognostischer Hinsicht zu verwenden.

Der Lipoidstoffwechsel ist den vorliegenden Untersuchungen nach nicht gestört. PIGHINI sowohl als WESTON und schließlich GIBBS fanden normalen Cholesteringehalt des Blutes. PARHON, URECHIA und POPEA fanden Lipoidvermehrung im Blute. Auf die von MUCH und HOLZMANN beschriebene Hemmung der Kobragifthämolyse sei nicht mehr eingegangen (Literatur bei WEXBERG). Auch KLIPPEL und WEIL sowie KLIPPEL, WEIL und LEVY haben Untersuchungen über die aktivierende Eigenschaft von Serum und Liquor auf die Kobragifthämolyse angestellt; bei 19 Schizophrenien war die Reaktion 18mal positiv, bei 8 Fällen von manisch-depressivem Irresein 4mal, unter 9 rein depressiven Fällen 5mal positiv. WATSON konnte ebenfalls nichts Charakteristisches feststellen. Viel ist mit diesen Resultaten nicht anzufangen; sie seien erwähnt als Versuch, mittels biochemischer Methoden Aufschluß über den Lipoidstoffwechsel zu erhalten.

Was den Säure-Basen-Haushalt anlangt, so ist auf die älteren Angaben nicht allzuviel Gewicht zu legen; PUGH fand normale Alkalescenz, außer bei starker Erregung, LAMBRAZANI normales Verhalten. WALKER sowie HENRY fanden kein Acidose. Auch THOMAS fand normale Alkalireserve und Alkalitoleranz, nur bei sondenernährten Patienten war oft die Alkalitoleranz erhöht, welchen Befund THOMAS auf gastrointestinale Gärungsvorgänge zurückführt; näher liegender erscheint es mir, an eine relative oder absolute Unterernährung zu denken.

Auf die Organbefunde an endokrinen Organen ist an einschlägiger Stelle bereits eingegangen worden. Auf die klinischen Beziehungen zwischen manisch-depressiven Psychosen und psychischen Veränderungen bei endokrinen Störungen ist hier nicht der Platz einzugehen. Wir haben vielmehr noch einer Reihe von physiologischen Befunden zu gedenken.

So der Morphologie des Blutes. PARHON und URECHIA fanden Vermehrung der mononucleären Leukocyten. HOWARD, JACKSON, FISCHBR, JERMAKOW, hauptsächlich aber BRUCE beschreiben eine Leukocytose, auf welche BRUCE seine Theorie von der ätiologischen Bedeutung einer bakteriellen Infektion stützt. Da es sich bei diesen Versuchen fast durchweg um unruhige Kranke handelt, und bei ruhigen Kranken SCHULTZ eher eine Tendenz zu Leukopenie, WUTH bei 40 Melancholien durchaus normale Werte fand, so wird man nicht fehlgehen, wenn man das Symptom auf das Zustandsbild bezieht, da WUTH ja nachgewiesen hat, daß eine Leukocytose zu den physiologischen Begleiterscheinungen psychomotorischer Erregung gehört. — Nach VORSTER nimmt bei motorischer Erregung der Hämoglobingehalt, meist auch das spezifische Gewicht ab, während in der Melancholie beide wieder ansteigen sollen. Auch MACPHAIL und SMITH kommen zu ähnlichen Resultaten; WINKLER fand außerdem Herabsetzung der Erythrocytenzahl und FERRARI beschreibt ähnliche Veränderungen. — Die Erythrocytenzahlen sind nach DUMAS in der Melancholie höher als in der Manie; FISCHER fand bei Manie häufig Vermehrung des Hämoglobins und der roten Blutkörperchen. WUTH fand bei Melancholien normale Werte, oft an der oberen Grenze der Norm; über normale Befunde berichten auch PILCZ, HEILEMANN, SCHULTZ.

Angesichts all dieser Befunde wird man annehmen müssen, daß bei manisch-depressiven Erkrankungen keine besonderen oder gar spezifischen Störungen des Blutbildes bestehen. Die konstatierten Abweichungen von der Norm lassen sich zwanglos aus dem Zustandsbild — sei es nun psychomotorische Erregung oder Hemmung — und dessen physiologischen Begleiterscheinungen (Wasserhaushaltstörungen) erklären. Eine wichtige Rolle scheinen vasomotorische Störungen zu spielen. Auffallend sind ja bei den häufig recht anämisch aussehenden Kranken die hochnormalen Erythrocytenwerte und diese sind wohl nicht anders als durch Gefäßspasmen zu erklären. Den Einfluß von Wasserverschiebungen, des Hungers und von Schwankungen des arteriellen Tonus — alles Störungen, die bei Kranken häufig vorkommen, demonstrieren sehr schön die folgenden in MEYER und GOTTLIEBS Pharmakologie nach BUNTZEN wiedergegebenen Kurven, die ich, da der Gegensatz des anämischen Aussehens vieler Kranker trotz hoher Erythrocytenzahlen viel Beachtung gefunden hat und zugleich um die Beeinflußbarkeit des Blutbildes zu demonstrieren, hier ebenfalls wiedergeben möchte.

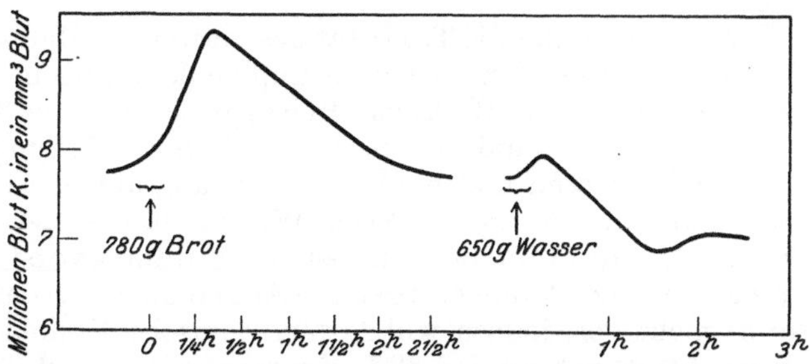

Abb. 15. Kurven der Blutkörperchenzahl in 1 cmm bei Flüssigkeitszufuhr und Bluteindickung. Hund von 18 kg. (Nach BUNTZEN.)

Was die physikalisch-chemischen Befunde anlangt, so erwähnten wir schon das von VORSTER sowie SMYTH beschriebene Verhalten des spezifischen Gewichts. Nach ZILOCCHI ist die Viscosität höher als normal. Die Oberflächenspannung fand LOVELL meist hoch, nur bei agitierten Formen niedriger. Auch diese Erscheinungen sind wahrscheinlich auf die vorhin beschriebenen Faktoren zurückzuführen, ebenso wie die von DE CRINIS bei melancholischen Kranken beobachtete Erhöhung der Serumeiweißwerte, die übrigens als regelmäßiges Vorkommnis weder von JACOBI noch von WUTH bestätigt werden konnte. Die von DE CRINIS beschriebene Erhöhung der Serumeiweißwerte bei Kranken mit motorischer Hyperfunktion konnte WUTH bestätigen, indem er sie bei Hypermotilität jeglicher Genese, auch bei Krampfanfällen fand, bei welchen sie auch auf die gesteigerte Motorik zurückzuführen sind. Anschließend sei hier bemerkt, daß das Verhältnis von Globulin zu Albumin von WUTH außer bei der Paralyse bei der Melancholie am höchsten befunden wurde; WUTH nahm an, daß dies auf

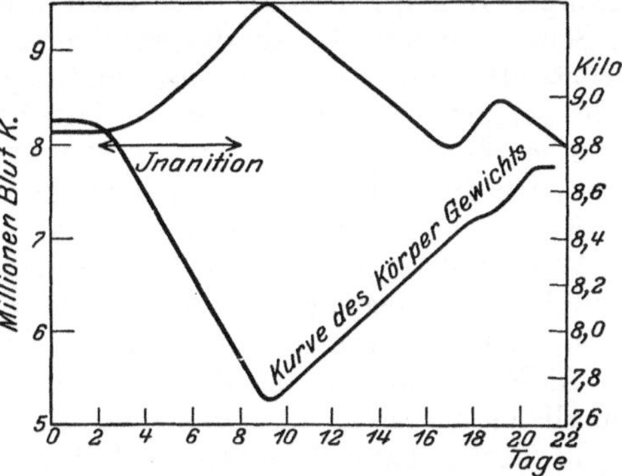

Abb. 16. Kurven der Blutkörperchenzahl in 1 cmm und des Körpergewichts. Einfluß des Hungers auf die Blutkonzentration. Hund von 9 kg. (Nach BUNTZEN.)

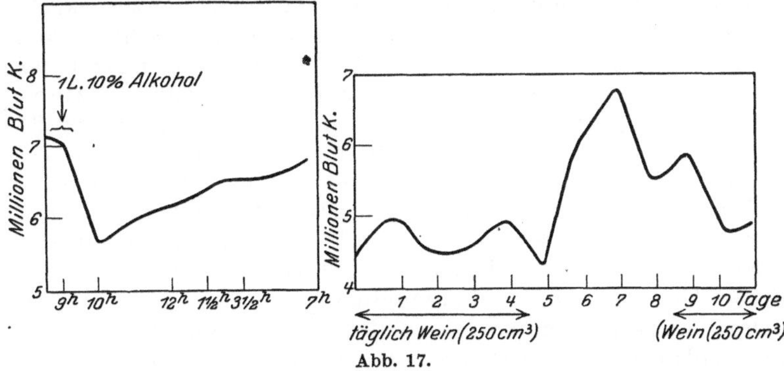

Abb. 17.

die bei beiden Erkrankungen häufigen Schwankungen des Allgemeinzustandes zurückzuführen sei, analog der Globulinvermehrung bei Hungerzuständen und Kachexien.

Die Sedimentierung der roten Blutkörperchen im Citratblut scheint ebenso wie die Plasmastabilität keine Abweichung von der Norm zu zeigen; vereinzelte höhere Werte sind wohl auf Rechnung des Körperzustandes im allgemeinen zu setzen.

Weichbrodt, der die Toxizität des Serums an Mäusen und ebenso wie Looney mittels der Machtschen Probe an Lupinenkeimlingen prüfte, fand toxische bzw. wachstumshindernde Wirkung; indessen scheint die Toxizität recht wechselnd zu sein; Looney fand wachstumshindernde Wirkung bei Serum von klimakterischen Psychosen und bezog die Wirkung auf das vorerst hypothetische Vorhandensein von Aminen. Nach Whitehorn zeigen Manisch-Depressive eine schwächere Unempfindlichkeit bei der Cutanreaktion mit Histamin als Schizophrene. Im Harn kommen toxische Amine nach Buscaino bei dieser Krankheitsgruppe nicht vor, jedoch will Loewe toxische Kolloide bei Manie nachgewiesen haben. Jones gab an, bei 43% der depressiven und 30% der erregten Zustandsbilder Albuminurie festgestellt zu haben, Zahlen, die meiner Erfahrung nach durchaus unwahrscheinlich sind. Daß bei erregten Kranken nicht selten Albuminurie vorkommt, ist nicht erstaunlich, beschrieben wurde sie von Köppen, Pilcz, Vassale und Chioggi. Meines Erachtens ist sie der Albuminurie bei Krampfanfällen, bei Gewaltmärschen und bei sportlichen Überanstrengungen an die Seite zu setzen, also auf die gesteigerte Motorik und deren Begleiterscheinungen zurückzuführen. Daß das Ausscheidungsvermögen der Niere für Methylenblau nicht gestört ist, zeigen Bodani, Dufour, d'Ormea und Maggiotto; daß für das Phenolsulphophthalein nach Rowntree und Geraghty dasselbe zutrifft, haben wir in laufenden Untersuchungen festgestellt. Auch Gesamtmenge und spezifisches Gewicht des Harns zeigen keine Besonderheiten, die sich nicht mit der Wasserbilanz in Einklang bringen ließen. Die Bestimmung der Gesamtmenge oxydabler organischer Bestandteile im Harn ergab nach Pini eine Vermehrung besonders in der Manie, nach Baccelli dagegen in der Depression. Das Auftreten der Aldehyd- oder Diazo-Reaktion ist nach Butenko, Benigni, Casalla auf komplizierende Erkrankungen oder Inanition zurückzuführen.

Zu diesem Tatsachenmaterial haben wir nunmehr Stellung zu nehmen. Wir sehen, daß der Eiweißstoffwechsel keine Störung aufweist, außer in solchen Fällen, wo eine solche durch Zustandsbild oder Ernährungszustand bedingt ist. Im Lipoidstoffwechsel ist eine Störung nicht nachzuweisen. Die ab und zu bestehenden Veränderungen des Blutbildes, des Säure-Basen-Gleichgewichts, des Wasserhaushaltes sowie das Auftreten pathologischer Harnbestandteile lassen sich auf komplizierende Erkrankungen und auf das jeweilige Zustandsbild zurückführen. Die Änderungen im Kohlenhydratstoffwechsel beruhen auf so verschiedenartigen und kompliziert verflochtenen Vorgängen, daß ein abschließendes Urteil noch nicht möglich ist. So viel kann indessen wohl gesagt werden, daß die Abweichungen keine dem manisch-depressiven Formenkreis spezifische Erscheinung darstellen; sind sie doch auch bei Paralyse, Schizophrenie und organischen Nervenkrankheiten beobachtet worden. Dagegen scheinen Beziehungen zu der Affektlage insofern zu bestehen, als sich die Störungen häufig bei depressiver, ängstlich gefärbter Affektlage zu finden scheinen, jedoch keineswegs etwa regelmäßig oder in gradueller Korrelation. Verursacht kann die Störung durch viele Faktoren sein; lassen sich bei Untersuchungen offenkundige Ernährungsstörungen, solche der Motilität, Organerkrankungen usw. ausschließen, so wird man bei einer bestehenden Störung wohl am ehesten an eine Störung des nervös-endokrinen regulierenden Systems zu denken haben. Eine Vermittlung dieses Systems nimmt ja wohl auch die Theorie an, die die spontane oder alimentäre Hyperglykämie in Analogie zur Affektglykosurie auf die Affektlage zurückführen möchte. Der Einwand, daß die Störung auch bei Schizophrenie und Paralyse vorkommt, würde gegenüber dieser Theorie wegfallen, da sie ja bei diesen Erkrankungen, die ja auch mit einer Persönlichkeitsumwandlung einhergehen, eine andere, vielleicht organische, lokalisierte Ursache haben könnte. Gegen die Theorie spricht vielleicht das häufige Fehlen — in $^2/_3$ meiner Fälle — der Erscheinung bei unzweifelhaften und ganz ausgesprochenen Melancholien, sowie der mangelnde Parallelismus zwischen Stärke der Störung und Schwere der affektiven Störung. Die Annahme einer Beeinflussung des Stoffwechsels durch den affektiven Zustand würde auch die ab und zu zu beobachteten Abweichungen des Eiweißstoffwechsels erklären können insofern, als nach GRAFES Versuchen ja in der Tat traurige Affekte einen Mehrverbrauch und Mehrbedarf des Organismus, sei es an Stickstoff, sei es an Calorien verursachen können. Nun aber zeigt das Verhalten des Energiestoffwechsels, wie wir sahen in etwa $^1/_9$ der Fälle, eine Steigerung der Verbrennung und in einer ziemlichen Anzahl von Fällen, etwa $^1/_4$ der untersuchten, eine Herabsetzung der Verbrennungen. Indessen verlieren diese Zahlen, wobei übrigens Werte von — 15 nur ausnahmsweise unterschritten sind, durch das Nichtregistrieren der Gewichtskurven — ob ansteigend oder abfallend — und der N-Bilanz sicher erheblich an Bedeutung; hie und da mag auch eine Anpassung des Organismus an langdauernde knappe Ernährung stattgefunden haben; Verschiedenheiten der Atmung mögen eine Rolle gespielt haben; und schließlich mag wohl der jeweilige Tonus des vegetativen Nervensystems mit seinem Einfluß auf das endokrine System eine Rolle gespielt haben. Daß diese Fragen noch nicht der Lösung näher gebracht sind, liegt außer an den unserer Arbeit überhaupt gesetzten Grenzen wohl hauptsächlich daran, daß nur an wenig Orten ausreichende Arbeitsmöglichkeiten bestehen, was nach GRAFE „in der anders orientierten Forschungsrichtung der meisten Psychiater seine Erklärung findet".

ALLERS erblickt in all diesen Veränderungen auf dem Gebiete des Stoffwechsels Folgezustände der manischen oder der depressiven Geistesverfassung. Nach REICHARDT sind die körperlichen Veränderungen weitgehend unabhängig von der Intensität der psychischen Vorgänge, sondern sind selbständig neben den psychischen Erscheinungen. Beide Auffassungen erscheinen etwas starr. Ein Teil der Veränderungen will auch mir rein als Folge erscheinen, z. B. Leukocytose, Wasserverlust, N-Verlust usw. bei Erregungszuständen. Von anderen Veränderungen dagegen wird man es nicht feststellen können, ob sie Folge oder Begleiterscheinung sind, denn nirgends tritt so klar die normale innige Verknüpfung und Durchflechtung körperlichen und seelischen Geschehens zur psychobiologischen Einheit, die psychobiologische Integration der Persönlichkeit nach ADOLF MAYER zutage, wie bei den manisch-depressiven Erkrankungen. Nun bliebe also noch die Möglichkeit zu erörtern, ob umgekehrt etwa die psychischen Störungen eine Folge der körperlichen sein könnten. Wir müssen also kurz der Theorien gedenken, welche in körperlichen Störungen die Ursache der psychischen Erkrankung erblicken. Daß vasomotorische Störungen beim manisch-depressiven Formenkreis häufig vorkommen und oft im Vordergrund des Krankheitsbildes stehen können, ist als sichergestellt zu betrachten. Daß aber die vorliegenden Untersuchungsergebnisse hinsichtlich der körperlichen Störungen auf vasomotorische Störungen hinweisen würden und etwa als Stütze der MEYNERT-THALBITZERschen Theorie aufgefaßt werden könnten, davon kann keine Rede sein. Aber auch abgesehen davon pflegen vasomotorische Störungen klinisch ganz andersgeartete Erscheinungen zu machen als die, mit denen wir es hier zu tun haben; wohl sehen wir bei dekompensierten Herzkranken Ängstlichkeit, Erschwerung des Denkens und ähnliche Erscheinungen, die wir auf die CO_2-Anhäufung bzw. den Sauerstoffmangel zu beziehen haben, da sie auch experimentell durch solche erzeugt werden können, aber die klinischen Manifestationen von vasomotorischen Störungen sind bei einem so empfindlichen Organ, wie es das Gehirn darstellt, entweder lokale (Paresen, aphasische Störungen, Amaurose, oft passagerer Natur) oder allgemeine Reiz- oder Ausfallserscheinungen; das wissen wir aus der Pathologie des kardio-vasculären Systems. Nach dem Ausgeführten ist die MEYNERT-THALBITZERsche Theorie vom somatopathologischen Standpunkt aus abzulehnen.

Die LANGEsche Theorie, die als wesentlichen Faktor für die Entstehung periodischer Depressionen eine Harnsäureretention ansprechen möchte, basiert auf falschen Voraussetzungen, da gar keine solche Retention stattfindet.

Mit der Theorie der gastrointestinalen Autointoxikation haben wir uns schon befaßt. Die von BECHTEREW zur Grundlage seiner Auffassung gemachte Indicanurie ist aber wie gesagt den manisch-depressiven Erkrankungen keineswegs spezifisch, sondern kann sich nach CORIAT bei allen depressiven und akinetischen Zustandsbildern vorfinden. Auch die anderen Einwände gegen diese Theorie haben wir schon geltend gemacht.

Die Theorie der infektiösen Genese hatte ihren Hauptvertreter in BRUCE und hat neuestens durch COTTON ihre Wiedererweckung zu neuem Dasein gefunden. Zunächst beruhte sie auf einem fundamentalen Irrtum, indem BRUCE die von ihm bei erregten Kranken gefundene polynucleäre Leukocytose für eine infektiöse hielt, während wir heute einmal wissen, daß die „normalen" Leukocytenzahlen weit häufigere und weit größere Spontanschwankungen zeigen als man früher annahm, und sodann wissen wir, daß gesteigerte Motilität eine polynucleäre Leukocytose macht. SEWELL und W. OSWALD fanden denn auch, wie zu erwarten war, das Blut von 50 untersuchten Kranken bakteriologisch steril. COTTON beschränkte seine Theorie nicht auf manisch-depressive Erkrankungen und meint, daß der primäre Infektionsherd an den Zähnen, in den Tonsillen, den weiblichen Geschlechtsteilen und im Kolon zu suchen sei, und er beseitigt diese Infektionsherde konsequenterweise radikal durch Operation und behauptet, weit mehr Heilungen zu erreichen. Sowohl diese Angaben als auch die Grundlagen seiner Theorie sind durch KOPELOFF, KOPELOFF und CHENCY, KOPELOFF und KIRBY als widerlegt anzusehen.

Die verbreitetste Theorie unter den Intoxikationstheorien ist sicherlich die einer endokrinen Genese des manisch-depressiven Irreseins. Hier müssen wir etwas weiter ausholen. Wie die menschliche Pathologie, das Tierexperiment und die Embryologie zeigen, bestimmt wahrscheinlich das endokrine System in maßgebender Weise Geschwindigkeit der Entwicklung und Form des wachsenden Individuums; es reguliert den Stoffwechsel und man darf annehmen, daß es mit den nervösen Zentren vermittelst einer nervösen und hormonalen Korrelation funktionell eng verbunden ist. Störungen des Systems werden sich manifestieren im Körperbau (Kretinismus, Akromegalie usw.), in vegetativ-nervösen Symptomen (vegetative Neurosen) und im Stoffwechsel (Diabetes mellitus, Diabetes insipidus). — Sehen wir nun bei manisch-depressivem Irresein ähnliche Störungen in einigermaßen regelmäßiger und spezifischer Weise? Bei der Beantwortung dieser Frage möchte ich einmal davon absehen, auf die Frage der Ähnlichkeit gewisser psychischer Erscheinungen beim manisch-depressiven Irresein einerseits und bei endokrinen Störungen andrerseits einzugehen, da wir uns hier nur mit den biochemischen Fragen zu beschäftigen haben. Die vegetativ-nervösen Symptome werden anderweitig abgehandelt. Hier möchte ich nur meine Anschauung zum Ausdruck bringen, die dahingeht, daß wir keine dem manisch-depressiven Irresein oder, um mit KÖRTKE zu sprechen, dem „Morbus maniaco-depressivus" spezifische Störung kennen. Und auch auf dem Gebiete des Stoffwechsels nicht. Und daß wir beim manisch-depressiven Irresein keine augenfälligen Körperbau „anomalien" vor uns haben, weiß jeder, der solche Kranke gesehen hat. — Somit fiele die Beantwortung dieser Frage durchaus negativ aus.

Aber vielleicht liegt dies an der Stellung der Frage. — Wenn wir nämlich fragen, ob wir Beziehungen zwischen der manisch-depressiven Konstitution und dem endokrinen System finden, so brauchen wir nur auf KRETSCHMERS Anschauungen zu verweisen. Man wird heute wohl kaum mehr an der stark positiven Korrelation zwischen manisch-depressiver oder zyklothymer oder syntoner Konstitution und dem pyknischen Habitus vorübergehen können. Man wird nicht annehmen, daß man es hier mit dem körperlichen und seelischen Ausdruck einer endokrinen Erkrankung zu tun hat, sondern daß das Zyklothym-Pyknische einen Typ darstellt, der auf eine bestimmte endokrine Korrelation, auf eine wohl bestehende aber noch unbekannte, vielleicht heute noch nicht meßbare endokrine Formel zurückzuführen ist. Also eine Beziehung des endokrinen Systems nicht zum „Morbus maniaco-depressivus", sondern zu der Konstitution.

Und wenn wir eine weitere Frage stellen, nämlich die, ob sich zwischen dem Affektleben und dem endokrinen oder besser gesagt vegetativ-endokrinen System Beziehungen finden lassen, so ist auch diese Frage zu bejahen. Auf Einzelheiten sei hier nicht eingegangen, aber man kann H. FISCHER beistimmen, wenn er ausführt, daß sich wohl Beziehungen zwischen innerer Sekretion und Affektmechanismus, nicht aber zur manisch-depressiven Erkrankung selbst feststellen lassen.

Mit diesen Annahmen läuft man wenigstens nicht Gefahr, sich in mystischen „autotoxischen" Gedankengängen zu verlieren, und ihre Vereinigung läßt Raum für KRAEPELINS und REICHARDTS Anschauung, die das Hauptgewicht bei der Erklärung der Krankheitsvorgänge bei der manisch-depressiven Erkrankung auf ein abnormes Verhalten des Nervengewebes selbst legen, das wahrscheinlich nicht auf exogene Prozesse, sondern auf endogen-konstitutionelle Ursachen zurückzuführen ist.

4. Epilepsie.

Trotzdem KRAEPELIN eindringlichst darauf hingewiesen hat, daß der epileptische Anfall zwar eine äußerst wichtige, aber weder die einzige noch auch eine unerläßliche Begleiterscheinung der Epilepsie bilde, daß er auch nicht für irgendeinen Krankheitsvorgang spezifisch, sondern nur der allgemeine Ausdruck einer Hirnschädigung sei, ist doch nicht zu verkennen, daß dieses grob sinnfällige Krankheitszeichen den Brennpunkt der somatopathologischen Erforschung der Epilepsie dargestellt hat. Dieser Umstand nötigt zur Vorsicht bei der Verwertung der vorliegenden Untersuchungsergebnisse, und zwar namentlich der älteren. Sie deshalb unberücksichtigt zu lassen, ist nicht angezeigt; denn wenn sie uns auch über das Wesen der genuinen Epilepsie, und diese ist es, mit der wir uns hier zu befassen haben, nicht viel sagen können, so doch über die Vorgänge beim Krampfanfall; und auch diese sind ja für die Epilepsieforschung von größter Bedeutung; dürfte doch ihre Aufhellung das nächste und vielleicht auch das am ehesten zu erreichende Forschungsziel darstellen. Eine weitere Schwierigkeit stellt die Fülle vorliegender Arbeiten dar. Eine lückenlose Berücksichtigung würde die dieser Abhandlung gezogenen Grenzen weit überschreiten. Andererseits hätte eine Auswahl zu leicht ein allzu subjektives Bild ergeben. So ist denn derart vorgegangen worden, daß von grundlegenden Arbeiten wohl keine übersehen oder nicht berücksichtigt worden ist; von den anderen Arbeiten sind die mit anerkannten eindeutigen Methoden ausgeführten in erster Linie berücksichtigt worden; aber auch andere Arbeiten sind, soweit irgend möglich, herangezogen worden. Sollte eine oder die andere dieser Art übersehen worden sein, so wird das bei der Gesamtbetrachtung unseres heutigen Wissens über den Gegenstand nicht in die Wagschale fallen.

Von den manifesten körperlichen klinischen Symptomen seien die häufigen Entwicklungsstörungen, Entartungszeichen, Störungen der Motorik und Sensibilität nur kurz erwähnt. Von Interesse ist vielleicht, daß RODIER, PANSIER und CANS im Augenhintergrund oft Abblassung der Papille und Verschmälerung der Gefäße fanden. Die Körperwärme fand BESTA oft periodenweise herabgesetzt. Blutdruck und Pulszahl zeigen nach MARRO sehr unregelmäßige Schwankungen; der Druck war in 63% der Fälle erhöht. Das Körpergewicht hat seine Abhandlung schon im entsprechenden Kapitel gefunden. Im Gegensatz zu dem Verhalten des Gewichts bei Manisch-Depressiven und Schizophrenen handelt es sich nicht so sehr um langdauernde Schwankungen mit gewissen Beziehungen zum klinischen Bild, sondern die Hauptschwankungen finden sich zur Anfallszeit. Wir haben später noch darauf zurückzukommen.

Zunächst wollen wir den Eiweißstoffwechsel betrachten. Die älteren Arbeiten sind methodologisch nicht einwandfrei. Die N-Ausscheidung fanden CLAUDE und BLANCHETIÈRE normal. NISSIPESCO will vor den Anfällen eine Herabsetzung, DE BOECK eine solche nach dem Anfall gefunden haben. KRAINSKY, FROEHNER und HOPPE konnten eine postparoxysmale Vermehrung des Harnstickstoffes nicht feststellen, wohl aber ROSANOFF, ROHDE, ALLERS, TINTEMANN. ROHDE fand die Mehrausscheidung nur bei Status, TINTEMANN auch bei einzelnen Anfällen. Auf Grund dieser Resultate, sowie der Blutbefunde, die WUTH erheben konnte, ist eine postparoxysmale Harnstickstoffvermehrung wohl eine konstante Erscheinung, nur wechselt sie entsprechend der Stärke des Anfalls und der individuellen Veranlagung in ihrer Intensität. Im Intervall beobachtete ROHDE bei einem Fall eine Unfähigkeit des Organismus, sich ins N-Gleichgewicht zu setzen; in der anfallsfreien Zeit bestand Retention von N, zur Anfallszeit vermehrte Ausscheidung, 2mal sogar schon *vor* Beginn der Anfälle. Dieser Punkt verdient besondere Beachtung, weil sich in der Folgezeit bei manchen Autoren die Meinung gebildet hat, ROHDE habe bewiesen, daß vor dem Anfall eine N-Retention bestehe; im übrigen verweist ROHDE selbst auf die Angabe von LÜTGE, daß bei Diabetikern ähnliche N-Retentionen vorkommen. Was übrigens die Bedeutung der Retention anlangt, so bezieht sich ROHDE auf die Bildung von „zirkulierendem Eiweiß“; ich möchte nur bemerken, daß in der gesamten untersuchten Zeit vom 15. V. 1907 bis 28. I. 1908 die Patientin von ROHDE stetig zugenommen hat, und zwar um 7,9 kg; das erlaubt doch wohl nicht, einen Ansatz von Körpereiweiß auszuschließen. Einer ähnlichen Beobachtung TINTEMANNS legt dieser selbst wegen Fehlens der Kotanalysen nicht viel Wert bei; zudem nahm auch dieser Fall an Gewicht zu.

Was die Verteilung des ausgeschiedenen N anlangt, so fand ROHDE normalen Anteil des Harnstoffes. KAUFFMANNS entgegenstehende Resultate werden von ALLERS auf fehlerhafte Methodik zurückgeführt. Neuerdings jedoch geben BISGAARD und seine Mitarbeiter an, periodisch erhöhte Ammoniakausscheidung gefunden zu haben. Eine solche fand auch ROHDE zweimal vor dem Anfall. Da auch die ätherlöslichen Säuren eine Vermehrung zeigten, nahm ROHDE eine spezifische Stoffwechselstörung an; ALLERS ist eher geneigt, die NH_3-Vermehrung auf die Aciditätssteigerung zu beziehen, während BISGAARD offenbar an vermehrte NH_3-Bildung denkt. Wir haben später noch hierauf zurückzukommen.

Die Harnsäureausscheidung hat vielfach Beachtung gefunden. HAIG hatte wie für die meisten Krankheiten so auch für die Epilepsie die Harnsäure als pathogenetisch wirksame Substanz bezeichnet. HAIG behauptete, daß dem Anfall eine Verminderung der Harnsäure (bzw. Purinkörper) vorausgehe und nach dem Anfall eine Vermehrung bestehe. Diese Annahme bildet die Grundlage nicht nur der Theorie HAIGS, sondern auch die der Theorien von KRAINSKY sowie der von GUIDI, die wir später zusammen mit den anderen Theorien besprechen wollen. Die postparoxysmale Vermehrung der Harnsäureausscheidung wurde von HERTER und SMITH bestritten, von der überwiegenden Mehrzahl der Autoren jedoch bestätigt (FERGUSON, AGOSTINI, CLAUDE und BLANCHETIÈRE, KLEIN, SMYTH, STADELMANN, TONNINI, MASOIN, ROHDE, ALLERS, TINTEMANN, WUTH). Manche Autoren (FERGUSON) fanden einen Zusammenhang zwischen Größe der Vermehrung und Zahl und Schwere der Anfälle, andere (ROHDE) konnten solche Zusammenhänge nicht feststellen. Nach WUTHS Blutuntersuchungen, sowie unveröfffentlichten Urinuntersuchungen bestehen zweifelsohne solche Zusammenhänge, wenn auch mit individuellen Verschiedenheiten. Es kommt offenbar nur darauf an, den Urin in möglichst kleinen Portionen abzugrenzen. Die präparoxysmale Verminderung der Harnsäureausscheidung, die KRAINSKY, AGOSTINI, DE BOECK, ALESSI und STADELMANN beobachtet haben wollten, wurde in der Folge von HERTER und SMITH, FERGUSON, BINSWANGER, PUTNAM und PFAFF, HOPPE, TINTEMANN, ROHDE bestritten; TINTEMANN will sogar mitunter eine geringfügige Steigerung gefunden haben. Nach allen diesen Befunden wird man eine präparoxysmale Verminderung der Harnsäureausfuhr als nicht sicher und konstant erwiesen ansehen müssen, während die postparoxysmale Vermehrung als sichergestellt und auch durch Blutuntersuchungen gestützt zu betrachten ist. Hier muß noch eines Befundes von ROHDE gedacht werden. Dieser Autorfand, daß verfütterte Purinkörper langsamer ausgeschieden und der ausgeschiedene Purinstickstoff nicht der zugeführten Menge entsprach. ROHDE schloß daraus sowie aus dem Umstande, daß manche Kranke zur Zeit der Purinkörperzufuhr mehr Anfälle hatten, auf eine spezifische Stoffwechselstörung, der wir bei der Besprechung der Theorien zu gedenken haben. Hier sei nur erwähnt, daß jeder, der sich mit Epilepsieproblemen befaßt hat, weiß, wie unendlich zurückhaltend man sein muß in der Beurteilung anfallsprovozierender und anfallshemmender Faktoren. Und um ein Urteil zu erlauben, ist hier die Zahl der Fälle viel zu gering. Die Möglichkeit einer Beeinflussung soll damit nicht gänzlich in Abrede gestellt werden, sie konnte jedoch weder von PIGHINI noch von ALLERS bestätigt werden. Was die verminderte und verzögerte Ausscheidung anlangt, so handelt es sich um eine Beobachtung, die auch bei anderen Erkrankungen beobachtet wurde, wie ROHDE selbst angibt; so von BLOCH beim Gichtiker und von POLLAK beim Alkoholiker. Nun beweisen diese Befunde aber keineswegs das Bestehen einer Störung des exogenen Purinstoffwechsels. Neuere Untersuchungen von THANNHAUSER und DORFMÜLLER haben gezeigt, daß peroral zugeführte Nucleine durch die Wirkung der Darmbakterien relativ rasch aufgespalten und nicht als Purine, sondern als Harnstoff zur Ausscheidung gelangen. Begünstigt werden dürfte dieser Vorgang durch die bei Epileptikern häufig zu konstatierende Obstipation mit Zersetzungsvorgängen. Ein zwingender Grund für die Annahme einer Störung, sei es des endogenen, sei es des exogenen Purinstoffwechsels scheint mir demnach nicht zu bestehen. Und in diesem Sinne sprechen auch die von mir erhobenen Blutbefunde, auf die ich verweise.

Die Kreatininausscheidung fand SKUTETZKY nach Anfällen gesteigert; derselbe Autor fand nach Anfällen Vermehrung des Kreatinins, wie übrigens auch ROSSI, KAUFFMANN, WUTH.

Der Ausscheidung der Phosphorsäure wurde früher, als man sie besonders vom Standpunkt ihrer Beziehung zu den Hirnlipoiden betrachtete, große Aufmerksamkeit zugewendet. Manche Autoren fanden keinen Einfluß der Anfälle auf die Phosphorsäureausscheidung, so BLANDA, CLAUDE und BLANCHETIÈRE; andere fanden eine geringe Zunahme (BORNSTEIN und OVEN, DE BOECK), wieder andere sogar eine Abnahme (KÜHN, ZAPOLSKY). MASOIN, der ebenfalls postparoxysmale Vermehrung fand, beobachtete einen Parallelismus zur Stickstoffausscheidung und ROHDE einen solchen zur postparoxysmalen Harnsäurevermehrung. Eine Zunahme des organisch gebundenen Phosphors beschreiben LÉPINE und JACQUIN, EGREMONT, AUBERT, KAUFFMANN, LOEWE.

Was die Schwefelausscheidung anlangt, so gab DE BOECK an, daß Anfälle die Gesamtschwefelausfuhr nur wenig beeinflussen, während GUIDI und GUERRI eine Vermehrung nach Anfällen feststellten. Eine Vermehrung der gepaarten Schwefelsäuren fanden HERTER, MOORE, GALANTE und SAVINI. KAUFFMANN gibt an, eine absolute Zunahme der Ätherschwefelsäuren nicht gefunden zu haben, wohl aber eine, auch im anfallsfreien Intervall sich zeigende Vermehrung der Neutral-Schwefel-Fraktion.

ALLERS konnte eine solche nur nach Anfällen beobachten und führt sie wohl vollkommen mit Recht auf einen Zerfall von Körpergewebe zurück.

Eine postparoxysmale Vermehrung des Aminostickstoffes beschrieb KEMPNER. Eine solche der Harnkolloide beobachtete LOEWE; die alkoholunlösliche Fraktion dieser Kolloide solle giftig wirken. Auf die Frage der Harn- und Serumtoxizität sowie auf die Bedenken, die gegen die Exaktheit der Methode der Toxizitätsprüfung überhaupt bestehen, sei hier nicht weiter eingegangen, sondern auf die Ausführungen von ALLERS verwiesen.

Betrachten wir nun zurückblickend den Eiweißstoffwechsel, so können wir als sichergestellt annehmen, daß nach dem Anfall eine vermehrte Ausscheidung von Gesamtstickstoff, zuweilen mit Erhöhung des Ammoniaks, der Harnsäure, zuweilen mit Erhöhung der Purinbasenfraktion, des Kreatinins, der Phosphorsäure, des organisch gebundenen Phosphors, der Schwefelsäure und des Neutralschwefels stattfindet. Alle diese Veränderungen sowie auch andere, die wir noch kennen lernen werden, finden ihre ungezwungene Erklärung durch die gesteigerte Motorik beim Krampfanfall, die einen Zerfall von Körpergewebe mit nachfolgender Ausschwemmung, sowie eine Acidose zur Folge hat. Über das Wesen der Epilepsie sagen uns diese Veränderungen nichts. Dazu wären eher die präparoxysmalen Veränderungen geeignet. Zwei Erscheinungen sind es, die hier beschrieben sind und auf die von ALLERS besonders Gewicht gelegt wird: einmal die Unfähigkeit des Organismus, sich ins Stickstoffgleichgewicht zu setzen und sodann die oben besprochene Störung des exogenen Nucleinstoffwechsels. Um letztere zuerst abzuhandeln, so sahen wir, daß sie einmal keine für die Epilepsie spezifische Erscheinung darstellt; sodann ist der Purinkörpergehalt der Faeces nicht untersucht worden, und schließlich haben die Untersuchungen von THANNHAUSER und DORFMÜLLER gezeigt, daß diese Erscheinung nicht auf eine Störung des Purinstoffwechsels zurückzuführen ist. Was nun die von ALLERS bei einem Kranken beobachtete Störung des exogenen Purinstoffwechsels und bei einem anderen Kranken beobachtete ebensolche des endogenen und exogenen Purinstoffwechsels anlangt, welche dahingeht, daß relativ zu viel Purinbasen ausgeschieden werden, und zwar im Intervall, so ist m. E. das Material zu gering, um zu dieser Frage Stellung nehmen zu können. Ferner ist zu beachten, daß, je länger purinfreie Kost gereicht wurde, desto mehr die prozentualen Werte des Basen-N absanken, eine Störung des endogenen Purinstoffwechsels also fraglich erscheint, sondern die Annahme einer solchen des exogenen Purinstoffwechsels zur Erklärung genügen würde. Und schließlich möchte ich gegen diese Theorie einwenden, daß WUTH bei Bestimmung der freien und gebundenen Purine des Serums mittels der THANNHAUSERschen Methode nur bei Anfällen eine geringgradige Vermehrung der gebundenen Purine, also der Harnsäurevorstufen, fand und sonst aber, im Gegensatz zur Paralyse, durchaus normale Verhältnisse beobachtete, und zwar bei 19 Fällen genuiner Epilepsie. — Was nun die „Unfähigkeit des Epileptikers, sich ins Stickstoffgleichgewicht zu setzen" anlangt, die seit ihrer Erwähnung durch Rohde und Allers in der späteren Literatur als angeblich „festgestellte Stickstoffretention" ihr Unwesen treibt und dazu beiträgt, Verwirrung anzurichten (cf. weiter unten de Crinis), so möchte ich dazu, teilweise rekapitulierend, folgendes bemerken.

Von Rohdes 3 Fällen zeigten 2 überhaupt keine Abweichung von der Norm. Fall D., der eine dauernd positive N-Bilanz zeigte, befand sich in dauernder langsamer Gewichtszunahme, die insgesamt 7,9 kg betrug. Damit entfällt jeder Grund, hier ein pathologisches Geschehen anzunehmen. Nach den Anfällen erfolgt Mehrausscheidung von Stickstoff, das ist bei Krampfanfällen die Regel; daß Rohde keinen festen zeitlichen Zusammenhang zwischen Anfall und N-Ausscheidung feststellen konnte, liegt an der Abgrenzung der Urinportionen, was er selbst zugibt; auf diesen Umstand ist auch die Tatsache zurückzuführen, daß er eine Mehrausscheidung zweimal vor Beginn der Anfälle fand, eine Tatsache, die in der späteren Literatur nicht berücksichtigt wird. Es verhält sich also nicht so, wie es meist dargestellt wird, daß Rohde N-Retention bis zum Anfall mit folgender Mehrausscheidung beobachtet hatte, sondern Rohde fand in 2 von 3 Fällen normales Verhalten, und der dritte Fall zeigte lediglich eine andauernde positive Bilanz bei Gewichtszunahme mit vorübergehender Mehrausscheidung von Stickstoff nach Anfällen, ein durchaus normales Verhalten. Daß Rohde nach Anfällen erhöhten Rest-N im Blute fand, ist nicht erstaunlich, da, wie Wuth zeigte, solche Erhöhungen nach Krampfanfällen jeglicher Genese vorkommen. Untersuchungen im Intervall hat Rohde nicht angestellt. Aber durch seine Untersuchungen des Blutes auf Rest-N, Harnsäure, Kreatinin hat Wuth den Beweis erbracht, daß von einer essentiellen Stickstoffretention bei Epilepsie keine Rede sein kann. Allers fand bei seinen, im N-Gleichgewicht befindlichen Fällen keine ständige Retention, sondern größere Schwankungen der täglichen N-Ausscheidung, und trotz der Allersschen Erwiderung möchte ich mich auf Tintemanns Seite stellen, der auf Grund seiner Befunde sowie der in der Literatur niedergelegten Erfahrungen zu dem Schluß kommt, daß man diese Schwankungen nicht als „Zeichen einer pathologischen Störung des Eiweißstoffwechsels, als eine gegebenenfalls durch die epileptische Veränderung bedingte Unfähigkeit sich in das Stickstoffgleichgewicht zu setzen" auffassen dürfe. Man wird sich wohl dahingehend äußern müssen, daß eine pathologische Veränderung des Eiweißstoffwechsels im Sinne einer Unfähigkeit, sich in N-Gleichgewicht zu setzen, sowie im Sinne einer Retention von N, nicht erwiesen, ja nicht einmal wahrscheinlich gemacht ist. Eine einfache Instabilität der N-Ausscheidung würde auch nicht als Störung des Eiweißstoffwechsels, sondern eher als renal bedingt aufzufassen sein; kennen wir doch gerade beim Epileptiker eine gewisse Instabilität der Blutbestandteile, die wohl auch im Urin zum Ausdruck kommt. Mit exakt chemischen Methoden ließ sich eine wesentliche Retention im Blut nicht nachweisen.

Und damit kommen wir zur Besprechung der Befunde hinsichtlich der chemischen Untersuchung des Blutes.

Im Intervall fand Wuth normale Werte für Rest-N und Kreatinin; die Harnsäurewerte wiesen mitunter höhere Zahlen auf bei normaler Verteilung der Stickstoffanteile der freien und gebundenen Purine; es bestand somit keine Retention N-haltiger Produkte, die in der Rest-N-Zahl zum Ausdruck käme; und wohl auch keine Vermehrung der Purinbasen; dies schließt jedoch nicht aus, daß innerhalb der Rest-N-Fraktion Verschiebungen stattgefunden haben könnten. Nach Krampfanfällen hatten Krainsky, Teeter, Rohde, Allers eine Erhöhung des Rest-N beobachtet; dieselbe sowie eine Erhöhung des Kreatinins und der Harnsäure mit folgender Ausschwemmung fand Wuth; derselbe fand auch hier das Verhältnis der freien zu den gebundenen Purinen normal, außer bei schweren Zuständen, die eine Vermehrung des gebundenen Anteils zeigten und bei Fällen mit ausgesprochener passagerer Nierenschädigung, welche eine vorübergehende Anhäufung des freien Anteils aufwiesen; beide Abweichungen glichen sich nach klinischer Besserung rasch wieder aus. Pezzali konnte für das Verhalten des Rest-N eine Gesetzmäßigkeit nicht feststellen; dagegen bestätigte Brühl die von Wuth beobachtete postparoxysmale Vermehrung des Kreatinins im Blute. Frisch und seine Mitarbeiter Walter und Weinberger, die sich übrigens ausdrücklich gegen eine Verwertung ihrer Befunde zur Erklärung der Pathogenese der genuinen Epilepsie als solcher verwahren, sondern sie offenbar nur in Beziehung zur Krampf-Reaktion gebracht wissen wollen, fanden bei allen untersuchten drei Fällen verschiedenes Verhalten. Ein Fall zeigte präparoxysmalen Anstieg von Rest-N, Blutzucker und Körpergewicht mit Abfall nach dem Anfall; umgekehrt verhielten sich die Werte für die Anodenöffnungszuckung. Bemerkenswert ist, daß die Rest-N und Blutzuckerschwankungen auch vorkamen, ohne daß ein Anfall erfolgte. Bei Patientin 2 zeigte lediglich der Rest-N Schwankungen, der Blutzucker nahm keinen Anteil an den pathologischen Vorgängen; bei Patient 3 zeigt der Rest-N einen postparoxysmalen Abstieg, der Blutzucker einen präparoxysmalen Anstieg mit nachfolgendem Abfall. Auf einer, wenn auch transitorischen Nierenfunktionsstörung beruhen wohl Rest-N-Zahlen von 62 mg pro 100 ccm, wie sie ein Patient vor dem Anfall zeigte. In einer weiteren Untersuchungsreihe fanden Frisch und Weinberger bei einer Patientin vor dem Anfall, bei zwei anderen Fällen ohne Anfälle Verminderung des Blutkochsalzes und Vermehrung des Blutcalciums. Die Autoren schließen aus diesen Befunden und dem Verhalten des Körpergewichts, daß die Gewebe an Calcium verarmen, sich dagegen mit Chloriden und Wasser anreichern. Ich habe schon anderwärts zu diesen Befunden Stellung genommen und verweise auf das dort Ausgeführte. Ähnliche Schwankungen der Blutzusammensetzung finden sich auch bei Nichtkrampfkranken und alle diese nach Frisch als latente Epileptiker zu bezeichnen, halte ich doch für zu weitgehend. Überhaupt dürfte es schwer sein, manche der von Frisch beobachteten Schwankungen von Normalschwankungen zu unterscheiden, von denen wir ja neuerdings lernen, daß sie größer sind, als man annahm. Die Annahme, daß die Schwankungen eine essentielle Erscheinung des Krampfes seien und daß, wenn kein Krampf folgt, der „Körper der Störung Herr geworden sei" hat m. E. etwas Willkürliches. Die Blutzuckerbefunde stehen im Gegensatz zu den Befunden Vollmers und z. T. auch Kerstens. Daß die postparoxysmale Rest-N-Erhöhung sicher in der Hauptsache reine Krampffolge ist, habe ich an einem großen Material gezeigt; die von Frisch vermutete Gewebsquellung, deren Ursache sicher extrarenal und auf eine Acidose zurückzuführen sein sollte, kann kaum in direkte Beziehung zur postparoxysmalen Polyurie gesetzt werden, da wir bei Krampfanfällen fast stets eine transitorische wahrscheinlich vasomotorisch bedingte Störung der Nierenfunktion beobachteten. Und schließlich ist das Material zu klein (4 Fälle). Damit soll nicht bestritten werden, daß die Beobachtungen außerordentlich beachtenswert sind, nur erlauben sie — zumal jeder Fall sich anders verhält — m. E. keine Verallgemeinerung.

Was nunmehr den Energiestoffwechsel anlangt, so liegen hier ältere Untersuchungen von Kauffmann vor, gegen deren Verwertung jedoch Bedenken bestehen wegen der Ungleichmäßigkeit der Resultate, die auf mangelhafte Kooperation der Versuchspersonen schließen lassen (Bornstein, Allers, Grafe). Bornstein fand im Intervall normale Befunde, nach dem Anfall alle Zeichen bestehenden Sauerstoffmangels; die Erregbarkeit des Atemzentrums ist nach BORNSTEIN häufig herabgesetzt. BOWMAN und GRABFIELD fanden bei 6 Fällen im Intervall dreimal abnorm niedere Werte. BOWMAN und FRY fanden bei weiteren 15 Fällen normale Werte. TALBOT, HENDRY und MORIARTY beobachteten bei 11 Kindern mit idiopathischer Epilepsie normale oder leicht erhöhte Werte. 24 Fälle, die BOOTHBY und SANDIFORD untersuchten, ließen keine Abweichungen von der Norm erkennen. Weitere Untersuchungen stammen von DE CRINIS, der eine Steigerung der Verbrennungen nach Nahrungszufuhr vermißte. Wir haben später auf seine Befunde näher einzugehen, und zwar in Zusammenhang mit anderen Fragen. Obigen Resultaten nach wird man annehmen dürfen, daß der Grundumsatz normal ist.

Der Kohlenhydratstoffwechsel ist im Intervall anscheinend nicht gestört. LUGIATO fand normale Werte im Harn. GOOLDEN will Glykosurie nach Anfällen und FLORENCE und CLÉMENT eine niedrige Assimilationsgrenze für Dextrose und Lävulose zur Anfallszeit beobachtet haben. RAIMANN fand erhöhte Zuckertoleranz. Bei Blutzuckerbestimmungen fand WUTH im Intervall niedere Werte und größere Gleichmäßigkeit der Werte als bei anderen Psychosen. Zur Anfallszeit beobachtete WUTH Schwankungen des Blutzuckers, konnte jedoch keine Gesetzmäßigkeit derselben feststellen. KOOY kam zu ähnlichen Resultaten. KERSTEN beschrieb ebenfalls starke Schwankungen, die nicht gerade eine Regelmäßigkeit, wohl aber postparoxysmale Erhöhungen erkennen ließen und die er auf eine Labilität der Nebennierenfunktion zurückführte. PEZZALI fand normale Blutzuckerwerte. VOLLMER fand bei kindlichen Epilepsien einen Abfall des Blutzuckers vor dem Anfall, den er mit einer Alkalose in Beziehung bringt. Meines Erachtens macht die Vielheit der Faktoren beim Anfall (Muskelbewegung, Asphyxie, vasomotorische Störungen) sowie die individuell verschiedene Ausprägung derselben die Frage zu einer äußerst schwierigen, und mit Schlußfolgerungen wird man zurückhaltend sein müssen. Postparoxysmal, besonders bei Statuszuständen, tritt mitunter Acetonurie auf (HOPPE), als Ausdruck der Acidose wie bei Erregungszuständen.

Hinsichtlich des Lipoidstoffwechsels liegen nicht viele Arbeiten vor. FLINT, PIGHINI sowie BORNSTEIN beschreiben eine Vermehrung des Blutcholesterins. DE CRINIS fand vor dem Anfall eine Erhöhung des Blutcholesterins mit postparoxysmalem Abfall. FISCHER stellte fest, daß die Schwankungen des Cholesterins zur Anfallszeit sich ebenso verhalten wie bei der Faradisation der Muskeln. PEZZALI beobachtete eine Verminderung der Blutfette und des Cholesterins im Anfall mit nachfolgender Erhöhung.

Der Säurebasenhaushalt steht derzeit im Vordergrund des Interesse der Epilepsieforschung, und zwar ausgehend von den Ergebnissen der Tetanieforschung. Ich möchte bemerken, daß hier unmöglich auf die physiologischen und pathologischen Verschiebungen des Säurebasengleichgewichts eingegangen werden kann; verwiesen sei in erster Linie auf die grundlegenden Arbeiten und Darstellungen von VAN SLYKE, sowie auf die von STRAUB u. a.

Was die älteren Angaben anlangt, so sind dieselben bei der Aktualität der Probleme kaum zu verwerten, sollen jedoch als erste Beobachtungen erwähnt werden. Die titrierbare Acidität wurde in übereinstimmender Weise nach den Anfällen erhöht gefunden, während sie im Intervall geringe innerhalb der Normbreite sich bewegende Schwankungen zeigen sollte. (BENEDICENTI, BLANDA, GOLDI und TARUGI, ROHDE, ALLERS, GARROD). Diese Aciditätszunahme wurde zum Teil auf die Phosphorsäure (GARROD, ALLERS), zum Teil auf die Milchsäure bezogen (ARAKI, INOUYE und SAIKI, ROHDE, KAUFFMANNN). Die Blutalkalescenz fanden PUGH, TOLONE, LAMBRAZANI, CHARON und BRICHE vor dem Anfall herabgesetzt. Nach PUGH ist sie auch im anfallsfreien Intervall herabgesetzt; nach LUI dagegen während und nach Anfällen. SCHULTZ fand keine Abweichungen. Wegen der damals noch nicht genügend entwickelten Methodik wird man den Befunden keine Bedeutung zulegen können. Weiter in diesem Zusammenhang zu erwähnen sind noch die Betrachtungen von AGOSTINI, BORRI, LEUBUSCHER, BELLISARI, daß postparoxysmal der Salzsäuregehalt des Magensafts erhöht sei; im Intervall fand AGOSTINI normale Werte; vor dem Anfall, nach BORRI auch vor hysterischen Anfällen, soll nach BELLISARI, AGOSTINI, BORRI zuweilen freie Salzsäure fehlen. Vielleicht sind diese Befunde der Ausdruck von Störungen des Säure-Basen-Gleichgewichts.

Von den neueren Untersuchungen, die sich exakter Methoden bedienten, sind wohl zuerst die von BISGAARD und seinen Mitarbeitern NOERVIG, HENDRIKSEN, JARLOV, REITER zu erwähnen. Diese fanden bei Untersuchungen nach der HASSELBALCHschen Methode, daß Epileptiker eine Störung ihres Säure-Basengleichgewichts hinsichtlich der Ammoniakregulierung aufweisen. Die vermehrte unregelmäßige NH_3-Ausscheidung beziehen sie aber nicht auf eine Acidose, sondern, da sie eine Herabsetzung der Wasserstoffionenzahl und eine NH_3-Vermehrung im Blute fanden, auf eine primäre Alkalose. Diese setzen sie in Parallele zur Alkalose bei Tetanie, die von HOWLAND, MARRIOTT, TISDALL, TILESTON, WILDER, UNDERHILL in Amerika, GYÖRGY, FREUDENBERG, VOLLMER, CURSCHMANN in Europa angenommen, von MC. CALLUM in Amerika, ELIAS, KORNFELD in Europa als nicht sichergestellt angesehen wurde; es seien nur einige Namen der Autoren angeführt. — Diese Störungen nun hielt BISGAARD für die Epilepsie spezifisch und war geneigt, die Epilepsie, wie früher schon BOLTEN, mit einer Störung des Nebenschilddrüsenapparates in Verbindung zu bringen. Die von BISGAARD aufgedeckte Störung wurde in der Folge mehrfach bestätigt. Allein ihre Spezifität und Bedeutung für die Pathogenese der Epilepsie erscheint dadurch erschüttert, daß neuerdings SCHROEDER dieselbe Störung bei Fällen von Encephalitis, manisch-depressivem Irresein und Psychopathie nachweisen konnte. SCHROEDER scheint geneigt, sie in manchen Fällen mit endokrinen Abweichungen in Beziehung zu bringen, während für andere Fälle auch diese Annahme ungenügend begründet erschien. Zur Zeit wird man also mit dem Urteil über diese Befunde und ihre Verwertung noch recht vorsichtig sein müssen.

Andere wichtige Arbeiten auf diesem Gebiet sind, außer denen von WALKER sowie THOMAS, welche Autoren im Intervall eine Acidose nicht feststellen konnten, die ziemlich gleichzeitig erschienenen Arbeiten von VOLLMER sowie BIGWOOD. VOLLMER untersuchte die wahre und die titrierbare Acidität des Harns, Phosphatgehalt des Harns und den Blutzucker und stellte eine präparoxysmale Alkalose und postparoxysmale Acidose fest. VOLLMER sieht den Unterschied gegenüber der Alkalose bei der Tetanie darin, daß die bei letzterer gefundene Phosphatstauung im Blute bei Epilepsie fehle und, da eine Phosphatretention vorhanden sei, man annehmen könne, daß bei der Epilepsie die Phosphate im Muskel retiniert werden. Dies sollte durch die infolge der Verminderung der Wasserstoffionenkonzentration herabgesetzte Permeabilität der Zellmembran zustande kommen. Die lokale Phosphatvermehrung und allgemeine Alkalose sollten durch Zurückdrängen der Calciumionisation eine Erregbarkeitssteigerung hervorrufen sowie eine Anoxämie (HALDANE) des Gehirns, welche durch die Herabsetzung der Dissoziationsfähigkeit des Oxyhämoglobins zustande komme. Die Befunde VOLLMERS wurden von WILDERMUTH nachgeprüft, der jedoch die Ergebnisse nur teilweise bestätigen konnte. VOLLMER macht mit Recht in seiner Entgegnung darauf aufmerksam, daß WILDERMUTH nicht genügend klein abgegrenzte Urinportionen untersucht habe und dadurch die physiologischen Tagesschwankungen die Resultate beeinflussen. Vollmer meint, daß Wildermuth zu Ergebnissen gelange, die sich selbst ad absurdum führen, da er nach epileptischen Anfällen Aciditätssenkung beobachte, daß dies aber den kardinalsten Tatsachen der Muskelphysiologie widerspreche. Demgegenüber ist darauf hinzuweisen, daß Vollmer selbst eine Kurve (Nr. 4) von Status bei Jackson-Epilepsie wiedergibt, wo nach den Anfällen eine Aciditätssenkung besteht, sowie daß er sowohl auf fallender als auch auf steigender Aciditätskurve Anfälle beobachtet. Wenn Wildermuth angesichts dieser Divergenzen den Schluß zieht, daß die Vorgänge bei der genuinen Epilepsie zweifellos verwickelter sind und in den einzelnen Fällen zu verschieden liegen, als daß man glauben dürfte, in *einer* Theorie den Schlüssel gefunden zu haben, so hat er damit, wie wir später noch zu besprechen haben, sicher nicht ganz unrecht.

Kurz nach der Arbeit Vollmers waren die ausgedehnten Untersuchungen Bigwoods erschienen. Dieser Autor untersuchte bei verschiedenen Formen von Epilepsie: Wasserstoffionenzahl, Alkalireserve, CO_2-Spannung der Alveolarluft, CO_2-Gehalt des Blutes. Er fand, daß Alkalireserve und alveolare CO_2-Spannung normal bleiben, während die Wasserstoffionenzahl eine alkalotische Senkung aufweist; diese Alkalose verstärkt sich noch vor Anfällen. Er beschreibt also für die genuine Epilepsie das Bestehen einer Alkalose, und zwar einer unkompensierten, die auch bei der Epilepsie nach Gehirnerschütterung, nicht aber bei der traumatischen Epilepsie, nicht bei genuin epileptischen Äquivalenten und nicht bei symptomatischer Epilepsie vorhanden sein solle. Bei den Versuchen, die Ursache dieser Alkalose zu ermitteln, stellte er fest, daß die Regulierung des Säurebasengleichgewichts durch Lungen und Nieren intakt sei. Er meint, daß in ursächlicher Weise möglicherweise die fehlende Regulation durch Eiweißkörper des Blutes oder ein Gift vom Typ des Guanidins oder schließlich eine Störung in regulierenden Hirnzentren in Betracht kommen könne. Wie bei der Tetanie, so sieht er nicht in der Alkalose, sondern in der durch sie hervorgerufenen Calciumentionisation, die wiederum eine Steigerung der neuromuskulären Erregbarkeit zur Folge habe, die direkte Ursache der tetanischen und epileptischen Reaktion. Er verfolgte ferner den Einfluß der Therapie und fand, daß „acidosierende" Mittel, wie Natriumborotartrat, Diät, Luminal sowohl klinische Besserung als auch eine Steigung der Wasserstoffionenzahl zur Folge haben. — Wenn ich zu diesen Versuchen gleich hier kritisch Stellung nehme, so möchte ich bemerken, daß eine dauernde Verschiebung der Wasserstoffionenzahl bei völlig normaler Alkalireserve etwas befremdlich erscheinen will. Ferner gibt Autor selbst zu, daß er etwas tiefere Wasserstoffionenzahlen erhalten hat als andere Untersucher, weil er die Mahlzeiten nicht berücksichtigte, die bekanntermaßen eine Alkalose zur Folge haben; ferner scheinen die physiologischen Tagesschwankungen nicht berücksichtigt. Ich kann ferner aus seinen Kurven eine Gesetzmäßigkeit nicht herauslesen; Anfälle kommen sowohl bei steigender als auch bei fallender Kurve der Wasserstoffionenzahl vor; nicht selten findet sich eine Verstärkung der Alkalose, ohne daß ein Anfall auftritt; meist fehlt die postparoxysmale Acidose. Ferner muß dem widersprochen werden, daß Luminal eine Acidose mache; Luminal verursacht nach meinen eigens in dieser Hinsicht angestellten Versuchen zeitweise eine Erhöhung der Alkalireserve und eine Erniedrigung der Wasserstoffionenzahl, wie dies Hawkins und Murphy für das Urethan gezeigt haben. Und schließlich ist eine säuernde Diät oder Therapie wie hiesige umfangreiche Versuche feststellten und wie Vollmer es vor Jahren für die kindliche Epilepsie feststellte und wie durch Karger wiederum bestätigt wurde, bei der überwiegenden Mehrzahl von Epilepsiekranken im strikten Gegensatz zur Tetanie völlig wirkungslos oder höchstens ebenso vorübergehend „wirksam" wie jede

Regime-Änderung beim Epileptiker (Bettruhe, Laxantien). — Trotz der großen von BIGWOOD aufgewendeten Mühe und Sorgfalt ist es auch ihm nicht gelungen, eine Erklärung der Vorgänge zu geben, ein Umstand, der nur wieder dazu dienen kann, die Kompliziertheit der hier vorliegenden Probleme zu veranschaulichen.

Im strikten Gegensatz zu den Auffassungen, welche eine Alkalose als eine Vorbedingung des epileptischen Anfalls annehmen, steht DE CRINIS, der eine Acidose annimmt. DE CRINIS untersuchte den respiratorischen Stoffwechsel und den Einfluß von Eiweiß-, Kohlenhydrat- und Fettzufuhr auf den Gasstoffwechsel, sowie das Kohlensäurebindungsvermögen des Blutes. Er fand, und zwar besonders vor dem Anfall, Störungen in den Oxydationsprozessen, die sich meist in einer relativ verminderten O_2-Aufnahme und fast immer in einer verminderten CO_2-Produktion äußern sollen; ferner sollen bei einseitiger Ernährung nicht die typischen Verhältniszahlen von CO_2 zu O_2 gefunden werden und die spezifisch-dynamische Eiweißwirkung herabgesetzt sein. Im Gegensatz zu VOLLMER, der eine Stoffwechselbeschleunigung vor dem Anfall annimmt, entnimmt also DE CRINIS seinen Befunden eine Hemmung aller Oxydationsvorgänge und bestimmte zur Ermittlung der Blutreaktion das Kohlensäurebindungsvermögen. Er fand abnorm niedere Werte, die nach dem Anfall einen Anstieg zeigen; von dem von ihm aus seinen Zahlen gefolgerten präparoxysmalen Abfall der Werte habe ich mich aus seinen Tabellen nicht überzeugen lassen können. DE CRINIS nimmt an, daß die durch die Hemmung der Oxydationen eingetretene Herabsetzung des Stoffwechsels mit der Acidose in gegenseitiger Abhängigkeit stehe, und daß infolge dieser Störungen toxische Eiweißabbauprodukte entstehen. Letztere Annahme sucht er durch die Befunde der postparoxysmalen Harntoxizität zu stützen, sowie unter Beziehung darauf, daß ALLERS, ROHDE, FRISCH und WALTER eine präparoxysmale N-Retention ohne entsprechende Gewichtszunahme festgestellt hätten. Er nimmt an, daß sowohl die Störung des Säurebasengleichgewichts als auch die des Eiweißstoffwechsels auf Störung der Regulationsstellen im Zentralnervensystem beruhen.

Wenn ich nun zu dieser Anschauung DE CRINIS Stellung nehme, so möchte ich zunächst bezüglich der N-Retention auf meine obigen Ausführungen verweisen und hier nur bemerken, daß es m. E. keinen Nutzen bringt, vereinzelte oder nicht genügend gesicherte Beobachtungen als gesicherte Tatsachen anzunehmen und gar zur Basis von neuen Theorien zu machen. — Was die Anomalien des Gasstoffwechsels anbetrifft, so stehen sie ja teilweise im Einklang mit den Beobachtungen, die bei Psychosen überhaupt eine Tendenz zu niederen Grundumsatzwerten ergeben. Höchst beachtenswert erscheint mir die Herabsetzung der spezifisch-dynamischen Eiweißwirkung, wenn sie sich bei Nachprüfungen bestätigen sollten; bis dahin möchte ich raten, mit dem Urteil zurückzuhalten, zumal die große Streuung der Normalwerte (zwischen 3—33%) für die Beurteilung pathologischer Verhältnisse eine große Schwierigkeit bedeutet (GRAFE) und die Meinungen der verschiedenen Autoren beträchtlich auseinandergehen. — Die Erniedrigung des Kohlensäurebindungsvermögens erklärt DE CRINIS aus einer Beschlagnahme des disponiblen Alkalis durch saure Stoffwechselprodukte. Nach dem Verhalten des Alkalis könnte es sich aber ebensogut um ein primäres kompensiertes CO_2-Defizit handeln. Die Bestimmung der Alkalireserve allein erlaubt eben nicht, die von DE CRINIS gefolgerten Schlüsse zu ziehen. Im übrigen widerspricht die Annahme einer präparoxysmalen Acidose, im Gegensatz zu der chemisch und klinisch festgestellten postparoxysmalen Acidose, allen bisher bekannten physiologischen und klinischen Tatsachen. Aus dieser Erwägung heraus muß ich meiner persönlichen Überzeugung nach zu einer Ablehnung der de CRINIschen Theorie kommen.

Damit seien nicht seine Befunde, sondern lediglich deren Deutung, zur Diskussion gestellt, wobei bemerkt sei, daß die Uneinheitlichkeit der Nomenklatur in der Acidose-Alkalose-Frage zu manchem Mißverständnis Anlaß gegeben haben kann.

Um die Größe des Widerstreits der Meinungen darzutun, habe ich die Acidose-Theorie hier erwähnt und möchte nun noch einige Bemerkungen zur Alkalose-Theorie machen. Ausgehend von der Tatsache, daß durch unkompensierte Alkalose (sowohl infolge eines Alkali-Überschusses als auch infolge CO_2-Defizits) tetanische Symptome erzeugt werden können, gelang es GRANT und GOLDMANN, ROSETT, FOERSTER, STERTZ u. a. durch Erzeugung dieses Zustandes Konvulsionen auszulösen. Dieser Umstand schien natürlich eine starke Stütze der Alkalose-Theorie. Demgegenüber ist wiederum die Wirkungslosigkeit einer säuernden Therapie zu bedenken, und es sind die Tatsachen zu erwähnen, daß bei Zuständen ausgesprochener Acidose (diabetisches Koma, Vergiftungen, Eklampsie) Krampfanfälle eine überaus häufige Erscheinung sind, sowie daß es selbst durch starke Natriumhydroxyd-Alkalose nicht gelingt, tetanische Erscheinungen hervorzurufen. Festzustehen scheint mir, daß bei der Mehrzahl von Epileptikern, wenn man nur lange genug überventiliert, zugleich mit der Alkalose Konvulsionen auftreten. Ebenso treten, wie GEORGI zeigte, Änderungen der Plasmastabilität auf in ähnlichem Sinne wie bei der Epilepsie. Aber vielleicht sind für die Epilepsie ähnliche Anschauungen am Platze wie sie VAN SLYKE hinsichtlich der Tetanie äußerte, nämlich, daß man aus der Möglichkeit einer Provokation von Anfällen durch eine Alkalose noch nicht schließen dürfe, daß jede Tetanie durch eine Alkalose hervorgerufen oder auch nur von einer solchen begleitet sei, da z. B. MC. CALLUM bei Tetanie nach Parathyreoidektomie keine Erhöhung der Plasmabicarbonate gefunden habe. Diese Frage kann eben nur entschieden werden durch Untersuchung zahlreicher Fälle von Epilepsie. Dies dürfte wohl auch eines der nächsten Ziele der Epilepsieforschung sein. Und insofern erscheint mir der Zeitpunkt nicht günstig, ein Urteil über diese Fragen abzugeben. Dazu sind die Sachen noch zu sehr im Flusse, zu viele Fragen harren noch einer vielleicht raschen Entscheidung.

Über die chemische Zusammensetzung des Gehirns oder Anomalien desselben liegen nur wenig Tatsachen vor. REICHARDT, der geneigt ist, die Epilepsie als organisches Gehirnleiden aufzufassen, denkt an physikalisch-chemische Änderungen der Hirnmaterie, worauf auch der Vorgang der Hirnschwellung hinweist. Eine Bearbeitung dieser Fragen ist unter REICHARDTS Leitung, so von INGLESSIS und STRECKER, im Gange. Diese Punkte verdienen sicherlich größte Beachtung. Konnten doch SCHIFF und STRANSKY sowie FAERBER feststellen, daß mit steigendem Alter der Wassergehalt des Gehirns ab-, der Lipoidgehalt dagegen zunimmt, und ist doch die Krampfbereitschaft des kindlichen wasserreicheren Hirns bekannt, verwiesen sei noch auf die Arbeiten von EDERER, KUDO, KARGER, LÉRICHE und WERTHEIMER.

An den endokrinen Drüsen fand BORBERG Blutungen, die er jedoch als Anfallsfolgen auffaßt. Hier zu erwähnen sind auch die Krampfstudien FISCHERS, der eine wesentliche Beteiligung des Nebennierensystems am Krampfmechanismus annimmt.

Große Uneinstimmigkeit herrschte über das morphologische Blutbild bei der Epilepsie. Am übersichtlichsten dürfte es sein, die von den verschiedenen Autoren ermittelten Werte in folgender Tabelle zusammenzustellen.

Auch über die Befunde im Intervall widersprechen sich die Befunde. So fand GORRIERI neutrophile Leukocytose, selten Mononucleose, SCHULTZ, DI GASPERO, RIEBES, ROHDE beschrieben eine Lymphocytose; SCHULTZ und GORRIERI be-

Vor Anfällen	Während Anfällen	Nach Anfällen
Leukocytose (RIEBES)	Leukocytose (JOEDICKE)	Leukocytose (ITTEN, DI GASPERO, RIEBES, SCHULTZ)
Leukopenie (HARTMANN, DI GASPERO)	Lymphocytose (ZIMMERMANN, SCHULTZ, ROHDE)	
Lymphocytose (SCHULTZ, ITTEN, ZIMMERMANN, GORRIERI)	Eosinophilie (ZIMMERMANN, SCHULTZ)	Lymphocytose (RIEBES)
Eosinophilie (GORRIERI)		Eosinophilie (GORRIERI, DI GASPERO, SCHULTZ)

obachteten Eosinophilie. RIEBES und ZIMMERMANN fanden, daß die Befunde vielfach von Fall zu Fall wechseln und sich daher ein einheitliches Bild nicht gewinnen ließe. Auch SCHULTZ unterschied deshalb zwischen vagotonen, lymphatischen und polynucleären Epileptikern und nahm für diese Unterschiede konstitutionelle Faktoren an.

Aus allen diesen Befunden sind nun die mannigfaltigsten Schlußfolgerungen gezogen worden. Nach GASPERO sollten die Veränderungen des Blutbildes eine Schutzmaßnahme des Organismus gegen giftige Eiweißabbauprodukte (anaphylaktischer Shock) darstellen; an Gewebszerfallprodukte denkt auch ZIMMERMANN. GORRIERI nimmt eine Beziehung zwischen Toxinbildung und den Schwankungen der eosinophilen Zellen an; RIEBES, der ebenfalls Autotoxine annimmt, meint, daß infolge der Muskelaktion ein Lympheintritt ins Blut stattfindet. ITTEN denkt an eine pathologische Funktion der Blutdrüsen als Quelle der Toxine. SCHULTZ schließlich ist der Ansicht, daß in erster Linie vasomotorische Störungen als Ursache der Blutveränderungen eine Rolle spielen, eine Anschauung, die sicherlich weit mehr für sich hat als die anderen Theorien. Von weiteren Untersuchungen ist zu erwähnen, daß WUTH bei 41 Fällen im Intervall normale und subnormale Werte für die Erythrocyten bei normalem Hämoglobingehalt beobachtete. Seine Leukocytenzahlen waren häufig leicht erhöht, wobei aber keine nennenswerte Lymphocytose bestand; große Unterschiede und mitunter recht hohe Werte zeigten die Zahlen für die Eosinophilen. Zu ähnlichen Resultaten gelangte auch DE CRINIS. WEISSENFELD fand im Anfall Leukocytose mit relativer Lymphocytose und unregelmäßigem Verhalten der Eosinophilen; als Dauerveränderung bezeichnet er eine mäßige Leukopenie mit relativer Lyphocytose. Er nimmt an, daß die Epilepsie in einer intermediären Stoffwechselstörung ihre Ursache habe. FISCHER und SCHLUND fanden bei Faradisierung der Muskulatur Gesunder und Krampfkranker, daß Krampfkranke mit einer Zunahme der Lymphocyten und einer Abnahme der polynucleären Zellen reagierten; bei Gesunden und bei Krampfkranken nach Nebennierenreduktion fehlten diese Veränderungen; sie konnten jedoch durch Adrenalin hervorgerufen werden; die Art der Muskelbewegung (aktiv oder passiv, willkürlich oder unwillkürlich) schien keine Rolle zu spielen. MEYER und BRÜHL konnten ein einheitliches Verhalten nicht feststellen; bei vielen, aber keineswegs allen Fällen fanden sie zur Anfallszeit Leukocytose mit relativer Lymphocytose. Leukocytensturz vor dem Anfall mit postparoxysmaler Leukocytose beobachteten PINEL und SANTENOISE. Zur Feststellung, ob die intervallären Schwankungen spezifisch für die Epilepsie oder für Krampfkrankheiten überhaupt seien, untersuchte WUTH Hirnverletzte mit und ohne Anfälle, Fälle von Paralyse und Dementia praecox und fand bei solchen Kranken ähnliche Schwankungen in der Blutzusammensetzung; er äußerte sich dahingehend, daß wohl, namentlich auch in Anbetracht der Befunde von VON LIEBENSTEIN es noch eingehenderer Vergleichsuntersuchungen bedürfe, ehe man aus Änderungen der Blutzusammensetzung in der Psychiatrie Schlüsse auf Krankheitseinheiten oder Konstitutionstypen ziehen könne. Zur Klärung der Blutveränderungen beim Krampfanfall stellte WUTH sodann Serien-Untersuchungen an 5 Fällen von genuiner Epilepsie, je 1 Fall von traumatischer Epilepsie, Paralyse und Pseudourämie, 2 Fällen von Hirnlues zur Anfallszeit an; 11 weitere Fälle von genuiner Epilepsie, 3 Fälle von Paralyse, je 1 Fall von Hirnlues und Arteriosklerose wurden unmittelbar nach dem Anfall untersucht. Er fand bei Krampfanfällen jeglicher Genese im Anfall polynucleäre Leukocytose und Eosinopenie mit nachfolgenden Oszillationen der Kurven, besonders der der Eosinophilen, die häufig starke Vermehrung zeigten, und endlichem Einstellen auf das individuelle Niveau. Die Lymphocyten zeigten unregelmäßiges Verhalten, mitunter sogar bei demselben Kranken von Anfall zu Anfall; Beziehungen in konstitutioneller Richtung ließen sich nicht erkennen. Rest-N, Harnsäure, Kreatinin, Serumeiweiß zeigten eine Tendenz zum Anstieg während und nach dem Anfall; die Ausscheidung der Stoffwechselprodukte nach Abklingen der Anfallserscheinungen erfolgte prompt. Die Veränderungen variierten innerhalb gewisser Grenzen von Fall zu Fall und sogar bei demselben Fall von Anfall zu Anfall; sie gehen bis zu gewissem Grade der Schwere des Anfalls parallel. Leukocytensturz und Abfall des Serumeiweißes bei Status epilepticus bei Ansteigen des Rest-Nund der Harnsäure und Fortdauer der Krämpfe ist ein prognostisch ungünstiges Zeichen. Die Veränderungen sind nicht spezifisch für die genuine Epilepsie, sondern lediglich Teilerscheinung des Krampfanfalls. Um festzustellen, ob die Veränderungen für den Krampfmechanismus spezifisch seien, untersuchte WUTH erregte Kranke mit den verschiedensten Grundleiden und fand bei diesen Veränderungen in derselben Richtung wie bei Krampfanfällen, aus welcher Tatsache er für die von ihm untersuchten Veränderungen den Schluß zog, daß sie Begleiterscheinungen lediglich der gesteigerten Motorik seien. WUTH bestätigte und erweiterte frühere Resultate von DE CRINIS, daß der Krampfmechanismus, aber auch Erregungszustände mit einer Tendenz zu erhöhten Serumeiweißwerten einhergehen; Schwankungen dieser Werte kommen aber auch vor, ohne daß Anfälle eintreten, und scheinen bis zu gewissem Grade physiologisch oder von psychischen Alterationen (REISS) abhängig zu sein. Solche Schwankungen beschrieben ferner MEYER und BRÜHL, BRÜHL, JACOB; es ist nicht gelungen, sie in feste Beziehung zum meßbaren Blutdruck zu bringen, was aber nicht ausschließt, daß sie doch auf vasomotorischen Veränderungen beruhen.

Veränderungen der Viscosität des Blutserums in der Richtung einer Zunahme vor den Anfällen beobachteten BROWN, ZILOCCHI, VIDONI und GATTI, ZIVERI. Eine Herabsetzung der Resistenz der Erythrocyten gegenüber elektrischem Strom fand BENIGNI nach den Anfällen; eine solche gegenüber Salzlösungen beobachteten AGOSTINI, CLAUDE und BLANCHETIÈRE, FUA.

Für die Senkungsgeschwindigkeit fand PLAUT eine geringfügige Beschleunigung; WUTH fand im Intervall normale Werte, in und nach dem Anfall eine Beschleunigung hinsichtlich deren er jedoch eine Regelmäßigkeit nicht feststellen konnte. GEORGI, der die Plasmastabilität mit verschiedenen Methoden prüfte, fand zunächst im Anfall erhöhte Labilitat, nach Ablauf des Anfalls pathologisch stabile Werte, in anfallsfreien Zeiten dagegen normale Verhältnisse; bei Hyperventilationsversuchen fand er schon vor dem Anfall ein Labilwerden der Werte.

Toxische Harnbestandteile beschrieben LOEWE, MARRO, GRIFFITHS. Näheres über andere diesbezügliche Arbeiten findet sich bei TURNER, sowie bei VOISIN und PETIT. Neuere Arbeiten darüber stammen von PFEIFFER, der als Indikator für die Toxizität den Temperatursturz heranzog. Ich will hier auf die Frage der Harntoxizität nicht eingehen und nur meine persönliche Ansicht äußern, die dahin geht, daß ich heute denselben skeptischen Standpunkt über die Brauchbarkeit der Methode einnehme wie ihn Allers seinerzeit für sich begründet hat. Weichbrodt, Herz und Weichbrodt prüften die Toxizität des Epileptikerserums und fanden nur kurz vor oder nach dem Anfall toxische Werte; die Prüfung erfolgte an weißen Mäusen, sowie nach der Machtschen Methode an Lupinenkeimlingen. Auch Anthéaume und Trepsat fanden das Serum toxisch. Dagegen konnten Pfeifer, Standenath und Weeber die Weichbrodtschen Befunde nicht bestätigen; auch Storm van Leeuwen und Zeydner erhielten bei der Prüfung des Blutes auf toxische Substanzen keine eindeutigen Resultate.

Schließlich ist noch der Wasserhaushalt zu besprechen. Dide und Stenuit erwähnen eine intervalläre Polyurie. Im übrigen handelt es sich bei dem Widerstreit der Meinungen in der Hauptsache um die postparoxysmale Polyurie und deren Beziehung zur präparoxysmalen Oligurie. Postparoxysmale Polyurie beschrieben Féré, Alessi und Pierri, Rabow, Voisin und Petit, Rohde, Allers, Sehrwald, Hallager, eine solche bestritten Bleile, Ferranini, Kühn, Sala und Rossi. Voisin sowie Kranz beschrieben die Polyurie auch nach petit-mal-Attacken. Rohde nahm an, daß die postparoxysmale Vermehrung der präparoxysmal retinierten Menge genau entspreche, und Allers legt bas Hauptgewicht auf die präparoxysmale Oligurie und meint, daß jede Theorie über die Pathologie des Stoffwechsels bei der Epilepsie diesen Umstand derücksichtigen müsse. Daß diese Frage jedoch noch nicht ganz geklärt ist, haben Sehrwald und Hallager bewiesen. Hallager kontrollierte seine Patienten lange, einen monatelang, und fand intervallär unregelmäßige Schwankungen, keine konstante „präparoxysmale Oligurie", wohl aber postparoxysmale Polyurie. Diese erklärt er durch eine durch Gefäßdilatation bedingte Hyperämie, die reaktiv auf die passagere durch Konstriktion der Nierengefäße hervorgerufene Anämie der Niere, welche auch die Ursache der Krampfalbuminurie sei, folge. Die Größe der Polyurie wechsle nach individuellen Faktoren und nach Intensität und Dauer der Anämie. Diese Erklärung erscheint mir durchaus einleuchtend. Ein guter Teil obiger Widersprüche rührt m. E. davon her, daß nicht genügend zahlreiche Urinportionen untersucht wurden. Grenzt man die Urinportionen zweistündlich ab, wie ich es bei Hyperventilationsversuchen gemacht habe, so tritt die postparoxysmale Polyurie in viel deutlicherer Weise hervor; eine präparoxysmale Oligurie ließ sich bei meinen Fällen nicht mit Regelmäßigkeit feststellen. So stimmen also meine Erfahrungen im wesentlichen mit den Befunden Hallagers überein, ohne indes die Frage definitiv entscheiden zu können.

Und nunmehr haben wir zu der Gesamtheit des vorliegenden Materials Stellung zu nehmen. Wir werden dabei mehr Klarheit gewinnen, wenn wir die Befunde in Gruppen einzuteilen versuchen und so zunächst die postparoxysmalen Veränderungen betrachten. Die Steigerung der N-Ausfuhr, der Purinkörper, des Kreatinins, des Aminostickstoffs, des Phosphors, des Schwefels, der Harnkolloide, der ätherlöslichen Säuren dürfen wir wohl für eine einfache Ausschwemmung von Substanzen ansehen, die infolge der gewaltigen Muskelanstrengung gebildet worden sind; dafür spricht auch die Vermehrung des Rest-N, der Harnsäure, der gebundenen Purine, des Kreatinins im Blut. Die Steigerung der Harnacidität, die Vermehrung des Ammoniaks, das Auftreten von Milchsäure, die Hyperacidität des Magensaftes, die Änderungen der Senkungsgeschwindigkeit, der Plasmastabilität sowie die Störungen des Kohlenhydratstoffwechsels erklären sich aus der, teils durch die Atmungsbehinderung (vgl. die Cyanose im Anfall), teils durch die Entstehung saurer Stoffwechselprodukte entstehenden postparoxysmalen Acidose. Aus dieser, wahrscheinlich unter Mitbeteiligung des vegetativen

Nervensystems, erklären sich vielleicht auch die corpusculären Veränderungen des Blutes; indes werden hauptsächlich gesteigerte Motorik und vasomotorische Störungen beim Zustandekommen dieser Veränderungen eine Rolle spielen. Sicher spielen solche vasomotorische Störungen eine Rolle bei den Wasserschwankungen, den Schwankungen des Serumeiweißgehalts, der postparoxysmalen Polyurie, Albuminurie und Zylindrurie.

Diese Erscheinungen sind größtenteils die Folgeerscheinungen der gesteigerten Motorik sowie der Acidose. Über die Stellung der vasomotorischen Erscheinungen im Rahmen der Erscheinungen des Krampfanfalls können wir nichts aussagen; wissen wir doch, daß vasomotorische Erscheinungen schon in der Aura und beim Beginn des Krampfes eine Rolle spielen. Und schließlich ist ja unsere Annahme, daß der motorische Krampf den Höhepunkt der Störungen darbietet, weil er sich am eindruckvollsten manifestiert, eine durchaus willkürliche. Wissen wir doch aus experimentellen Versuchen, daß beim Wiedereinschießen des Blutes in ischämisch gemachte Hirnbezirke Krampfanfälle auftreten, wissen wir doch, daß nach Strangulationsversuchen — also bei Wiederherstellung der Zirkulation — Krampfanfälle in Erscheinung treten — also nicht im Höhepunkt der Störung, sondern bei Wiederherstellung der Funktion.

Eines aber ist allen oben erwähnten Störungen gemeinsam; nämlich, daß sie zum Wesen des Krampfanfalls gehören und nichts mit der Krankheit Epilepsie zu tun haben. Falls der Krankheit „genuine Epilepsie" körperliche Störungen eigentümlich sind — sei es in primärer, koordinierter oder sekundärer Weise — so müßte man annehmen, daß diese im intervallären, hauptsächlich aber im präparoxysmalen Stadium am deutlichsten nachweisbar wären, deutlicher jedenfalls als im postparoxysmalen, wo die Folgeerscheinungen des Krampfes das Bild beherrschen. Betrachten wir also an Hand des vorliegenden Materials die Epilepsietheorien, wobei wir nur die in unser Gebiet einschlägigen berücksichtigen wollen. Die Tatsache, daß wie bei Hirnerkrankungen und Stoffwechselkrankheiten so auch bei Vergiftungen häufig Krämpfe vorkommen, gab bei dem Mangel einheitlicher hirnanatomischer Befunde bei der Epilepsie Anlaß zu der Annahme, daß es sich bei der genuinen Epilepsie um eine Vergiftung handle. Die Versuche zur Erklärung der Entstehung dieser hypothetischen Gifte waren in weitem Maße abhängig von den jeweils im Vordergrund des Interesses stehenden wissenschaftlichen Forschungsrichtungen. Die Theorie der gastrointestinalen Autointoxikation nahm eine Entstehug toxischer Produkte im Magendarmkanal an, sei es auf Grund gestörter fermentativer Tätigkeit, sei es auf Grund abnormer Resorptionsverhältnisse. Wir sind andernorts auf die gastrointestinale Autointoxikation bereits eingegangen; hier sei nur noch bemerkt, daß, ohne daß die Möglichkeit einer solchen bestritten werden soll, bislang der Nachweis einer Substanz, die in den überhaupt in Betracht kommenden Mengen Krampfanfälle oder Psychosen hervorzurufen imstande wäre, nicht geglückt ist. Die Erfolge der Diätbehandlung und Laxantien dürfen hier nicht als Stütze herangezogen werden, wie dies mit Vorliebe geschieht. Einmal widersprechen sich die Angaben außerordentlich; während man früher die guten Erfolge der fleischfreien lakto-vegetabilen Diät rühmte, sehen manche heute das Heil in reiner Fleisch-Fettkost, in ketosierender Diät. Sodann haben Abführmittel, namentlich drastischer Art, noch ganz andere Wirkungen als entgiftende; sie bewirken nämlich u. a. eine Druckherabsetzung im Zentralnervensystem, ein Faktor, der therapeutisch wichtiger erscheint als eine „Entgiftung".

Andere Theorien suchten die Entstehung des hypothetischen Giftes durch Stoffwechselstörungen zu erklären. So sahen KRAINSKY sowie GUIDI in dem carbaminsauren Ammoniak das fragliche Krampfgift; RACHFORD dachte an

Methylpurine. Die theoretischen Fehler und Haltlosigkeit der Annahme Krainskys hat schon Mainzer festgelegt; von einer Bestätigung der Rachfordschen Befunde und seiner etwas voreiligen Theorie ist mir nichts bekannt geworden. Rohde und Allers nahmen, wie wir sahen, eine Retention von N-haltigen Produkten und eine Störung des endogenen und exogenen Purinkörperstoffwechsels an. Daß diese Auffassungen durch falsche Deutungen von Befunden entstanden sind, die allerdings dem damaligen Stand unseres Wissens entsprachen, habe ich an der einschlägigen Stelle bereits angeführt. Cuneos Theorie von einer Störung des Kohlenhydratstoffwechsels, die zu einer Störung des Eiweißstoffwechsels führt, welch letztere durch Bildung von Giftprodukten die Epilepsie auslösen solle, kann wohl nicht als bewiesen angesehen werden. Schon eine großzügigere Betrachtungsweise zeigen die Theorien, die die wichtigste Störung in einer solchen des Säurebasengleichgewichts erblicken. Von den älteren Anschauungen, daß eine Acidose als Ursache des epileptischen Krampfes in Betracht komme und die sich bei Pini aufgezeichnet finden, sehe ich ab, sondern erinnere nochmals an die von de Crinis aufs neue aufgestellte Theorie sowie die Einwände, die sich gegen dieselbe erheben lassen. Die bedeutsamste Erkenntnis der neueren Forschungen ist sicherlich an die Alkalosetheorie geknüpft, als deren Hauptvertreter wir Bisgaard und seine Mitarbeiter, sowie Vollmer und Bigwood kennen lernten, denen sich neuerdings Georgi u. a. angeschlossen haben. Wir haben unsere Ansicht dazu z. T. schon geäußert; festzustellen wäre einmal, ob wirklich bei der Hyperventilation die Alkalose der maßgebende Faktor oder nur eine Begleiterscheinung ist; im letzteren Sinne spricht, daß es durch eine durch NaOH erzeugte Alkalose nicht gelingt, bei Hunden Tetanie hervorzurufen, wohl aber durch Natriumbicarbonat; sodann handelt es sich darum, ob der Vorgang etwas wirklich für die genuine Epilepsie Spezifisches darstellt oder nur eine unspezifische Steigerung der neuro-muskulären Erregbarkeit bedeutet, was in Anbetracht der Erfahrungen mit Überventilation bei Hirn- und Rückenmarkskrankheiten nicht ausgeschlossen erscheinen will. Von größter Bedeutung werden Untersuchungen von Epileptikern sein hinsichtlich der Frage, ob sich vielleicht durch diese Störung eine gewisse Gruppe herauslösen läßt. Will es doch mitunter erscheinen, als ob, wie bei anderen Psychosen so auch bei der Epilepsie, die rein klinischen Untersuchungsmöglichkeiten die definitive Zuteilung eines Falles zu einer bestimmten Krankheitsgruppe nicht erlauben, und hier scheint in der Tat ein Weg gegeben, der vielleicht Aussicht bietet, das Problem von der körperlichen Seite anzugreifen. Aber noch geht, wie gesagt, die Gleichung nicht vollständig auf; daß die von Bisgaard aufgewiesene Regulationsstörung nicht der Epilepsie spezifisch ist, haben wir bereits erwähnt. Vollmer hat wohl recht, wenn er sagt, daß die Sachlage dadurch keine weitere Klarheit gewinnt, wenn man zur Erklärung der Stoffwechselstörung auf das endokrine System verweise, da eine Hauptaufgabe dieses Systems ja eben in der Regulierung des Stoffwechsels bestehe. Und doch haben die meisten Autoren die Alkalose in Parallele zur Tetaniealkalose gesetzt und auf eine Störung der Nebenschilddrüsen zurückzuführen versucht. Auch an anderweitigen Versuchen kausale Beziehungen des endokrinen Systems zur Epilepsie zu finden hat es nicht gefehlt. So dachte Bolten an den Schilddrüsen-Nebenschilddrüsenapparat, Krasser, Fischer u. a. an die Nebennieren, Mac Kennan, Johnston und Henninger an die Hypophyse, Gerlach an die Keimdrüsen u. a. m. Als bewiesen kann keine dieser Theorien angesehen werden. Die Grazer Schule unter der Führung von Pfeiffer und Hartmann hatte auf die Übereinstimmung der Epilepsie mit dem Bilde der Eiweißzerfallsvergiftungen, besonders auch mit dem Sonderfall des anaphylaktischen Shocks verwiesen. Schon Much und Kafka haben auf die dieser Auffassung entgegenstehenden zahlreichen Bedenken hingewiesen, und es sei deshalb auf die Ausführungen KAFKAS verwiesen. KAFKA möchte, um nichts zu präjudizieren, die Epilepsie lediglich als Unterform der Gruppe der Eiweißzerfallstoxikosen aufgefaßt wissen. Indes betont PFEIFFER ausdrücklich, daß der Krampf nicht zum Vergiftungsbilde der Proteasenvergiftung gehört und, soweit er auftritt, entweder der Ausdruck einer Kältenarkose (Maus) sei oder in das Gebiet der Erstickungskrämpfe (Meerschweinchen, Kaninchen) gehöre. So erscheint auch bezüglich dieser Theorien die Sachlage nicht hinreichend geklärt, um ein definitives Urteil abzugeben. Im übrigen liegt es auch nicht im Rahmen dieses Überblicks, die Fermentmethoden zu berücksichtigen; auch die Arbeiten, die sich mit der Rolle des vegetativen Nervensystems befassen, werden anderorts abgehandelt.

So kann die Tatsache nicht verschwiegen werden, daß es bislang nicht gelungen ist, eine befriedigende Erklärung des Wesens der genuinen Epilepsie zu geben. Das dürfte seinen Grund einmal darin haben, daß die normalen Zusammenhänge, z. B. zwischen Kraftstoffwechsel, Säurebasengleichgewicht, neuromuskulärer Erregbarkeit, Tonus des vegetativen Nervensystems usw., noch zu wenig geklärt sind, um aus einzelnen Beobachtungen und Abweichungen Schlüsse auf pathogenetisches Geschehen zu erlauben. Die Mehrzahl der neueren Beobachtungen wird man wohl als korrekt ansehen können, nur sind wir eben noch nicht so weit, die Tatsachen miteinander in Einklang zu bringen. Und so bin ich auch nicht der Ansicht, daß neue „Arbeitshypothesen", an denen ja kein Mangel herrscht, uns weiter bringen werden, sondern vielmehr ein Bearbeiten scharf umrissener Fragestellungen. Ein weiterer Grund dürfte in der Schwierigkeit liegen, zu untersuchende Fälle mit absoluter Sicherheit der „genuinen Epilepsie" zuzuzählen; wir haben da eben keine absolut sicheren Kriterien und man braucht nur ein hirnchirurgisches Material zu betrachten, um sich von dieser Tatsache zu überzeugen. Und eben darauf, daß wir bei unseren Untersuchungen keinen absolut festen diagnostischen Boden unter den Füßen haben, vielleicht weniger noch als bei anderen Psychosen, dürfte ein großer Teil der Widersprüche der Beobachtungen zurückzuführen sein. Vielleicht gelingt es hier einmal der Somatopathologie sichere Ausgangspunkte zu gewinnen.

Eine sichere Basis haben wir jedoch: den Krampfanfall, der ein hinreichend präzisiertes Symptom darstellt. Auf die konstitutionellen, erbbiologischen Fragen hinsichtlich dieses Reaktionsmechanismus soll natürlich nicht eingegangen werden, ebensowenig auf neurologisch-dynamische Fragen; es soll lediglich betrachtet werden, ob Stoffwechselvorgänge uns irgendwelche pathogenetische Erklärungen geben können. Wir werden also uns sowohl mit den *Stoffwechselstörungen beim Krampfanfall* als auch mit dem Auftreten von *Krampfanfällen bei Stoffwechselstörungen* zu befassen haben. Betrachten wir zunächst die ersteren. Da wir von post- und präparoxysmalen Veränderungen zu reden haben, möchte ich auf meine oben geäußerte Bemerkung aufmerksam machen, wonach das klinisch erkennbare Einsetzen des Krampfes, sowohl den Beginn als auch den Höhepunkt als auch den Eintritt einer neuen Schädigung bedeuten kann, also bei biologischer Betrachtung der Tatsachen eine mehr oder minder willkürlich geschaffene Zeitmarke bedeutet.

Die Stoffwechselstörungen habe ich oben in drei Gruppen einzuteilen versucht, solche, die auf die Muskelaktion, solche, die auf die Acidose und solche, die auf vasomotorische Veränderungen zurückzuführen sind. Diese Abgrenzung ist natürlich bei dem Ineinandergreifen der Vorgänge etwas schematisierend, trägt aber doch wohl zur Übersichtlichkeit bei. Die Stoffwechselstörungen, die den ersten beiden Gruppen angehören, werden uns keine weitere Aufklärung zu bringen vermögen, sind sie doch nicht dem Krampfmechanismus spezifisch, sondern jeder Form von gesteigerter Motorik. Etwas anderes ist es um die vasomotorischen Störungen. Denn wir haben nicht nur beim Krampfanfall selbst, sondern schon präparoxysmal vasomotorische Störungen. Wenn ich die Argumente anführe, die für eine wichtige Rolle vasomotorischer Störungen sprechen, so möchte ich zu Beginn noch einige Bemerkungen zu den Stoffwechselstörungen machen. Die postparoxysmale Polyurie, ebenso wie die anscheinend nicht regelmäßig nachweisbare präparoxysmale Oligurie, kann nach Sehrwald, Hallager, Laudenheimer und auch meiner Ansicht nach nur dadurch erklärt werden, daß vor oder mit dem Anfall ein Vasomotorenkrampf der Nierengefäße stattfindet, der eine temporäre Nierenschädigung und -insuffizienz bedingt; nach dem Anfall erfolgt dann eine reaktive Erweiterung. Der erstere Vorgang findet seinen Ausdruck nicht nur in der Oligurie, sondern auch in der vorübergehenden geringgradigen Retention harnfähiger Substanzen im Blute sowie in der Absonderung von Eiweiß und der Entstehung von Zylindern, die mit der folgenden Harnflut ausgeschwemmt werden. Da nach Laudenheimer diese Störungen dem Anfall 1—2 Tage vorausgehen können, ließen sich vielleicht damit manche Beobachtungen erklären, die als Störung des Eiweißstoffwechsels aufgefaßt werden, ja vielleicht sogar z. T. die sog. „Instabilität“ der Befunde. Doch möchte ich hierin nicht zu weit gehen. Daß es sich um vasomotorische Störungen handelt, dafür spricht einmal, daß Laudenheimer unter hohen Opiumdosen das Phänomen der Harnschwankungen verschwinden sah. Ferner sprechen durchaus dafür Versuche von Francois Frank sowie von Vulpian, die bei durch Faradisation der Hirnrinde erzeugten Anfällen Blutdrucksteigerung, Verminderung des Volumens der Niere, Anämie derselben und Stocken der Urinsekretion beobachteten. Und schließlich ist diese Annahme wohl die einzige, welche die rapide und völlige restitutio ad integrum befriedigend zu erklären vermöchte. Des weiteren sei dann an das Verhalten des Blutdrucks erinnert; daß derselbe während des Anfalls hoch ist, wissen wir. Nicht so allgemein bekannt sind vielleicht die Beobachtungen von Plaskuda, der fand, daß dem Krampf eine geringe Blutdruckerhöhung vorangeht, daß vor dem Einsetzen der Krämpfe der Blutdruck wieder abfällt, um beim Einsetzen des Krampfes plötzlich hoch anzusteigen. Auch diese Beobachtungen zeigen, daß der Blutdruckerhöhung im Anfall vasomotorische Störungen vorausgehen.

Auch die klinische Beobachtung weist zahlreiche Manifestationen vasomotorischer Störungen auf. Von der vasomotorischen Aura genügt es, sie zu erwähnen und darauf hinzuweisen, daß vasomotorische Störungen in der Aura, wenn man nur in Beobachtung und Anamnese darauf genügend achtet, häufiger als angenommen zu sein scheinen. Sodann spricht auch dafür das rapide Einsetzen des Anfalls und namentlich der plötzliche Bewußtseinsverlust sowie die kurze Dauer und die nachfolgende eigentlich ja erstaunliche Restitution. Das Wesen all dieser Erscheinungen erklärt sich viel zwangloser aus Zirkulationsstörungen als aus Giftwirkungen. Hiebei möchte ich an einige Erfahrungen der Hirnchirurgie erinnern. Sargent erwähnt die Rapidität, mit der sichtbare cerebrale, zirkulatorische Veränderungen als Reaktion auf die verschiedensten Reize auftraten. Jacobi und Magnus berichten über Übergreifen vasomotorischer Störungen auf ganze Gefäßgebiete. Foerster sowie Hartwell und Kennedy beobachteten das Gehirn während eines epileptischen Anfalls und sahen zuerst plötzliches Erblassen der Rinde, das mit dem Eintritt des tonischen Zustandes durch eine Stauung und Volumenvergrößerung des Gehirns abgelöst wurde und welches sie auf einen Gefäßkrampf zurückführen. Denkt man weiter an die Albuminurie nach petit mal, die vielfach irrig als Epilepsie bei orthostatischer Albuminurie bezeichnet wird, an die von Gruber und Lanz beobachtete ischämische Herzmuskelnekrose nach Tod im Anfall, an die Beobachtungen SPIELMEYERS, nach denen die Ammonshornveränderungen der Gefäßverteilung entsprechen, so wird man annehmen müssen, daß vasomotorische Störungen eine andere Rolle spielen als lediglich die einer Begleiterscheinung der Muskelkrämpfe oder der Asphyxie.

Ich mußte hierauf kurz eingehen, weil, wie wir sahen, eine Reihe von Stoffwechselstörungen, die wegen ihres präparoxysmalen Vorkommens pathogenetisch für bedeutsam gehalten wurden, auf vasomotorische Störungen zurückzuführen sind.

Wenn wir nun noch die Stoffwechselstörungen betrachten, welche häufig mit Krampfanfällen vergesellschaftet sind, so ist da in erster Linie die viel zitierte Urämie und Eklampsie zu betrachten. Wir wissen heute, daß Krämpfe nicht zum Krankheitsbild der echten Retentionsurämie gehören, sondern daß sie eines der sogenannten pseudourämischen Phänomene darstellen, d. h., daß sie von der Schwere der Nierenaffektion unabhängig sind und wie die übrigen pseudourämischen Symptome auch bei Herz- und Gefäßkrankheiten, sowie bei chronischer Bleivergiftung vorkommen. Bei der akuten Pseudourämie ist der Liquor- und Blutdruck stets erhöht, bei der chronischen wird das Krankheitsbild von Gefäßstörungen beherrscht. Bei der Eklampsie hat die Stoffwechselforschung noch nichts zur Erklärung der Krampfanfälle beitragen können, wohl aber ist es durch die Untersuchungen von VAQUEZ und NOBÉCOURT, PFLUGBEIL und WIESNER, KRÖNIG und FÜTH als Tatsache festgestellt, daß minutenlang vor dem einzelnen Anfall es zu einem steilen Blutdruckanstieg kommt. Somit besteht der gemeinsame Faktor bei all diesen Erkrankungen in zirkulatorischen Störungen, und sie sind auch die einzigen Störungen, welchen, dem heutigen Stand unserer Kenntnisse nach, eine Rolle in der Pathogenese der bei diesen Erkrankungen auftretenden Krampfanfälle zugeschrieben werden kann.

Wenn ich bislang von zirkulatorischen Störungen gesprochen habe, so möchte ich damit solche in des Wortes weitester Bedeutung gemeint haben. So könnte diesem Gebiete noch eine andere Gruppe von Erkrankungen zugezählt werden und das sind, um nur einige Beispiele zu geben, Krämpfe bei Hydrocephalus, bei Hirnödem; ferner Krämpfe bei febriler Inanition der Säuglinge und Insulinkrämpfe. Bei der Insulinhypoglykämie tritt nämlich nach DIXON im Tiefpunkt der Hypoglykämie eine plötzliche Liquordrucksteigerung auf, wie es auch bei der CO_2-Vergiftung der Fall ist. Denselben Mechanismus kann man für die eine Hypoglykämie erzeugende Inanition der Säuglinge verantwortlich machen, wobei noch das Fieber eine besondere Rolle spielen mag, sowie die höhere Krampfbereitschaft des kindlichen Gehirns, die auf dem von SCHIFF und STRANSKY nachgewiesenen höheren Wassergehalt beruhen dürfte. KARGER fand bei solchen Fällen Piaödem bei der Obduktion.

Wir haben noch einige andere Krankheiten zu besprechen. Zu den Krämpfen durch Stoffwechselgifte pflegte man früher auch die Krämpfe bei Pylorospasmus der Säuglinge, bei parathyreopriver Tetanie und bei Asphyxie zu zählen.

Bei der Asphyxie handelt es sich um eine Vergiftung mit Kohlensäure, die eine Erstickung des Körpergewebes, also auch des Hirngewebes zur Folge hat. Dazu kommt die von DIXON festgestellte intensive Liquordrucksteigerung. Das Wesentliche ist die CO_2-Anhäufung, die allgemeine Acidose, die natürlich auch eine lokale, celluläre Acidose zur Folge hat.

Beim Pylorospasmus wird durch den fortwährenden Verlust von Magensalzsäure durch das Erbrechen eine Alkalose herbeigeführt. Bei der Tetanie besteht eine solche als Folge der Störung der Nebenschilddrüsen (HOWLAND, MARRIOTT und MC. CANN, FREUDENBERG, GYÖRGY). Von dieser nimmt man an, daß sie durch Ionenverschiebungen, durch Zurückdrängen der Calciumionisation, durch Änderung der Zellpermeabilität die neuromuskuläre Erregbarkeit steigert; ferner soll sie nach HALDANE eine paradoxe Anoxämie erzeugen, indem sie die Dissoziationsfähigkeit des Oxyhämoglobins herabsetzt, somit die Abgabe von Sauerstoff an das Gewebe erschwert, wodurch eine lokale celluläre Erstickung, eine lokale Acidose entsteht, und hier wie bei allen ähnlichen Störungen reagiert das Zentralnervensystem als empfindlichstes Organ zuerst.

Zu dieser Gruppe gehören auch die Krampfanfälle, die durch Hyperventilation erzeugt werden können.

Der gemeinsame Faktor dieser ganzen Gruppe von Erkrankungen besteht in Störungen des Säurebasengleichgewichts.

Nur nebenbei sei bemerkt, daß die Rolle der Alkalose noch keineswegs geklärt ist. Den ausschlaggebenden Faktor kennen wir dabei offenbar noch nicht. Es gelingt wohl durch Hyperventilation und Zufuhr von Natriumcarbonat tetanische Erscheinungen auszulösen, nicht aber bei einer Natriumhydroxydalkalose, so daß also offenbar die Verschiebung der wahren Blutreaktion nicht die Hauptrolle spielt.

Diesen Störungen können wir nun noch eine Gruppe von Krankheitszuständen zurechnen, die nicht selten mit Krampfanfällen einhergehen, so Pneumonie, Fieberzustände, diabetisches und urämisches Koma. Denn bei schweren Fällen dieser Zustände besteht eine Acidose.

Gegenüber der Gruppe von Krankheitszuständen, bei denen zirkulatorische Störungen den gemeinsamen Faktor darstellen, haben wir hiermit eine zweite Gruppe von Krankheitszuständen aufstellen können, bei welchen wohl Störungen des Säurebasengleichgewichts diesen Faktor darstellen.

Sehen wir von den organischen Hirnschädigungen und Erkrankungen ab, so haben wir nur noch der krampferzeugenden Gifte zu gedenken. Da die pharmakologische Beschreibung dieser Gifte nicht so sehr von der Frage nach der Pathogenese des Krampfanfalls ausging, scheint hier noch keine völlige Klarheit zu herrschen. So scheinen manche Gifte auf mehrerlei Wegen den Krampfmechanismus auslösen zu können; einige wirken direkt auf das Zentralnervensystem, andere auf das Zirkulationssystem, wieder andere erzeugen eine Acidose.

Wir sehen somit, daß man die Krankheits- und Vergiftungszustände, die häufig mit Krampfanfällen einhergehen, wohl in 2 großen Gruppen unterbringen kann: bei der einen stehen Störungen der Zirkulation, bei der anderen solche des Säurebasengleichgewichts im Vordergrunde und bilden den gemeinsamen Faktor.

Fassen wir kurz zusammen, so können wir sagen: Die Stoffwechselstörungen, die wegen ihres präparoxysmalen Auftretens in genetischer Beziehung zum Krampfanfall gesetzt werden, lassen sich in einheitlicher und befriedigender Weise nur durch passagere Ausscheidungsstörungen erklären, diese wiederum durch zirkulatorische Störungen. Aus experimenteller Physiologie und Pharmakologie sowie pathologischer Anatomie lassen sich ebenfalls eine Reihe von Beweisen für eine wichtige genetische Rolle zirkulatorischer Störungen anführen. Dieselben Disziplinen zeigen, daß auch Änderungen des Säurebasengleichgewichts einen maßgebenden genetischen Faktor darstellen können. Und schließlich lassen sich die Krankheitszustände, welche häufig mit Krampfanfällen vergesellschaftet sind, in zwei Gruppen aufteilen; eine, in denen zirkulatorische Störungen und eine andere, in denen solche des Säurebasengleichgewichts im Vordergrunde stehen.

Wir können also heute bei einer Analyse der genetischen Faktoren zwei derselben als ursächliche erkennen. Und diese beiden werden dieselbe Auswirkung haben; nämlich eine tiefgreifende Störung des Zellchemismus. Und wir sahen oben, wie diese von den verschiedensten Ursachen auf gleichen oder verschiedenen Wegen ausgelöst werden können.

So müssen wir gestehen, daß wir in der Erforschung des Symptomes, des Krampfanfalles mehr Möglichkeiten besitzen und auch bereits zu besserer Erkenntnis gelangt sind, als in der Erforschung der Epilepsie. Und das ist nicht zu verwundern, da wir doch hier sicheren Boden unter den Füßen haben. Und ich möchte der Ansicht Ausdruck verleihen, daß auch die weitere Epilepsieforschung zweckmäßigerweise sich zunächst mit der Erforschung des Krampfes zu beschäftigen haben wird. Sind wir hier erst einmal zu eingehenderen Kennnissen gelangt, so wird sich auch das Problem der Epilepsie als zugänglicher erweisen.

Literatur.

AGOSTINI: Riv. sperim. di freniatr., arch. ital. per le malatt. nerv. e ment. Bd. 18. 1892. — Riv. sperim. di freniatr., arch. ital. per le malatt. nerv. e ment. Bd. 22. 1896. ALBERTIS u. MASSINI: zit. nach SCHEER. ALESSI: Rif. med. 1898. — u. PIERRI: Il Manicomio. Bd. 18. 1902. ALLERS: Zeitschr. f. d. ges. Neurol. u. Psychiatrie. Ref. Bd. 4. 1912. — Zeitschr. f. d. ges. Neurol. u. Psychiatrie. Orig. Bd. 8. 1912. — Zeitschr. f. d. ges. Neurol. u. Psychiatrie. Ref. Bd. 6. 1913; Orig. Bd. 17. 1913. — Zeitschr. f. d. ges. Neurol. u. Psychiatrie. Orig. Bd. 18. 1913; Orig. Bd. 20. 1913. — Zeitschr. f. d. ges. Neurol. u. Psychiatrie. Ref. Bd. 9. 1914. — Zeitschr. f. d. ges. Neurol. u. Psychiatrie. Orig. Bd. 27. 1916. — Zeitschr. f. d. ges. Neurol. u. Psychiatrie. Orig. Bd. 50. 1919. — Biochem. Zeitschr. Bd. 96. 1919. ANTHÉAUME, A. u. L. TREPSAT: Encéphale. Bd. 2. 1922. ARAKI: Hoppe-Seylers Zeitschr. f. physiol. Chem. Bd. 15. 1891. ARNDT: Berlin. klin. Wochenschr. 1898.

BACELLI: zit. nach ALLERS. BALL: zit. nach ALLERS. BANG: Der Blutzucker. Berlin 1913. BARNES: Amer. journ. of insanity. Bd. 65. 1908. — Amer. journ. of insanity. Bd. 65. 1909. BAUER: Beitr. z. chem. Physiol. u. Pathol. Bd. 11. 1908. BECHTEREW: Monatsschr. f. Psychiatrie u. Neurol. Bd. 28. 1910. BECKMANN: zit. nach ALLERS. BELLISARI: Rif. med. 1897. BENEDEK, L. v.: Monatsschr. f. Psychiatrie u. Neurol. Bd. 53. 1923. BENEDICENTI: Arch. ital. de biol. Bd. 27. 1897. BENIGNI: Riv. sperim. di freniatr., arch. ital. per le malatt. nerv. e ment. Bd. 34. 1908. — zit. nach SCHEER. BERKLEY: Folia neurobiol. Bd. 2. 1909. BESTA: CARLO: Riv. sperim. di freniatr., arch. ital. per le malatt. nerv. e ment. Bd. 32. — Riv. sperim. di freniatr., arch. ital. per le malat nerv. e ment. Bd. 48. 1924. BIGWOOD: Ann. de méd. Bd. 15. 1924. — Journ. de physiol. et pathol. gén. Bd. 31. 1924. BINSWANGER: Die Epilepsie. Leipzig: Hölder 1913. — Münch. med. Wochenschr. Bd. 39 u. 40. 1922. BISGAARD u. NOERVIG: Hospitalstidende. Bd. 4. 1920. — — Cpt. rend. des séances de la soc. de biol. Bd. 84, S. 3. 1921; Ref. Zentralbl. Bd. 25. 1921. — — Cpt. rend. des séances de la soc. de biol. Bd. 84, S. 6. 1921; Ref. Zentralbl. Bd. 26. 1921. — — Zeitschr. f. d. ges. Neurol. u. Psychiatrie. Bd. 79. 1922. — — Zeitschr. f. d. ges. Neurol. u. Psychiatrie. Bd. 83. 1923. BISGAARD u. HENDRIKSEN: Zeitschr. f. d. ges. Neurol. u. Psychiatrie. Bd. 78. 1922. BLANDA: zit. nach ALLERS. BLAU: zit. nach ALLERS. BLEILE: New York state journ. of med. Bd. 65. 1897. BLOCK, W.: Dtsch. Zeitschr. f. Chir. Bd. 180. 1923. Ref. Zentralbl. Bd. 35. 1924. — Arch. f. klin. Med. Bd. 83. BODANI: Riv. di patol. nerv. e ment. 1898. DE BOECK u. SLOSSE: zit. nach ALLERS. BOEHM u. HOFFMANN: Arch. f. exp. Pathol. u. Pharmakol. Bd. 8. 1878. BOLTEN: Monatsschr. f. Psychiatrie u. Neurol. Bd. 33. 1913. — Wien. klin. Wochenschr. Bd. 27. 1914. — Dtsch. Zeitschr. f. Nervenheilk Bd. 53. 1915. — Monatsschr. f. Psychiatrie u. Neurol. Bd. 39. 1916. — Dtsch. Zeitschr. f. Nervenheilk. Bd. 57. 1917. BOND: zit. nach ALLERS. — Brit. med. journ. Bd. 2. 1895. BONDURANT: zit. nach ALLERS. BONHOEFFER: Aschaffenburgs Handb. d. Psychiatrie. — BOOTHBY u. SANDIFORD: Physiol. review. Bd. 4. 1924. BORBERG: Arch. f. Psychiatrie u. Nervenkrankh. Bd. 63. 1921. BORDEN: Journ. of biol. chem. Bd. 2. 1907. BORNSTEIN: Monatsschr. f. Psychiatrie u. Neurol. Bd. 24. 1908. — Monatsschr. f. Psychiatrie u. Neurol. Bd. 25. 1909. — Zeitschr. f. d. ges. Neurol. u. Psychiatrie. Bd. 6. 1911. — Monatsschr. f. Psychiatrie u. Neurol. Bd. 29. 1911. — u. OVEN: Monatsschr. f. Psychiatrie u. Neurol. Bd. 27. 1910. — u. STROMANNS: Arch. f. Psychiatrie u. Nervenkrankh. Bd. 47. 1910. BORRI: Gaz. degli osped. Bd. 28. 1907. BOSCHI: zit. nach ALLERS. BOSSI: zit. nach SCHEER. BOURDE, YVES: Marseille méd. Bd. 20. 1922. Ref. Zentralbl. Bd. 31. 1923. BOWMAN: Amer. journ. of psychol. Bd. 2. 1923. —, K. M. G. P. EIDSON u. S. K. BURLADGE: Boston med. a. surg. journ. Bd. 187. Nr. 10. 1922. Ref. Zentralbl. Bd. 31. S. 454. 1923. — u. FREY: Arch. of neurol. a. psychiatry. Bd. 14. 1925. — u. GRABFIELD: Arch. of neurol. a. psychiatry. Bd. 9. 1923. BRIGGS: zit. nach ALLERS. BROWN: Journ. of mental science. Bd. 56. 1910. BRUCE: Studies in clinical psychiatrie. Edinburgh med. journ. 1906. — Journ. of mental science. Bd. 52. 1906. BRÜHL: Münch. med. Wochenschr. 1920. S. 980. — Zeitschr. f. d. ges. Neurol. u. Psychiatrie. Bd. 74. 1922. — Zeitschr. f. d. ges. Neurol. u. Psychiatrie. Bd. 83. 1923. — Zeitschr. f. d. ges. Neurol. u. Psychiatrie.

Bd. 84. 1923. BRUNNER, H.: Dtsch. Arch. f. klin. Med. Bd. 120. 1916. BÜCHLER: Orvosi hetilap. Bd. 22 u. 23. 1921; Ref. Zentralbl. Bd. 26. 1922. BÜSCHER: Vortrag 1920. Ref. Zentralbl. Bd. 24. 1921. BURCKHARDT: Allg. Zeitschr. f. Psychiatrie u. psych.-gerichtl. Med. Bd. 8. 1878. BUSCHAN: Dtsch. militärärztl. Zeitschr. Bd. 46. 1917. Ref. Zentralbl. Bd. 17. 1919. BUSCAINO: Riv. di patol. nerv. e ment. Bd. 27. 1922. — Rass. di studi psichiatr. Bd. 12. 1923. — Riv. di patol. nerv. e ment. Bd. 28. 1923. BUTENKO: Monatsschr. f. Psychiatrie u. Neurol. Bd. 29. 1911.

CALLUM, MR., LINTZ, VERMILGE, LEGGETT u. BOAS: Bull. of the Johns Hopkins hosp. Bd. 31. 1920. CANN, MR.: zit. nach VAN SLYKE. CANNON u. FISKE: Bodily Changes in Pain, Hunger, Fear and Range. 1918. CASALLA: zit. nach ALLERS. CHARON u. BRICHE: Arch. de neur. 1897. CHIRAY u. LEFOURCADE: Bull. et mém. de la soc. méd. des hôp. de Paris. Bd. 10. 1923. CHOROSCHKO: Vortrag Moskau 1923. Ref. Zentralbl. f. d. ges. Neurol. u. Psychiatrie. Bd. 33. 1923. CLAUDE: Epilepsia. Bd. 4. 1912. — u. BLANCHETIÈRE: L'Encephale. Bd. 3. 1908. — u. SCHMIERGELD: L'Encephale 1909. COHN, W.: Monatsschr. f. Psychiatrie u. Neurol. Bd. 46. 1919. COLEBURN: Amer. journ. of insan. Bd. 66. 1910. CORIAT: Amer. journ. of insan. Bd. 58. 1902. CORNU: zit. nach ALLERS. COTTON: Amer. journ. of psychiatry. Bd. 2. 1922. COWIE, PARSONS u. RAPHAEL: Journ. of the Michigan state med. soc. Bd. 9. 1923. CREADY, MR. BOSWORTH u. RAY: Med. journ. a. record. Bd. 120. Ref. Zentralbl. Bd. 40. CRINIS, DE: Monatsschr. f. Psychiatrie u. Neurologie. Bd. 42. 1917. — Monographie d. Zeitschr. f. d. ges. Neurol. u. Psychiatrie. Berlin: Julius Springer 1920. — Monatsschr. f. Psychiatrie u. Neurol. Bd. 58. 1925. — Zeitschr. f. d. ges. Neurol. u. Psychiatrie. Bd. 99. 1925. CUNEO, GER., Quaderni di psichiatr. Bd. 3. 1913. — Riv. sperim. di freniatr., arch. ital. per le malatt. nerv. e ment. Bd. 40. 1914. — Note e riv. di psichiatr. Bd. 9. 1921. Ref. Zentralbl. Bd. 28. 1922. — Riv, sperim. di freniatr., arch. ital. per le malatt. nerv. e ment. Bd. 45. 1922. CURSCHMANN: Klin. Wochenschr. Bd. 32. 1922.

DAVIDENKOFF: L'Encephale. Bd. 8. 1911. DERCUM u. ELLIS: Journ. of nerv. a. ment. dis. Bd. 2. 1913. DEUTSCH: Wien. klin. Wochenschr. Bd. 42. 1925. DIDE u. CHENAIS: zit. nach ALLERS. — u. STENUIT: Tribuna méd. española. Bd. 30. 1899. DÖRNER: zit. nach SCHULTZE und KNAUER. DOMANSKY: Monatsschr. f. Psychiatrie u. Neurol. Bd. 31. 1912. DRURY u. FARREN RIDGE: Journ. of mental science. Bd. 71. 1925. DUFOUR: zit. nach ALLERS. DUMAS: zit. nach WEXBERG. DUSE: zit. nach ALLERS. DUSCHAK, L.: Wien. med. Wochenschr. S. 882. 1919. Ref. Zentralbl. Bd. 19. 1920.

EASTERBROOK: Journ. of mental science. Bd. 52. 1906. EDERER: Monatsschr. f. Kinderkeilk. Bd. 24. 1922. EHRENBERG: Monatsschr. f. Psychiatrie u. Neurol. Bd. 25. 1909. ELIAS: Wien. klin. Wochenschr. Bd. 40. 1922. — u. KORNFELD: Wien. Arch. f. inn. Med. Bd. 4. 1923. — — Klin. Wochenschr. Bd. 26. 1923. — u. WEISS: Wien. Arch. f. inn. Med. Bd. 4. 1922. ERLENMEYER: Psychiatr. Korrespondenzbl. Bd. 54, zit. nach SCHAEFER. EULES: Lancet. 1895.

FAERBER: Jahrb. f. Kinderheilk. Bd. 98. 1922. FARR: Arch. of neurol. a. psychiatry. Bd. 12. 1924. FAUSER u. HEDDAEUS: Zeitschr. f. d. ges. Neurol. u. Psychiatrie. Bd. 74. 1922. FEIGL: Biochem. Zeitschr. Bd. 94. 1919. FÉRÉ: Arch. internat. de neurol. 1884. — Cpt. rend. des séances de la soc. de biol. 1890. — Les épilepsies. Paris 1890. — Bull. méd. 1892. — u. HERBERT: Cpt. rend. des séances de la soc. de biol. 1892. — u. LAUBRY: Cpt. rend. des séances de la soc. de biol. 1897. FERGUSON: The Alienist and Neurologist. Bd. 14. 1893. FERRANINI: zit. nach ALLERS. FERRARI: zit. nach WEXBERG. FISCHER: Dtsch. med. Wochenschr. S. 1437. 1920. — Zeitschr. f. d. ges. Neurol. u. Psychiatrie. Bd. 50. 1919. — Zeitschr. f. d. ges. Neurol. u. Psychiatrie. Bd. 56. 1920. — Dtsch. Zeitschr. f. Nervenheilk. Bd. 71. 1921. — Zeitschr. f. d. ges. Neurol. u. Psychiatrie. Bd. 73. 1921. — Dtsch. Zeitschr. f. Chir. Bd. 17. 1922. — Zeitschr. f. d. ges. Neurol. u. Psychiatrie. Bd. 34. 1823. — Allg. Zeitschr. f. Psychiatrie u. psych.-gerichtl. Med. Bd. 79. 1923. — Sammelreferat. Zentralbl. f. d. ges. Neurol. u. Psychiatrie. Bd. 34. 1924. — u. LEYSER: Monatsschr. f. Psychiatrie u. Neurol. Bd. 52. 1922. — u. SCHLUND: Zeitschr. f. d. ges. Neurol. u. Psychiatrie. Bd. 72. 1921. — u. THAER: Zeitschr. f. d. ges. Neurol. u. Psychiatrie. Bd. 74. 1922. FLINT: New York state journ. of med. 1897. FLORENCE u. CLEMENT: Cpt. rend. des séances de la soc. de biol. Bd. 149. 1909. FOLIN: Amer. journ. of insanity. Bd. 60 u. 61. 1904. — u. SHAFFER: Amer. journ. of physiol. Bd. 7. 1902. FOY: zit. nach ALLERS. FRANCK: zit. nach LAUDENHEIMER. FRENKEL-HEIDEN: Zentralbl. f. Nervenheilk. u. Psychiatrie. Bd. 32. 1909. FREUDENBERG u. GYÖRGY: Jahrb. f. Kinderheilk. Bd. 96. 1921. — — Klin. Wochenschr. Bd. 5. 1922. — — Klin. Wochenschr. Bd. 9. 1922. — — Klin. Wochenschr. Bd. 33. 1923. FRIES: Biochem. Zeitschr. Bd. 35. 1911. FRIGERIO: Riv. sperim. di freniatr., arch. ital. per le malatt. nerv. e ment. Bd. 26. 1922. FRISCH, F.: Zeitschr. f. d. ges. Neurol. u. Psychiatrie. Orig. Bd. 65. 1921. — u. K. WALTER: Zeitschr. f. d. ges. Neurol. u. Psychiatrie. Bd. 79. 1922. — u. W. WEINBERGER: Zeitschr. f. d. ges. Neurol. u. Psychiatrie. Bd. 79. 1922. FROEHNER u. HOPPE: Psychiatr.-neurol. Wochenschr. Bd. 1. 1899. FUA: zit. nach ALLERS. FUCHS, ALFRED: Wien. med. Wochenschr. Bd. 49. 1922, Ref. Zentralbl. Bd. 32. 1923. FÜRSTNER: Neurol. Zentralbl. 1899. FUNK: zit. nach ALLERS.

GALANTE: zit. nach ALLERS. — u. SAVINI: zit. nach ALLERS. GALDI u. TARUGI: Il Morgagni. Bd. 40. 1904. GANS: Brain. Bd. 46. 1923. GANTER: Allg. Zeitschr. f. Psychiatrie u. psych.-gerichtl. Med. Bd. 75. 1919. GARDÈRE, GIGNOUX u. BARBIER: Journ. de méd. de Lyon. Bd. 50. 1922, Ref. Zentralbl. Bd. 28. 1922. GARROD: Journ. of gen. physiol. Bd. 23. GASPERO, DI: Arch. of psychol. Bd. 59. 1918. — Arch. f. Psychiatrie u. Nervenkrankh. Bd. 59. 1919. GELLER: Vortr. 18. Vers. d. Ges. f. Gynäkologen, Heidelberg. S. 120. 1923. GELMA: Rev. de méd. Bd. 1. 1913, Ref. Zentralbl. Bd. 36. 1924. GEORGI: Arch. f. Psychiatrie u. Nervenkrankh. Bd. 71. 1924. — Klin. Wochenschr. Bd. 43. 1925. — Klin. Wochenschr. 1926. GERF u. VASSALE: zit. nach SCHEER. GERLACH: Inaug.-Diss. Berlin 1911. GIBBS: Amer. journ. of psychol. Bd. 2. 1925. — u. LEMCKE: Arch. of internat. med. Bd. 31. 1923, Ref. Zentralbl. Bd. 32. 1923. GLAUS, A. u. J. ZUTT: Zeitschr. f. d. ges. Neurol. u. Psychiatrie. Bd. 82. 1923. GOLLA, F.: Brit. med. journ. 1921, S. 3165. Ref. Zentralbl. Bd. 27, 1922. GÖTT, TH. u. E. WILDBRETT: Münch. med. Wochenschr. Bd. 24. 1922. GOOLDEN: Lancet. Bd. 81. 1894. GORDON: zit. nach SCHEER. GORRIERI: Zeitschr. f. d. ges. Neurol. u. Psychiatrie. Bd. 15. 1913. GRAFE: Hoppe-Seylers Zeitschr. f. physiol. Chem. Bd. 65. 1910. — Dtsch. Arch. f. klin. Med. Bd. 102. 1911. — Die pathologische Physiologie des Gesamtstoff- und Kraftwechsels bei der Ernährung des Menschen. München: J. F. Bergmann 1923. —, E. u. L. MAYER: Zeitschr. f. d. ges. Neurol. u. Psychiatrie. Bd. 86. 1923. — — Dtsch. Zeitschr. f. Nervenheilk. 1924. — u. TRAUMANN: Zeitschr. f. d. ges. Neurol. u. Psychiatrie. Bd. 62. 1920. — — Dtsch. Zeitschr. f. Nervenheilk. Bd. 79. 1923. GRANT u. GOLDMANN: Journ. of biol. chem. Bd. 52. 1920. GRAZIANI: zit. nach ALLERS. GREENWALD, J.: Journ. of biol. chem. Bd. 59. 1924. GRÉGEVIN: zit. nach ALLERS. GREPPIN: Allg. Zeitschr. f. Psychiatrie u. psych.-gerichtl. Med. Bd. 46. 1890. GRIFFITHS: Cpt. rend. des séances de la soc. de biol. Bd. 115. 1892. GRUBER u. LANZ: Arch. f. Psychiatrie u. Nervenheilk. Bd. 61. 1919. GRUHLE: Über die Fortschritte der Erkenntnis der Epilepsie in den Jahren 1910—1920 und über das Wesen dieser Krankheit. Sammelreferat Zentralbl. Bd. 34. 1924. GUÉRIN u. AIMÉ: Zit. nach ALLERS. GUIDI: Riv. sperim. di freniatr., arch. ital. per le malatt. nerv. e ment. Bd. 34. 1908. — u. GUERRI: zit. nach ALLERS. GYÖRGY u. VOLLMER: Biochem. Zeitschr. Bd. 140. 1923.

HAENISCH: Monatsschr. f. Psychiatrie u. Neurol. Bd. 52. 1922. HAIG: Brain. 1891. HALDANE: Brit. med. journ. 1919. HALLAGER: Zeitschr. f. d. ges. Neurol. u. Psychiatrie. Bd. 10. 1912. HAMMETT: Journ. of the Americ. med. assoc. Bd. 76. 1921. HAMILTON: New York state journ. of med. Bd. 44. 1896. HARTMANN: in LEWANDOWSKY. Berlin: Julius Springer 1914. HARTWELL u. KENNEDY: siehe KENNEDY: Arch. of neurol. a. psychol. Bd. 9. 1923. HAUPTMANN: Med. Klinik. Bd. 5. 1910. — Monatsschr. f. Psychiatrie u. Neurol. Bd. 48. 1920. — Jahresvers. d. Dtsch. Ver. f. Psychiatrie, Dresden 1921, Ref. Zentralbl. Bd. 25. 1921. — Vers. südwestd. Neur. u. Irrenärzte, Baden-Baden 1921. Ref. Zentralbl. Bd. 26. 1921. — Zeitschr. f. d. ges. Neurol. u. Psychiatrie. Bd. 70. 1921. — Klin. Wochenschr. Bd. 43. 1922. — Dtsch. Zeitschr. f. Nervenheilk. Bd. 84. 1924. HAWKINS u. MURPHY: Journ. of exp. med. Bd. 42. 1925. HEIDEMA: Diss. Utrecht 1918. — Zeitschr. f. d. ges. Neurol. u. Psychiatrie. Bd. 48. 1919. HEILEMANN: Allg. Zeitschr. f. Psychiatrie u. psych.-gerichtl. Med. Bd. 67. 1910. HENCKEL: Zeitschr. f. d. ges. Neurol. u. Psychiatrie. Bd. 89 u. 92. 1924. HENDRIKSEN u. LARSEN: Hospitalstidende. Bd. 13. 1921. HERTER: New York state journ. of med. 1898. — u. SMITH: New York state journ. of med. 1892. HIBBARD: Amer. journ. of insan. Bd. 56. 1898. HINSEN, W.: Zeitschr. f. d. ges. Neurol. u. Psychiatrie. Bd. 86. 1923. HOPPE: Wien. klin. Rundschau. 1903. — Neurol. Zentralbl. Bd. 23. 1904. — Arch. f. Psychiatrie u. Nervenkrankh. Bd. 39. 1905. — Neurol. Zentralbl. Bd. 25. 1906. HOWARD: Journ. of mental science. Bd. 56. 1910. HUPPERT: Arch. f. Psychiatrie u. Nervenkrankh. Bd. 7. 1877. HUSLER, J.: Zeitschr. f. Kinderheilk. 1920, S. 239. Ref. Zentralbl. Bd. 23. 1921.

JACH: Psychiatr.-neurol. Wochenschr. Bd. 8. 1906. JACOBI: Zeitschr. f. d. ges. Neurol. u. Psychiatrie. Bd. 63. 1921. — Zeitschr. f. d. ges. Neurol. u. Psychiatrie. Bd. 64. 1921. — Zeitschr. f. d. ges. Neurol. u. Psychiatrie. Bd. 79. 1922. — Zeitschr. f. d. ges. Neurol. u. Psychiatrie. Bd. 83. 1923. JACKSON: Journ. of mental science. Bd. 60. 1914. JAHNEL, F.: Zeitschr. f. d. ges. Neurol. u. Psychiatrie. Orig. Bd. 36. 1917. JASTROWITZ: zit. nach ALLERS. JERMAKOW: zit. nach WEXBERG. INGLESSIS u. STRECKER: Zeitschr. f. d. ges. Neurol. u. Psychiatrie. Bd. 91. 1924. INOUYE u. SAIKI: Hoppe-Seylers Zeitschr. f. physiol. Chem. Bd. 37. 1902. JOEDICKE: Münch. med. Wochenschr. 1913. JOLLY: Arch. f. Psychiatrie u. Nervenkrankh. Bd. 12. 1882. JONES: Journ. of mental science. Bd. 52. 1906. JOHNSTON: Amer. journ. of roentgen. Bd. 1. 1914. ITTEN: Zeitschr. f. d. ges. Neurol. u. Psychiatrie. Bd. 24. 1914. JUNG, G. u. J. SZORADY: Orvosi hetilap. Bd. 39. 1922, Ref. Zentralbl. Bd. 31. 1923.

KAFKA: Aschaffenburgs Handbuch, Allgem. Teil, 1. Abt., 2. Teil. Leipzig: Deuticke 1924. KALNIN, E.: Zeitschr. f. d. ges. Neurol. u. Psychiatrie. Bd. 89. 1924. KANT: Zeitschr. f. d. ges. Neurol. u. Psychiatrie. Bd. 95. 1925. KARGER: Jahrb. f. Kinderheilk. Bd. 90. 1919.

— Dtsch. med. Wochenschr. Bd. 50. 1924. — Klin. Wochenschr. 1926. KAUFFMANN: Beiträge zur Pathologie des Stoffwechsels bei Psychosen. Jena: J. Fischer 1908 u. 1910. KEMPNER: zit. nach ALLERS. — Zeitschr. f. d. ges. Neurol. u. Psychiatrie. Bd. 11. 1912. MC. KENNAN, JOHNSTON u. HENNINGER: Journ. of nerv. a. ment. dis. Bd. 41. 1914. KERSTEN, H.: Zeitschr. f. d. ges. Neurol. u. Psychiatrie. Bd. 63. 1921. — Zeitschr. f. d. ges. Neurol. u. Psychiatrie. Bd. 70. 1921. — Med. Klinik. Bd. 49. 1922. — Monatsschr. f. Psychiatrie u. Neurol. Bd. 53. 1923. KLEIN: Neurol. Zentralbl. Bd. 27. 1908. KLIPPEL u. SERVEAUX: Arch. de neurol. Bd. 28. 1894. — u. WEIL: Semaine méd. Bd. 33. 1913. —, WEIL u. LEVY: zit. nach WEXBERG. KOCH: Arch. of neurol. a. psychiatry. Bd. 7. 1922. KÖPPEN: Arch. f. Psychiatrie u. Nervenkrankh. Bd. 20. 1889. KÖRTKE: Zeitschr. f. d. ges. Neurol. u. Psychiatrie. Bd. 48. 1919. KOOY: Brain. Bd. 42. 1919. — Psych. en neurol. Bladen. Bd. 24. 1920, Ref. Zentralbl. Bd. 24. 1921. KOPELOFF: Journ. of nerv. a. ment. dis. Bd. 56. 1922. — u. CHENCY: Amer. journ. of psychol. Bd. 2. 1922. — u. KIRBY: Amer. journ. of psychol. Bd. 3. 1923. KOWALEWSKY: Arch. f. Psychiatrie u. Nervenkrankh. Bd. 11. 1881. KRAEPELIN: Lehrbuch der Psychiatrie. Leipzig: Barth 1909. — Lehrbuch der Psychiatrie. Leipzig: Barth 1913. — Zeitschr. f. d. ges. Neurol. u. Psychiatrie. Bd. 52. 1919. KRAINSKY: Allg. Zeitschr. f. Psychiatrie u. psych.-gerichtl. Med. Bd. 54, 1898, siehe außerdem bei ALLERS. KRAMER u. TISDALL: Journ. of biol. chem. Bd. 43. 1920. — — Journ. of biol. chem. Bd. 47. 1921. — — Journ. of biol. chem. Bd. 48. 1921. KRANZ: Allg. Zeitschr. f. Psychiatrie u. psych.-gerichtl. Med. Bd. 39. 1883. KRASSER: Wien. klin. Rundschau. Bd. 26. 1912. KRETSCHMER: Körperbau und Charakter. Berlin: Julius Springer 1925. KROEMER: Allg. Zeitschr. f. Psychiatrie u. psych.-gerichtl. Med. Bd. 36. 1880. KROENIG u. FÜTH: zit. nach P. ZWEIFEL in Döderleins Handbuch der Geburtshilfe. Wiesbaden: Bergmann 1916. KRUEGER: Zeitschr. f. d. ges. Neurol. u. Psychiatrie. Bd. 14. 1913. KUDO: Amer. journ. of anat. Bd. 28. 1921. KÜHN: Dtsch. Arch. f. klin. Med. Bd. 21. 1878. KUIPER: zit. nach SCHEER. KURE u. SHIMODA: Journ. of nerv. a. ment. dis. Bd. 58. 1923. KUTSCHE-LISSBERG, E.: Wien. klin. Wochenschr. Bd. 25. 1923.

LABBÉE u. GALLAIS: zit. nach ALLERS. LAIGNEL-LAVASTINE: zit. nach SCHEER. LAILLER u. MAIRET: zit. nach ALLERS. LAMBRAZANI: zit. nach ALLERS. LATARJET: zit. nach SCHEER. LAUDENHEIMER: Neurol. Zeitschr. Bd. 16. 1897. — Berl. klin. Wochenschr. Bd. 21—24. 1898. — Arch. f. Psychiatrie u. Nervenkrankh. Bd. 29. 1907. LEEPER: Journ. of mental science. Bd. 47. 1901. LEGRAND DU SAULLE: Gaz. des hôp. civ. et milit. 1884. LEHMANN: Inaug.-Diss. Straßburg 1882. LÉPINE: Cpt. rend. des séances de la soc. de biol. 1884. —, EGREMONT u. AUBERT: Cpt. rend. des séances de la soc. de biol. 1884. — u. JAQUIN: Rev. de méd. 1879. LERCHENTHAL, VON: Monatsschr. f. Psychiatrie u. Neurol. Bd. 57. 1925. LÉRI: zit. nach SCHEER. LÉRICHE u. WERTHEIMER: Lyon chir. Bd. 18. 1921. LEUBUSCHER: Monatsschr. f. Psychiatrie u. Neurol. Bd. 5. 1899. LEWIS u. DAVIES: Journ. of nerv. a. ment. dis. Bd. 54. 1922. LIEBE: Allg. Zeitschr. f. Psychiatrie u. psych.-gerichtl. Med. Bd. 44. 1888. LIEBENSTEIN: Klin. Wochenschr. 1925. LOEWE: Zeitschr. f. d. ges. Neurol. u. Psychiatrie. Bd. 4. 1911. — Zeitschr. f. d. ges. Neurol. u. Psychiatrie. Bd. 5. 1911. — Zeitschr. f. d. ges. Neurol. u. Psychiatrie. Bd. 7. 1911. LÖWENBERG: Zeitschr. f. d. ges. Neurol. u. Psychiatrie. Bd. 87. 1923. LÖWENSTEIN, D. S.: Americ. journ. of the med. sciences. Bd. 163. 1922, Ref. Zentralbl. Bd. 28. 1922. LOONEY, Jos. M., Americ. journ. of psychol. Bd. 4. 1924. — Americ. journ. of psychiatry. Bd. 69, Nr. 3. 1924. LORENZ: Arch. of neurol. a. psychiatry. Bd. 2. 1922. — Arch. of neurol. a. psychiatry. Bd. 8. 1922. — Münchn. med. Wochenschr. Bd. 31. 1923. LUBARSCH: Berlin. klin. Wochenschr. Bd. 63. 1917. LÜTHJE: Dtsch. Arch. f. klin. Med. Bd. 39. LUGIATO: zit. nach ALLERS. — Riv. sperim. di freniatr., arch. ital. per le malatt. nerv. e ment. Bd. 33. 1907. LUI: Riv. sperim. di freniatr., arch. ital. per le malatt. nerv. e ment. Bd. 21. 1895. — Riv. sperim. di freniatr., arch. ital. per le malatt. nerv. e ment. Bd. 24. 1898. LUNDVALL: Amer. journ. of clin. med. 1915. LUSK: Journ. of biol. chem. Bd. 22. 1915. LUST: Hofmeisters Beiträge. Bd. 6. 1905.

MAASS: Zeitschr. f. d. ges. Neurol. u. Psychiatrie. Orig. Bd. 8. 1911. MACHT: Journ. of pharmacol. a. exp. therapeut. Bd. 22. 1924. MACPHAIL: Journ. of mental science. Bd. 30. 1884. MADIGNAN: Journ. of nerv. a. ment. dis. 1883. MADSON, F.: Rev. med. de la suisse. Bd. 5. 1922, Ref. Zentralbl. Bd. 29. 1922. MAGNUS, G. u. W. JACOBI: Arch. f. klin. Chir. Bd. 136. 1925, Ref. Zentralbl. Bd. 42. 1925. MAINZER: Monatsschr. f. Psychiatrie u. Neurol. Bd. 10. 1901. — Monatsschr. f. Psychiatrie u. Neurol. Bd. 11. 1902. MANN: Journ. of mental science. Bd. 71. 1925. MARANDON DE MONTYEL: Presse méd. 1903. MARIE u. PARHON: Arch. internat. de neurol. Bd. 6. 1912. MARIOTT, HOWLAND u. HAESSLER: Journ. of biol. chem. Bd. 32. 1917. MARKWALDER, J.: Arch. f. exp. Pathol. u. Pharmakol. Bd. 81. 1912, Ref. Zentralbl. Bd. 15. 1918. MARRO: zit. nach KRAEPELIN. — zit. nach ALLERS. MASOIN: Ann. méd.-psychol. Bd. 63. 1904. — Journ. de neurol. 1907. MASSARO: zit. nach ALLERS. MENDEL: zit. nach ALLERS. — Arch. f. Psychiatrie u. Nervenkrankh. Bd. 3. 1872. — Die progressive Paralyse der Irren. Berlin 1880. MEYER: zit. nach ALLERS. MEYER, ADOLF: Journ. of the Americ. med. assoc. 1915. MEYER, O. B.: Münch. med. Wochenschr. Bd. 43. 1923. MEYER, M.

und E. Brühl: Zeitschr. f. d. ges. Neurol. u. Psychiatrie. Orig. Bd. 75. 1922. — u. Gottlieb: Exper. Pharm. Berlin 1911. — Meine: zit. nach Allers. Moodie, W. und E. Boyd: Lancet. 1924. S. 218. Moore: zit. nach Allers. Morson: zit. nach Allers. Much: zit. nach Kafka. Müller, H.: Zeitschr. f. d. ges. Neurol. u. Psychiatrie. Bd. 28. 1922. Münzer: Arch. f. Psychiatrie u. Nervenkrankh. Bd. 63. 1921. Muggia: zit. nach Allers. Muratof: zit. nach Scheer. Muskens, L. J. J.: Psychiatr. en neurol. bladen. 1923. Ref. Zentralbl. Bd. 33. 1923. — Nederlandsch. tijdschr. v. geneesk. 1. u. 2. Hälfte. Bd. 67. 1923, Ref. Zentralbl. Bd. 33. 1923.

Nasse: Allg. Zeitschr. f. Psychiatrie u. psych.-gerichtl. Med. Bd. 16. 1859. Naudascher: L'Encéphale. Bd. 16. 1921. Newcomer: Amer. journ. of psychol. Bd. 4. 1922. Nissipesco: zit. nach Allers. Nizzi u. Pighini: zit. nach Allers. — Cpt. rend. des séances de la soc. de biol. Bd. 85, Nr. 26. 1921. Ref. Zentralbl. Bd. 27. 1922. — Cpt. rend. des séances de la soc. de biol. Bd. 85, Nr. 27. 1921; Ref. Zentralbl. Bd. 27. 1922. Noervig, J.: Acta med. scandinav. Bd. 60. 1922. — u. Larsen: Hospitalstidende. Jg. 67, Nr. 20 u. 21. 1924, Ref. Zentralbl. Bd. 40. S. 475.

Obregia, Parhon u. Urechia: L'Encéphale. Bd. 2. 1913. von Olderogge: Arch. f. Psychiatrie u. Nervenkrankh. Bd. 12. 1882. Olmsted u. Gay: Arch. of internat. med. 1922. S. 384. d'Ormea u. Maggioto: zit. nach Allers. Osnato, Michael: Arch. of neurol. a. psychiatry. Bd. 9. 1923.

Pappenheim: Monatsschr. f. Psychiatrie u. Neurol. Bd. 21. 1907. Pardo: Riv. sperim. di freniatr., arch. ital. per le malatt. nerv. e ment. Bd. 33. 1909. Parhon, Dumitresco u. Nicolai: Rev. neurol. Bd. 16. 1912. — u. Urechia: L'Encéphale. Bd. 5. 1910. — — u. Popea: Bull. de la soc. de méd. ment. de belge. 1913. Paulian u. Tomovici: Spitalul 1923. Ref. Zentralbl. Bd. 33. 1923. Pedercini, E.: Nota e riv. di psichiatr. Bd. 11, Nr. 2. 1923, Ref. Zentralbl. Bd. 35. 1924. Péju u. Wies: zit. nach Allers. Perrin de la Touche u. Dide: zit. nach Scheer. Perugia: siehe bei Allers. Pezzali: Rif. med. Bd. 15. 1923, Ref. Zentralbl. Bd. 35. 1924. — zit. nach Allers. Pfeiffer, Staudenath u. Weeber: Zeitschr. f. d. ges. Neurol. u. Psychiatrie. Bd. 98. 1925. Pflugbeil: Inaug.-Diss. Leipzig 1903. Pförtner: Monatsschr. f. Psychiatrie u. Neurol. Bd. 28. 1910. — Arch. f. Psychiatrie u. Nervenkrankh. Bd. 50. 1913. Pighini, J.: zit. nach Allers. — Ann. di neurol. Bd. 24. 1906. — Zeitschr. f. d. ges. Neurol. u. Psychiatrie. Bd. 4. 1911. — Biochem. Zeitschr. Bd. 33. 1911. — Biochem. Zeitschr. Bd. 113. 1921. — Biochem. Zeitschr. Bd. 122. 1921. — u. Statuti: Amer. journ. of insan. Bd. 68. 1911. Pilcz: Die periodischen Geistesstörungen. Jena 1901. — Jahrb. f. Psychiatrie. Bd. 20. 1901. Pinel, J. u. J. Santenoise: Presse méd. Bd. 30. 1922, Ref. Zentralbl. Bd. 29. 1922. Pini: zit. nach Allers. — Riv. sperim. di ferniatr. arch. ital. per le malatt. nerv. e ment. Bd. 27. 1901. Pioche: zit. nach Scheer. Plaskuda: Allg. Zeitschr. f. Psychiatrie u. psych.-gerichtl. Med. Bd. 63. 1906. Plaut, F.: Zeitschr. f. d. ges. Neurol. u. Psychiatrie. Bd. 35. 1915. — Sitzungsber. Forsch.-Anst. 8. I. 1920, Ref. Zentralbl. Bd. 20. 1920. — Münch. med. Wochenschr. 1920. S. 279. — Vortrag 1920, Ref. Zentralbl. Bd. 88. 1923. Pötzl, O. u. Hess: Jahrb. f. Psychiatrie u. Neurol. Bd. 35. 1915. — u. G. Wagner: Zeitschr. f. d. ges. Neurol. u. Psychiatrie. Bd. 88. 1923. Pollack: Dtsch. Arch. f. klin. Med. Bd. 88. Pugh: Brain 1902. — Journ. of mental science. Bd. 49. 1903. Putnam u. Pfaff: Journ. of the Americ. med. assoc. Bd. 52. 1900.

Quervain u. Sarbach: Mitt. a. d. Grenzgeb. d. Med. u. Chir. Bd. 15. 1905.

von Rabenau: Arch. f. Psychiatrie u. Nervenkrankh. Bd. 7. 1877. Rabow: Arch. f. Psychiatrie u. Nervenkrankh. Bd. 7. 1877. Rachford: Med. news. 1894. — Med. news. 1895. — Amer. journ. of the med. sciences. 1898. Raimann: Zeitschr. f. Heilk. Bd. 23. 1902. Ramadier u. Marchand: L'Encéphale. Bd. 8. 1908. Raphael, Th.: Amer. journ. of psychiatry. Bd. 2. 1923. — u. J. P. Parsons: Arch. of neurol. a. psychiatry. Bd. 5. 1921. — — Arch. of neurol. a. psychiatry Bd. 6. 1921. — Parsons, Woodwell: Arch. of neurol. a. psychiatry. Bd. 9. 1923. Redlich, E.: Wien. med. Wochenschr. 1920. S. 1161. Regis: zit. nach Allers. — zit. nach Scheer. Rehm: Das manisch-depressive melancholische Irresein. Monogr. Berlin: Julius Springer 1919. — Arch. f. Psychiatrie u. Nervenkrankh. Bd. 61. 1920. Reichardt: Arch. f. Psychiatrie u. Nervenkrankh. Bd. 10. 1880. — Zeitschr. f. d. ges. Neurol. u. Psychiatrie. Bd. 18. 1913. — Allg. Zeitschr. f. Psychiatrie u. psych.-gerichtl. Med. Bd. 75. 1919. — Beitr. z. pathol. Anat. u. z. allg. Pathol. Bd. 71. 1923. — Zeitschr. f. d. ges. Neurol. u. Psychiatrie. Bd. 84. 1923. — Lehrbuch, 3. Aufl. 1923. Reinhardt: zit. nach Allers. Reiss: zit. nach Wuths Monographie. Richardson: zit. nach Allers. Richter: Arch. f. Psychiatrie u. Nervenkrankh. Bd. 6. 1876. Riebes: Allg. Zeitschr. f. Psychiatrie f. Psychiatrie. Bd. 70. 1913. Ritter, Adolf: Dtsch. Zeitschr. f. Chir. Bd. 175. 1922. Rivano: zit. nach Allers. — Ann. di fren. Bd. 1. 1889. Rodier, Pansier u. Cans: zit. nach Kraepelin. Römer, K.: Zeitschr. f. d. ges. Neurol. u. Psychiatrie. Bd. 84, 1923, Rohde: Dtsch. Arch. f. klin. Med. Bd. 75. 1908. Roncoroni: zit. nach Allers. Rosanoff: Journ. of the Americ. med. assoc. Bd. 50. 1908. Rosenfeld: Allg. Zeitschr. f. Psychiatrie u. psych.-gerichtl. Med. Bd. 63. 1906, daselbst ältere Literatur. Rosett: Journ. of the Amer. med.

assoc. Bd. 84. 1925. ROSSI: zit. nach ALLERS. — Ann. di fren. Bd. 5. 1894. RUNGE, W.: Münch. med. Wochenschr. 1920. S. 953.

SALI u. ROSSI: zit. nach ALLERS. SANTANGELO: Cervello. Bd. 3. 1923. SANTENOISE: Presse méd. Bd. 31. 1923. SARGENT: Brain. Bd. 44. 1921. SARTORELLI: Policlinico Bd. 20. 1923. SCHAEFER: Neurol. Zentralbl. Bd. 15. 1896. — Allg. Zeitschr. f. Psychiatrie u. psych.-gerichtl. Med. Bd. 53. 1897. — Monatsschr. f. Psychiatrie u. Neurol. 1897. SCHAPS: Dtsch. med. Wochenschr. Bd. 17. 1921. SCHEER, VAN DER: Arch. f. Psychiatrie u. Nervenkrankh. Bd. 50. 1913. — Arch. f. Psychiatrie u. Nervenkrankh. Bd. 51. 1913. — Zeitschr. f. d. ges. Neurol. u. Psychiatrie. Ref. Bd. 10. 1914. SCHIFF u. STRANSKY: Jahrb. f. Kinderheilk. Bd. 96. 1921. SCHILL, E.: Zeitschr. f. d. ges. Neurol. u. Psychiatrie. Bd. 70. 1921. SCHMIERGELD: L'Encéphale. Bd. 2. 1907. SCHROEDER: L'Encéphale. Bd. 50. 1925. SCHRYVER, D.: Zeitschr. f. d. ges. Neurol. u. Psychiatrie. Bd. 87. 1923. — Nederlandsch tijdschr. v. geneesk, Bd. 67, Nr. 24. 1923, Ref. Zentralbl. Bd. 34. 1924. SCHROTTENBACH: Monatsschr. f. Psychiatrie u. Neurol. Bd. 31. 1912. SCHUCHARDT: Allg. Zeitschr. f. Psychiatrie u. psych.-gerichtl. Med. Bd. 39. 1883. SCHULTZ, JOHANNES H.: Inaug.-Diss. Göttingen 1906. — Monatsschr. f. Psychiatrie u. Neurol. Bd. 22. 1907. — Dtsch. med. Wochenschr. Bd. 29. 1913. — Monatsschr. f. Psychiatrie u. Neurol. Bd. 35. 1914. — Monatsschr. f. Psychiatrie u. Neurol. Bd. 37. 1915. — Zeitschr. f. d. ges. Neurol. u. Psychiatrie. Bd. 83. 1923. SCHULTZE u. KNAUER: Allg. Zeitschr. f. Psychiatrie u. psychisch-gerichtl. Med. Bd. 66. 1909. SCHULZ, W.: Pflügers Arch. f. d. ges. Physiol. Bd. 186, H. 1/3. 1921. SCHWAB: Transact. of the Americ. neurol. soc. 1921. — Arch. of neurol. a. psychiatry. Bd. 8. 1922. — Arch. of neurol. a. psychiatry. Bd. 4. 1922. SEHRWALD: Habil.-Schrift. Jena 1887. SEIGE: Monatsschr. f. Psychiatrie u. Neurol. Bd. 24. 1908. — Allg. Zeitschr. f. Psychiatrie u. psych.-gerichtl. Med. Bd. 66. 1909. SEWELL u. MD. DOWALL: Journ. of mental science. Bd. 57. 1911. SIEGMUND: Med. Klinik. Bd. 18. 1910. — zit. nach ALLERS. SIMON: zit. nach ALLERS. SIWINSKI, B.: Polska gazeta lekarska. Bd. 42/43. 1924, Ref. Zentralbl. Bd. 42. 1925. SKUTETZKY: zit. nach ALLERS. SLOWZOW: zit. nach ALLERS. VAN SLYKE: Journ. of biol. chem. Bd. 48. 1921. SMITH: zit. nach WEXBERG. SMYTH: zit. nach ALLERS. SPATZ: Münch. med. Wochenschr. Bd. 38. 1922. — Zeitschr. f. d. ges. Neurol. u. Psychiatrie. Bd. 77. 1922. SPECHT, OTTO: Zeitschr. f. Chir. Bd. 12. 1922, Ref. Zentralbl. Bd. 29. 1922. — in L. K. MÜLLERS: Die Lebensnerven. Berlin: Julius Springer 1924. SPIELMEYER: Zeitschr. f. d. ges. Neurol. u. Psychiatrie. Bd. 99. 1925. STADELMANN: Allg. med. Zentralzeitung. 1906. STANFORD: Journ. of mental science. Bd. 57. 1911. STEFANI: Riv. sperim. di freniatr., arch. ital. per le malatt. nerv. e ment. Bd. 21. 1895. STEGMANN: zit. nach ALLERS. STERN: Allg. Zeitschr. f. Psychiatrie u. psych.-gerichtl. Med. Bd. 47. 1891. STERTZ: Hyperventilationsversuche bei Epilepsie. Vortrag. Ref. Zentralbl. Bd. 40. 1925. — Zeitschr. f. d. ges. Neurol. u. Psychiatrie. Bd. 53. 1920. STORM VON LEEUWEN, W. u. ZEYDNER: Brit. journ. of exper. pathol. Bd. 3. 1922, Ref. Zentralbl. Bd. 34. 1924. STRAUB: Arch. f. inn. Med. u. Kinderheilk. Bd. 25. 1924. u. MEIER: Biochem. Zeitschr. Bd. 89. 1918 u. folg. STRAUSS: Dtsch. med. Wochenschr. Bd. 23. 1897. STRÜBING: Dtsch. Arch. f. klin. Med. Bd. 27. 1880. STÜBER: Die erbliche Belastung bei der Epilepsie. Sammel-Ref. Zentralbl. Bd. 25. 1921. SYMMERS: zit. nach ALLERS.

TAGNET: zit. nach PILCZ. TALBOT: Amer. journ. of dis. of childr. Bd. 16. 1918. — u. HENDRY u. MORIARTY: Amer. journ. dis. of childr. Bd. 28. 1924. TAUBERT: Med. Klinik. Bd. 3. 1910. TEETER: Americ. journ. of insan. Bd. 51. 1895. THANNHAUSER u. DORFMÜLLER: Zeitschr. f. physikal. Chem. Bd. 102. 1918. — u. CZONICZER: Zeitschr. f. d. ges. physiol. Chem. Bd. 110. 1920. THOMAS: Journ. of neurol. a. psychopathol. Bd. 3. 1922. TILLMANN: Virchows Arch. f. pathol. Anat. u. Physiol. Bd. 229. 1920. TINTEMANN: Monatsschr. f. Psychiatrie u. Neurol. Bd. 24. 1908. — Münch. med. Wochenschr. 1909. — Monatsschr. f. Psychiatrie u. Neurol. Bd. 29. 1911. — Zeitschr. f. d. ges. Neurol. u. Psychiatrie. Bd. 24. 1914. TISDALL: Journ. of biol. chem. Bd. 54. 1922. TOGAMI: Monatsschr. f. Psychiatrie u. Neurol. Bd. 36. 1914. TOLONE: Il manicomio. Bd. 23. 1908. TONNINI: zit. nach ALLERS. TOWNSEND: Journ. of mental science. Bd. 51. 1905. TRACY, E. u. A.: Med. journ. a. record. Bd. 120. 1924. TRAVAGLINO: zit. nach ALLERS. TREPSAT: zit. nach ALLERS. TUCKER, B.: Southern med. journ. Bd. 14. 1921, Ref. Zentralbl. Bd. 27. 1922. TUCZEK: Arch. f. Psychiatrie u. Nervenkrankh. Bd. 15. 1884. TUDORAN, J.: Cpt. rend. des séances de la soc. de biol. Bd. 97, Nr. 17. 1922. TURNER: Brit. med. journ. 1897. — Epilepsy. London 1907. — Journ. of mental science. Bd. 53. 1907.

UNDERHILL u. BLATHERWICK: Journ. of biol. chem. Bd. 54. 1922. UYEMATSU u. T. SODA: Amer. journ. of psychiatry. Bd. 1. 1921. — Journ. of nerv. a. ment. dis. Bd. 53. 1921.

VAQUEZ u. NOBÉCOUR: Bull. et mém. de la soc. méd. des hôp. de Paris. 1897. VASSALE u. CHIOZZI: Riv. sperim. di freniatr., arch. ital. per le malatt. nerv. e ment. Bd. 17. 1891. VENTURI: zit. nach SCHEER. VIDONI u. GATTI: Gaz. degli ospedali. 1910. VIEL: zit. nach ALLERS. VIGOUROUX u. LAIGNEL-LAVASTINE: zit. nach SCHEER. VOISIN: L'Epilepsie. Paris 1897. — u. KRANTZ: Cpt. rend. des séances de la soc. de biol. 1904. — — Arch. de méd. exper.

Bd. 17. 1905. — u. Mauté: Arch. de internat. neurol. Bd. 23. 1892. — u. Oliviero: Cpt. rend. des séances de la soc. de biol. 1892. — u. Péron: Arch. de internat. neurol. Bd. 23. 1892. — u. Petit: Arch. internat. de neurol. Bd. 29. 1895. Volberg: zit. nach Scheer. Volland: Zeitschr f. d. ges. Neurol. u. Psychiatrie. Bd. 3. 1910. Vollmer: Klin. Wochenschr. Bd. 9. 1923. — Zeitschr. f. d. ges. Neurol. u. Psychiatrie. Bd. 84. 1923. — Zeitschr. f. d. ges. Neurol. u. Psychiatrie. Bd. 98. 1925. Vorster: Allg. Zeitschr. f. Psychiatrie u. psychisch-gerichtl. Med. Bd. 50. 1894. Vulpiam: Cpt. rend. des séances de la soc. de biol. Bd. 17. 1885.

Walker: Lancet. Bd. 20. 1921. — Journ. of mental science. Bd. 69. 1923. — Journ. of mental science. Bd. 70. 1924. Wallis u. Nicol: Lancet. Bd. 204. 1923, Ref. Zentralbl. Bd. 33. 1923. — u. Goodall: zit. nach Allers. Ward, J. F.: New York state journ. of med. Bd. 115. 1922, Ref. Zentralbl. Bd. 31. 1923. Watson: Journ. of mental science. Bd. 69. 1923. Weichbrodt: Vortrag, Baden-Baden 1922, Ref. Zentralbl. Bd. 29. 1922. — Monatsschr. f. Psychiatrie u. Neurol. Bd. 51. 1922. Weissenfeld: F.: Neurol. Zentralbl. Bd. 40, Erg.-Bd. 1921, Ref. Zentralbl. Bd. 25. 1921. Wertheimer u. Hesketh: The significance of the physical constitution in mental disease. Medicine 1926. Weston: Arch. of neurol. a. psychiatry. Bd. 3. 1920. — u. Howard: Arch. of neurol. and psychiatry. Bd. 8. 1922. Wexberg: Zentralbl. f. d. ges. Neurol. u. Psychiatrie. Bd. 35. 1924. Whitehorn: Amer. journ. of psychiatry. Bd. 2. 1923. — Boston med. a. surg. journ. Bd. 192. 1925. Wigert: Zeitschr. f. d. ges. Neurol. u. Psychiatrie. Bd. 44. 1919. Wildermuth: Zeitschr. f. d. ges. Neurol. u. Psychiatrie. Bd. 95. 1925. Winkler: zit. nach Wexberg. Winslow: zit. nach Scheer. de Witt: Americ. journ. of the med. sciences. Bd. 138. 1875. Witte: Vortrag, Ref. Zentralbl. Bd. 27. 1922. — Zeitschr. f. d. ges. Neurol. u. Psychiatrie. Bd. 72. 1921, Ref. Zentralbl. Bd. 27. 1922. Wuth: Zeitschr. f. d. ges. Neurol. u. Psychiatrie. Bd. 64. 1921. — Zeitschr. f. d. ges. Neurol. u. Psychiatrie. Bd. 83. 1921. —Monographie. Berlin: Julius Springer 1922. — Dtsch. med. Wochenschr. Bd. 40. 1922. — Zeitschr. f. d. ges. Neurol. u. Psychiatrie. Bd. 78. 1922. Wuth: Jahresber. üb. d. ges. Neurol. u. Psychiatrie. 1923. — Jahresber. üb. d. ges. Neurol. u. Psychiatrie. Bd. 89, H. 1/3. 1924. — Jahresber. üb. d. ges. Neurol. u. Psychiatrie. Bd. 89, H. 4/5. 1924. — Jahresber. üb. d. ges. Neurol. u. Psychiatrie. Bd. 97. 1925. — Zeitschr. f. d. ges. Neurol. u. Psychiatrie. 1926. — Bull. of the Johns Hopkins-hosp. Bd. 38. 1926. Wyrsch, J.: Schweiz. med. Wochenschr. Bd. 51. 1921.

Zalla: zit. nach Scheer. Zapolsky: zit. nach Allers. Ziehen: zit. nach Allers. Zilocchi: Riv. sperim. di freniatr., arch. ital. per le malatt. nerv. e ment. Bd. 36. 1910. Zimmermann: Zeitschr. f. d. ges. Neurol. u. Psychiatrie. Bd. 28. 1915. — Zeitschr. f. d. ges. Neurol. u. Psychiatrie. Bd. 34. 1916. — Zeitschr. f. d. ges. Neurol. u. Psychiatrie. Bd. 36. 1917. Ziveri: zit. nach Allers.

Weitere Literaturzusammenstellungen finden sich bei:

Allers (l. c.), de Crinis (l. c.), di Gaspero (in Lewandowsky), Grafe (l. c.), Gruhle (l. c.), Kafka (in Aschaffenburg), Redlich (in Lewandowsky), Schaefer (l. c.), van der Scheer (l. c.), Wexberg (l. c.), Wuth (l. c.).

Serologie der Geisteskrankheiten.

Von

V. Kafka

Hamburg-Friedrichsberg

Mit 30 Abbildungen und 10 Tabellen.

A. Einleitung.

Die Serologie ist die Wissenschaft vom Serum, d. h. vom Blutserum. Als solche ist ihr Geburtsdatum das Jahr 1893, in dem es Emil Behring gelang nachzuweisen, daß das Blutserum aktiv immunisierter Tiere, anderen Tieren eingespritzt, ebenfalls Immunität hervorruft, daß also das Blutserum der Sitz von besonders biologisch wirkenden Körpern sein kann. Es sei gleich darauf hingewiesen, daß nicht das Vollblut, sondern das Blutserum, also jene Flüssigkeit, die sich nach der Blutgerinnung abscheidet, die weder Fibrinogen noch Blutkörperchen enthält, als manifester Träger dieser Vorgänge sich erwies, so daß diese Flüssigkeit für die folgenden Jahre durchaus im Vordergrunde der Erforschung stand und auch heute noch steht, wenn auch in der Gegenwart wieder mehr das Vollblut und die anderen Bestandteile des Blutes berücksichtigt werden. Mit der Behringschen Entdeckung begann aber auch ein Wiederaufblühen der Humoralpathologie, die, nachdem sie durch Jahrhunderte die Grundlage von medizinischen Systemen und Anschauungen gebildet hatte, in den letzten Jahrzehnten der Cellularpathologie hatte den Vortritt einräumen müssen. (Näheres findet sich in der Einleitung zu „Serologische Methoden, Ergebnisse und Probleme" im Handbuch von Aschaffenburg.) Noch bis in die Jetztzeit wegweisend, als Arbeitshypothese verwendet, zu pädagogischen Zwecken besonders beliebt, war die „Seitenkettentheorie" Paul Ehrlichs, die, von chemischen Vorstellungen ausgehend, eine Verbindung zwischen Cellular- und Humoralpathologie herstellte und eine Reihe von neuen biologisch wirksamen Körpern aufzeigte, die nur in gewissen Phasen ihrer Wirksamkeit vorstellbar und faßbar, in ihrem Aufbau und ihrer Wesenheit überhaupt vollkommen unbekannt waren. Die heutige Zeit hat nun infolge des mächtigen Aufblühens der physikalischen Chemie und der Kolloidchemie hier Bresche geschlagen. Es herrscht mehr die physikalisch-chemische Anschauung der im Serum sich abspielenden Phänomene vor, ohne daß aber auf diesem Wege eine vollkommene Klärung besonders nach der Richtung der Spezifität eingetreten wäre. So zeigen die modernen Arbeiten über die Wassermannsche Reaktion deutlich, daß hier eine Duplizität der Vorgänge vorläufig noch nebeneinander oder vielmehr nacheinander vorstellbar ist. Wenn wir nach dem Vorgange von Sachs, Klopstock und Weil beim Tier eine positive Wa.R. durch Einspritzen von Lipoiden und Schweineserum erzeugen, so kann man die Auslösung immunbiologisch auffassen als besondere Form der Antikörperbildung; die Serumveränderung selbst, sowohl beim Versuchstier wie beim syphilitischen Menschen, aber ist heute am verständlichsten durch physikalisch-chemische Vorstellungen. Näheres über dieses Gebiet zu erwähnen, würde zu weit führen; für die

Praxis ist von Bedeutung, daß infolge der neuen Anschauungen die Grenzlinien zwischen den einzelnen besonderen Formen der Phänomene etwas verwischt sind.

Die physikalische Chemie hat im übrigen auch dadurch Gutes geleistet, daß sie einerseits auf einfachere Reaktionen zurückgeht, andererseits im Gegensatz zur analytischen Chemie der Eigenart des Ablaufes einer Reaktion besondere Beachtung schenkt. Als Beispiel für beide hervorgehobenen Vorzüge der physikalischen Richtung möchte ich einmal erwähnen das Aufblühen der Bestimmung der aktuellen Reaktion der Körpersäfte, dann die Verfolgung der Labilität des Blutplasmas.

Die physiologische Chemie hat andererseits in sehr eifriger analytischer Bearbeitung der Körpersäfte zu Ergebnissen geführt, die wieder vielfache Beziehungen zu physikalisch-chemischen Vorgängen aufzeigten. Als Beispiel war zu nennen die physiologische Chemie der Eiweißkörper und Lipoide.

Fügen wir noch hinzu, daß die Serologie von heute nicht nur das Serum, sondern auch die anderen Bestandteile des Blutes genauerer Erforschung unterzieht, so zeigt sie sich als großer mosaikartiger Aufbau, in dem aber vielfache Übergänge zwischen den einzelnen Bausteinen bestehen und der an vielen Stellen schon eine erkennbare Zeichnung erblicken läßt.

Getrennt davon und doch wieder mit der eigentlichen Serologie durch die Gleichheit der Methodik verbunden, hat sich die Liquorforschung entwickelt. Es sei hier nicht auf die in vielen neueren Büchern behandelte Streitfrage eingegangen, wer als Erster etwas vom Liquor gewußt hat. Unbestreitbar ist jedenfalls, daß QUINCKE im Jahre 1891 durch die Lumbalpunktion es erst ermöglichte, den Liquor zu untersuchen. Freilich eine wirkliche Erforschung des Liquors cerebrospinalis begann erst, als einerseits die Veränderungen dieser Flüssigkeit bei Lues bekannt geworden waren, andererseits serologische Methoden genügend vorhanden und entwickelt waren, um am Liquor angewandt zu werden. Aber das fast allgemein geübte Vorgehen, die serologischen Methoden, wenn auch mit Veränderungen der Technik am Liquor anzuführen, hat zu falschen Vorstellungen über diese Flüssigkeit geführt und die Erforschung etwas gehemmt. Ich habe mich immer nachzuweisen bemüht, daß, was ja auf Grund des vollständig verschiedenen Aufbaues von Serum und Liquor verständlich sein sollte, auch ganz prinzipielle Unterschiede beim Auftreten einfacherer und komplizierterer Phänomene bestehen können. Um zwei Beispiele zu nennen: das inaktivierte Serum zeigt bei fraktionierter Ammoniumsulfatfällung im Zentrifugierröhrchen geringere Teilstrichhöhen als das aktive, während es im Liquor gerade umgekehrt ist. Oder: im aktiven Serum läßt sich das Komplement durch Salzsäure- oder Kohlensäurefällung in seine zwei Bestandteile, das Endstück und Mittelstück, teilen; das Mittelstück ist an die gefällten Globulinen gebunden, und von vielen ist seine Globulinnatur direkt behauptet worden. Im Liquor aber haben KAFKA und GOECKEL eine Mittelstückreaktion jederzeit nachweisen können, unabhängig davon, ob mit HCl oder CO_2 fällbare Globuline vorhanden waren oder nicht. Nur eine Forschung, die auf diese besonderen Verhältnisse Rücksicht nimmt, wird neue Probleme aufstellen und sie auch klären können. Wir wissen übrigens heute schon, daß es viele Methoden gibt, die sich nur mit Liquor, nicht mit Serum ausführen lassen (z. B. die Kolloidreaktionen) und umgekehrt.

Mit den Methoden der Serologie sind nun in den letzten Jahren die Körpersäfte von Erkrankungen, die alle möglichen Teilgebiete der Medizin angehen, untersucht worden. Für die Psychiatrie sind die Schwierigkeiten besonders groß. Zwar bei den exogenen, z. B. den syphilogenen, psychischen Störungen sind die gleichen Forschungswege einzuschlagen, wie bei der Syphilis ohne Psychose. Tatsächlich hat die diesbezügliche Bearbeitung ja auch, wie bekannt, die größten

Früchte getragen, wenn auch zur Mitarbeit der Klärung einer Erkrankung wie der Paralyse die alleinige Luesserologie nicht zu genügen scheint. Viel schwieriger liegen die Dinge bei den endogenen Psychosen, bei denen sowohl Klassifizierung, wie unsere theoretischen ätiologischen Vorstellungen noch sehr im argen liegen. Die Unklarheit dieses Gebietes hat ja auch mit dazu beigetragen, daß manche angewendeten Methoden disqualifiziert worden sind. Da wir bei den endogenen Psychosen endokrine Störungen als zum größeren oder kleineren Teil mitwirkend annehmen, so muß natürlich die Serologie der endokrinen Erkrankungen hier im Vordergrunde stehen. Bei den weiteren Beziehungen mancher Psychosen zu sog. allergischen Erkrankungen wird auch die serologische Erforschung, wie sie bei solchen Prozessen geübt wird, nicht vernachlässigt werden dürfen. Gerade aber bei den Psychosen wird der konstitutionelle Faktor ja ganz besonders zu berücksichtigen sein, und so werden Methoden der Konstitutionsserologie, die freilich erst in den Kinderschuhen steckt, hier besonders wichtig sein. Ob noch eine besondere serologische Psychoseforschung, die mitwirken wird bei der Frage, warum das betreffende Leiden unabhängig von der Konstitution zur Psychose führt, möglich und notwendig ist, wissen wir heute noch nicht.

So ungefähr wird der Serologe heute in der Psychiatrie vorgehen müssen, und er wird sich mehr der Erforschung elementarer serologischer Phänomene bei Psychosen, als der Feststellung diagnostischer Komplexe bei bestimmten Psychosen zuwenden müssen, um überhaupt erst für die Diagnostik objektive Grundlagen aufzufinden.

Die wesentlichsten Ergebnisse des Gebietes bis 1923 sind mit Methodik und Problemstellung im Handbuch der Psychiatrie von Aschaffenburg, Allgemeiner Teil, I. Abteilung, 2. Teil gebracht worden. Um Wiederholungen zu vermeiden, werde ich daher in dieser Arbeit im wesentlichen auf all dasjenige eingehen, was seit dieser Zeit veröffentlicht und diskutiert worden ist. Das, was weiter zurückliegt, werde ich nur streifen und werde mich dabei auf das oben erwähnte Buch stützen können.

B. Allgemeines über Methoden und Ergebnisse.

I. Technik der Entnahme der Körperflüssigkeiten[1].

(Saugglockenmethode, Plasmagewinnung, Zisternenpunktion.)

Es scheint überflüssig zu sein, hier ein Wort über die Entnahme der Körperflüssigkeiten zu sagen, denn die Venenpunktion, wie auch die Lumbalpunktion sind Allgemeingut der auf diesem Gebiete interessierten Ärzte geworden. Aber es ist anscheinend noch viel zu wenig bekannt, daß man eine für viele serologische Zwecke geeignete Blutentnahme mit Hilfe der Saugglocke ausführen kann. Ich habe zu diesem Zwecke die Apparatur modifiziert, wie sie in Abb. 1a und b zu sehen ist. Die Saugglocke wird zuerst auf die Hautstelle aufgesetzt, aus der man Blut entnehmen will, dann werden mit dem Schnepper oder einem Skalpell eine Reihe von Scarificationsschnitten ausgeführt, hierauf wird die Saugglocke angewandt, und man bekommt so mit Leichtigkeit die genügenden Blutmengen; ich habe auch eine Saugglocke mit weitem Auslaufe herstellen lassen zum Zwecke der gleich zu besprechenden Plasmagewinnung. Diese hat sich heute mehr eingebürgert, ohne daß aber eine Einheitlichkeit in der Technik besteht. Ich lasse

[1] Ausführlicheres über Technik usw. ist im „Taschenbuch der praktischen Untersuchungsmethoden der Körperflüssigkeiten bei Nerven- und Geisteskrankheiten 3. Auflage“ sowie in meinem Beitrag „Technik und Theorie der Liquoruntersuchung“ aus dem „Handbuch der Haut- und Geschlechtskrankheiten“ zu ersehen.

das Blut bei der Venenpunktion in breite Röhren eintreten, die bei 2,5 und 10 einen deutlichen Eichstrich besitzen und bis zum Eichstrich bei 2,5 ccm 5proz. Natrium-citricum-Lösung enthalten. Zum Zwecke der Erleichterung des Schüttelns beim Eintreten des Blutes in das Natriumcitrat habe ich die in Abb. 2 dargestellte

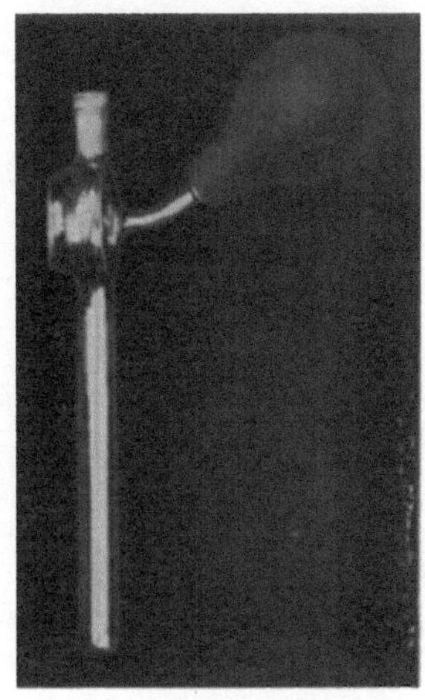

a) zur Blutentnahme.

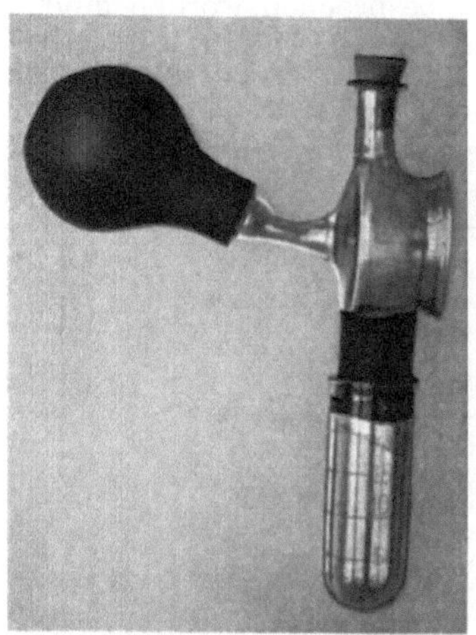

b) zur Plasmagewinnung.

Abb. 1a und 1b Saugglocken.

kleine Apparatur konstruiert. Unter intensivem Schütteln läßt man nun Blut bis zum Teilstrich 10 eintreten. Will man mit dem Plasma arbeiten, so zentrifugiert man das Citratblut und gießt ab.

Bezüglich der Liquorgewinnung wäre zu sagen, daß neben der Lumbalpunktion sich die Zisternenpunktion eingebürgert hat.

Ihre Technik ist von Eskuchen, Wartenberg, Blum und anderen ausführlich beschrieben worden, und es sei hier auf diese Arbeiten hingewiesen.

II. Die Untersuchung selbst.

1. Das Blut im ganzen.

Bekanntlich gerinnt das entnommene Blut schnell; es preßt das Serum aus und der feste Teil ist der Blutkuchen, der aus Fibrin und Blutkörperchen besteht. Der Blutkuchen ist, abgesehen von ein paar chemischen Methoden, früher zu anderen Untersuchungen wenig angewendet worden, in jüngster Zeit hat Dold gezeigt, daß man den in bestimmter, hier nicht zu erörternder Weise behandelten Blutkuchen zur Wa. R. benutzen kann und dabei eine ziemliche Übereinstimmung im Ausfalle mit dem Serum hat. Will man mit allen Bestandteilen des Blutes arbeiten, so bedient man sich bloß der Tropfen oder ganz kleiner Mengen, die eventuell noch hämolysiert werden, oder man macht das Blut ungerinnbar. Eine Methode dies zu tun, ist oben beschrieben worden. Eine der wichtigsten Methoden, die mit allen Bestandteilen des Blutes arbeitet, ist die Untersuchung der *Senkungsgeschwindigkeit* oder Suspensionsstabilität, die wir Fahraeus verdanken. Ich habe über diese Methode in meinem Artikel des Handbuch der Psychiatrie Seite 94—98 geschrieben. Das dort Erörterte hat auch heute noch Geltung. Besonders bearbeitet worden in der letzten Zeit ist das Fahraeus- und Plautsche Phänomen bei der Malaria-Therapie der Paralyse und von F. Georgi bei dem Hyperventilationsversuch und der Epilepsie. Wir werden im speziellen Teil noch ausführlich darauf zu sprechen kommen. Das Vollblut wird ferner verwendet zur Bestimmung der Gerinnungszeit des Blutes. Unter den vielen Methoden, die zur Untersuchung dieses Phänomens besprochen worden sind, ist die am meisten einwandfreie die von

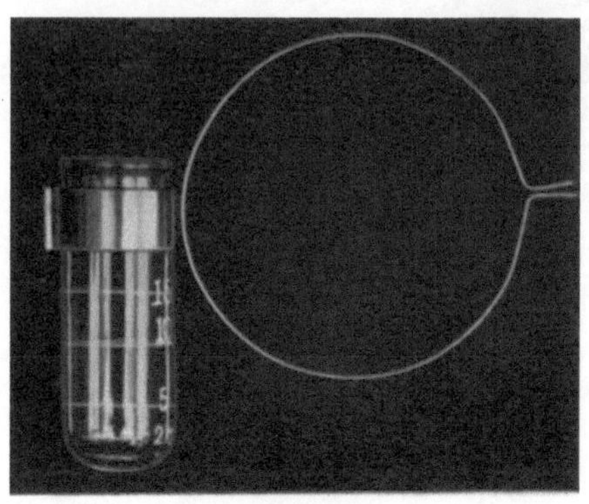

Abb. 2. Apparatur zur Plasmagewinnung bei der Venenpunktion.

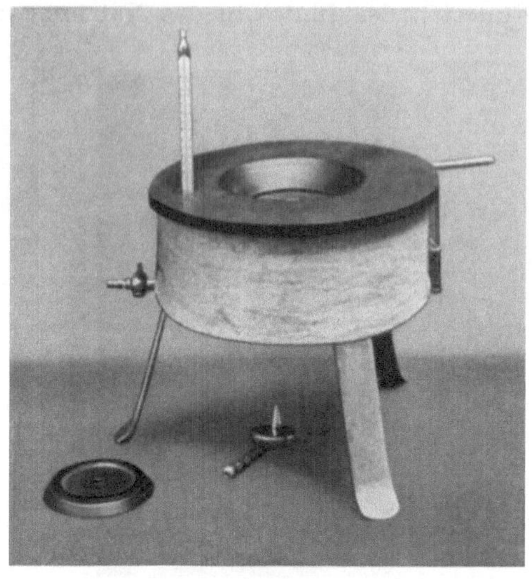

Abb. 3. Bürkers Apparat.

Bürker (Apparat Abb. 3). Ausgehend von den Kocher- und Kottmannschen Beobachtungen über die Veränderung der Blutgerinnungszeit bei Hyper- und Hypofunktion der Schilddrüse untersuchte A. Hauptmann das Blut Schizophrener und glaubte eine Gerinnungsbeschleunigung bei Katatonie zu finden, weshalb er an eine Schilddrüsenhypofunktion dachte. Bumke, Schneider, Wuth konnten Hauptmanns Befunde nur zum Teil bestätigen. In meinem Laboratorium hat nun Hertz mit der Bürkerschen Methode (Abb. 3) die Blutgerinnungszeit der Schizophrenie bestimmt und ist zu Ergebnissen gekommen, wie sie am besten aus Abb. 4 klar werden.

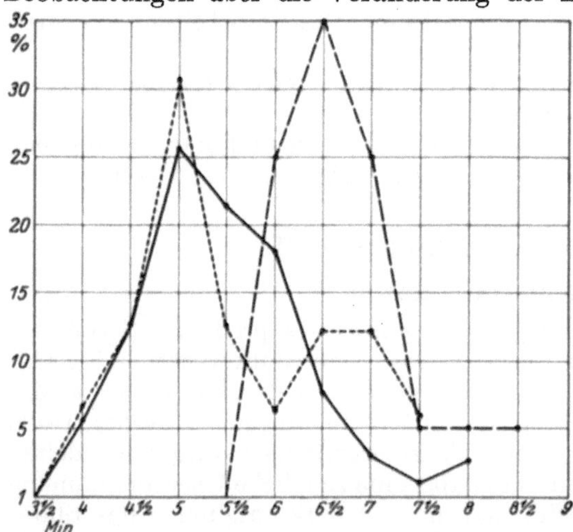

Abb. 4. Kurven der Blutgerinnungszeit bei Schizophrenie. (Nach Hertz.)
-·—— normal. —— Dem. praec. (inkl. Katat.) --- Katatone.

Bezüglich der Epilepsie hat F. Georgi die Befunde von de Crinis, daß vor dem Anfall eine Verzögerung der Blutgerinnung stattfinde, bestätigt, und zwar auch für den Hyperventilationsanfall; nach dem Anfall ist meist eine Beschleunigung nachzuweisen.

2. Die Blutkörperchen.

Die Methodik des Blutbildes — denn allein von den morphologischen Untersuchungen der Blutkörperchen soll hier die Rede sein — ist in den letzten Jahren durch V. SCHILLING wesentlich gefördert worden. Er hat die verschiedenen Leukocyten nach der Kernform eingeteilt und die daraus zu folgernden diagnostischen Winke ausführlich besprochen; er hat auch die anderen Teile der Untersuchungen der Blutzellen verfeinert und organisiert. Ein nach ihm ausgeführter Blutstatus wird Hämogramm genannt.

Die praktische Bedeutung des Blutbildes hat die Psychiatrie viel beschäftigt. Ich habe darüber in meinem obengenannten Handbuchartikel das Wichtigste berichtet. Die Befunde von J. H. SCHULTZ, ITTEN, SAUER, KAHLMETER, GLASER und BUSCHMANN, ZIMMERMANN, WUTH, DE CRINIS waren trotz mancher positiver Ergebnisse für die Praxis ziemlich bedeutungslos. Nur das Epilepsiegebiet ragte hier hervor; und neuerdings hat F. GEORGI hervorgehoben, daß auch bei der Hyperventilationsepilepsie (freilich auch bei der Hyperventilation ohne Epilepsie) zu Beginn des Ausfalls deutliche Leukopenie auftritt.

DAIBER hat neuerdings unser großes diesbezügliches Material kritisch durchforscht. Da die meisten Blutstaten aus internistischen Gründen ausgeführt waren, eigneten sich nur relativ wenige Fälle zur Beurteilung. Die Ergebnisse für Praxis und Theorie waren relativ gering; die aufgezeigten Fehlerquellen groß. Am häufigsten war die Lymphocytose der Psychopathen und der endokrinen Fälle. SUCKOW hat das Hämogramm bei Fällen von chronischem Alkoholismus und Psychosen der Gewohnheitstrinker ausgeführt. Im speziellen Teil wird ausführlich darauf eingegangen werden; hier sei nur soviel gesagt, daß isolierte Rauschzustände nur eine Lymphocytose zeigten, daß dagegen die Exazerbationen des chronischen Alkoholismus, speziell das Delirium tremens, Neutrophilie mit regenerativer Kernverschiebung, An- oder Hypoeosinophilie, Lymphopenie aufwies. Beim Abklingen trat eine Monocytose auf. A. HAUPTMANN hat vor einiger Zeit eine Eosinopenie bei der Paralyse als Stütze seiner Paralysetheorie aufgeführt, doch kommt bei der Paralyse auch Eosinophilie vor. SKALWEIT hat die Veränderungen des Blutbildes bei der Malariabehandlung der Paralyse studiert und vor allem im günstigen Falle eine Umstellung der Neutrophilie in eine Lymphocytose beobachtet. SAGEL hat bei der Recurrensbehandlung der Paralyse das gleiche getan, und er kommt auf Grund seiner Untersuchungen, auf die im speziellen Teil noch einzugehen sein wird, zu folgender Zusammenfassung: „Der große Überblick über die ganze Kurve lehrt für jeden Einsichtigen die Massierung der Neutrophilen samt ihrer Kernverschiebung im ersten Kampf, die schon kürzere heftige zweite Reaktion, die langhin abfallenden Rückzugsgefechte gegen den abziehenden Gegner im dritten Anfall. Ebenso klar sieht man die Monocyten in der Mitte immer schneller und stärker mit jedem der drei Gefechte eingreifend, da die großen Aufräumer die Begleiter der kräftigen Abwehr durch Immunisierung, daher ihre immer höhere Kurve und anhaltendere Tätigkeit in jedem neuen mehr immunisierten und sensibilisierten Prozeß. Endlich erscheint die Lymphocytose als die aufbauende und sanierende mit jeder Attacke auf höherer Basis; ihr Schwergewicht läßt sich ohne weiteres nach der entgegengesetzten wie neutrophil erkennen.“

3. Blutplasma.

Die Untersuchung des Blutplasmas steht zweifellos erst im Anfangsstadium. Wenn auch früher schon Versuche mit Plasma gemacht wurden, so waren doch SACHS und OETTINGEN wohl die Ersten, die hier die Grundlagen schafften. Sie schenkten den physikalischen Zustandsänderungen des Blutplasmas besondere Aufmerksamkeit. Zu diesem Zwecke verfolgten sie den zeitlichen Ablauf der Plasmaflockung bei 56 Grad, Alkoholfällung, Kochsalzsättigung usw. Bei Schwangeren trat die Flockung stärker und schneller, bei Neugeborenen langsamer und schwächer als beim Normalen auf. So entstanden die Labilitätsreaktionen des Blutplasmas, die besonders F. GEORGI weitblickend bearbeitete. Er bediente sich der Kochsalzreaktion, sowie einer Methode der Alteration des Komplements, indem er das betreffende Plasma in absteigenden Mengen dem Komplement beifügte, nachher die sensibilisierten Hammelblutkörperchen zusetzte und den Ablauf der Hämolyse studierte. Die Kochsalzmethode wurde von ihm so ausgeführt, daß zu absteigenden, auf das gleiche Volumen gebrachter Mengen Blutplasmas 0,5 ccm einer 26proz. NaCL-Lösung hinzugesetzt, und nach 2, 4, 8, 12, 20 und 40 Minuten die etwa entstandene Flockung notiert wurde. Ich habe diese Methode folgendermaßen modifiziert. Es werden absteigende Plasmamengen mit 0,9proz. NaCl-Lösung auf das gleiche Volumen, und zwar 0,5 ccm, gebracht; so werden zwei Reihen angesetzt. In der ersten Reihe kommt zu jeder Plasmamenge 0,5 ccm einer 26proz. NaCl-Lösung, in der zweiten Reihe wird anstatt 26proz., 0,9proz. NaCl verwendet. Diese Reihe dient nun dazu, um Selbstflockungen, die im Plasma auftreten können, zu registrieren und um sie in jeder Probe von der Kochsalzflockung abgrenzen zu können. Ist der Versuch fertig, so wird die Stoppuhr in Gang gesetzt, und es wird im Vergleichsagglutinoskop nach KAFKA nach 5, 10, 15, 20 evtl. auch nach 30 Minuten abgelesen. Eine erhöhte Plasmalabilität ist im allgemeinen bei allen Erkrankungen vorhanden, die eine erhöhte Senkungsgeschwindigkeit haben. F. GEORGI hat aber darauf hingewiesen, daß es Fälle gibt, wo trotz erhöhter Plasmalabilität die Senkungsgeschwindigkeit nicht gesteigert ist. Er hat diese Form der Plasmalabilitätserhöhung als ionogene (im Gegensatz zur oben besprochenen proteinogenen) bezeichnet und hat, worauf weiter unten noch ausführlich zu sprechen sein wird, sie als bedeutungsvoll bei der Genese des epileptischen Anfalls hingestellt.

SUCKOW hat die Plasmalabilität zugleich mit der Senkungsgeschwindigkeit im Blute der chronischen Alkoholisten und akut psychotischen Gewohnheitstrinker bearbeitet. Zur Feststellung der Plasmalabilität hat er sich einer anderen Methode als der geschilderten bedient, und diese sei hier kurz geschildert. Sie stammt von GERLOCZY. Hierbei kommen zwei Faktoren zur Geltung. Die HOFMEISTERsche Reihe SO_4, Cl, Br, J, NO_3, SCN zeigt eine von SO_4 absteigende Stärke der Eiweißfällung. Die labilsten Plasmen werden also durch ein Salz von SCN gefällt werden. Als gemeinsames Kation wurde K gewählt. Als zweiter Faktor wurde die Hitzeeinwirkung verwendet. Die Plasmen wurden nach Zusatz des Salzes auf 50—60 Grad langsam erwärmt. Nach jedem erreichten neuen Grad wurde die Erwärmung angehalten und nach zwei Minuten abgelesen. Bei je niedrigerer Temperatur die Flockung auftrat, um so labiler war das Plasma anzusehen. Die Ergebnisse waren recht auffällige, indem, worauf noch einzugehen sein wird, die Plasmalabilität mit der Schwere der alkoholischen Psychose meist parallel ging und beim Delirium tremens am höchsten war. Ein gleichgerichteter Ausschlag der Plasmalabilitätsreaktion und der Senkungsgeschwindigkeit war fast immer vorhanden; in einzelnen Fällen bestand jedoch eine starke Diskrepanz.

Die dargelegten Befunde zeigen, wie bedeutungsvoll die Blutplasmauntersuchung für die Psychiatrie zu werden beginnt.

4. Blutserum.

Wenn GOETHE „Blut ist ein ganz besonderer Saft" sagt, so können wir nach unserem heutigen Wissen das Blutserum so bezeichnen, denn unendlich mannigfaltig sind Untersuchungsmethoden und Ergebnisse der Serumforschung, und wir sind noch lange nicht am Ende, vielleicht erst am Anfang. Wir werden daher hier auch nur die für die Psychiatrie wesentlichsten Gebiete der Serologie bringen können und verweisen besonders auf unsere diesbezüglichen Arbeiten.

Das Aussehen des Serums ist in der Psychiatrie belanglos. Nur wird der Laboratoriumsarbeiter wissen, daß ein hämolytisches Serum nur unsichere Ergebnisse bei der Wa.R. gibt, ein chylöses zu biologischen und fermentchemischen, sowie rein chemischen Zwecken schwer brauchbar ist.

Aktuelle Reaktion, Oberflächenspannung, spezifisches Gewicht, Gefrierpunkterniedrigung sind für unsere Zwecke vorläufig meist bedeutungslos. Nicht dagegen die Viscosität des Serums. Sie kann auf zweierlei Weise bestimmt werden: entweder man läßt das Serum einen bestimmten Weg durchfließen, mißt die Zeit und vergleicht sie mit der des Wassers (OSTWALD), oder aber man läßt in gleicher Zeit Serum und Wasser eine Capillare durchströmen und mißt die zurückgelegte Strecke (HESS). Die Viscosität weist (neben anderen Körpern), wenn sie erhöht ist, auf das Vorhandensein grob disperser Eiweißfraktionen hin. Besonders interessant ist die Ermittlung der spezifischen Viscosität (SPIRO) oder des Viscositätsfaktors (HELLWIG und NEUSCHLOSS). Die Bestimmung erfolgt so, daß man die wirklich erhaltene Viscositätszahl durch jene dividiert, die eine Eiweißlösung von gleichem Prozentgehalt haben muß. Von Interesse ist für unser Gebiet, daß Viscosität und Viscositätsfaktor bei Schilddrüsenhyperfunktion deutlich erniedrigt sind, während bei Hypofunktion die Erhöhung nicht so deutlich ist. Von Interesse ist auch die Refraktion des Serums. Ihre Messung geschieht mit dem Refraktometer nach PULFRICH. Aus den Werten der Refraktion hat REISS die Eiweißwerte des Serums berechnet. Sie sind aber nur approximativ, genügen aber, um interessante Studien über die Eiweißwerte des Serums zu machen, wie dies z. B. DE CRINIS unternommen hat. Eine genauere Methode, mit Hilfe der Refraktion einen Einblick in die prozentuale Zusammensetzung der Eiweißkörper zu gewinnen, ist die von ROBERTSON, auf die hier nicht eingegangen werden kann. ROHRER hat nun die Werte der Refraktion und der Viscosität in Kurven umgearbeitet, aus denen man direkt den Eiweißquotienten des Serums, d. h. das Verhältnis der Globuline zu den Albuminen ablesen kann. Diese Werte weichen zwar in manchen Fällen von den direkt errechneten ab, sind aber doch nicht selten von Bedeutung So findet man bei Hyperfunktion der Schilddrüse herabgesetzte Eiweißquotienten, und besonders der Vergleich von Viscositätsfaktor und Eiweißquotient ist oft aufschlußreich. Darüber siehe Näheres im speziellen Teil.

Die rein *chemische* Untersuchung des Blutserums, die eigentlich nicht direkt in dieses Gebiet gehört, hat in den letzten Jahren zu Ergebnissen geführt, die von Bedeutung für die Psychiatrie sind und auch nicht unwesentliche Beziehungen zum serologischen Problem haben. Ich erinnere an die Eiweiß-, Lipoid- und Zuckerbestimmungen. Da sie an anderer Stelle dieses Werkes behandelt werden, sei hier nicht weiter darauf eingegangen.

Rein *kolloidchemische* Methoden, wie wir sie für den Liquor kennen und beschreiben werden, am Serum angewendet, sind für die Psychiatrie nicht bekannt. Die *Ferment*chemie hat dagegen auch hier manches Interessante zutage gefördert. Ich darf vielleicht diesbezüglich auf Seite 59—63 meines Beitrages im „Handbuch der Psychiatrie" hinweisen, in denen dieses Kapitel ausführlich dargestellt ist. Hier sei nur verschiedener Arbeiten über die Katalase und die Peptidase gedacht. Die Katalase wurde von BRAILOVSKY, TSCHALISSOW und BERLIN bei verschiedenen Nerven- und Geisteskranken im Serum geprüft. Über die Methodik ist aus der Arbeit wenig zu entnehmen. Es fanden sich allgemeine Abweichungen bei Nerven- und Geisteskrankheiten (Amplitude von 26—38% normal, gegenüber 23—48% bei Nerven- und Geisteskrankheiten) sowie Zusammenhänge des Katalasegehalts des Serums mit der Affektivität.

Über den Peptidasenhaushalt haben H. PFEIFFER und seine Mitarbeiter (STANDENATH, WEBER) ausführlich bestätigt. Es handelt sich hier um die Feststellung der Glycyltrytophan spaltenden Fermente. Auf die Technik kann weiter nicht eingegangen werden. Besonders das Problem der Impfmalaria bei Paralyse und des epileptischen Anfalles wurde von F. Hartmann und seinen Mitarbeitern in dieser Weise erforscht. Während sich die Serumwerte des Gesunden während des Tages in gewissen Grenzen halten, kommt es in der Vorperiode des Malariafiebers zu einer Verdoppelung der Serumwerte, ohne Veränderung des Harnbefundes. Während der Fieberanfälle schwanken die Serumwerte stark, die Harnwerte nehmen ab; während in den fieberfreien Zwischenpausen die Abbaufähigkeit des Harnes gesteigert ist. Mit der Coupierung der Impfmalaria kehren die normalen Verhältnisse im Peptidasenhaushalt wieder. Für den epileptischen Anfall haben Pfeiffer und seine Mitarbeiter festgestellt, daß es vor dem Paroxysmus zu einer starken Erhöhung des Peptidasentiters im Serum kommt, während im Harn keine ausgeschieden werden. Nach dem Anfall treten sie dagegen flutartig im Urin auf. F. Georgi und Winnik haben diese Ergebnisse bestätigt, sie fanden aber auch Fälle, die intervallär keine Spur Peptidase im Urin hatten. In einer späteren Arbeit von F. Georgi, Glaser, Ohnsorge und Winnik wurde festgestellt, daß auch eine sinkende Tendenz des Serumtiters vorkommt und daß andererseits auch ohne Anfall eine Steigerung im Peptidasentiter zu beobachten war.

Es sei hier auch gleich der *antitryptischen* Serumwirkung gedacht. Es handelt sich darum, daß zu einer Reihe Serummengen absteigende Trypsinmengen, hierauf Casein zugesetzt und festgestellt wird, wieweit das Serum die Trypsinverdauung des Caseins hemmt. Es sind verschiedene Methoden zur Prüfung der antitryptischen Kraft angegeben worden (Fuld, Gross, Bergmann, Meyer, Rosenthal, Jakob, Becker, de Crinis). In die Psychiatrie eingeführt wurde die Methode im Jahre 1909 von Jach. Pfeiffer und de Crinis sowie Bolten stellten fest, daß der antitryptischen Serumwirkung eine gewisse diagnostische Bedeutung zukommt, da der Antitrypsintiter bei funktionellen Neurosen immer normal, bei organischen Psychosen erhöht ist. H. Pfeiffer, Standenath und Weber fanden, daß der antitryptische Index gleichsinnige Bewegungen macht wie der peptolytische, nur träger.

Wir kommen nun zu dem großen Kapitel der *Abderhalden-Reaktion.* Wir haben bisher angenommen, daß es sich bei diesem Phänomen um fermentartige Körper handelt, doch haben Forschungsergebnisse der jüngsten Zeit diese Annahme wieder etwas fraglich gemacht.

Wir wollen die Technik historisch an uns vorüberziehen lassen. Abderhalden hat seine Methodik im Jahre 1912 auf folgender Anschauung ungefähr aufgebaut: Nur vollständig abgebaute Organzellen sind bluteigen, d. h. das Blut nimmt sie auf als etwas Eigenes. Infolge eines physiologischen oder pathologischen Prozesses nicht genügend gespaltene Organzellen werden von dem Blut als fremd — als giftig empfunden; es bildet daher fermentartige Körper, die die fremdartigen Stoffe soweit spalten, bis sie bluteigen sind. Diese fermentartigen Körper hat Abderhalden zuerst Schutzfermente genannt; als dieser Name zuviel zu präjudizieren schien, nannte er sie Abwehrfermente, später, als sich die Vorstellungen noch weiter änderten, vermied Abderhalden eine nähere Bezeichnung und sprach nur von der Abderhalden-Reaktion (A. R.).

Die Technik war nun anfänglich die, daß man Serum und genügend vorbereitetes Organsubstrat in einer Dialysierhülse zusammentreten ließ. Waren im Serum organabbauende Fermente vorhanden, so wurde das Substrat gespalten bis zu Bausteinen, die die Natur der Kristalloide hatten, d. h. durch die Poren der Dialysierhülse hindurchtraten. Sie ließen sich dann in der Außenflüssigkeit nachweisen, und zwar mit der Biuret- und Ninhydrinreaktion. Letztere Reaktion, die mittels Triketonhydrindenhydrat, von RUHEMANN genannt Ninhydrin, die Eiweißkörper, besonders aber Eiweißspaltprodukte anzeigt, hat sich dann allgemein eingebürgert. Die oben geschilderte Technik ist aber nicht so einfach, denn sie gliedert sich in folgende Phasen: 1. Herstellung der Organsubstrate, 2. Prüfung der Hülsen auf Eiweißundurchlässigkeit für Peptone, 3. Vorversuch mit den Organsubstraten, 4. Hauptversuch mit allen Kontrollen. Es kann hier nicht der Ort sein, genauer auf die Technik einzugehen, es sei diesbezüglich auf mein Taschenbuch, 3. Auflage verwiesen. Als wichtiges allgemeines Ergebnis, das seinen Voraussetzungen entsprach, fand ABDERHALDEN die Organspezifität der die Reaktion hervorrufenden Körper, sowie ihre Geschlechtsspezifität. Das Dialysierverfahren, wie obiges Verfahren allgemein genannt wurde, wurde in vielen Kliniken versucht; in die Psychiatrie eingeführt wurde es von FAUSER.

Kurz nach dem Dialysierverfahren hat ABDERHALDEN selbst eine zweite Methode eingeführt, die er die „optische Methode“ nannte. Es wurden aus dem Organsubstrat auf etwas komplizierte Weise Organpeptone hergestellt, die getrocknet und pulverisiert wurden. Es wurde dann im Polarisationsapparat die Drehung der Peptonlösung, sowie jene des Serums allein festgestellt. Hierauf ließ man Serum mit dem Organpepton zusammentreten und bestimmte die Drehungsänderung nach verschieden langem Aufenthalt im Brutschrank. Man konnte so Kurven erhalten, indem man auf die Abszisse eines Koordinatensystems die Zeiten, auf die Ordinate die Drehungen eintrug. ABDERHALDEN hat auch eine sinnreiche Anordnung angegeben, um die fortlaufenden Veränderungen des Polarisationsbildes zu photographieren und so die ganzen Vorgänge objektiv darzustellen. Die optische Methode hat gute Ergebnisse geliefert; die Herstellung geeigneter Organpeptone ist aber zu schwierig gewesen, weshalb die Methode größtenteils verlassen worden ist.

Andere optische Methoden sind die von P. HIRSCH im Jahre 1914 angegebene interferometrische Technik, sowie die von PREGL und DE CRINIS im Jahre 1917 eingeführte refraktometrische Methode. Erstere arbeitet, wie der Name besagt, mit dem Flüssigkeitsinterferometer von F. LOEWE. Es werden Organsubstrate, ähnlich wie zum Dialysierverfahren hergestellt, sie werden aber getrocknet, pulverisiert und sterilisiert. Das auf Abbau zu untersuchende Serum wird zur Vermeidung von bakterieller Infektion vuziniert (d. h. mit Vuzin in bestimmter Konzentration versetzt). In kleine Röhrchen wird nun (0,5 ccm) Serum und Organpulver (aus der Ampulle) gemischt, daneben werden zwei Serumkontrollen ohne Organsubstrat angesetzt. Nach 24 Stunden Bebrütung bei 37 Grad werden die Proben zentrifugiert und im Interferometer nach Feststellung der Nullage gegeneinander ausgemessen. Das Verfahren beruht auf der Vorstellung, daß beim Abbau die Organsubstratstoffe bis zu solchen Körpern gespalten werden, die im Serum löslich sind und daher eine Konzentrationsänderung dieser Flüssigkeit hervorrufen. Auf ähnlicher Vorstellung ist die refraktometrische Methode aufgebaut. Hier wird angenommen, daß durch den Abbau des Organsubstrates sich Stoffe im Serum lösen, die imstande sind, den Refraktionsindex des Serums zu verändern. Es werden ebenfalls Trockenorgane hergestellt, die vor dem Versuche zum Zwecke der Quellung (PREGL und DE CRINIS nehmen an, daß bei der interferometrischen Reaktion schon Konzentrationsänderungen dadurch entstehen, daß die Organsubstrate im Verlauf des Versuches in verschiedener Stärke Wasser binden, d. h. quellen) mit kochender Kochsalzlösung begossen werden. Erst nach vollzogener Quellung und Trocknung werden die Organe mit Serum versetzt, und man bestimmt die Refraktion des zentrifugierten Serums nach verschiedenen Zeiten, abschließend nach 24 Stunden bei 37 Grad. ABDERHALDEN hat in den der Einführung des Dialysierverfahrens folgenden Jahren Anregung zu anderen

Methoden gegeben, die sich jedoch in der Praxis größtenteils nicht durchgesetzt haben; so: mikroskopische Beobachtung des Organsubstrates vor und nach dem Abbau, Feststellung der nicht koagulablen stickstoffhaltigen Verbindungen nach Ablauf des Abbaues, Ultrifiltration, Capillarität, Freiwerden von Farbstoff gefärbter Organe usw. In jüngster Zeit hat ABDERHALDEN auch die Spektrophotometrie — anscheinend erfolgreich — herangezogen. KOTTMANN hat versucht, Verbindungen der Organsubstrate mit Eisen herzustellen; durch den Abbau soll Eisen frei werden, was sich leicht nachweisen läßt.

BLUNCK hat ABDERHALDENS Verfahren, mit Hilfe gefärbter Organe einen einfachen Indikator für den Abbau zu haben, fortgeführt. Er suchte nach Farbstoffen, die weder Fermente noch Gewebe schädigen und nur beim Abbau frei werden und fand als geeigneten Farbstoff das Metachromviolett B. Er hat mit dieser Methode sehr gute Ergebnisse gehabt. Nachgeprüft ist sie unseres Wissens nach nicht worden.

Von den vielen sonstigen Modifikationen und neuen Methoden zum Nachweis der A. R. seien Versuche von GERSBACH angeführt, die zum Ziele hatten, das Dialysierverfahren zu verfeinern resp. exakter zu gestalten. GERSBACH fand, daß der verschiedene p_H der Röhrchen beim Dialysierverfahren eine Fehlerquelle darstelle und hat daher zu jedem Röhrchen das SÖRENSENsche Puffergemisch und Neutralrot als Indikator hinzugesetzt. Farbengleichheit wird durch n/400 Säure oder Lauge hergestellt. Die Ninhydrinreaktion wird verschärft, und ihre Ergebnisse gewissermaßen colorimetrisch kontrolliert, indem sie mit einer Reihe von Verdünnungen von Asparaginsäure, mit denen ebenfalls die Ninhydrinreaktion angestellt wurde, verglichen werden. Es ist ohne Frage, daß diese Methode Mängel des Dialysierverfahrens abzuhelfen sucht, die mit zu seiner teilweisen Diskreditierung beigetragen haben.

Die z. T. unbefriedigenden Ergebnisse mit den verschiedenen Methoden haben immer neue Anregungen zur Technik der A. R. gegeben. Besonders intensiv haben sich in letzter Zeit SELLHEIM und vor allem seine Assistenten LÜTTGE und VON MERTZ mit diesem Gebiete beschäftigt. Sie kamen bei ihren Versuchen zu der Feststellung, daß durch 96proz. Alkohol Eiweiß gefällt wird, während die Spaltprodukte gelöst bleiben. So sahen sie im 96 proz. Alkohol gewissermaßen einen von Fehlerquellen mehr geschützten Ersatz der Dialysierhülse. Auch sonst verfeinerten sie die Substratherstellung, die Ninhydrinreaktion u. a. Die Reaktion, die sie Alkoholsubstratreaktion (= A. S. R.) nannten, sieht also folgendermaßen aus: 1 ccm Serum und 0,005 g des Trockensubstrates werden 24 Stunden bei 37° bebrütet. Dann werden 10 ccm 96proz. Alkohols hinzugesetzt, hierauf wird kurz aufgekocht, filtriert und mit 25 ccm einer 1proz. alkoholischen Ninhydrinlösung gekocht (A. S. R. 1). Daneben empfehlen die Autoren noch die kalte Methode, die sie theoretisch für noch besser halten, d. h. es wird nach Zusatz des Alkohols nicht gekocht, sondern direkt filtriert, dafür aber nach Anstellung der Ninhydrinreaktion zu der noch heißen Flüssigkeit ein Tropfen n/20 HCl hinzugesetzt (A. S. R. 2). Diese beiden Methoden, besonders die A. S. R. 1, stellen heute die wichtigsten Modifikationen des Dialysierverfahrens dar. Auch eine quantitative Bestimmung mit Hilfe des Mikro-Kjeldahls oder der Titration wurde angegeben.

Bei ihren weiteren Versuchen kamen die Autoren schließlich zu einem neuen hochinteressanten Gebiete, den Extraktreaktionen. Unter der Mitarbeit von R. BERGER war es LÜTTGE und VON MERTZ gelungen, klare Lösungen der Organsubstrate, sog. Extrakte, zu erhalten. Setzten sie nun z. B. zu Gravidenserum Placentaextrakt, fügten sofort 15 proz. NaCl-Lösung hinzu, koagulierten auf dem Wasserbade, filtrierten und stellten nun die Ninhydrinreaktion an, so bekamen sie ohne jede Bebrütungszeit sofort ein spezifisches Ergebnis (K. E. R.). Günstiger aber erwies sich hier die Verwendung von absolutem Alkohol. Man setzt 10 ccm zu dem Serumextraktgemisch und filtriert; dann wird die Ninhydrinreaktion gemacht und zu der noch heißen Flüssigkeit 1 Tropfen einer n/20 HCl zugesetzt (A. E. R.).

Die Herstellung der Extrakte ist schwierig, sie hat zu sehr interessanten theoretischen Feststellungen geführt, über die noch kurz zu berichten sein wird. MUNTER und GRAEFENBERG haben mit einem alkoholischen Extrakt aus Placenta, der ähnlich wie die alkoholischen zur Syphilis-Diagnose hergestellt war, gute Resultate bei Anwendung der A. E. R. erhalten. ABERTHAM hatte ähnliche Versuche schon früher gemacht.

Eine Extraktreaktion ist auch von LOESCHKE und LEHMANN-FACIUS angegeben worden. Leider ist aus ihren Arbeiten nichts Genaues über die Technik der Reaktion zu entnehmen, auch die Extraktherstellung wird nicht veröffentlicht, da sie einer chemischen Fabrik übergeben worden ist. Auch auf meine persönliche Anfrage konnte ich nichts erfahren. Das ist bedauerlich im Interesse der Sache, denn die günstigen Erfolge der Autoren hätten der A. R. nur nützen können. So ist die Reaktion bisher nicht nachprüfbar. Es handelt sich um eine Präcipitinreaktion mit flüssigen Organextrakten. Italienische Autoren haben schon vor Jahren eine Präcipitationsreaktion bei Gravidität mit Placentaextrakt mitgeteilt.

Nun zur *Theorie der A. R.*, bevor auf die klinischen Ergebnisse in allgemeinen Umrissen eingegangen wird. Wir haben oben erörtert, daß ursprünglich ABDERHALDEN den bei der A. R. auftretenden Körpern Fermentnatur zusprach, und zwar nahm er das Auftreten *neuer* Fermente an, die dem Reiz der serumfremden Stoffe ihre Entstehung verdankten. Näheres über den Mechanismus des Auftretens dieser Fermente war dabei nicht gesagt. KAFKA und PFOERRINGER nahmen im Verfolg von Versuchen an durch Thorium leukocytenfrei gemachtem Tier an, daß die Granulocyten eine Rolle, wenn auch nur etwa beim Transport der Fermente spielen. Die Annahmen von STEFAN, STEISING und HAUPTMANN, daß den Abwehrfermenten Amboceptoreigenschaft zukomme, wurde bald abgelehnt. Ich konnte zeigen, daß beim Zustandekommen der A. R. das Komplement keine Rolle spiele. Einen entgegengesetzten Standpunkt als ABDERHALDEN nahmen H. SACHS, NATHAN, DE WAELE und BRONFENBRENNER ein, die glauben, daß die A. R. nicht auf einem *Organ*abbau beruhe, sondern daß das Serum es sei, das durch besondere Mechanismen, die verschiedenartig dargelegt wurden, aufgespalten werde. F. PLAUT hat sich hier besonders weit vorgewagt, indem er im Verfolg von Adsorptionsversuchen mit Kaolin, Bariumsulfat, Talkum, Kieselgur u. a. die Ansicht aussprach, daß infolge der Adsorption der Substratteilchen es zu einer Serumaufspaltung käme. Diese Annahme wurde von FRIEDEMANN, SCHÖNFELD, PEIPER, FREUND und BRAHM bestätigt, während sie von BERNER, OELLER, EWALD nicht gefunden wurde; uns scheint die Annahme heute besonders durch die Versuche von LÖSCHKE und LEHMANN-FACIUS widerlegt.

ABDERHALDEN selbst ist dann weiterhin, vor allem auf Grund eigener Versuche, aus denen hervorging, daß ein Tier, dem ein bestimmtes Organ fehlt, auch keine Abwehrfermente gegenüber diesem Organsubstrat liefere, zu der Ansicht gekommen, daß die Abwehrfermente keine neue Bildung darstellen, sondern direkt den Organzellen entstammen, die nicht vollständig abgebaut ins Blut gelangen. Er läßt jedoch auch die Möglichkeit offen, daß es Fälle gibt, „— in denen nur zelleigene Fermente allein ohne andere Zellinhaltsstoffe dem Blute übergeben werden“.

GUGGENHEIMER hat gleiche Ansichten ausgesprochen. Wir hätten also dann die Abwehrfermente in der Nähe der autolytischen zu suchen. Die Ansicht vertritt auch ganz besonders Blunck. Er hat autolytische Fermentextrakte hergestellt und gefunden, daß diese wie Abwehrfermente arbeiten. Ich habe mich freilich mit dieser Ansicht noch nicht ganz befreunden können. Ich habe betont, daß der Tierversuch diese Annahme nicht wahrscheinlich macht. Dieser Tierversuch sei hier aus prinzipiellen Gründen etwas ausführlicher besprochen. Er ist von Abderhalden, Fuchs, Kafka und Pfoerringer zuerst ausgeführt worden. Wir sind so vorgegangen, daß wir Organsubstrate, die zur A. R. vorbehandelt waren, Kaninchen intraperitoneal injizierten. Nach 3 bis 4 Tagen ließen wir die Kaninchen 24 Stunden fasten und entnahmen dann Blut. In dem Serum konnten in exaktester Weise organspezifische Fermente durch den Dialysierversuch, der in einem solchen Fall viel weniger Fehlerquellen hat, nachgewiesen werden. Loeschcke und Lehmann-Facius haben ähnliche Tierversuche, freilich mit Organextrakten gemacht und ebenfalls organspezifische Körper im Serum nachweisen können. Der Versuch, der, sehr oft wiederholt, stets das gleiche genaue Ergebnis hatte, der für mich daher eine Art Experimentum crucis der A. R. darstellt, ist auch eine wesentliche Stütze der Organspezifität der A. R. Aber, um auf die Frage der Zellfermente zu kommen, kann man sich schwer vorstellen, daß die Injektion des Organsubstrates auf das betreffende Organ des Versuchstieres einen solchen Reiz ausübt, daß es Zellteile mit den Zellfermenten, oder diese allein, an das Blut abgibt, denn das injizierte Substrat enthält keine wirksamen Zellfermente mehr infolge der Art der Herstellung. Für die Praxis ist freilich die Frage nach der Natur der Abwehrfermente ohne Belang.

In ein anderes Stadium ist nun die ganze Frage getreten seit der Alkoholextraktreaktion von Lüttge und von Mertz. Die Lösung gewisser Substratstoffe ist also imstande, dem Serum zugesetzt, *sofort* zu einer Reaktion zu führen, die in ihrem Endergebnis mit jener der Substratreaktion übereinstimmt. Das Auffälligste ist hier: das sofortige Eintreten der Reaktion, das eine Fermentation so gut wie ausschließt. Ferner ist auffällig, daß der Extrakt ultrafiltrierbar ist.

Lüttge und von Mertz haben in ihrem Buche „Alkohol-Extrakt-Reaktion" diese Frage ausführlich besprochen. Sie haben die Extrakte ausführlich bearbeitet und analysiert und gefunden, daß sie sich vor allem durch einen bestimmten Eiweiß- und Salzgehalt und wohl definierten p_H auszeichnen. Sellheim hat nun in sehr reizvoller Weise beschrieben, wie diesem besonderen Aufbau des Extraktes ein spiegelbildmäßiger des Serums entspricht und so durch die gegenseitige Absättigung die positive Reaktion entsteht. Spezifisch wäre also dann die krankhafte Serumeinstellung, und der Extrakt ist dann nur ein Indikator für diese besondere Serumbeschaffenheit. Es wäre also auf diese Weise eine ganz neue biologische „Einstellungsreaktion" des Serums aufgedeckt. Lüttge und von Mertz stellen die Unterschiede zwischen der A. R. und der A. E. R. in folgender Tabelle 1 zusammen:

Tabelle 1.
Unterschiede zwischen:

Abderhaldensche Reaktion	Alkoholextraktreaktion
1. Kolloidchemische Reaktion.	1. Ionenreaktion.
2. Substratabbau.	2. Elektive Affinität des Serums zum Extrakteiweiß.
3. Fermentreaktion.	3. Keine Fermente.
4. 24 Stunden Brutschrankaufenthalt.	4. Sofort ausführbar.
5. Substrakteiweiß streng organspezifisch.	5. Extrakteiweiß nicht organspezifisch.
6. Substrate aller Organe durch Auslaugen, Kochen und Aufbewahrung im Wasser auf den gleichen p_H gebracht.	6. Wert der Extrakte verschieden.
7. Differentialdiagnose zwischen Carcinom- und Gravidenserum nicht möglich.	7. Differentialdiagnose zwischen Carcinom- und Gravidenserum möglich.

Darnach wären also die Extrakte und die Substratreaktionen etwas toto coelo Verschiedenes. Woher aber dann die Gleichheit der Ergebnisse in der Frauenheilkunde? LÜTTGE und VON MERTZ sprechen sich nicht deutlich darüber aus, ob beide Reaktionen ein „identisches Kernproblem" haben. Wir können nicht glauben, daß ein grundsätzlicher Unterschied zwischen Substrat- und Extraktreaktionen besteht und sind überzeugt, daß die nächste Zeit hier bald Brücken schaffen wird. Vielleicht wären schon die Forschungen von LOESCHCKE und LEHMANN-FACIUS eine solche. Denn diese Autoren haben mit Extrakten eine Präcipitinreaktion erhalten, die der Ninhydrinreaktion entsprach; sie sagen direkt: „Die Präcipitationsmethode und die mit Ninhydrin arbeitenden Methoden bilden insofern gegenseitige Ergänzungen, als sie zwei verschieden disperse Komponenten der bei dem prinzipiell gleichen Reaktionsvorgang entstehenden Reaktion nachweisen." Sie stellen sich vor, daß es bei der Reaktion zu einer Teilung des Serumextrakteiweißkomplexes in zwei Komponenten von verschiedener molekularer Größe kommt; das eine hoch disperse Teilstück gelangt bei der Methode von ABDERHALDEN zum Nachweis, die niedrig disperse Teilquote lagert sich an das Serum- bzw. Extrakteiweiß an und kommt zur Präcipitation. Es würden also zwei Phänomene nebeneinander herlaufen, von denen vielleicht bei der A. R. die eine Seite, bei der A. E. R. die andere Seite sichtbar wäre. Vielleicht wären dann auch die früheren, schon besprochenen Ansichten von H. SACHS u. a. erklärt. Wären die Reaktionen von LOESCHCKE und LEHMANN-FACIUS schon ausführbar, dann wäre diese wichtige Frage vielleicht schon weiter geklärt.

Ich bin auf die Theorie dieser Erscheinungen so ausführlich eingegangen, weil sie vielleicht in kurzer Zeit von fundamentaler Bedeutung für die ganze Medizin, besonders auch für die Psychiatrie werden können.

Bezüglich der *klinischen Bedeutung der A. R.* möchte ich ebenfalls auf meinen Beitrag im „Handbuch der Psychiatrie" von ASCHAFFENBURG hinweisen, schon um keine Reminiszenzen heraufzubeschwören, die heute vielleicht nicht mehr von großem Interesse sind. Ich möchte nur einiges über die neueren Methoden sagen und zum Schlusse den heutigen Stand zusammenfassen. Dabei möchte ich nicht verfehlen zu erwähnen, wie schwierig gerade in der Psychiatrie die Entscheidung ist, ob eine Reaktion diagnostische Bedeutung hat; ja man müßte, gäbe es keine anderen Gebiete der Medizin, in denen die betreffenden serologischen Reaktionen einer sicheren Kontrolle zugänglich wären, die beiden Reihen, die klinische und serologische, erst einmal registrierend *nebeneinander* herlaufen lassen. Ich werde deswegen auch bei Erwähnung der neueren Arbeit über die A. R. auch jene, die andere Gebiete, z. B. die Schwangerschaftdiagnostik betreffend, mit erwähnen, damit eventuelle psychiatrische Resultate sich von diesem Untergrunde deutlicher abheben, oder vielmehr dadurch erst ihr richtiges Kolorit erhalten. Bearbeitet wurde in den letzten Jahren neben dem Dialysierverfahren vor allem die interferometrische Methode, dann die LÜTTGE und VON MERTZschen Reaktionen, schließlich die Methode von LOESCHCKE und LEHMANN-FACIUS. Auf das Dialysierverfahren wollen wir zum Schlusse zu sprechen kommen. Die interferometrische Methode wurde von P. HIRSCH weiter ausgearbeitet, die Substrate als Opzime in den Handel gegeben, und eine große Reihe von Fällen wurde von HIRSCH selbst untersucht. KNAUER hat die Trächtigkeit der Stuten mit Hilfe der interferometrischen Methode untersucht und sehr gute Ergebnisse gehabt. DUWE hat dieselbe Methode an der Universitätsfrauenklinik in Jena bei weiblichen Genitalcarcinomen angewendet und hat durchaus ermutigende Resultate gehabt. MAURER und BANSI haben die gleiche Technik bei einer Reihe von Fällen von malignen Neubildungen (29) von Ulcus ventriculi resp. duodeni (19), Diabetes mellitus und verschiedenen anderen internistischen Fällen angewendet und recht günstige

Resultate gehabt. STRECK hat in mehreren Arbeiten die Bedeutung der interferometrischen Methode in der Geburtshilfe und Gynäkologie besprochen. Er kam zu folgenden Ergebnissen: Die Schwangerschaft kann vom 2. Monat ab sicher festgestellt werden. Die Reaktion ist eindeutig und spezifisch. Die zuverlässige Vorhersage des Geschlechtes kann ermöglicht und die Diagnose resp. Differentialdiagnose von Tumoren des Körpers bestimmt gestellt werden. Er hat auch in dankenswerter Weise auf die Fehlerquellen der interferometrischen Methode hingewiesen. LAHMANN hat besonders endokrine Fälle bearbeitet und kam zu dem Schlusse: „Die quantitative Untersuchung der Abwehrfermente bildet ein wichtiges Hilfsmittel zur Diagnosenstellung und ist in manchen Fällen ausschlaggebend. Durch sie ist es möglich, die verschiedenen Formen der Adipositas individuell zu behandeln. Es darf daher diese Untersuchungsmethode in keinem Falle unterlassen werden.“ HESS hat die interferometrische Methode bei tuberkulösen Menschen und Rindern angewendet. Von 12 bei der Schlachtung als tuberkulös erkannten Tieren bauten 11 sämtliche oder einen Teil der angesetz;en Substrate ab. Auch bei 8 Menschen stimmte die Reaktion. VOLKMANN hielt es sogar für möglich, auf serologischem Wege die Lokalisation maligner Tumoren zu ermitteln. In 18 reinen Fällen von Portio- oder Uteruscarcinom konnten 16 serologisch lokalisiert werden. Von 15 Fällen von Cervix- oder Collum-Carcinom sind 11 richtig lokalisiert worden, und auch die 4 Fälle ließen Analogie zum klinischen Befund erkennen. Die Lokalisation ergab sich aus dem Stärkerreagieren des Carcinoms, das aus der betreffenden Gegend stammte. GROEDEL und HUBERT haben das Gebiet intensiv bearbeitet, wie sich aus mehreren Veröffentlichungen der Autoren ergibt. In der ersten Arbeit wurde die wichtige Frage erörtert, ob sich aus den interferometrischen Blutuntersuchungen Winke für die „Artdiagnose thyreogener Funktionsstörungen“ ergeben, und bejaht. Die Autoren sagen ausdrücklich: „Mit Hilfe der interferometrischen Blutuntersuchungsmethode läßt sich die Artdiagnose thyreogener Erkrankungen bestätigen; in klinisch zweifelhaften Fällen kann sie die Diagnose festigen und ist geeignet, uns in gewissen Fälleneinen tieferen Einblick in die Art der funktionellen Störung der Schilddrüse zu geben, als es die klinische Untersuchung ermöglicht.“ Auch in der zweiten Arbeit wurde ein sehr wichtiges Gebiet besprochen, nämlich die Feststellung syphilitischer Organerkrankungen. Sie glauben in dieser Arbeit feststellen zu können, daß die interferometrische Untersuchung progrediente syphilitische Organveränderungen anzeigt; es scheint aber so zu sein, daß nur noch entzündliche oder gummöse Prozesse, nicht aber die syphilitischen Folgezustände mit narbiger Gewebsveränderung ohne aktive spezifische Prozesse eine positive Blutreaktion hervorruft. Die Autoren nehmen daher an, daß mit Hilfe der interferometrischen Methode der Verlauf einer syphilitischen Erkrankung verfolgt und ein Indikator für die Beendigung der Behandlung erreicht sein könnte. In einer anderen Arbeit versuchten die genannten Verfasser polyglanduläre Sekretionsstörungen mit psychischen und konstitutionellen Anomalien zu deuten. Auch hier glauben die Autoren, zu erfreulichen Ergebnissen gekommen zu sein. Sie nehmen aus ihren Untersuchungen an, daß viele leichtere psychische Störungen endokrine Ursachen haben und daß sich hier ein neues Feld der Organtherapie bietet. Sie glauben auch die Möglichkeit zu haben, charakteristische Blutkurven für Persönlichkeitsveränderungen auffinden zu können. In einer weiteren Arbeit gingen die Autoren wieder auf die Differenzierung der endogenen Fettsucht ein. Sie glauben, daß die interferometrische Untersuchung die einzige Methode ist, „um die Einzelgruppen exakt zu erkennen, den Grad der einzelnen Komponenten abzuwägen“ und „sonst der beste Wegweiser für die zweckentsprechende Behandlung ist“. In einer im vorigen Jahre erschienenen Arbeit haben die Autoren schließlich die Frage des

Alterns speziell bei konsumierender Arteriosklerose besprochen. Sie kommen zu den Schlußfolgerungen, daß sich bei konsumierender Arteriosklerose sehr häufig starker Zellzerfall endokriner Organe feststellen läßt und daß von deren Altersabbau alle endokrinen Drüsen befallen sein können, entweder singulär oder pluriglandulär.

Im Jahre 1927 ist schließlich eine ausführliche Arbeit von W. VON WIESER erschienen. Er hat 32000 Einzeluntersuchungen an 580 Patienten unternommen und bei 360 Patienten die Therapie darauf aufgebaut: Er empfiehlt bei wenig Serum die Ausführung der refraktometrischen, bei genügend Serum die Anstellung der interferometrischen Methode, welch letztere 2½mal so genau sei. Parallel damit muß der Grundumsatz bestimmt werden. Er betont — im Gegensatz zu GROEDEL und HUBERT —, daß bei Unterfunktion einer Drüse eine Reaktion nicht auftritt, sondern im Gegenteil die durch diese Unterfunktion vikariierend überlasteten Drüsen stärker reagieren. Die Richtigkeit der serologischen Befunde wurde bestätigt durch Übereinstimmung der Befunde bei verschiedenen Patienten zu verschiedener Zeit bei gleichem Krankheitsgrad, durch die strenge Korrelation der Reaktionshöhe mit der Phase der Erkrankung bei cyclischen Erkrankungen, durch die gleiche Art der Reaktion bei gleichen somatischen Befunden, durch die Besserung der Werte bei klinischer Besserung, durch die gleichen Reaktionsbilder bei gleichen klinischen Diagnosen mit gleicher Ursache, schließlich durch die guten Resultate der auf den Reaktionen aufgebauten Therapie, die nur 4,08% Ausfall hatte, wobei es sich um noch abgeschlossene Nebenerkrankungen handelte. Eine klinische Diagnose ist auf diesem Wege nicht zu erreichen, schon deswegen, weil klinisch gleiche Krankheiten verschiedene endokrine Ätiologie haben können. Es hat freilich auch Arbeiten gegeben (KLEESATTEL u. a.), die, speziell von gynäkologischen-geburtshilflichen Gesichtspunkten ausgehend, der interferometrischen Methode jede Bedeutung absprachen. Doch muß zusammenfassend gesagt werden, daß die Ergebnisse im wesentlichen doch recht ermutigend sind[1]. Ich weise dabei auch auf die Arbeiten hin, die P. HIRSCH in seinem Büchlein: „Die Abderhalden-Reaktion mittels der quantitativen ‚interferometrischen Methode' nach P. Hirsch, Jena" zitiert hat.

In der Psychiatrie ist eine größere Arbeit, außer derjenigen von JACOBI, die ich in meinem Beitrage im Handbuch der Psychiatrie besprochen, nicht erschienen.

Die A. S. R., die Alkoholsubstratreaktion von LÜTTGE und VON MERTZ, wurde von den Autoren selbst mit gutem Erfolge zur Graviditätsdiagnose und Geschlechtsvorbestimmung angewendet. SCHMIDT-OTT hat bei 62 Fällen in 90% das Geschlecht vorausbestimmen können. MUSA hatte in bezug auf Schwangerschaftsdiagnostik und Geschlechtsvoraussage 70% richtige Resultate. VOLKMANN hatte bei 122 Carcinomseren 87% richtige Diagnosen. HERZFELD, KRETSCHMER und WITTENBERG sowie SLOTTA kamen zu weniger befriedigenden Resultaten. Psychiatrische Fälle sind anscheinend nur von KAFKA untersucht worden. Ich habe mit der A. S. R. 1 164 Fälle untersucht und dabei eine auffallende Übereinstimmung mit den Ergebnissen des Dialysierverfahrens gefunden. Da die Färbungen bei der A. S. R. 1 viel stärker sind als bei der A. R. ist die Möglichkeit einer Suggestion ausgeschlossen, wodurch eine gewisse Bestätigung der Ergebnisse der A. R. erfolgt.

Mit der Alkoholextraktreaktion (A. E. R.) hatten LÜTTGE und VON MERTZ im letzten halben Jahr bis Erscheinen ihres Buches: „Alkohol-Extrakt-Reaktion"

[1] In jüngster Zeit sind in der Klinik BIER in Berlin besonders bei Gelenkerkrankungen ausgedehnte Blutuntersuchungen mit der interferometrischen Methode gemacht worden. Die therapeutischen Ergebnisse waren sehr gut.

(S. Hirzel, Leipzig 1927), 706 Sera von Fällen von Carcinom, Tuberkulose, Normalen untersucht und bei Gravidität nur 3% Fehlschläge gefunden. Ob es viele Nachprüfungen gibt, weiß ich nicht. Mir ist nur die Arbeit von Schugt und Brühl bekannt, die mit selbst hergestellten Extrakten sehr schlechte Ergebnisse hatten. Herzfeld und seine Mitarbeiter haben die K. E. R. der A. E. R. vorgezogen. Wir hatten mit der A. E. R. bei Gravidität gute Resultate. Für endokrine und psychiatrische Fälle konnten wir die A. E. R. bisher wegen der Schwierigkeiten der Extraktbereitung nicht heranziehen.

Die Loeschcke und Lehmann-Faciussche Präcipitinreaktion ist wegen der geheim gehaltenen Extraktherstellung nicht nachgeprüft. Sie halten die Methode für absolut spezifisch und haben sie angewendet: bei der Geschlechtsvorausbestimmung mit vollstem Erfolg, bei der Schwangerschaftsreaktion ebenfalls, nur sahen sie ein starkes Nachlassen gegen Ende der Gravidität, aber nie ein völliges Versagen. „Bei der Carcinomreaktion arbeitet die Präcipitinmethode die Frühfälle sehr gut heraus, bei schwer Kachektischen versagte sie oft." Carcinomserum reagierte auch mit Placentaextrakt und Schwangerenserum mit Carcinomextrakt, doch bestehen meist quantitative Unterschiede: die unspezifischen Ausflockung ist schwächer als die spezifische.

Wenn wir uns nun fragen, wie ist der heutige Stand der *klinischen Bewertung der A. R.*, wobei ich hier sämtliche Methoden, auch jene von Lüttge und von Mertz (mit Ausnahme der Extraktreaktion) sowie von Loeschcke miteinbegreife, so ist die Beantwortung sehr schwer. Trotz der fast 15jährigen Bearbeitung des Gebietes, sind Für und Wider fast noch ebenso heftig wie vor dem Kriege. Eine große Rolle scheint mir die Tatsache zu spielen, daß vielfache Kliniker mit der Ausführung der Reaktionen betraut werden, die, nachdem sie die Technik erlernt haben alle Fehlresultate ihr zu Lasten bringen. Es gibt aber nichts Schwierigeres als die Methoden des Gebietes, und es gehört eine große Vorbildung dazu, sie fehlerfrei anzustellen und richtig zu beurteilen. Es ist leicht zu verurteilen, schwer aber neben manchen Fehlergebnissen an den positiven festzuhalten, ihre Entstehung zu erklären und darauf aufzubauen! Es kommt ferner hinzu, daß für den Kliniker jede einzelne Teilreaktion organspezifische Bedeutung zu haben scheint; versagt sie nach dieser Richtung, so erscheint sie disqualifiziert. Bei anderen Methoden ist man bescheidener, sucht auffällige Resultate zu klären, oder hält die Reaktion für weniger stark verwertbar. Wenn aber ein Fall, der klinisch nichts mit Schilddrüse zu tun hat, dieses Organ abbaut, dann ist das Ganze ein Schwindel; würde sich ein erhöhter antitryptischer Titer finden ohne klinische offensichtliche Ursache, dann würde man die Sache registrieren und nach einer versteckten Ursache der pathologischen Reaktion suchen. Dann ist überall, wo eine neue Reaktion versucht wird, zu beobachten, daß zuerst A- und non A-Fälle untersucht werden: die Ergebnisse sind sehr gut. Wird dann aber das Zwischengebiet herangezogen und zeigt sich diese oder jene Ausnahme, dann ist man enttäuscht und läßt die Reaktion fallen.

Dieses letztere Phänomen ist in den Ergebnissen der verschiedenen medizinischen Fachgebiete zu beobachten. Für die Psychiatrie sind die Schwierigkeiten noch viel größere. Als die A. R. auftrat, hatte man gewisse Vorstellungen von der Pathophysiologie der Psychosen. Man hielt es für unmöglich, daß ein Psychopath Gehirnrindenabbau zeige, weil solche Fälle eben funktionell seien; man war erschreckt, gelegentlich bei Normalen Abbau zu sehen, weil man ihn nicht vorausgesetzt hatte. Als die Ergebnisse aber z. T. so lauteten, war damit auch ein Grund gegeben, die Reaktion zu verwerfen. Ich will gar nicht von der Unsicherheit der Diagnostik sprechen, die ebenfalls wesentlich dazu beigetragen hat, das Urteil über die A. R. zu verwirren. So folgte einer Zeit der Überschätzung eine solche der

Verwerfung, ohne daß das Gute, das die Reaktion schon geleistet hatte, Berücksichtigung fand. Wer aber, wie wir, die Befunde stets registrierte, aus Fehlschlägen keine zu großen Folgerungen zog, dieses Gebiet in gleich ruhiger Weise intensiv und extensiv bearbeitete, der wurde nicht enttäuscht. Das, was sich hier zeigte, wurde immer wieder durch neue Methoden neu demonstriert, und bewiesen, daß es sich um eine Reaktion von hoher biologischer Bedeutung handelte, für die nur die einwandfreie Technik noch nicht gefunden war. Vielleicht geht der Weg der Lösung auch dieses Knotens über die Extraktreaktionen.

Wir blicken heute auf über 10000 Fälle, welche mit dem Dialysierverfahren, und ein großes Material, das mit sämtlichen Methoden, bis auf jene von LOESCHCKE, untersucht worden ist, zurück. Wir können vom psychiatrischen Standpunkt dem beipflichten, was wir im Jahre 1923 im Handbuch der Psychiatrie ausgesprochen haben und dessen wesentliche Punkte wir noch einmal mit einigen Änderungen betonen möchten: Hervorzuheben ist vor allem, daß wir abnorme Konstitution und pathologischen Prozeß serologisch nicht streng auseinanderhalten können. So kommt es, daß ein anscheinend normaler Fall eventuell doch eine Reaktion besonders mit endokrinen Drüsen (am häufigsten Schilddrüse) zeigt. Bei der Nachuntersuchung finden sich aber fast stets Symptome, die für eine Konstitutionsanomalie mit Beteiligung der inneren Sekretion sprechen. Dieses Faktum ist auch deshalb wichtig, weil eine endokrin bedingte Erkrankung schon vor der klinischen Manifestation serologisch ein abnormes Bild bieten kann. Dieser Punkt ist sicher die Ursache vieler Mißverständnisse gewesen. Ferner wäre zu dem Faktum etwas zu sagen, daß schwere Fälle von Psychopathie Abbau von Gehirnrinde zeigen. Bekanntlich hat diese Tatsache manche Untersucher gegen die psychiatrische Verwendung der A. R. eingenommen. Aber es ist vielleicht zu bedenken, daß der Abbau von Gehirnrinde möglicherweise etwas anderes darstellt als jener anderer Organe wegen des Lipoidreichtums der Rinde. Vielleicht laufen hier biologische Vorgänge mit, die viel labiler sind. Wenn wir uns aber die A. R. nicht so materiell — möchte ich sagen — vorstellen, wie sie von ABDERHALDEN u. a. aufgefaßt worden ist, sondern mehr in der Form, wie sie SELLHEIM ausgedrückt hat, als Einstellungsreaktion, als ungemein fein empfindliche Antwort des Blutes auf einen pathologischen Vorgang, dann wird uns die oben berichtete Erscheinung nicht so auffällig. Das sind die beiden Einschränkungen, die ich gegenüber dem 1923 Gesagten hervorheben möchte. Für mich gilt also auch heute: das in der weit überwiegenden Mehrzahl der Fälle von Schizophrenie vorhandene gemeinsame Reagieren von Gehirnrinde, Geschlechtsdrüsen und Schilddrüse. Wir werden darauf noch im speziellen Teil zu sprechen kommen. Hier möchte ich nur hervorheben, daß von einigen Autoren gegenüber einer Unterfunktion der Geschlechtsdrüsen hervorgehoben worden ist, daß ja die charakteristischen Symptome (Eunuchoidismus usw.) fehlen. Demgegenüber wären zwei gewichtige Punkte hervorzuheben: erstens, daß bei einer pluriglandulären Erkrankung die Hypofunktion einer endokrinen Drüse sich nicht in der Weise klinisch manifestiert, als wenn es sich um eine wesentlich uniglanduläre Erkrankung handelt; zweitens, daß eine und dieselbe Störung zu verschiedenen klinischen Ausfällen führen kann, je nach der Konstitution und demgemäß je nach dem Locus minoris resistentiae, an dem die Schädigung angreift. Ferner haben wir bei der Epilepsie besonders häufigen Abbau der Schilddrüse (neben selteneren von Gehirnrinde und Geschlechtsdrüse) gesehen. Dieser Befund wird vielleicht durch moderne physikalisch-chemische Untersuchungen des Serums bei Epilepsie gestützt, auf die im speziellen Teil einzugehen sein wird. Bei Psychopathie und bei manisch-depressivem Irresein sehen wir selten und nur singulär, wohl als Konstitutionsanomalie, Abbau endokriner Drüsen; manchmal, wie schon oben erwähnt, besonders in schweren Fällen,

Abbau von Gehirnrinde. Die charakteristischsten Befunde bieten die endokrinen Störungen mit und ohne psychische Symptomen. Freilich sehen wir hier oft nur die sekundär erkrankten Drüsen reagieren; die Diagnostik hat sich in erster Linie von Klinik, Röntgenologie, pharmakologischer Prüfung, Grundumsatz leiten zu lassen. Als nicht zu versäumendes Syndrom tritt hier der humoralpathologische Befund hinzu.

Man hat vielfach Beziehungen zwischen den die A. R. hervorrufenden Stoffen und den Hormonen gestiftet, oder sie sogar identifiziert. Als eines der Argumente dafür wurde ausgeführt, daß Kaulquappen, wie ABDERHALDEN gezeigt hat, noch durch weit abgebaute Substrate endokriner Drüsen charakteristisch in ihrer Entwicklung geändert werden, durch Substrate, die sich bei der A. R., z. B. bei der optischen Methode, verwenden lassen. Vielleicht wird eine nahe Zeit Klärung bringen. Immerhin ist so ein natürlicher Übergang zu den Hormonwirkungen gegeben.

Von *Hormonen* sind bekanntlich nur das Adrenalin und Thyroxin isoliert. Von anderen Stoffen, wie dem Cholin und Kreatin sowie dem Tethelin wird teils angenommen, daß sie Hormone sind, teils wird es bestritten. In jüngster Zeit sollen die Hormone der Ovarien und des Hypophysenvorderlappens (ZONDEK) gefunden worden sein. Es fragt sich im übrigen, ob das Thyroxin wirklich das Hormon der Schilddrüse ist, oder ob es nicht vielleicht eines unter vielen ist.

Das Adrenalin direkt im Serum nachzuweisen, ist vielfach versucht worden, vor allem mit chemischen Methoden. (BETELLI, VULPIAN, FRÄNKEL und ALLERS, BAYER, ZANFROGINI u. a.) Für andere Inkrete bestehen kaum direkte Nachweismethoden, und man kann sie nur indirekt erschließen, indem man gewisse Wirkungen, die Drüsenextrakte entfalten, am Serum versucht, wobei jedoch zweierlei zu berücksichtigen ist: erstens, daß oft das normale Serum schon eine ähnliche Wirkung entfaltet; zweitens, daß wir annehmen müssen, daß im Blute mehrere Hormone kreisen, die sich in ihrer Wirkung verstärken oder aufheben können. Die zu untersuchende Hormonwirkung kann normalerweise ablaufende Vorgänge beeinflussen, oder neue Phänomene oder Stoffe produzieren. Einzelne dieser Erscheinungen haben wir bereits gestreift. Es sei hier jedoch noch einmal *zusammengefaßt*.

Das Blutbild, dem KOCHER so großen praktischen Wert in der Schilddrüsenpathologie beigelegt hatte, hat an diagnostischem Werte verloren, seit man die Blutbilder bei verschiedenen endokrinen Erkrankungen genauer kennt; seit man weiß, daß auch Psychopathen und Neurotiker zur Lymphocytose neigen; seit man überhaupt die Labilität dieser Erscheinung studiert hat. Immerhin geben serienweise hämatologische Untersuchungen desselben Falles manchen Aufschluß speziell über die Wirksamkeit der Organtherapie, und vielleicht wird auch die Bearbeitung nach den Grundsätzen des V. SCHILLINGschen Hämogramms, wie sie SUCKOW schon begonnen hat, weiterführen.

Die Frage der Blutgerinnungszeit bei endokrinen Störungen, von der man seit KOTTMANN annahm, daß Hyperfunktionen der Schilddrüse Verzögerung, Hypofunktionen Beschleunigung hervorrufen, zeigt in der neueren Literatur sehr verschiedenartige Beantwortung. Die Ursache liegt wohl an der ungenügenden Technik und der Interferenz bei pluriglandulären Störungen. Verwendbar ist neben den komplizierten Methoden eigentlich lediglich die Apparatur von BÜRKER mit der nötigen Kontrolle.

Auch das FAHRAEUSsche Phänomen ist nicht genügend bearbeitet bei endokrinen Störungen. Oft bestehen Beschleunigungen der Senkungsgeschwindigkeit, oft nicht. Ein besonderes Interesse verdient, wie schon geschildert, die Nebeneinanderbeobachtung von Senkungsgeschwindigkeit und Plasmalabilität. Erhöhte Plasmalabilität ohne Beschleunigung der Senkungsgeschwindigkeit (F. GEORGIS

Phänomen) und auch das umgekehrte Verhalten (KAFKA) scheinen ihre Ursache in durch endokrine Einflüsse entstehenden Ionenverschiebungen zu haben.

Im Serum ist es vor allem die Viscosität, die eine praktisch bedeutungsvolle Rolle bei endokrinen Störungen spielt. Und zwar in erster Linie die spezifische Viscosität, d. h. das Ergebnis der Division des vorhandenen Viscositätswertes durch jenen, der dem betreffenden Eiweißgehalt entspricht. Der niedrige Vicsositätsfaktor ist ein charakteristischer Befund bei Schilddrüsenhyperfunktionen, ähnlich auch ein niedriger Eiweißquotient. Beide Erscheinungen illustrieren sehr gut die Wirksamkeit organtherapeutischer Behandlung.

Die chemische Serumuntersuchung ist, abgesehen von der in jüngster Zeit viel bearbeiteten Frage des Cholesterin- und Jodspiegels speziell bei Schilddrüsen-

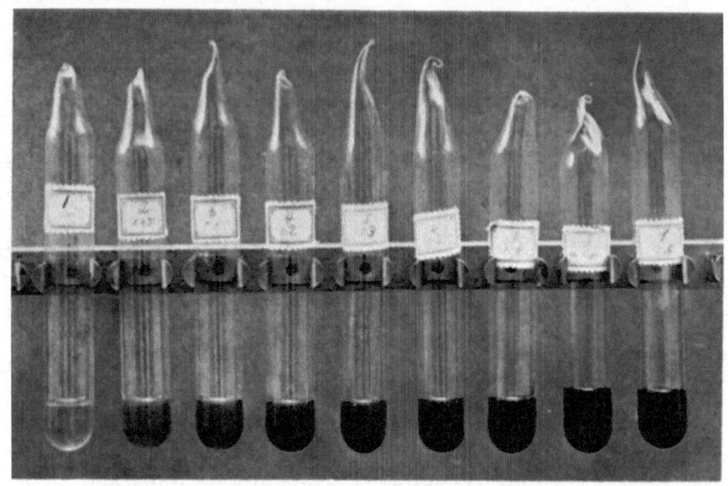

Abb. 5. Colorimetrische Skala zur KOTTMANN-Reaktion. (Nach SAMSON.)

erkrankungen, durch die Zuckerbelastungsproben bereichert worden. Ist schon der nüchterne Zuckerspiegel bei verschiedenen endokrinen Erkrankungen (vor allem Basedow usw.), hoch, so entstehen charakteristische Kurven für Basedow, Hypophysenunterfunktion, Nebennierenerkrankungen, wenn man auf nüchternen Magen 400 ccm 10proz. Zuckerlösung reicht und den Blutzuckergehalt alle halben Stunden feststellt.

Eine den chemischen Proben nahestehende, aber in ihrem Mechanismus noch nicht ganz geklärte Reaktion ist die photochemische von KOTTMANN. Setzt man zum Serum Kaliumjodid und Silbernitrat, belichtet dann eine bestimmte Zeit und fügt Hydrochinon hinzu, so kommt es zur Bildung von kolloidalem Silberjodid und durch Reduktion zum Ausfällen von Silber. Das äußert sich in Dunkelfärbung, deren Auftreten nach KOTTMANN bei Schilddrüsenüberfunktionen verzögert, bei Schilddrüsenunterfunktionen beschleunigt ist. SAMSON hat in meinem Institut die Methode modifiziert. Er hat neben einer Reihe anderer Kunstgriffe eine colorimetrische Skala geschaffen (Abb. 5), nach der man den Grad der jeweiligen Verfärbung objektiv feststellen kann; er hat ferner die Eintragung der Resultate in ein Schema (Abb. 6), mit gutem Erfolge vorgeschlagen. Mit dieser modifizierten Methode ließ sich vor allem eine Verzögerung bei Schilddrüsenhyperfunktionen feststellen.

Nun zu den mehr biologischen Methoden, biologischen deshalb, weil sie die Hormonwirkung am lebenden oder überlebenden Tierkörper, oder seinen Teilen festzustellen suchen. In neuerer Zeit hat die biologische Prüfung auf Hypophysenwirkung am überlebenden Rattenuterus, ferner die Hervorrufung des östrischen Zyklus bei der kastrierten weißen Maus als Effekt der Ovarialhormone, viel Bearbeitung gefunden. Von Loewe wurde das Laqueur-Zondeksche Menformen sogar im Serum gefunden. Für die serologische Prüfung kommen aber vor allem in Betracht die Laewen-Trendelenburgsche Versuchsanordnung an Froschgefäßpräparat zur Feststellung der Adrenalinwirkung, die Reid-Huntsche Methode der Acetonitrilresistenz schilddrüsengefütterter weißer Mäuse und der Kaulquappenversuch, dessen Vater Gudernatsch ist. Das erstgenannte Experiment ist viel versucht worden; es ist mit Serum nur unter großer Vorsicht vorzunehmen, da das Normalserum eine starke gefäßverengende Wirkung hat. Die Reid-Huntsche Methode ist erst von Straub exakt geschildert worden und von ihm, Reid-Hunt, Trendelenburg u. a. mit Serum versucht. Die Kaulquappenmethode ist ganz besonders viel und intensiv bearbeitet worden. Werden Kaulquappen mit Organextrakten, die auch schon tief abgebaut sein können (Abderhalden), gefüttert, so zeigen sie charakteristische Änderungen der Entwicklung. Besonders auffallend ist dies bei der Schilddrüse und Thymus bewiesen worden, aber auch Ovarium, Hypophyse, Nebenniere bewirken deutliche Veränderungen. Hier ist für die Serumforschung ein sehr interessantes Gebiet gegeben.

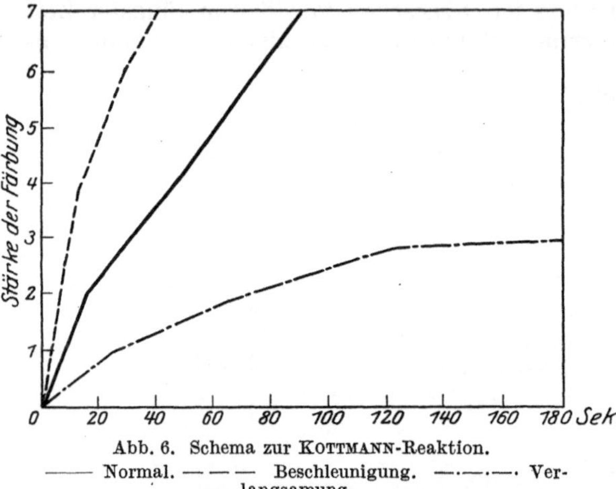

Abb. 6. Schema zur Kottmann-Reaktion.
—— Normal. — — — Beschleunigung. —·—·— Verlangsamung.

Auch *Antihormone* wurden in letzter Zeit beschrieben.

Nach dieser teilweisen Abschweifung, die aber im Interesse einer umfassenderen Darstellung der Hormonwirkung nötig war, gehen wir zu den *biologischen* Serummethoden und ihren allgemeinen Ergebnissen in der Psychiatrie über. Unter immunbiologischen Methoden versteht man ja im allgemeinen solche, die mit dem Tierkörper oder lebendem Zellmaterial arbeiten und Teile eines Immunitätsvorganges darstellen. Die scharfe Grenze, die man früher zwischen den Methoden dieses Gebietes und anderen gezogen hat, ist heute verwischt, da, wie schon erwähnt, die physikalische und Kolloid-Chemie hier Brücken schlägt. Halten wir uns der Übersicht halber an die Einteilung, wie sie durch die heute noch fruchtbare und interessante Seitenkettentheorie Paul Ehrlichs gegeben ist. Es sei auch hierbei an die betreffende Darstellung in meinem Abschnitt des „Handbuch der Psychiatrie" erinnert. Der Raumersparnis wegen kann hier auch nur das wirklich Wichtige gebracht werden. So können wir die Frage der Toxine und Antitoxine übergehen. Die bakterielle Agglutination spielt in der Psychiatrie nur bei der Spirochaeta pallida eine Rolle, ausgenommen die Fälle, wo es sich um akute Infektionskrankheiten handelt. Die diesbezüglichen Untersuchungen von Kissmeyer, Zinsser, Hopkins, Scharnke und Ruete u. a. ergeben aber keine einheitlichen Befunde und sind daher vorläufig praktisch ohne Bedeutung. Die Agglutination von Körperzellen ist in der jüngsten Zeit sehr bedeutungsvoll geworden in der Form der Isohämagglutination. Es hat sich gezeigt, daß Menschenserum, mit den roten Blutkörperchen eines anderen Menschen zusammengebracht, diese entweder unverändert läßt, oder sie agglutiniert. Man hat daher die Menschen in Gruppen eingeteilt, die sich nach dem Merkmal der roten Blutkörperchen, der agglutinablen Substanz, richten (LANDSTEINER). Es gibt nun zwei solcher Merkmale, A und B, d. h. Blutkörperchen, die das Merkmal A enthalten, werden nur von einer Reihe von Seren agglutiniert; jene, die das Merkmal B enthalten, von einer anderen. Es gibt aber auch rote Blutkörperchen, die keine agglutinable Substanz enthalten, also weder die Merkmale A noch B besitzen. So lassen sich 4 Gruppen aufstellen: acnh JANSKY gehören in Gruppe I Menschen, deren Blutkörperchen weder A noch B enthalten; in Gruppe II solche, deren Blutkörperchen das Merkmal B enthält; in Gruppe III solche, deren Erythrocyten das Merkmal A besitzen; in Gruppe IV schließlich solche, deren rote Blutkörperchen beide Merkmale A und B enthalten. So ergibt sich auch die Einteilung der Sera in solche der Gruppe I, die Blutkörperchen keiner Art agglutinieren; der Gruppe II, die Blutkörperchen mit Merkmal B agglutinieren; der Gruppe III, die Blutkörperchen mit dem Merkmal A agglutinieren; der Gruppe IV, die Blutkörperchen mit beiden Merkmalen agglutinieren.

Die Figur (Abb. 7) erläutert das Gesagte. Die Technik der Reaktion ist sehr einfach, sowohl was die Objektträgermethode nach MOSS-LEE-VINCENT, als auch was die Reagensglasmethode V. SCHIFFS betrifft. Für die Psychiatrie ist die Methode insofern von Bedeutung, als sie ja eine Konstitutions- und Rassenmethode ist, daher anzuzeigen scheint, was für Konstitutionen resp. Rassen für bestimmte Psychosen besonders disponiert sind. Die bisherigen Arbeiten geben kein deutliches Bild. Während JACOBSOHN bei der Analyse keine Besonderheiten sah, glaubte WILSZKOWSKI beobachtet zu haben, daß bei der Paralyse, besonders bei Fällen, deren Dauer 3 Jahre nicht übersteigt, die Gruppe AB überwiegt. Die Krankheitsdauer sinkt bei Fällen von über 3 Jahren von O über A, B nach AB. Vielleicht bestehen hier Zusammenhänge mit den Ergebnissen der Arbeiten von AMSEL und HALBE, STRESZYMSKI, WIECHMANN und PAUL, die für die resistente Wa. R. eine besondere Disposition der Gruppe AB fanden. Wir sehen hier auch den ersten Ansatz zu einer Konstitutionsserologie (L. HIRSZFELD).

Abb. 7. Objektträgermethode zur Blutgruppenbestimmung. Links unverändert, rechts Agglutination.

Präcipitationsreaktionen sind heute als Flockungs- und Trübungsreaktionen zur Luesdiagnose besonders bekannt geworden. Da diese aber keine echten Präcipitationsreaktionen darstellen, werden sie im Anschluß an die Wa. R. behandelt werden.

Zellösende Antikörper sind in der Serologie der Geisteskrankheiten nicht bedeutungslos geblieben. Wir wollen die Frage der Neurotoxine nicht berühren und uns nur kurz mit den Normalhämolysinen des Serums befassen. Daß es zum Auftreten der biologischen Hämolyse kommt, bedarf es bekanntlich dreier Faktoren: des Amboceptors, des Komplements und der roten Blutkörperchen. Als besonders geeignete Testblutkörperchen haben sich jene vom Hammel eingebürgert, die meist in 5 proz. Aufschwemmung verwendet werden. Das Komplement geht durch Erwärmung auf 56° zugrunde, der Amboceptor ist thermostabil. Wenn man also zum frischen Serum Hammelblutkörperchen setzt (beides in richtigen Konzentrationen und Mengen), dann tritt nach Brutschrankaufenthalt entweder Hämolyse auf oder nicht. Tritt Hämolyse auf, so ist das ein Zeichen, daß im Blutserum Komplement und Amboceptor vorhanden sind. Tritt keine Hämolyse auf, so fehlt einer dieser Bestandteile oder beide. Inaktiviert man das Serum durch Erhitzen auf 56° und setzt dann Komplement und Hammelblutkörperchen hinzu, dann ist, wenn Hämolyse auftritt, der Nachweis des Amboceptors, wenn sie ausbleibt, sein Fehlen bewiesen. Aus dem Vergleich des erst geschilderten und zweiten Versuches ergibt sich auch, ob Komplement im Serum vorhanden ist oder nicht. Eventuell müssen noch weitere Versuche angeschlossen werden. Es haben nun im Jahre 1911 zu gleicher Zeit ELIASBERG, sowie WEIL und KAFKA darauf hingewiesen, daß bei Paralyse das Komplement häufig fehlt. Das Gebiet ist dann weiter bearbeitet worden von KAFKA, POPOFF, HIERONYMUS, RÖSSLE, NATHAN, MANDELBAUM, EICKE, HAAS u. a. Die Sachlage ist heute die, daß wohl anzunehmen ist, daß das Phänomen des Komplementschwundes vornehmlich erst in vitro auftritt (MANDELBAUM). Es findet sich besonders häufig bei Paralyse, aber auch bei schlecht behandelter alter Syphilis (EICKE), sowie bei tertiärer Lues mit Erscheinungen des Z. N. S. Die Theorie der Erscheinung ist in meinem Institut von VON LANDMANN bearbeitet worden.

Wenn wir nun zu den komplementbindenden Antikörpern des Serums übergehen, so ist es wohl nicht nötig, viele Worte über die Geschichte und Technik der Wa. R. zu verlieren. Auch sei diesbezüglich auf meine oben zitierte Abhandlung verwiesen. Für die Theorie ist von Interesse, daß SACHS, KLOPSTOCK und WEIL auf Grund ihrer Tierversuche zu dem Ergebnis gekommen sind, daß die Wa. R. eine echte Antikörperreaktion sei und zwar eine Autoantikörperreaktion, wie sie zuerst von WEIL und BRAUN angenommen worden war. Es gelang den erwähnten Autoren, durch gleichzeitige Injektion von alkoholischen Extrakten aus Kaninchennieren und Schweineserum in Kaninchen eine positive Syphilisreaktion zu erhalten. Aus diesen Versuchen schlossen sie auf den Menschen wie folgt: „Das Wesen der syphilitischen Blutveränderung wäre darnach in einer Autoantikörperbildung zu suchen, hervorgerufen durch die immunisierende Wirkung, die die bei dem syphilitischen Gewebezerfall freiwerdenden Lipoide nach Koppelung an Spirochätenleibessubstanzen hervorzurufen imstande sind[1].“

Dabei stellen sich die Verfasser vor, daß die Lipoide als Vollantigene anzusehen sind; sie gelangen sonst nicht zur Wirkung, weil sie von arteigenen Eiweißkörpern umhüllt, ihrer Blutfremdheit entkleidet werden. Werden sie aber an ein anderes Substrat (Spirochätenleibessubstanzen) gekoppelt, so gelangen sie an den Ort ihrer Wirkung. Ich habe versucht, die Verhältnisse in einem Schema festzulegen (Abb. 8).

Bezüglich der Technik wäre zu erwähnen, daß neben der in Preußen und anderen deutschen Bundesstaaten obligatorisch eingeführten Originaltechnik überall besondere Laboratoriumsmethoden und Verfeinerungen ausgeführt werden. Von letzteren seien die Aktivmethoden (M. STERN, HECHT u. a.) sowie die Cholesterinkältemethode JACOBTHALS besonders hervorgehoben.

Bezüglich der allgemeinen Bedeutung der Wa. R. sei hervorgehoben, daß in jüngster Zeit eine positive Reaktion in bestimmten Fällen als „Schönheitsfehler“ (UMBER) und unwesentlich (NONNE) bewertet worden ist. Demgegenüber sei betont, daß eine positive Wa. R., wenn eine andere Quelle ausgeschlossen ist, stets als ein Zeichen von aktiver Syphilis, als Folge des Vorhandenseins von Spirochäten aufzufassen ist. Dafür sprechen neben klinischen u. a. Erfahrungen die neuen Versuche von H. SACHS, KLOPSTOCK und WEIL.

Die Annahme, daß bei der Paralyse die Wa. R. des Blutes in 100% der Fälle positiv ist, die vor allem von F. PLAUT stammt, wurde im Jahre 1920 von KAFKA widerlegt, der zeigen konnte, daß eine negative Wa. R. im Blute, gegenüber einer

[1] Zitiert nach A. KLOPSTOCK, im Original gesperrt gedruckt.

stark positiven Wa. R. im Liquor, bei der Paralyse nicht so selten vorkommt. NATHAN, WEICHBRODT, ESKUCHEN, EICKE, FRIGERIO u. a. bestätigen es.

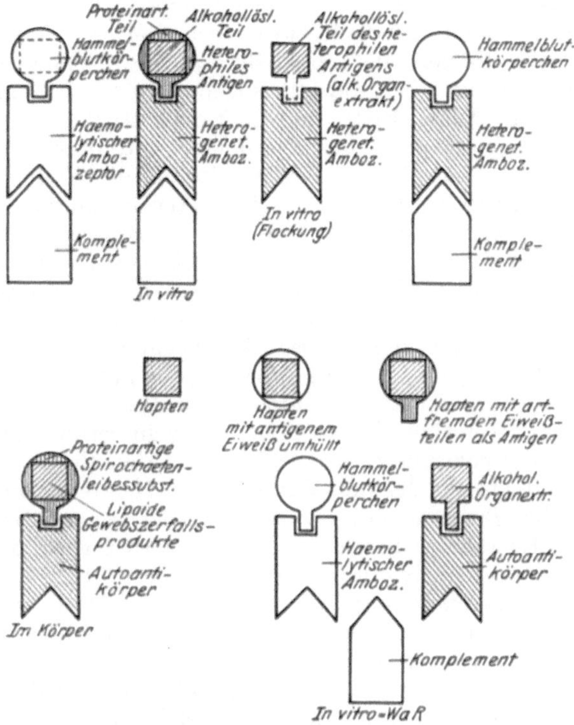

Die WEINBERGsche Methode, die Komplementbindung zur Echinokokkendiagnose mit Hydatidenflüsssigkeit als Antigen, wird in unseren Gegenden wenig ausgeführt, kann aber z. B. in Südamerika auch vom Psychiater zur Diagnose einer Cysticercosis cerebri herangezogen werden. Eine Komplementbindungsreaktion mit aus Organsubstraten hergestellten Extrakten, speziell Basedowschilddrüsen, haben A. E. LAMPÈ und L. A. LAMPÈ beschrieben. Sie fanden selbst die diagnostische Bedeutung der Reaktion gering.

Abb. 8. Schema zu den neuen Vorstellungen über die Syphilisreaktion. (Nach KAFKA.)

Von der Ansicht ausgehend, daß die Wa. R. nur ein Indikator für Vorgänge ist, die sich zwischen Extrakt und Luesserum abspielen, hat JACOBSTHAL bereits im Jahre 1909 zeigen können, daß im Dunkelfeld das syphilitische Serum eine Art Agglutination des Extraktes hervorruft (Optische Methode). Diese Methode, die freilich von den Nachuntersuchern für praktisch nicht verwendbar gefunden wurde, war die Vorläuferin der späteren *Flockungs-* und *der heutigen Trübungsreaktionen* zur Syphilisdiagnose. Es war wiederum das Verdienst von H. SACHS, der im Verein mit W. GEORGI im Jahre 1918 eine einfache Flockungsreaktion veröffentlichte, die sich überall eingeführt hat. Zu in bestimmter Weise verdünntem Serum wird eine cholesterinisierte Rinderherzextraktverdünnung gesetzt: nach 24 stündigem Aufenthalt im Brutschrank wird abgelesen, und zwar entweder im gewöhnlichen Agglutinoskop nach KUHN-WOITHE oder in dem von mir konstruierten Vergleichs-Agglutinoskop (Abb. 9). Man kann diese Methode eventuell

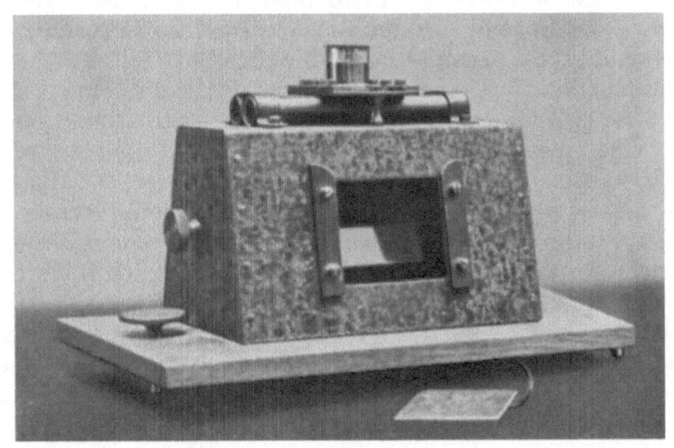

Abb. 9. Vergleichsagglutinoskop.

auch als Mikro-Methode ausführen, zu der SCHEER, LIPP und ich Angaben gemacht haben. Neben den Flockungsmethoden nach SACHS und GEORGI haben sich in Deutschland auch die Reaktionen nach MEINICKE eingebürgert. MEINICKE hat zuerst drei Methoden als Lipoid-Bindungsreaktionen beschrieben. Als diagnostische Methode ist aber nur die sogenannte „Dritte Modifikation" (D. M.), übriggeblieben. Diese dritte Modifikation besteht darin, daß man einen bestimmt hergestellten Extrakt aus Pferdeherz verdünnt, und zwar spült hierbei die Verdünnung mit 2 proz. Kochsalzlösung die Hauptrolle; zu 0,2 ccm inaktiviertem Serum werden 0,8 ccm der Extraktverdünnung hinzugesetzt. Die Ablesung erfolgt nach 24stündigem Aufenthalt im Brutschrank. Ähnliche Flockungsreaktionen wurden fast in allen Ländern beschrieben, wobei die Technik mehr oder weniger abgeändert worden ist. Es sei nur an die Namen KAHN, HERROLD, HECHT, DREYER-WARD, MÜLLER erinnert. Eine Reihe von Autoren haben auch die Flockung und die Hämolyse kombiniert. Am bekanntesten ist nach dieser Richtung hin die Reaktion von VERNES geworden, der mit in bestimmter Weise vorbehandeltem Pferdeherzextrakt eine Flockungsreaktion ansetzte, nach bestimmter Zeit rote Hammelblutkörperchen und Schweineserum hinzusetzte und den Grad der Lösung colorimetrisch bestimmte. Ähnliche Kombinations-Methoden sind auch von KEINING, KAFKA, JACOB und anderen beschrieben worden. Eine besondere Stellung nehmen die Schnellreaktionen nach BRUCK ein. Hier wird ebenfalls der Extrakt in bestimmter Weise vorher verdünnt; man fügt dann zusammen: 0,2 ccm inaktivierten Serums, 0,8 ccm 10 proz. Kochsalslösung, 0,2 ccm der Extraktverdünnung; nach gutem Schütteln wird 20 Minuten zentrifugiert. Es zeigt sich ein Oberflächenhäutchen, das nach neuerlichem Schütteln in grobe Flocken zerfällt. Die BRUCKsche Reaktion führt uns über den sogenannten Trübungsreaktionen. Die Trübungsreaktionen beruhen darauf, daß stets der Flockung eine Trübung vorausgeht, die unter bestimmten Vorsichtsmaßregeln diagnostisch verwertet wird. Solche Trübungsreaktionen sind vor allem von DOLD und MEINICKE beschrieben worden. Bei der Trübungsreaktion nach MEINICKE muß der Extrakt in ganz bestimmter Weise vorbereitet werden. Die Ablesung erfolgt nach einer Stunde. Auch DOLD bereitet den Extrakt in komplizierter Art zur Trübungsreaktion vor. Prinzipiell für beide Methoden ist die Formol-Kontrolle. Durch das Formol wird nämlich der Reaktionsprozeß zwischen Extrakt und Serum gehemmt. So besteht die Möglichkeit eines scharfen Vergleichs mit den Röhrchen, in welchen infolge der Reaktion eine Trübung auftritt. MEINICKE hat seine Trübungsreaktion auch als Mikro-Reaktion beschrieben.

Über die *Theorie der Flockungs- und Trübungsreaktionen* nur wenige Worte: Wir haben bereits bei der Besprechung der Wa. R. die heute aktuelle Theorie der Entstehung der syphilitischen Blutveränderung nach SACHS, KLOPSTOCK und WEIL erörtert. Die Flockungsphänomene entstehen dadurch, daß man jene Komponente, die bei der Wa. R. lediglich in ihrem ersten Beginne die Veränderung des hämolytischen Systems hervorruft, weiter verfolgt. Vorbedingung dafür ist vor allem der besondere Dispersitätsgrad der Extraktverdünnung und das geeignete Salzmedium, in dem sich die Reaktion abspielt. Es ist für diese Vorstellung gleichgültig, ob man sich wie EPSTEIN die syphilitische Blutveränderung vor allem als Änderung der elektrischen Ladung des Serums vorstellt, oder ob man im einzelnen der Theorie von SACHS, KLOPSTOCK und WEIL folgt. Aus Raumersparnis sei auf dieses interessante Gebiet nicht weiter eingegangen und diesbezüglich auf das „Handbuch der Serodiagnose der Syphilis" und die vielen Einzelarbeiten verwiesen.

Die klinische Bedeutung der Flockungs- und Trübungsreaktion steht heute unbestreitbar fest. Es ist für den Praktiker freilich schwer hindurchzufinden, da eine so große Anzahl verschiedener Methoden angegeben worden ist. In Deutschland haben sich naturgemäß die Flockungsreaktionen nach SACHS-GEORGI und jene nach MEINICKE, die beide ja auch gegenüber den ausländischen Methoden die Priorität beanspruchen, am meisten eingebürgert. Sie werden entweder stets neben der Wa. R. ausgeführt, oder in allen wichtigen Fällen. Dagegen können wir uns mit den Trübungsreaktionen nicht so sehr befreunden. Sie sollen nur dort ausgeführt werden, wo tatsächlich Eile geboten ist. Ganz besonders muß vor der *alleinigen* Ausführung der Trübungsreaktion nach MEINICKE als Mikro-Reaktion gewarnt werden. Hier hat HARTWICH eine ganze Reihe positiver Befunde bei der Epilepsie veröffentlicht, wobei immer die Wa. R. negativ war. Es ist zweifellos, daß diese Befunde unspezifisch und vielleicht durch die erhöhte Labilität des Epileptikerserums hervorgerufen waren. Zusammenfassend wäre also zu sagen, daß in den Flockungsreaktionen ausgezeichnete Ergänzungsmethoden der Wa. R. zur Syphilisdiagnose gefunden worden sind. Die Trübungsreaktionen sind nur in eiligen Fällen anzuwenden und auch da mit größter Vorsicht.

Die Verwendung des *anaphylaktischen Versuches* zur Feststellung von Serumveränderungen ist bisher wenig geübt worden, doch gibt es auch hier interessante Fragestellungen, die in jüngster Zeit viel bearbeitet worden sind, vor allem die Serumeiweißkörper und ihre biologische Differenzierung betreffend im Anschluß an die Arbeiten DOERR und BERGER u. a. Es würde aber zu weit führen, wenn hier dieser zukunftsweisenden Arbeiten ausführlicher gedacht werden würde. Dagegen ist umgekehrt dem Blutbefund beim anaphylaktischen Shock des Tieres (SCHLECHT) viel Beachtung geschenkt worden, und es wurde versucht, die sich hier bietenden Abweichungen vom Normalbefunde mit den Ergebnissen bei gewissen mit der Anaphylaxie in Beziehung gebrachten psychischen und neurologischen Syndromen und Prozessen zu vergleichen. Darüber wird ausführlicher im speziellen Teil zu sprechen sein. Hier sei nur erwähnt, daß das Verwerten *einzelner* Blutveränderungen zu theoretischen Überlegungen (z. B. HAUPTMANNS Annahme, daß die angebliche Eosinophilie der Paralytiker für einen anaphylaxieähnlichen Vorgang spricht) nur mit großer Vorsicht geschehen darf.

Im Anschluß an die besprochenen Vorgänge sei noch die für das Gebiet der Geisteskrankheiten nicht unwichtige Frage der *Toxizität* des Serums besprochen. Nach relativ groben Untersuchungen hat BORCHARD die Grundlagen für Toxizitätsversuche fixiert. JUSTSCHENKO, REBICCI, KRAINSKY u. v. a. haben das Gebiet bearbeitet. JUSTSCHENKO hat gefunden, daß speziell im depressiven Stadium des manisch-melancholischen Irreseins Gifte ausgeschieden werden. REBICCI hat berichtet, daß das Nervensystem der Blutegel geschädigt werde, wenn man sie an Epileptikern, Paralytikern und an Dementia senilis Leidenden saugen lasse; die an Gesunden saugenden Kontrolltiere zeigten diese Veränderungen nicht. Die Versuche sind meines Wissens nicht nachgeprüft worden. KRAINSKY war wohl der erste, der die Toxizität des Epileptikerblutes vor dem Anfall nachwies. Er konnte freilich auch das Auftreten von Krämpfen feststellen, was von BINSWANGER, sowie HEBOLD und BRATZ nicht bestätigt worden ist, während MEYER das Auftreten von Anfällen beim Tiere dann beobachtete, wenn das Blut im Paroxysmus entnommen war. Weitere diesbezügliche Versuche stammen von ALEXANDER, TREVISANELLO und PREDA-POPEA. Die Toxizität des Harns ist von HERMANN PFEIFFER besonders bearbeitet worden. Für die weitere Entwicklung der Frage der Toxizität des Serums waren die Versuche WEICHBRODTS maßgebend, der unter ganz bestimmter Technik das zu untersuchende Blutserum weißen Mäusen intraperitoneal injizierte und die Tiere dann beobachtete. Er fand keine Toxizität des Serums bei Paralyse, Arterioklerose und seniler Demenz, selbst wenn Erregungszustände oder Anfälle vorlagen. Toxisch war das Blutserum bei halluzinierenden Patienten, die besonders psychische Erscheinungen bosen; in erster Linie bei der KLEISTschen Motilitätspsychose. Für die Epilepsie stellte WEICHBRODT fest, daß die Toxizität des Serums 1 bis 2 Tage vor dem Anfall gesteigert sei, vor und im Anfall die höchste Weite zeige, um schnell nach dem Anfall wieder abzufallen. KASTAN hat in meinem Institut die Ergebnisse WEICHBRODTS bestätigen können. Er fand tödliche Serumwirkung bei 8 von 18 Dementia-praecox-Fällen, 4 von 12 Epilepsiefällen, 3 von 6 Fällen psychopathischer Konstitution, 2 von 3 senilen Psychosen, 1 von 3 Encephalitis-lethargica-Fällen. Sämlich Epileptikersera wirkten toxisch, die in einem Zeitraum von 24 Stunden nach dem letzten Anfall entnommen waren. Die bedeutungsvolle Frage, was für Körper die Erreger der Toxizität sind, ist bisher wenig bearbeitet worden. Die Annahme, daß die toxische Substanz im Epileptikerserum carbaminsaures Ammonium sei, hat sich nicht bestätigt, ebensowenig die Identifizierung mit den Leukomainen GAUTIERS. Hier bleibt der Zukunft ein wichtiges Arbeitsgebiet überlassen.

Zum Schluß sei ein Versuch von O. B. MEYER berichtet, der feststellte, daß Epileptikerserum imstande ist, die Spontanrhythmik überlebender Rinderarterien aufzuheben. Die stark und lang dauernde Gefäßkontraktion, die der spontanen Rhythmik vorausgeht, war bei den im Epileptikerserum befindlichen Arterienstreifen nicht stärker als bei denen im gesunden Serum, woraus MEYER folgert, daß der Adrenalingehalt im Serum der Epileptiker nicht vermehrt ist. Über die Pathogenese der Epilepsie besagt der Versuch vorläufig nichts. MOSSNER (Klin. Wochenschr. 1916, S. 2398) hat MEYER zwar bestätigt, doch gezeigt, daß 50% der Normalseren die Rhythmik hemmen. ALTENBURGER und GUTMANN (Zeitschr. f. d. ges. Neurol. u. Psychiatrie Bd. 112, S. 711. 1928) haben gezeigt, daß die Unterschiede nur quantitative sind und daß das O. B. MEYERsche Phänomen nur intervallär vorkommt, „als ein biologischer Ausdruck der Epilepsiedisposition aufzufassen ist“.

5. Liquor.

Wir gehen nun zu den Methoden und allgemeinen Ergebnissen der *Liquor*forschung über. Während beim Blut und Serum es vorläufig nur bestimmte Methoden sind, die in der Psychiatrie zu Ergebnissen geführt oder dazu Aussicht haben, muß fast die ganze Liquortechnik hier kurz vorgeführt werden, denn kaum eine Methode ist für die Psychiatrie und Neurologie ganz unwesentlich, und es sind auch vor allem Psychiater, die sich mit diesen Methoden beschäftigt haben. Es liegt ja auch nahe, da die Cerebrospinalflüssigkeit Gehirn und Rückenmark erfüllt und umspült und auf die geringsten Störungen in empfindlicher Weise reagiert. Einzelne theoretische, sehr aktuelle Fragen dieses Gebietes (Liquorentstehung, Permeabilität, Schichtung) sollen am Ende dieses Abschnittes kurz behandelt werden, denn es erscheint rationeller, zuerst die Methoden vorzuführen.

Während das *Aussehen* des Blutes und Serums innerhalb der hier in Frage kommenden Phänomene kaum eine Rolle spielt, ist die Besichtigung der Cerebrospinalflüssigkeit gleich nach der Entnahme von großer Wichtigkeit. Das ist auch deshalb verständlich, weil der normale Liquor eine klare, ungefärbte, wasserhelle, vollkommen durchsichtige und absolut homogene Flüssigkeit darstellt. Eine Änderung eines dieser Faktoren weist daher, wenn ein Punktionsversehen auszuschließen ist, auf einen pathologischen Vorgang hin. Die häufigste Veränderung der Färbung der Cerebrospinalflüsigkeit stellt die Blutbeimengung dar, entweder in der Form von frischem Blute (Erythrochromie) oder umgewandeltem Blute (Xanthochromie). Bei der ersteren ist es nicht immer leicht, ein Versehen bei der Punktion auszuschließen. Die letztere weist immer auf pathologische Veränderungen hin, wenn eine vorausgegangene Lumbalpunktion mit arteffiziell blutigem Liquor auszuschließen ist. Eine Veränderung des Liquors durch Gallenfarbstoff bei schwerem Ikterus ist nach einigen Autoren häufig, nach anderen selten. Sehr oft werden Veränderungen des Aussehens der Cerebrospinalflüssigkeit durch entzündliche Prozesse der Meningen hervorgerufen. Es kommt zu Trübungen, Netzbildungen, Gerinnsel, Flockungen, verbunden oft mit Xanthochromie und andersartigen Liquorverfärbungen. So zeigen vor allem alle akuten meningitischen Prozesse meist getrübten Liquor mit Homogenitätsstörungen der Flüssigkeit. Das ist aber keine conditio sine qua non. Es ist nicht ganz verständlich, wenn von französischen Autoren die Fälle von Meningitis mit klarem Liquor besonders veröffentlicht werden. Wir sehen es bei der Paralyse, zu wie starker Vermehrung der Eiweißkörper der Zellen usw. es kommen kann, ohne jegliche makroskopische Veränderung der Flüssigkeit. Auch bin ich mit anderen Autoren stets dem gegenübergetreten, daß spinngewebartige Netze im Liquor für tuberkulöse Meningitis diagnostisch verwendbar sind; sie mögen wohl am häufigsten bei dieser Erkrankung vorkommen, können sich aber sonst bei jeder Meningitis finden. Ich habe diese Erscheinung sogar vor einiger Zeit bei einem akut meningitischen Schub einer Paralyse gesehen. Trübungen und Farbveränderungen des Liquors finden sich außerhalb der Blutung und der Meningitis bei Tumoren des Zentralnervensystems und beim sogenannten FROINschen Syndrom. Letzteres Syndrom erscheint bekanntlich dann, wenn eine Kommunikationsunterbrechung innerhalb der spinalen Liquorsäule auftritt, und zwar unterhalb dieser. Aus diesen kurzen Ausführungen geht wohl hervor, wie wichtig die makroskopischen Beobachtungen des nativen Liquors sind. Als Kuriosum sei angeführt, daß GIUFFRÈ und MANNINO versucht haben, die Temperatur des Liquors festzustellen und mit Hilfe einer geschickt erdachten Apparatur gefunden haben, daß die Liquortemperatur stets höher als die Achseltemperatur ist, daß aber die Verhältnisse zur Rectaltemperatur verschieden (bald niedriger, bald höher, bald gleich) sind. Diagnostische Anhaltspunkte ergaben sich nicht.

Von der makroskopischen führt nur ein Schritt zur *mikroskopischen* Untersuchung des Liquor cerebrospinalis. Stets wenn der Liquor nicht normal aussieht, findet man mikroskopisch abnorme oder pathologische Bestandteile. Darüber hinaus kann aber, wie schon erwähnt, auch der normal aussehende Liquor mikroskopisch verändert sein. Seit WIDAL, SICARD und RAVAUT hat die Untersuchung auf zellige Elemente im Liquor große Bedeutung erlangt, und zwar sowohl die quantitative, wie qualitative. Zur Liquorzellzählung dient eine Zählkammer, und zwar wird in *Deutschland* und anderen Ländern die Zählkammer nach FUCHS und ROSENTHAL, in *Frankreich* jene nach NOGEOTTE verwendet. Die Kammer nach FUCHS und ROSENTHAL hat eine Tiefe von 0,2 mm und das Zählnetz einen Flächeninhalt von 16 qmm. Die Kammer wird mit dem Liquor gefüllt, und zwar werden vorher 10 Tropfen Liquor mit einem Tropfen Essigsäure-Methylviolett gemischt. Es wird das ganze Zählnetz ausgezählt und die so erhaltene Zahl muß durch drei (genauer durch 3,2) dividiert werden, um die Anzahl der Zellen im cmm zu ergeben. Man kann sich natürlich auch anderer Zählkammern bedienen. Von Wichtigkeit ist vor allem die Feststellung der Grenze normal-pathologisch. Die Ansichten der Autoren gehen diesbezüglich etwas auseinander (selbst derer, die dieselbe Zählkammer benützen), doch kann man wohl 0 bis 4 Zellen im cmm als normal, 5 als Grenzwert, von 6 Zellen an als pathologisch rechnen. Weitere praktischen Schlüsse lassen sich aus der Zellzahl kaum ziehen, es sei denn, daß man daran denkt, daß die höchsten Zellwerte bei der akuten nichtsyphilitischen Meningitis vorkommen, es folgt dann die akute syphilitische Meningitis, hierauf die frische Gehirnsyphilis, dann die Paralyse, schließlich eine Reihe organischer Erkrankungen des Z. N. S. (Multiple Sklerose und andere Sklerosen, Encephalitis epidemica, einzelne Tumorformen u. a.). Es empfiehlt sich übrigens, dem Liquor nur gefärbte Kochsalzlösung zuzusetzen, um stets auch die Roten neben den Weißen zählen zu können. Auf diesem Wege wird nicht nur jede Blutbeimengung festgestellt, sondern man kann auch berechnen, wie viele weiße Zellen auf Kosten der Blutbeimengung kommen. Ist ein Blutung in den Liquor (akzidentell oder pathologisch) längere Zeit vorangegangen, dann weist die Flüssigkeit neben roten Blutkörperchen auch Blutpigment und Makrophagen auf, die rote Zellen phagocytiert haben. Hervorgehoben sei noch, daß jede Zählung der Liquorzellen sofort nach der Entnahme erfolgen muß, wenn man nicht den Liquor mit einem Fixierungsmittel, als welches auch die Methylviolettessigsäure genügt, versetzt; denn die Liquorzellen sind sehr labile Elemente und zeigen nach kurzer Zeit schwere Degenerationserscheinungen.

Das muß auch ganz besonders bei der *qualitativen* Untersuchung der Liquorzellen berücksichtigt werden. Hier stehen zwei Methodenreihen im Vordergrund: die histologischen und die hämatologischen. Als Muster der ersteren Methoden ist die Technik nach Alzheimer zu nennen, bei denen man den Liquor direkt bei der Lumbalpunktion in Alkohol eintreten läßt. Das entstehende zellhaltige Eiweißgerinnsel wird wie ein Gewebsstück behandelt. Die hämatologischen Methoden gehen auf Widal, Sicard und Ravaut zurück, die die „französische Methode" eingeführt haben. Der Liquor wird zentrifugiert, der Rückstand auf Deckgläser aufgestrichen und modifizierten Blutfärbungen unterzogen. Diese Methode wurde von O. Fischer und mir modifiziert, dabei setzt man dem Liquor zur Fixierung der Zellen drei Tropfen Formol zu; O. Rehm, Szesci u. a. haben weitere Methoden angegeben. An Zellformen beobachtet man bei akut entzündlichen nichtsyphilitischen Erkrankungen der Meningen vor allem neutrophile Leukocyten (neben Makrophagen). Bei der tuberkulösen und syphilitischen Meningitis überwiegen die Lymphocyten, die in verschiedener Größe und Form im Liquor vorkommen. Bei der Gehirnsyphilis und Paralyse sind neben Lymphocyten Plasmazellen und neutrophile Leukocyten vorhanden, ferner Gitterzellen und Makrophagen. Außerdem sieht man eosinophile Zellen, die sich freilich von den Bluteosinophilen unterscheiden. Bei der Paralyse ist das Zellbild besonders bunt; es finden sich auch granulierte Zellen, Fibroblasten u. a. Differentialdiagnosen auf Grund des Liquorzellbildes zu stellen, ist nach obigem kaum möglich. Bei der Paralyse fällt wohl die Menge der Plasmazellen auf, doch gibt es auch oft von kleinsten Paroxysmen begleitete polynucleäre Zellschübe, die dem Liquor das Aussehen des Meningitisliquors geben.

Tumorzellen und Teile von Cysticercusblasen im Liquor können diagnostisch sehr bedeutungsvoll werden. Die bakteriologische Untersuchung ist bei der Meningitis wichtig. Die Spirochaeta pallida ist nur sehr selten im Liquor gefunden worden. Ihr angebliches häufiges Vorkommen im Liquor von Syphilitikern (auch ohne Liquorveränderungen!) nach Schönfeld und Krey konnte von mir mit derselben Methode für die Paralyse nicht bestätigt werden. Abruzzi hatte mit einer anderen Methode bessere Resultate. Trypanosomen finden sich bei der Schlafkrankheit.

Die *physikalisch-chemische* Untersuchung des Liquor cerebrospinalis ist in den letzten Jahren viel bearbeitet worden. Es handelt sich um die Feststellung des spezifischen Gewichts der Oberflächenspannung, der Viscosität, der elektrischen Leitfähigkeit, des Wasserstoffexponenten, der Alkalireserve, und neben die spektroskopischen sind spektrographische Untersuchungen getreten. Die Methodik ist zum Teil eine sehr komplizierte, aufgebaut auf den interessanten Apparaten der in jüngster Zeit intensiv entwickelten physikalischen Chemie. Für das spezifische Gewicht gehen die Angaben, die auch auf verschiedenen Nachmethoden beruhen, sehr auseinander; wir können wohl im Mittel Werte von 1,006 bis 1,007 annehmen, doch geht LEVINSON auf Grund von Pyknometerversuchen bis auf 1,0034 herunter. In pathologischen Fällen wird 1,015 und mehr erreicht. Nach den Arbeiten von KISCH und REMERTZ hat besonders GIUFFRÈ die Oberflächenspannung des Liquors, die mit 101 bis 105 Stalagmometertropfen oder 7,15 bis 7,35 Dynes angegeben worden ist, bearbeitet. Er fand, daß sie niedriger als jene des destillierten Wassers, höher als jene des Blutes sei. Sie schwankt innerhalb normaler Grenzen bei chronischen Erkrankungen des Z.N.S. und der Meningen, sowie bei inneren Erkrankungen und Meningismus; bei den akuten Meningitiden ist sie erniedrigt. Viscositätswerte sind nach POLANYI 1,020 bis 1,027, ESKUCHEN 1,01 bis 1,06, LEVINSON (Ostwalds Viscosimeter) 1,0424 bis 1,0485, pathologisch 1,0434 bis 1,0735. Die Gefrierpunkterniedrigung des Liquors ist neuerdings von LEVINSON auf — 0,56 ^{0}, im pathologischen Zustand auf — 0,55 bis — 0,57^0 angegeben worden. Die elektrische Leitfähigkeit beträgt nach LEVINSON 0,01365 bis 0,01513 bei 25^0, nach ECKEL normal 0,01497, Paralyse 0,014868, Meningitis 0,013234 bis 0,0141025. Der Wasserstoffexponent und die Alkalireserve sind von YLPPÖ, MEYER, in jüngster Zeit von ESKUCHEN, aber besonders von LEVINSON bearbeitet worden. Er fand für p_H des normalen Liquors, wenn unmittelbar nach der Lumbalpunktion untersucht, die Werte 7,4 bis 7,6; sie können bei der Meningitis bis 7,1 herabgehen.

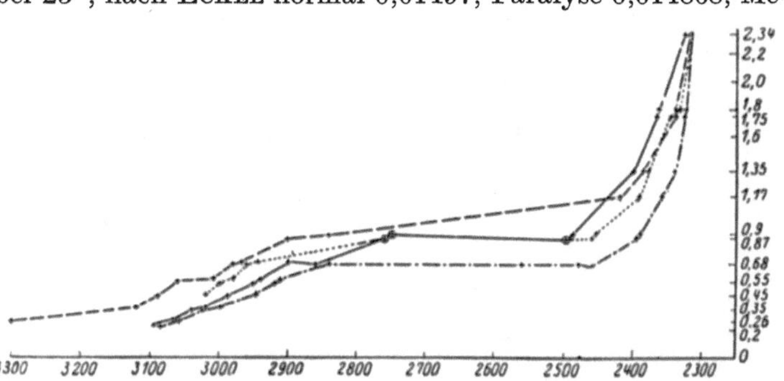

Abb. 10. Spektrographische Untersuchung des Normalliquors. (Nach OPITZ.) —— nicht enteiweißt. —·—·— am gleichen Tage enteiweißt. ···· nach 24 Stunden enteiweißt. — — — nach 48 Stunden enteiweißt.

Die Alkalireserve beträgt nach LEVINSON bei nichtmeningitischen Fällen 45,7 bis 63% CO_2, bei Meningitis 18 bis 33% (eitrige) oder 33 bis 58% (tuberkulöse). Es scheint, daß gerade die Bearbeitung der Alkalireserve des Liquors wesentlich ist; wir werden an anderer Stelle über unsere diesbezüglichen Arbeiten berichten. Die spektroskopischen Befunde können wir übergehen, möchten aber der spektrographischen Arbeiten von OPITZ und JACOBI gedenken. OPITZ hat sich der Methode von V. HENRI bedient. Es werden die Absorptionsbänder im ultravioletten Lichte photographiert; die Ergebnisse werden kurvenmäßig aufgezeichnet (Abb. 10 und 11). JACOBI hat das Licht einer Eisenbogenlampe durch einen mit Liquor gefüllten Absorptionstrog und dann durch den Spalt eines Quarzspektrographen geschickt und photographiert. Unterschiede zwischen Zisternen- und Lumballiquor fanden sich nicht, ebenso keine in verschiedenen Höhen. Zunahme der Absorption fand sich im Liquor der Epilepsie und Schizophrenie. Es ist möglich, daß die beiden geschilderten Methoden demnächst praktische Bedeutung gewinnen.

LEVINSON hat auch auf die Schaumbildung geachtet, die er nur bei pathologischen Cerebrospinalflüssigkeiten fand; am deutlichsten und dauerhaftesten bei der akuten Meningitis. Auch die Krystallbildung des Liquors bei Verdampfung des Wassers wurde von LEVINSON studiert. Er fand, daß bei normalem Liquor die entstehenden Krystalle am meisten Kochsalzkrystallen ähnelten, während pathologische Flüssigkeiten Krystalle aller Art zeigten.

Besondere Bedeutung für die Praxis hat die *chemische* Untersuchung des Liquors gewonnen. Sie erstreckt sich heute sehr weit; für die praktische Bewertung stehen aber im Vordergrunde die Methoden, die den qualitativen und quantitativen Nachweis der Eiweißkörper, des Zuckers und der Chloride zum Ziele haben. Bezüglich der Eiweißproben muß hervorgehoben werden, daß der Liquor ja klar ist und daß daher im Gegensatz zum Serum sich schon ganz leichte Trübungen, die sich mit bestimmten Fällungsmitteln hervorrufen lassen, verwertbar sind. Ein praktisch wichtiges Gebiet findet der Nachweis sämtlicher Eiweißkörper, also des Gesamteiweiß. Methodologisch verwendbar sind dazu alle chemischen Fällungsmittel, die sämtliche Eiweißkörper niederschlagen, so z. B. die konzentrierte Salpetersäure, das Esbachsche Reagens, die Sulforsalicylsäure und ähnliches. Die quantitative Bestimmung erfolgt dann durch Zentrifugieren des Niederschlages in besonderen Zentrifugierröhrchen (NISSL, KAFKA), durch Wägung (verschiedene Autoren), durch Grenzbestimmung der Ringbildung (ROBERTS-STOLNIKOW-BRANDBERG-ZALOZIECKI), oder durch Vergleich der entstehenden Trübungen mit solchen, die einem bestimmten Eiweißgehalt entsprechen (diaphanometrische Methode nach MESTREZAT). Auch die Kjeldahl- und Mikro-Kjeldahl-Methode kann natürlich angewendet werden. Refraktometrische Bestimmungen zum Zwecke der Ermittlung des Eiweißgehaltes sind mit dem Liquor im allgemeinen nicht ausführbar. Näheres über dieses Gebiet ist aus meinem Taschenbuch, den Monographien usw. zu ersehen. Der Gesamteiweißgehalt des Liquors ist ungefähr durchschnittlich 0,02% genau, in pathologischen Fällen kann die Gesamteiweißmenge ansteigen, ohne aber jemals erhebliche Mengen zu erreichen. Die größten Eiweißmengen enthält der Liquor wohl bei Querschnittsunterbrechungen des Rückenmarks, und zwar unterhalb dieser Stelle. Der Nachweis der Globuline in der Cerebrospinalflüssigkeit hat sich wohl am meisten praktische Bedeutung erworben. Eine wirkliche Globulinreaktion ist freilich nur die Phase-I-Reaktion, bei der dem Liquor gleiche Teile konzentrierter Ammoniumsulfatlösung zugesetzt werden und nach Mischung die entstehende Trübung abgelesen wird. Diese Methode von NONNE, APELT, SCHUMM hat sich als Globulinreaktion allgemein eingebürgert. Sie wurde von KAFKA ergänzt durch die sogenannte fraktionierte Ammoniumsulfataussalzung. Bei dieser Reaktion werden außer der Phase I auch Röhrchen angesetzt, die eine 40 proz., und 38 proz. Sättigung mit der konzentrierten Ammoniumsulfatlösung darstellen, wodurch die im Liquor vorhandene Menge der Pseudoglobuline, Euglobuline und Fibringlobuline anschaulich gemacht wird. Durch Zentrifugieren in geeig-

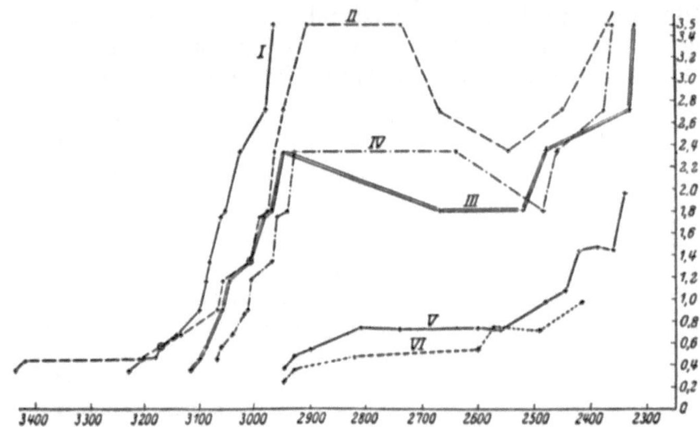

Abb. 11. Spektrographische Untersuchung des pathologischen Liquors. Meningitisliquor. (Nach OPITZ.) *I*. Liquor einer Meningitis, zentrifugiert. *II*. Enteiweißt. *III*. Enteiweißt und ultrafiltriert. *IV*. Liquor einer Paralyse, zentrifugiert. *V*. Normaler Liquor. *VI*. Derselbe enteiweißt.

neten Röhrchen können auch Teilstrichhöhen abgelesen und weitere Berechnungen angestellt werden. Im normalen Liquor sind Spuren Globuline enthalten, eine Vermehrung ist besonders vorhanden bei allen syphilitischen Prozessen des Zentralnervensystems, bei allen Meningitiden, im geringen Grade auch bei den organischen Erkrankungen des Zentralnervensystems. Durch die fraktionierte Untersuchung wird nachgewiesen, daß für die Meningitis vor allem charakteristisch ist das Fibringlobulin, für die Paralyse das Euglobulin, für die Gehirnsyphilis das Pseudoglobulin.

KAFKA hat dem Eiweißquotienten des Liquor cerebrospinalis besondere Beachtung geschenkt, ein Gebiet, welches früher schon von C. LANGE u. a. bearbeitet war. Unter Eiweißquotient versteht man das Verhältnis der Globuline zu den Albuminen. Zum Nachweis hatte man sich früher verschiedener Methoden bedient, die alle aber nur annähernde Werte ergaben und vor allem nicht dazu führten, für den Eiweißquotienten zahlenmäßige Angaben machen zu können. C. LANGE hat vorgeschlagen, das Globulin durch Halbsättigung mit konzentrierter Ammoniumsulfatlösung zu fällen, aus einem aliquoten Teil des Filtrats das Albumin durch Alkohol zu fällen und um Globulin und Albumin durch Wägung zu bestimmen. Diese Methode ist für den Liquor, wenn nicht genügend große Mengen zur Verfügung stehen, ebenso wie die von KNIPPING und KOWITZ, schwer durchführbar und auch nicht für die laufende Untersuchung an gorßem Material geeignet. Wir sind daher folgendermaßen vorgegangen, daß wir in einem extra zu diesem Zwecke hergestellten modifizierten Nißlröhrchen 0,6 ccm Liquor mit 0,3 ccm der Esbachlösung nach einigem Stehen zentrifugierten, und zwar durch eine vorher ermittelte Zeit, die abhängig ist von der Tourenzahl der Zentrifuge. Zu gleicher Zeit wird in einem gleichen Röhrchen mit der gleichen Liquormenge die Phase I angesetzt und ebenfalls eine vorher bestimmte Zeit zentrifugiert. Es wird dann abgelesen. Dazu bedienen wir uns des kleinen in Abb. 12 dargestellten Apparates. Die Teilstrichanzahl des mit Esbachlösung vorher beschickten Röhrchens stellt die „erste Zahl“ dar, jene des Phase-I-Röhrchens die „zweite Zahl“. Die erste Zahl entspricht dem Gesamteiweiß; man kann durch Eichung des Röhrchens mit einer Flüssigkeit von bestimmtem Eiweißgehalt diese Teilstrichanzahl auch in Prozent oder Promille Gesamteiweiß darstellen. Die zweite Zahl entspricht aber nicht dem Globulingehalt, da die Globuline je nach der Erkrankung verschiedene Hydratation zeigen. Immerhin ist auch die zweite Zahl praktisch nicht bedeutungslos, wie die Abb. 13 zeigt, in der an der ersten Ordinate die erste Zahl, an der zweiten die zweite Zahl eingetragen; beide Werte sind in ihrer Durchschnittshöhe bei verschiedenen Erkrankungen miteinander verbunden; es entstehen so Limen, die eine gewisse diagnostische Bedeutung haben. Besonders interessant ist die Lues mit vollkommen negativem Liquor, wo häufig eine erhöhte zweite Zahl als Zeichen der Hydratation vorkommt. Um aber aus dem Wert der zweiten Zahl auf den Globulinwert zu kommen, kann man in

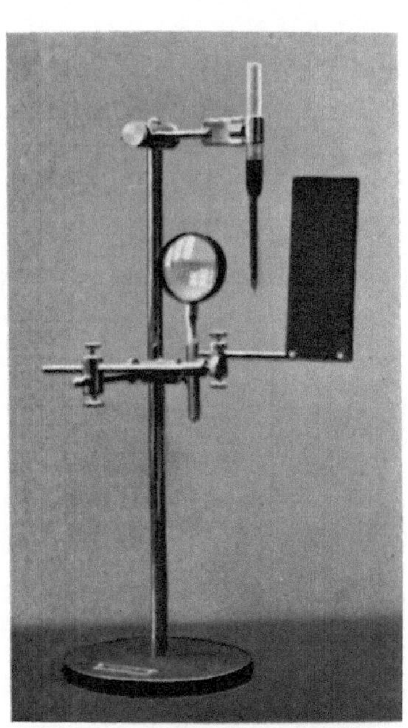

Abb. 12. Apparat zur Ablesung von Teilstrichen. (Nach KAFKA.)

verschiedener Weise vorgehen. Entweder man bestimmt den Eiweißquotienten eines eiweißreichen Liquor mit einer exakten Methode und stellt so fest, welcher Höhe der ersten Zahl der Globulinwert entsprechen müßte. So erhält man Zahlen, durch die man die zweite Zahl bei verschiedenen Niederschlagshöhen dividieren muß, um die Globulinzahl zu erhalten. Ist das der Fall, so subtrahiert man sie von der ersten Zahl, erhält so die Albuminzahl und der Eiweißquotient ist dann: $\frac{\text{Globulinzahl}}{\text{Albuminzahl}}$. Etwas umständlicher, aber genauer ist es, folgendermaßen vorzugehen: Nach Zentrifugieren des Phase-I-Röhrchens und Ablesen der zweiten Zahl hebt man vorsichtig 0,6 ccm der überstehenden Flüssigkeit ab, dialysiert in einer geprüften Pergamenthülse 3 Stunden gegen fließendes destilliertes Wasser, bringt dann auf gleiches Volumen und setzt die Hälfte Esbachlösung

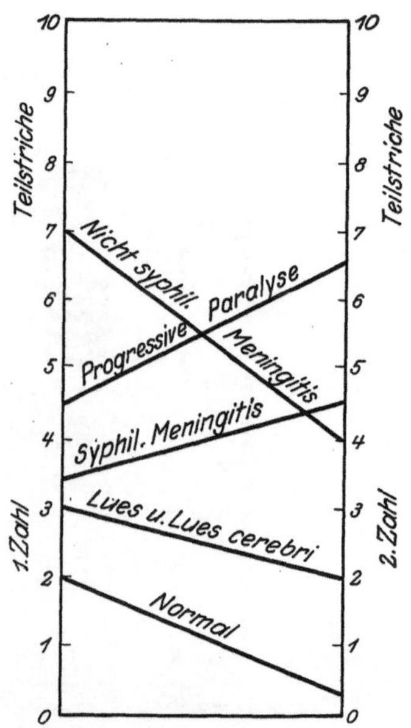

Abb. 13. Schematische Darstellung der Durchschnittswerte der ersten und zweiten Zahl bei verschiedenen Erkrankungen.

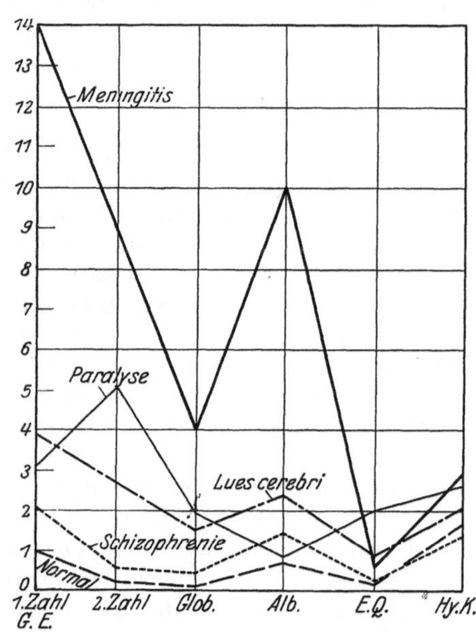

Abb. 14. Kurve der Mittelwerte der Eiweißrelation bei verschiedenen Erkrankungen.

hinzu. Wird diese Mischung im Zentrifugenröhrchen zentrifugiert, so erhält man nach Multiplikation mit 2 die Albuminzahl. Der Niederschlag wird in 1 ccm destillierten Wassers gelöst und ebenfalls die halbe Menge der Esbachlösung zugesetzt. Nach Zentrifugieren im Röhrchen und Ablesen erhält man die Globulinzahl.

Die Werte für den Eiweißquotient sind nach C. LANGE: Normal 1/1, Lues 1/1, meist < 1, manchmal > 1, tuberkulöse und septische Meningitiden 1/10, durchschnittlich 1/5, Blutungen, Liquorstase u. a. $< 1/2$. Wir fanden als Durchschnittswerte normal 0,2; bei Meningitiden als Minimum 0,2, im Durchschnitt 0,35; bei Lues als Durchschnitt 0,82 (bei Lues mit negativem Liquor 0,6!), bei Paralyse als Durchschnitt 0,81. Diese Werte haben wir jetzt durch die zitierte genauere Methode kontrolliert und meist Übereinstimmung gefunden. Die Ergebnisse der ganzen Eiweißrelation finden sich in Durchschnittswerten in Abb. 14 dargestellt. WULLENWEBER hat die Bestimmung eines Mastixgesamteiweißquotienten beschrieben, der aber nichts mit dem Eiweißquotienten zu tun hat. Auch die Nachtblaureaktion ROSENFELDS genügt nicht zur Feststellung des Eiweißquotienten.

Die anderen sogenannten Globulinreaktionen, wie jene nach PANDY, NOGUCHI, WEICHBRODT, die theoretisch nicht geklärt ist, haben verschiedenen praktischen Wert. Am meisten ist die Ausführung der Weichbrodtreaktion zu empfehlen, weil sie bei Lues meist stärker positiv als die Phase I, bei Meningitis schwächer als diese, ja negativ ist. Die Salzsäurereaktion nach BRAUN und HUSLER, die man früher als Mittelstückreaktion aufgefaßt hat, hat ihre besondere Bedeutung bei der Diagnose der Meningitis. Über die Frage der Herkunft der Liquoreiweißkörper, ob aus dem Blute, dem Zentralnervensystem resp. Meningen wird später zu sprechen sein. Ganz besonders wichtig und häufig geübt ist in der letzten Zeit die Zuckerbestimmung geworden. Zum Nachweis bedient man sich entweder der Methode von FOLIN und WU, die von ESKUCHEN modifiziert worden ist, oder jener von HAGEDORN und JENSEN. Auf die Technik kann hier nicht eingegangen werden. Der normale Zuckergehalt der Cerebrospinalflüssigkeit ist 45 bis 75 mg%. (Mittel 59 mg%.) Von Bedeutung ist die Zuckervermehrung bei der epidemischen Encephalitis, ferner die Zuckerverminderung bei den Meningitiden.

Kurz zu erwähnen wäre noch, daß die Untersuchung auf *Chloride* besonders in den letzten Jahren viel geübt worden ist. Es gibt eine Reihe von Nachweismethoden; wir empfehlen besonders die von NITSCHKE. Hierbei wird das Eiweiß durch Alkohol entfernt und nach Zusatz von Kaliumchromat mit Silbernitrat filtriert. Der Normalwert der Chloride ist, in NaCl ausgedrückt, 720 bis 750 mg%; die höchsten Werte findet man bei Urämie und Nierenkrankheiten, die niedrigsten bei Meningitiden.

Auf die Untersuchung auf Albumosen, Reststickstoff, Calcium, Aceton, Milchsäure, Lipoide u. v. a. kann hier aus Raummangel nicht eingegangen werden, trotzdem manche Einzelheiten hier sehr bedeutungsvoll werden dürften.

Wir kommen nun zu einem Gebiete, das für die Praxis sehr wichtig geworden und über das eine sehr große Literatur erwachsen ist: die *Kolloidreaktionen der Cebrerospinalflüssigkeit.* Wir verstehen darunter Reihenversuche mit künstlicher kolloidaler Lösung, die auf Änderungen ihres physikalischen Zustandes deutlich reagiert, wobei je nach der Beschaffenheit der Cerebrospinalflüssigkeit die Kolloidveränderungen an verschiedenen Punkten der Reihe der Liquorverdünnungen zu beobachten sind. Wie schon mitgeteilt, lassen sich diese Reaktionen mit Serum nicht ausführen, da sich hier Stoffe finden, die die Kolloide vor ihrer Veränderung schützen.

Das Verdienst, die betreffende kolloidchemische Richtung der Liquorforschung angebahnt zu haben, ist C. LANGE zuzusprechen, der im Jahre 1912 das kolloidale Gold, das Goldsol, zur Liquorforschung verwendet hat. Es folgten dann die Mastixreaktion (EMANUEL), die Benzoereaktion (GUILLAIN, GUY-LAROCHE und LECHELLE), die Berlinerblaureaktion (BECHHOLD und KIRCHBERG), die Collargolreaktion (STERN und POENSGEN), die Karkolidreaktion (JACOBSTHAL), die Paraffinreaktion (KAFKA). Ferner wurden zu Kolloidreaktionen verwendet: das Gambojaharz von RIDDEL und STEWARD, Schellack von MARCHIONINI, Tinct. opii benzoica von TARGOWLA, Siliquid von SCHWARTZ und GRÜNEWALD. In letzter Zeit ist von TAKATA und ARA eine Kolloidreaktion eingeführt worden, die jedoch eine Sonderstellung einnimmt.

Eingebürgert haben sich in Deutschland, Österreich, Italien usw. vor allem die Goldsol- und Mastixreaktionen, in Frankreich, Süd-Amerika usw. vornehmlich die Benzoereaktion. Die Paraffinreaktion scheint allmählich gut bekannt zu werden.

Die Technik der Kolloidreaktionen ist am besten an Hand der Entwicklung zu verfolgen. C. LANGE hat nach Herstellung einer brauchbaren Goldsollösung, auf die hier nicht eingegangen werden kann, absteigende Liquorveränderungen mit der Goldsollösung in einer Röhrchenreihe zusammentreten lassen, hat nach 24 Stunden Zimmertemperatur abgelesen und die durch Kolloidveränderung entstehenden Farben in ein Schema eingetragen. Als Verdünnungsflüssigkeit für den Liquor benutzte er 0,4 proz. NaCl-Lösung, und zwar konstant. Diese Technik hat sich im großen ganzen bis heute erhalten, nur hat KAFKA einen Salzvorversuch eingeführt, durch den die Elektrolytempfindlichkeit der betreffenden Goldsollösung und die zu benutzende Kochsalzlösung festzustellen ist; ferner wäre ESKUCHEN zu erwähnen, der die biologische Prüfung der Goldsollösung an sicher normalen und pathologischen Cerebrospinalflüssigkeiten empfahl, schließlich besonders HAGUENAU, der ebenfalls Vorprüfungen einführte. Die Technik der Mastixreaktion, die EMANUEL ursprünglich dahin gestaltete, daß er vier Liquorverdünnungen mit der Mastixversuchslösung und Anwendung der konstanten Kochsalzlösung von 1,25% zusammentreten läßt, wurde von JACOBSTHAL und KAFKA dahin modifiziert, daß ein — heute allgemein anerkannter — Vorversuch die Elektrolytempfindlichkeit der Mastixlösung und so die anzuwendenden NaCl-Lösung feststellte. Ferner erweiterten die Verfasser die Verdünnungsreihe, verbesserten die Herstellung der Mastixstamm- und Versuchslösung, führten ein Schema zur Aufschreibung der Ergebnisse usw. ein. Ein weiterer Fortschritt war die Alkalisierung des Reaktiongemisches zum Zwecke des Fortfalles der Salzfällungszone, die von CUTTING, STANTON, GOEBEL, KAFKA, SCHMITT u. a. in verschiedener Weise vorgenommen wurde. Eine weitere Modifikation KAFKAS, die Normomastixreaktion, wird an vielen Stellen ausgeführt. Sie baut sich auf der JACOBSTHAL-KAFKAschen Technik auf und bedient sich des Normosals als Verdünnungsflüssigkeit, wenn der NaCl-Titer der Mastixversuchslösung 0,6 bis 0,8% beträgt. Die Verdünnungsreihe wird ferner nach links über 1/4 hinaus (1/1, 3/4, 1/2) verlängert, die Mastixversuchslösung mit Sudan III gefärbt und es wird nur mit halben Dosen gearbeitet. Auf dieser Technik hat ESKUCHEN seine „Mastixreaktion der Norm" aufgebaut. VON THURZO hat eine bicolorierte Mastixreaktion (mit Naphtholgrün und Brillantfuchsin) geschaffen. Bei allen Modifikationen der Mastixreaktion wird das Resultat (die Stärke der Ausflockung) nach 24 Stunden Zimmertemperatur abgelesen und in ein Schema eingetragen. Für die Benzoereaktion wurde, außer den Besonderheiten der Herstellung der Benzoeversuchslösung, ebenfalls die Technik des Reihenversuches angenommen, mit einer 0,1 prom. NaCl-Lösung als Verdünnungsflüssigkeit und einer Verdünnungsreihe von 3/4 über 1/2 zu 1/4 usw. Auch hier geschieht die Ablesung nach 24 Stunden Zimmertemperatur und Eintragung in ein Schema. VON THURZO hat eine bicolorierte Benzoereaktion mit Lichtgrün und Brillantfuchsin beschrieben; er hält sich hierbei an die Technik der Normomastixreaktion.

Die Paraffinreaktion sieht eine besondere Form der Herstellung der Paraffinlösung vor; sie arbeitet ebenfalls mit einer Verdünnungsreihe von 1/2 oder 1/4 an, bedient sich einer konstanten NaCl-Lösung (0,3 proz.); die Resultate werden in folgendem Schema eingetragen.

Die Siliquid- und Schellackreaktion bedient sich nur eines Röhrchens, die Vorzüge der Kolloidreaktionen fehlen ihr daher. Die anderen Kolloidreaktionen schließen sich im großen ganzen den oben geschilderten in ihrer Technik an, bis auf jene von TAKATA und ARA, die darin besteht, daß man zu 1 ccm Liquor 1 Tropfen 10 proz. Natriumcarbonatlösung und 0,3 ccm einer Mischung gleicher Teile von Sublimat (0,5 proz.) und Fuchsin (0,02 proz.) setzt. Normalerweise bleibt nach 12 Stunden eine klare violette Färbung beobachtet, beim sogenannten metaluischen Typus tritt früher oder später Ausflockung auf, beim meningitischen Typus rote Verfärbung. Wird die Reaktion als Reihenversuch angesetzt, so bedienen wir uns eines besonderen Schemas.

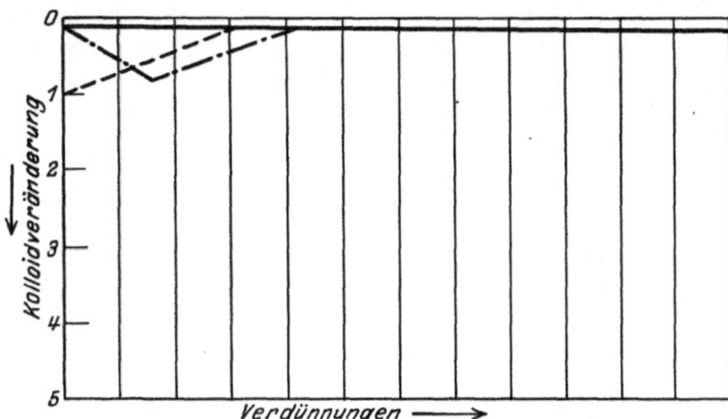

Abb. 15. Typus der Normalkurve der Kolloidreaktionen.

Die *Ergebnisse der Kolloidreaktionen* der Cerebrospinalflüssigkeit sind praktisch und theoretisch interessant. Der normale Liquor erzeugt bei den meisten Kolloidreaktionen keine als pathologisch zu deutende Kolloidveränderungen (Abb. 15), nur bei der Benzoereaktion tritt in zwei Röhrchen der Verdünnungsreihe, und zwar meist dem siebenten und achten (1/64 und 1/128), totale Ausfällung ein. (Abb. 16.) Die pathologischen Kurven werden meist als Links- und Rechtskurven bezeichnet, je nachdem das Maximum der Ausfällung oder Farbenveränderung links oder rechts liegt; bei der Benzoereaktion sind diese Verhältnisse ebenfalls komplizierter, weil fast stets zwei Maxima bestehen.

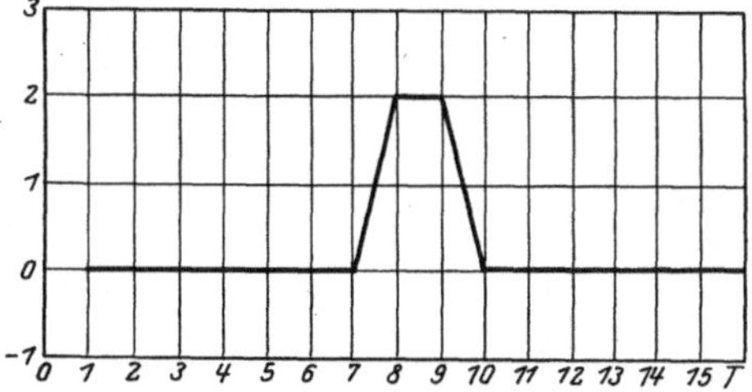
Abb. 16. Normalkurve der Benzoereaktion.

Das Prototyp der Rechtsreaktionen ist die Serumkurve (Abb. 17b), ihr am nächsten steht die Kurve der nichtsyphilitischen akuten Meningitis (Abb. 17a), wobei die tuberkulöse Form die schwächste Kurve bietet. Es folgt nach links die akute syphilitische Meningitis, dann die Gehirnsyphilis, hierauf die Lueszacke (Abb. 18). Am deutlichsten ist die Linkskurve bei der Paralyse ausgesprochen, wo die maximale Kolloidveränderung in den ersten Röhrchen beginnt und sich durch mehrere Röhrchen erstreckt (Abb. 19). Eine absolute Spezifität kommt keiner dieser Kurven zu; die Meningitiskurve kommt auch beim Hirntumor und der Kommunikationsunterbrechung des spinalen Liquorraums vor; sie kann aber in sehr seltenen Fällen sogar bei akuten Schüben der Paralyse vorkommen. Innerhalb der Luesgruppe ist eine Differenzierung möglich, doch kommt in seltenen Fällen eine Lues-cerebri-Kurve bei der unbehandelten Paralyse, noch seltener das Umgekehrte vor.

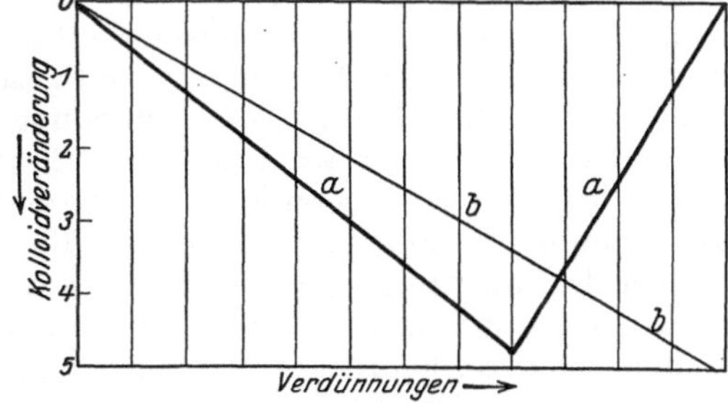

Abb. 17. Typus der Meningitis- (*a*) und Serumkurve (*b*).

Die Reaktion nach Takata und Ara haben wir, wie schon erwähnt, auch als Reihenreaktion angesetzt (G. Mannhardt).

Unzählige Autoren haben den Wert der Kolloidreaktionen der Cerebrospinalflüssigkeit für die Diagnostik und Therapie bestätigt, so daß es unmöglich ist, hier die Namen einzeln zu nennen und ihre Ergebnisse aufzuzählen. Es finden sich nur Unterschiede in der Bewertung einzelner Kurven und der Bevorzugung bestimmter Reaktionen. Die Paraffinreaktion ist jüngst von CRITCHLEY, THURZO und HARSANYI, UNTERSTEINER, MASAZZA, KARNOSH und RADEMAKERS u. a. nachuntersucht und als einfach und gut brauchbar gefunden worden.

Die *Theorie der Kolloidreaktionen* ist ein Gebiet, über das unzählige Arbeiten existieren, ohne daß vollkommene Klärung der Phänomene erreicht ist. Ich muß daher auch auf meine diesbezüglichen Arbeiten und Artikel im „Handbuch der Serodiagnostik der Syphilis", im „Handbuch der Psychiatrie" und im „Handbuch der Haut- und Geschlechtskrankheiten" hinweisen und kann hier nur auf die neueren Arbeiten von JOËL, SAMSON, EPSTEIN, KREBS, UHLENBRUCK, SCHMITT u. a. eingehen. Bisher war von den meisten Autoren vor allem die flockende Wirkung der Globuline der schützenden des Albumins gegenübergestellt (FISCHER, FUCHS, ELLINGER, MAYR, PRESSER und WEINTRAUB, eigene Versuche). FISCHER und FODOR hatten ebenfalls eine Globulinwirkung angenommen, aber im Sinne der Sensibilisierung der Salzwirkung durch gewisse Globuline. EPSTEIN nimmt nun einen entgegengesetzten Standpunkt ein: für ihn sind es nicht Eiweißkörper, die etwas mit der Veränderung der Kolloide zu tun haben, sondern ein Körper, der eiweißfrei ist und sich an das geflockte Goldgel z. B. adsorbiert. Er hält diesen Körper am ehesten für ein Ferment und sieht in ihm biologisch „das Produkt einer Zellensekretion, dem im Abwehrmechanismus der Infektionskrankheiten ganz allgemein eine sehr hervorragende Rolle zukommen könnte". Die übrigen neueren Arbeiten bewegen sich nicht nach dieser Richtung. KREBS sagt: „Die Kolloidreaktionen sind Flockungsvorgänge zwischen Eiweißkörpern, negativen Suspensionskolloiden und unorganischen Ionen." Beim Zusammenkommen von negativen Suspensionskolloiden mit den Liquoreiweißkörpern entsteht eine Adsorptionsverbindung, und zwar aus dem Globulin und dem Suspensionskolloid. Diese Adsorptionsverbindung hat additiv die Eigenschaften beider Komponenten. Sie ist als amphoterer Elektrolyt aufzufassen. Ihr isoelektrischer Punkt liegt bei je höherer H-Ionenkonzentration, je geringer der Globulinanteil ist. Wenn man also zwei Kurven aufstellt, von denen die eine die H-Ionenkonzentration der Adsorptionsverbindungen in den verschiedenen Röhrchen, die andere die H-Ionenkonzentration des Mediums darstellt, so ergeben sich sämtliche Kurvenbilder der Kolloidreaktionen aus der Lage dieser zwei H-Ionenkonzentrationskurven zueinander. (Abb. 20.) UHLENBRUCK hält an der schützenden Wirkung des Albumins und der fällenden des Globulins fest, nimmt aber für die Paralyse einen abweichenden Fällungsmodus an. Maßgebend für das Kolloidveränderungsphänomen ist die Teilchengröße des künstlichen Kolloids und des Eiweißes, die Menge der Teilchen und ihre elektrische Ladung. SCHMITT hat vor kurzem eine große zusammenfassende Arbeit erscheinen lassen. Er geht sehr ausführlich auf die bestehenden Theorien ein und kommt zu dem Schlusse, daß bei der Goldsol-

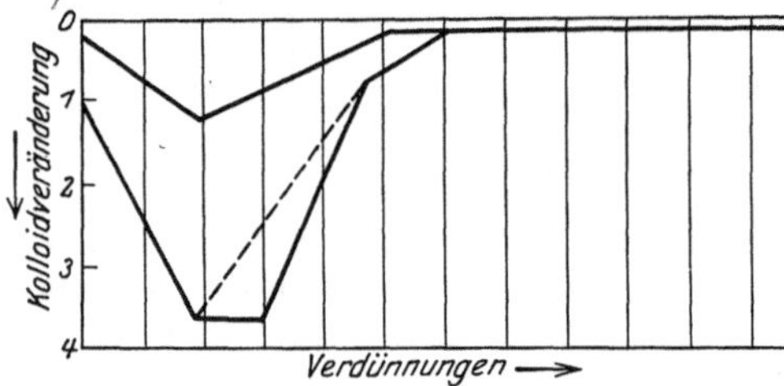

Abb. 18. Typus der Lueskurve.

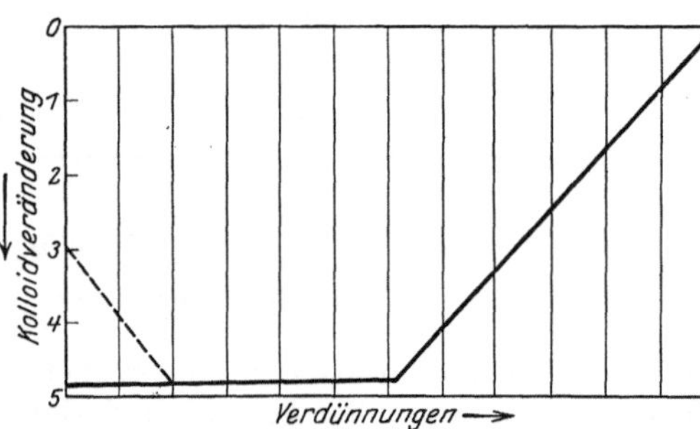

Abb. 19. Typus der Paralysenkurve.

und Mastixreaktion die Flockung gleichsinnig geladener Kolloide „im Beisein maßgeblicher unterschwelliger Elektrolytmengen zustande kommt“. Er nähert sich am meisten der Ansicht von FISCHER und FODOR und weist darauf hin, daß bei diesen Adsorptionsvorgängen optimale Größenverhältnisse den aufeinanderwirkenden Phasenteilchen, wie sie PROSCH, JOËL u. a. beschrieben haben, notwendig sind. „Geeignete H-Ionenkonzentrationen, sowie optimale Größenverhältnisse der Submikronen aller Sole sind also weitere Postulate für eine regelrechte Kolloidreaktion.“

Wir sehen also, daß die Erforschung der Wesen der sogenannten Kolloidreaktionen weit in die physikalische Chemie hineinführt. Jedenfalls dürften nach obigem die Schlüsse, wie sie GOEBEL und LANGE aus der Lage des Maximums auf den Eiweißquotienten ziehen, undurchführbar sein, weshalb auch die weiteren Folgerungen GOEBELS sich nicht verallgemeinern lassen.

Bezüglich der *Fermente* des Liquor cerebrospinalis sei auf meine ausführliche Darstellung im „Handbuch der Psychiatrie“ von ASCHAFFENBURG verwiesen. Seither ist mir nur eine große Arbeit von DRAGANESCU und LESSIEVICI-DRAGANESCU bekannt geworden. Sie haben vor allem die Amylase, Katalase, Peroxydase geprüft und die antitryptische Kraft des Liquors. Die Veränderungen der Fermente im Liquor sind nach ihnen entweder Schädigungen der Gehirnhäute zuzuschreiben, oder der Ausdruck der fermentativen Prozesse, die im nervösen Parenchym stattfinden. WATANABE hat nur dann eine katalytische Wirkung des Liquors beobachtet, wenn mindestens 50000 Leukocyten vorhanden sind.

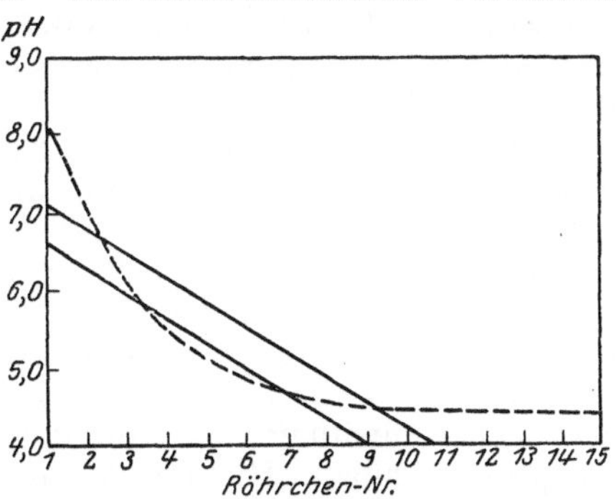

Abb. 20. Kurve nach KREBS zur Theorie der Kolloidreaktionen.

Von *Hormonen* wurde im Liquor vor allem nach dem Hypophysensekret gesucht. J. H. SCHULZ konnte bei funktionellen Psychosen und organischen Hirnaffektionen gefäßverengende Stoffe im Liquor nachweisen, die er für das Sekret des Mittellappens der Hypophyse hielt. Seither haben MIURA, MALOSSI, COLLIN, A. MEYER, JANOSSY und HORVATH darüber gearbeitet. COLLIN hat durch Versuche an Hypophysen von Vögeln den Übergang des Hypophysenkolloids in den Liquor beobachtet. MALOSSI glaubt dagegen, daß das Hormon des Vorderlappens der Hypophyse nicht in den Liquor übergeht, weil Einspritzung von Cerebrospinalflüssigkeit von heranwachsenden Kälbern und einem hydrocephalischen Kind in junge Tiere keine Veränderung im Größenwachstum und Gewicht und keine Einwirkung auf Behaarung und Sexualität der Tiere hervorruft. JANOSSY und HORVARTH haben in Fortführung der Experimente von TRENDELENBURG und DIXON, die im Liquor des vierten Ventrikels durch den Uterusversuch Hypophysensekrete nachwiesen, den Zisternenliquor auf den virginellen Rattenuterus einwirken lassen und immer Hypophysensekret nachweisen können, während der Lumballiquor nur schwach reagierte. In ähnlichem Sinne sind wohl die Versuche von A. MAYER zu bewerten, der im Liquor von Gebärenden wehenerregende Stoffe nachweisen konnte.

Wir gehen nun zu der *immunbiologischen* Reaktion der Cerebrospinalflüssigkeit über. Auf die Agglutination (z. B. Proteus X 19 beim Fleckfieber nach WEIL und FELIX) und Präcipitation (z. B. Meningokokken bei der epidemischen Meningitis nach VINCENT und BELLOT) der Cerebrospinalflüssigkeit mit Bakterien kann hier nicht eingegangen werden. Hämagglutinine im Liquor haben WEIL und

KAFKA nachgewiesen. Sie finden sich nur bei relativ hohem Normalamboceptorgehalt und sind vor dem Zusatz von Komplement zu beobachten. KAFKA hat beschrieben, daß hoch sensibilisierte Hammelblutkörperchen vom Liquor verklumpt werden. Die Gesetze dieses Vorganges hat ARONOWITSCH studiert. Aus ihnen geht hervor, daß wahrscheinlich doch echte Hämagglutininwirkung vorliegt. Die verklumpende Wirkung ist bei wassermannpositiven Cerebrospinalflüssigkeiten stärker. Hier wäre vielleicht zu erwähnen, daß HERMAN und HALBER nachgewiesen haben, daß Isohämagglutinine, die immer der Blutgruppe entsprechen, sich bei Meningitis, Tumor und multipler Sklerose im Liquor finden. Sind sie trotz hoher Permeabilität nicht vorhanden, so nehmen die Verfasser in solchen Fällen Hemmungskörper an. Von großer Bedeutung auch für die Psychiatrie ist dagegen die Untersuchung des Liquors auf Hämolysine geworden. Während man früher der Meinung war, daß die Cerebrospinalflüssigkeit weder im normalen noch im pathologischen Zustand den hämolytischen Normalamboceptor oder das Komplement enthalte, konnten WEIL und KAFKA im Jahre 1911 nachweisen, daß unter pathologischen Verhältnissen im Liquor entweder der hämolytische Normalamboceptor oder das komplexe Hämolysin (Normalamboceptor und Komplement) zu finden sei. Ersteres trifft hauptsächlich für die Paralyse, letzteres für die akute Meningitis zu. Da die Mengen dieser Körper im Liquor nur sehr geringe sind, mußte die für das Serum bestehende Methode zum Nachweis des hämolytischen Normalamboceptors und des Komplements umgeändert werden. Man ließ 5 ccm Liquor mit $^1/_2$ ccm 5proz. Hammelblutaufschwemmung zwei Stunden im Brutschrank nach guter Mischung und häufigem Schütteln, zentrifugierte dann, goß ab, füllte den Rückstand mit 0,9proz. NaCl-Lösung wieder auf 0,5 ccm auf, übertrug in andere Röhrchen und setzte hier nach Zentrifugierung von 0,9proz. NaCl-Lösung eine austitrierte Dosis Komplement hinzu. Hierauf sah man nach drei Stunden Brutschrank nach, ob Hämolyse eingetreten war, die für das Vorhandensein von Normalamboceptor sprach. Eine Gelbfärbung nach dem Zentrifugieren, oder vollkommene Hämolyse vor dem Zentrifugieren, sprach für Komplementgehalt. Die Technik ist von WEIL, BOAS, NEVE, G. SALUS, GRUSCHKA u. a. modifiziert worden.

Die Hämolysinreaktion ist von vielen Autoren nachgeprüft worden. Auf ihre Bedeutung bei der Kontrolle der Malariatherapie der Paralyse haben O. FISCHER und POETZL hingewiesen. Noch heute gilt das Überwiegen des Vorkommens von hämolytischem Normalamboceptor im Liquor bei der Paralyse. Bei der Tabes und der Gehirnsyphilis ist eine positive Hämolysinreaktion eine Seltenheit und meist mit anderen entzündlichen Liquorerscheinungen verbunden. In den Frühstadien der Syphilis ist die Hämolysinreaktion nur sehr selten und dann sehr schwach nachweisbar (KAFKA). MEMMESHEIMER fand die Hämolysinreaktion negativ bei 28 Fällen von Lues I, sowie Lues I und II; 94 Fälle von Lues II boten nur 6mal positive Reaktion (Rezidivexanthem). 9 Fälle von Lues congenita waren negativ, von 5 Fällen von Lues III war einer positiv, von 87 Fällen von Lues latens drei. Außerhalb der Luesgruppe findet sich die Hämolysinreaktion, und zwar vor allem der Nachweis des komplexen Hämolysins, bei der akuten Meningitis. Sonst ist eine positive Hämolysinreaktion manchmal beim Hirn- und Rückenmarkstumor vorhanden und stets, wenn aus irgendeinem Grunde Blut in den Liquor übertritt oder übergetreten ist (Apoplexie, Xanthochromie, traumatische Affektionen). Die Salzsäurereaktion von BRAUN und HUSLER geht meist mit dem Komplementgehalt des Liquors parallel, ist aber nicht auf das Mittelstück des Komplements zu beziehen, da KAFKA und GOECKEL sowie BANCHIERI nachgewiesen haben, daß sich das Mittelstück in *jedem* Liquor findet (Abb. 21). Die Hämolysinreaktion des Liquors ist als eine echte Permeabilitätsreaktion aufzufassen, d. h. die Hämolysine stammen wohl so gut wie immer aus dem Blute. NEUFELD hat nachgewiesen, daß eine lokale Hämolysinbildung im Liquor experimentell nicht zu erreichen ist.

Über die Fähigkeit des Liquors, Bakterien aufzulösen, bestehen eine Reihe von Arbeiten, doch ist das Problem noch nicht vollkommen gelöst. MARGULIÉS hat gezeigt, daß der Liquor *allein* nicht bakteriolytisch wirkt, daß er aber diese Funktion hat, wenn ihm Leukocyten zugesetzt werden. In jüngster Zeit hat IKEGAMI auf Grund größerer Versuchsreihen festgestellt, daß die Cerebrospinalflüssigkeit bactericide Wirkung auf verschiedene Bakterien ausübt, sie ist gegenüber der Inaktivierungstemperatur stabil, aber auch bei höheren Temperaturen wird sie nicht abgeschwächt, sondern stärker. Sie ist nicht auf Mangel an Nährstoffen im Liquor zu beziehen. Sie bleibt im Eisschrank durch Monate unverändert und geht erst bei 4facher Verdünnung mit Kochsalzlösung des ½ Stunde auf 100° erhitzten Liquors verloren. Sie ist nicht filtrierbar und bleibt nach Ätherextraktion bestehen. Durch neutrale oder sauere Reaktion wird die Bactericidie des Liquors zerstört. Sie wird durch Dialyse nicht verländert, verschwindet aber nach Enteiweißung.

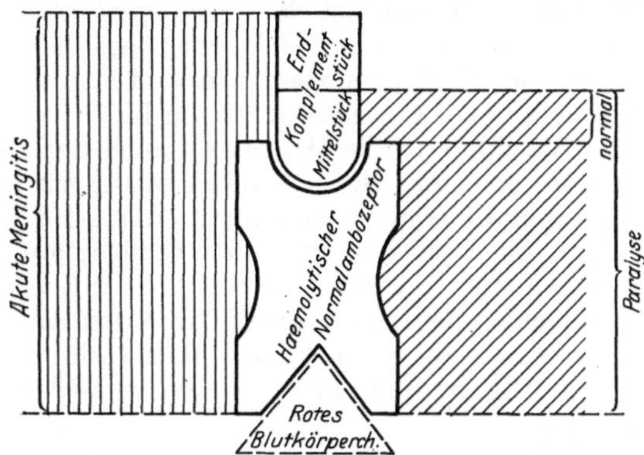

Abb. 21. Schema für den Normalamboceptor-, Komplement- und Mittelstückgehalt im Liquor.

Nun zu den *komplementbindenden Antikörpern* im Liquor. WASSERMANN und PLAUT haben im Jahre 1906 am Paralytikerliquor zeigen können, daß dieser ebenfalls geeignet sei, unter fast denselben Bedingungen wie das Blutserum, Komplement unwirksam zu machen. Damals glaubte man, dieses Phänomen sei nur der Paralyse eigen, bis HAUPTMANN und HOESSLI mit ihrer Auswertungsmethode bewiesen, daß auch andere Formen der Gehirnsyphilis eine positive Wa. R. zeigen können, wenn man größere Mengen von Liquor ansetzt. Ein weiterer praktischer Fortschritt war es, als EICKE und RIZZO berichteten, daß die Wa. R. im Liquor bei den meisten syphilitischen Erkrankungen des Zentralnervensystems durch Erhitzen abgeschwächt wird, bei der Paralyse nicht.

Die *Technik* der Wa. R. im Liquor unterscheidet sich kaum von derjenigen des Serums. Cholesterinextrakte können im allgemeinen nicht verwendet werden. Man hält sich an die Originalmethode und stellt höhere Mengen (bis 1,0 bei Ganzdosen) ein und untersucht den Liquor im aktiven und inaktiven Zustand. STEINFELD hat im Jahre 1926 darauf aufmerksam gemacht, daß Liquor von Tabes- und Paralyse-Fällen mit alkoholischem Hirnextrakt viel häufiger positiv reagiert als das Serum. STEINFELD dachte daran, daß die Wa. R. im Liquor einer Antikörperreaktion gegen zerfallenes Gehirnlipoid seine Entstehung verdanke, eine Frage, auf die später noch einzugehen sein wird. Hier seien nur deshalb diese Versuche erwähnt, weil F. GEORGI in jüngster Zeit aus ähnlichen Versuchen wichtige praktische Anhaltspunkte zu ziehen geglaubt hat.

Die Frage der *Entstehung der Wa. R.* des Liquors, ob lokal, ob hämatogen, ist viel diskutiert worden. Sie ist auch praktisch nicht ohne Bedeutung. Dafür, daß eine lokale Bildung möglich ist, spricht vor allem die Tatsache, daß im Liquor eine stark positive Wa. R. einer negativen Wa. R. im Blute bei allen Formen der Gehirnsyphilis gegenüberstehen kann. Daß dies auch für die Paralyse gilt, hat KAFKA nachgewiesen, und es ist heute allgemein anerkannt. Gegenüber den über die Wa. R. im Serum herrschenden Vorstellungen hat KAFKA betont, daß die Wa. R. im Liquor nicht an die Anwesenheit von Globulinen und besonders physikalisch veränderte gebunden ist, und, daß mit besonderer Technik die Wa. R. des Liquors sich aus ihm durch Ätherschüttelung entfernen läßt, um sich unter Umständen in dem in 0,9 proz. NaCl-Lösung aufgenommenen verdunsteten Ätherextrakt wiederzufinden. Letzterer Befund ist jüngst von GOZZANO bestätigt worden. Wenn man im Hinblick auf die neue Theorie von SACHS, WEIL und KLOPSTOCK die Liquorverhältnisse nach dieser Richtung hin studiert, so könnte man vielleicht annehmen, daß ein Teil der die Wa. R. hervorrufenden Substanzen direkt durch zerfallene Lipoide hervorgerufen werden, ein anderer Teil aber, der von SACHS, KLOPSTOCK und WEIL angegebenen Gesetz folgt. Der erste Anteil wäre der lokal entstehende, der zweite der aus dem Blute stammende. Man brauchte dann auch nicht eine lokale Antikörperbildung im Liquor, die bisher nicht bewiesen ist, anzunehmen. Vielleicht führt dieser Weg zu der Klärung der Frage, wie weit die Wa. R. endogen, wie weit sie exogen ist, die ja von LANGE in sicher irrtümlicher Weise beantwortet wurde.

Im Anschluß an die Wa. R. sei auch der Bedeutung der *Flockungsreaktionen* im Liquor gedacht. Sowohl die S. G. R., wie auch die D. M. lassen sich mit der Cerebrospinalflüssigkeit ausführen, nur muß man mit größeren Liquormengen arbeiten; die Resultate sind aber weniger gut als beim Serum. Die Trübungsreaktionen werden am besten mit Liquor überhaupt nicht angestellt.

Versuche , das Liquoreiweiß durch den Anaphylaxieversuch zu differenzieren, sind, wie LAENGE in meinem Laboratorium nachgewiesen hat, nicht von Bedeutung. Hier muß der Präcipitationsversuch eintreten, worüber noch zu sprechen sein wird.

Vielleicht wäre hier zum Schlusse noch an Versuche von F. PLAUT zu erinnern, die zeigen, daß Paralytikerliquor die Phagocytose ebensowenig beeinflußt wie normaler Liquor.

Bevor auf die spezielle Serologie der Psychosen eingegangen wird, wären noch eine Reihe *allgemeiner Fragen*, den Liquor betrefffend, und zwar über seine Entstehungsart, Permeabilität, Aufbaue, Schichtung, Syndrome zu berühren.

Das Problem der *Entstehungsart* der Cerebrospinalflüssigkeit ist ebenso alt, wie es dem Meinungsstreit ausgesetzt ist. Während vor einigen Jahren die meisten Autoren für den normalen Liquor eine Entstehungsform annahmen, die der Sekretion am nächsten stand, wobei man den Plexus chorioideus als Sitz oder Hauptsitz der Liquorproduktion annahm, spricht heute F. K. WALTER und viele amerikanische Autoren von Filtrat und Dialysat. Ich muß bekennen, daß ich in diesen Anschauungen einen Rückschritt sehe, vor allem aber decken sich diese Ausdrücke nicht mit den wirklichen Ergebnissen und sind unklar, verwaschen und allzu mechanistisch. Vor allem der Name Filtrat besagt gar nichts. Jeder Chemiker weiß, daß ein Filtrat ganz verschiedene Beschaffenheit hat, je nach der Porengröße des Filters. Die Bezeichnung des Liquors als Filtrat müßte also unter allen Umständen unterbleiben. Besser ist schon der von MESTREZAT eingeführte Ausdruck Dialysat. Aber die Beschaffenheit des normalen Liquors läßt auch das nicht zu. Sein Eiweißgehalt, seine Salzzusammensetzung u. v. a. spricht dagegen; ferner der stets vorhandene Mittelstückgehalt (KAFKA, GOECKEL und BANCHIARI), seine Fähigkeit, sensibilisierte Hammelblutkörperchen zu verklumpen (KAFKA und ABRAHAMOWITSCH), seine Reaktion mit Lipoidlösungsmitteln (KAFKA) (Abb. 22), die Schaumbildung des normalen Liquors (LEVINSON). Aber selbst wenn man der Meinung wäre, daß der Liquor nur einem Dialyseprozeß seine Entstehung verdankt, würde die Bezeichnung Dialysat unzureichend sein, weil wir ja wissen, daß auch in den normalen Liquor Verschiedenes hineinkommt (Hypophysensekret, evtl. Eiweiß u. a.). Alle Körperflüssigkeiten entstammen natürlich letzten Endes dem Blute und müssen einen Filtration- resp. Dialyseprozeß verschiedener Art durchmachen. Aber deswegen sind sie noch keine Filtrate oder Dialysate, denn die Zellen, die die Flüssigkeit durchschreiten muß, bauen auf, fügen hinzu, nehmen weg. Am deutlichsten ist das bei den echten Drüsenzellen. Aber auch die Plexuszellen sind nach dieser Richtung hin genügend untersucht. Sepp spricht von einer „Chlorioidealdrüse"! Freilich wird die Tätigkeit der Liquor erzeugenden Zellen vor allem eine wegnehmende sein müssen, wegen der Empfindlichkeit der Nervensubstanz; aber das nicht allein, je mehr wir uns mit dem Problem des Aufbaues des normalen Liquors beschäftigen, um so mehr sehen wir, daß eine äußerst feine Zelltätigkeit notwendig ist, um dieses sogenannte Filtrat oder Dialysat zu erzeugen. Es sind also drei Etappen notwendig, um den normalen Liquor hervorzubringen; eine Art elektive Filtration, dann ein Art Sekretion, beides Funktionen der Grenzmebranen, schließlich das

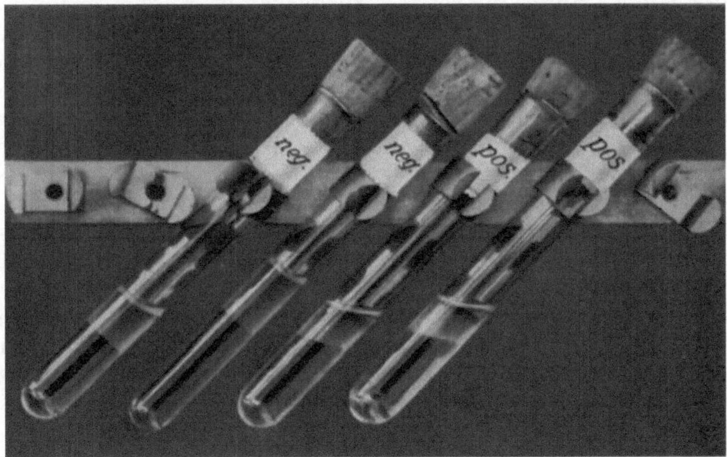

Abb. 22. Ätherschüttelungsversuch nach Kafka.

Hinzutreten von Stoffen in die schon gebildete Flüssigkeit. Weg also mit den Namen Dialysat oder Filtrat! Bei der Kompliziertheit der Entstehung werden physikalisch-chemische Gesetze, die von toten Grenzwänden hergenommen sind, zwar die allgemeine Grundlage bilden, nicht aber zur Erklärung dieses vitalen Prozesses beitragen können, ebensowenig aber auch Druckmessungen allein. Kompliziert ist die Frage ja auch deshalb, weil man nicht mit Sicherheit weiß, ob der Plexus chorioideus die alleinige Entstehungsquelle der Cerebrospinalflüssigkeit darstellt. Craig sagt: „Es ist jetzt allgemein angenommen, daß der Plexus chorioideus die Quelle des Hauptteils (of the most) der Cerebrospinalflüssigkeit ist." Einer Diskusion untersteht nach ihm nur noch die Frage, ob der Plexus eine dialysierende Membran nach Mestrezat, ein Ultrafilter nach Halliburton ist, oder ob er eine drüsige Struktur hat (Versuche von Weed, Dixon, Halliburton, Petit und Girard, Sepp). Greenfield und Carmichael weisen darauf hin, daß die Rolle des Plexus chorioideus bei der Liquorentstehung 1853 von Faivre zum erstenmal ausgesprochen worden sei, daß aber erst 1919 Dandy das Experimentum crucis ausführte. Auch sie sehen die Cerebrospinalflüssigkeit als das Produkt des Plexus chorioideus an, lassen aber ebenfalls die Frage der Produktionsart unbeantwortet. Levinson sagt, daß wir heute mit Sicherheit nur behaupten können, daß der Liquor oberhalb des Aquaeductus sylvii produziert wird. An anderer Stelle sagt er: „Die Entstehung der Cerebrospinalflüssigkeit ist unbekannt. Viel spricht dafür die Theorie, daß der Plexus chorioideus der Sitz der Liquorentstehung ist. Manches spricht aber auch für die Annahme, daß die Flüssigkeit ein direktes Produkt des Blutes oder des Gehirngewebes ist.“

Es ist unmöglich, an dieser Stelle die vielen Beweise dafür vorzubringen, daß der Plexus chorioideus die Hauptursprungsstelle, wenn nicht die einzige Quelle der Cerebrospinalflüssigkeit darstellt. Daß dies nicht allgemein angenommen ist, kommt daher, daß viele Autoren nicht scharf genug zwischen normalem und pathologischem Liquor unterschieden haben. Ferner ist der Tierversuch hier zu sehr auf die Verhältnisse beim Menschen angewendet worden, trotzdem bei Tieren, besonders bei kleineren, die Entstehungsbedingungen ganz andere sind. Der einheitliche Aufbau des normalen Liquors verbürgt eine einheitliche Entstehung; freilich nur solange normale Verhältnisse gewahrt bleiben. Werden diese überschritten, so sind wohl unter Umständen sämtliche Teile der Liquorgrenzmembran mit ihren Gefäßen befähigt, an der Liquorentstehung teilzunehmen, resp. Stoffe aus dem Blute, die sonst zurückgehalten werden, in ihn übertreten zu lassen. So sehen wir einen allmählichen Übergang von normalen zu pathologischen Verhältnissen, in denen fraglos zwar immer noch der Plexus chorioideus die Hauptproduktenquelle für den Liquor darstellt, jede erkrankte Meningealpartie aber ihr Exsudat oder Transsudat ihn beimengt. Diese Dinge sind auch prinzipiell für die Frage der *Permeabilität der Meningen.* Dieses Gebiet ist bekanntlich durch die Untersuchungen von F. K. WALTER in der jüngsten Zeit besonders aktuell geworden, und es scheint, als würde es zu einem der wichtigsten der Pathophysiologie der Psychosen und Nervenkrankheiten. HAUPTMANN hat ja die pathogenetische Bedeutung des Weges über den Liquor behauptet. Man lehnt sich hierbei an die Vorstellungen von MONAKOW und LINA STERN an, daß kein Körper ins Zentralnervensystem eindringen kann, ohne vorher im Liquor gewesen zu sein und daß daher toxische und sonstige wirksame Stoffe vom Liquor aus in das Gehirn eindringen. Würden wir also die Gesetze des Übertritts der Stoffe in den Liquor genau kennen, so — wird angenommen — bekämen wir einen besseren Einblick in die Entstehung vieler Gehirnkrankheiten.

Die *Methoden der Permeabilitätsprüfung* sind verschiedener Art. Wir müssen scharf zwischen jenen beim Tiere und jenen am Menschen unterscheiden; ferner muß ein Grenzstrich zwischen der Untersuchung der Permeabilität bei normalem und jener bei pathologischem Liquor gezogen werden. Die Autoren haben entweder eine Methode bei vielen verschiedenen Erkrankungen versucht, oder nach vielen Stoffen unter den gleichen physiologischen Bedingungen geforscht. Die erstere Methodik förderte mehr praktische Erkenntnis, die letztere mehr die Theorie des Phänomens. Zur ersteren gehört die Nitratmethode MESTREZATS und die Uraninmethode KAFKAS, die Hämolysinreaktion WEIL und KAFKAS, ferner vor allem die Brommethode F. K. WALTERS. In Form der zweiten Art wurde von vielen älteren Autoren gearbeitet und, um einige neuere zu nennen, von KREBS und WITTGENSTEIN, SCHÖNFELD und LEUPOLD, STERN und GAUTIER u. a. Es kann hier, aus Raummangel schon, nicht der Ort sein, ausführlich festzustellen, welche Stoffe aus dem Blut in den Liquor eindringen. Ich verweise diesbezüglich auf meine sonstigen Arbeiten und meine diesbezügliche Zusammenstellung im „Handbuch der Psychiatrie“. Von Wichtigkeit ist, daß wir zwischen natürlichen und künstlichen Permeabilitätsprüfungsmethoden unterscheiden müssen. Die natürlichen Methoden sind wenig geübt worden. Zu ihnen gehört vor allen die Hämolysinreaktion von WEIL und KAFKA. Die große Bedeutung der natürlichen Methoden liegt darin, daß jeder Reiz der den Stoffaustausch zwischen Blut und Liquor besorgenden Organe wegfällt. Freilich ist die Beurteilung der natürlichen Permeabilitätsprüfungen schwieriger. Daß aber Überlegungen dazu führen können, wie es F. K. WALTER getan, die Hämolysinreaktion als Permeabilitätsprüfung nicht anzuerkennen, ist mir unverständlich. Die Fälle, in denen einem positiven Hämolysingehalt im Liquor ein negativer im Blute gegenübersteht, sind sehr selten und lassen sich auch, wie ich gezeigt habe, erklären. Leider bin ich zu den experimentellen Beweisen für diese letzte Annahme noch nicht gekommen. Ein guter Teil eines Beweises ist übrigens in den Versuchen von NEUFELD zu sehen, der eine lokale Hämolysinbildung im Liquor nicht erzielen konnte. Die vergleichende Zuckerbestimmung in Blut und Liquor, wie sie von WIECHMANN u. a. ausgeführt worden ist, ist ebenfalls sehr interessant, nur ist oft schwer zu entscheiden, wie weit lokale Zuckerbildung in Frage kommt. Aufbauend auf Versuchen von HEKTOEN, NYMANN, ELLINGER u. a. haben wir versucht, die Liquoreiweißkörper nach ihrer Herkunft zu differenzieren. Sollten diese Versuche praktisch verwendbare Ergebnisse zeigen, dann hätten wir wohl die beste natürliche Permeabilitätsprüfung in Händen.

Die künstlichen Permäbilitätsprüfungen bestehen durchweg darin, daß ein chemisch oder biologisch wirksamer Körper per os oder parenteral eingeführt und im Liquor nach ihm gesucht wird. Hier besteht der große Vorteil der Brommethode F. K. WALTERS darin, daß er die Menge des einzuführenden Broms dem Körpergewicht entsprechend wählt und zu gleicher Zeit den Bromgehalt von Blutserum und Liquor bestimmt. Er erhält so den Permeabilitätsquotienten. Freilich ist hier einzuwenden, daß die Ausscheidungsverhältnisse des Broms bei verschiedenen Menschen verschieden sind; ferner müßte das Vollblut und nicht das Blutserum in den Permeabilitätsquotienten eingestellt werden, da man nicht weiß, wieviel Brom im Blutkuchen zurückbleibt. Ferner müßte, ähnlich wie SCHÖNFELD und LEUPOLD es für die Uraninmethode gezeigt hat, eine Kurve des Bromspiegels, vor allem der Bromverweildauer im Blut und Liquor, festgelegt werden, denn es könnte sein, daß zur Zeit der Untersuchung im Blute das Maximum des Bromspiegels schon überschritten ist, im Liquor dagegen nicht, oder umgekehrt. Nicht eingehen möchte ich auf die Vorwürfe von WEICHBRODT, der der Meinung ist, man wisse nicht, wieviel Brom bei der Enteiweißung verschwinde. Da stets die gleiche Technik geübt wird, dürfte dieser Einwand, selbst wenn er berechtigt wäre, nicht bedeutungsvoll sein. Ich habe mich über die Brommethode deshalb so ausführlich geäußert, weil sie zeigt, welch scharfe Kriterien man anwenden muß, um aus den Ergebnissen künstlicher Permeabilitätsprüfungen Schlüsse zu ziehen, wie es leider so vielfach geschehen ist. Eine sehr merkwürdige Tatsache ist auch die, daß zwar Kolloide im allgemeinen nicht übergehen, von den Nichtkolloiden die Anionen (die Kationen werden von den Körperzellen adsorbiert), daß jedoch der Übergang verschiedener Substanzen in den Liquor von ihrer Menge im Blute, dem Spiegel, abhängig ist. Für nichtkolloidale Anionen mag es vielleicht verständlich sein, nicht aber für kolloidale. Ich habe vor Jahren im Tierversuche dies gezeigt, bin aber nicht genügend darauf eingegangen, weil ich den Tierversuch nicht zu weitgehend auf den Menschen übertragen wollte. GÄRTNER hat bei aktiver Typhusimmunisierung beim Menschen, trotz hoher Immunität im Serum, keine Agglutinine feststellen können. Um so interessanter ist daher die Arbeit von SINGER und MÜNZER, die verschiedene Kranke mit Hammelblutkörperchen aktiv immunisierten und im Liquor, auch bei Nichtparalysen, positive Hämolysinreaktion erhielten, die andererseits Kranke mit agglutinierendem Typhusserum passiv immunisierten und bei einem Bluttiter von ca. 1/50 bei 0,5 Liquor, auch bei Nichtparalysen, positive Agglutinationsbefunde hatten. Der Wichtigkeit wegen seien die Befunde in der folgenden

Tabelle (Tab. 2), zusammengestellt. Es ist schade, daß aus der Tabelle nur die Liquorbefunde *vor* der Immunisierung ersichtlich sind. Eine genaue Liquoranalyse zur Zeit der hohen Liquorwerte wäre zur Deutung der Befunde sehr wichtig gewesen, denn es ist kaum anzunehmen, daß der Liquor unverändert war.

Tabelle 2. *Befunde von* SINGER *und* MÜNZER.

Fall	Datum	Liquorbefund	Hämolysine	
			Serumtiter	Liquortiter
Encephalitis epidemica	30. X. 1924 17. XI. 1924	negativ ?	0,005 + 0,0002 +	5 ccm θ 5 ccm +
Atherosklerosis cerebri	30. X. 1924 17. XI. 1924	negativ ?	0,01 + 0,0002 +	5 ccm θ 6 ccm ±
Endarteriitis luica	30. X. 1924 17. XI. 1924	positiv ?	0,01 + 0,0005 +	5 ccm θ 5 ccm θ
Paralyse	30. X. 1924 17. XI. 1924	positiv ?	0,01 + 0,0005 +	5 ccm θ 5 ccm +
Katatonie	27. XI. 1924 9. XII. 1924 11. XII. 1924	negativ ? ?	0,02 + 0,001 + 0,001 +	8 ccm θ 10 ccm ± 4 ccm ±
Paranoia	27. XI. 1924 9. XII. 1924 11. XII. 1924	negativ ? ?	0,02 + 0,0002 + 0,0001 +	9 ccm θ 11 ccm ± 5 ccm +
Dementia praecox	27. XI. 1924 9. XII. 1924 11. XII. 1924	negativ ? ?	0,005 ± 0,0001 + 0,0001 +	4 ccm θ 10 ccm + 5 ccm +
Encephalitis epidem.	27. XI. 1924 9. XII. 1924	fast negativ ?	0,01 + 0,0001 +	8 ccm θ 6 ccm +
Tabes	27. XI. 1924 9. XII. 1924 11. XII. 1924	Blut-Wa.R. +++ Liquor negativ ?	0,02 + 0,0001 + 0,0001 +	7 ccm θ 10 ccm + 5 ccm +
Hysterie	5. II. 1925 9. II. 1925 14. II. 1925 19. II. 1925	negativ ? ? ?	0,005 + 0,002 + 0,0002 + 0,0005 +	5 ccm θ 5 ccm (±) 5 ccm + 5 ccm ±
Genuine Epilepsie	5. II. 1925 14. II. 1925 19. II. 1925	negativ ? ?	0,005 + 0.0005 + 0,0005 +	5 ccm θ 5 ccm θ 5 ccm +
Tabes	5. II. 1925 9. II. 1925 14. II. 1925 19. II. 1925	schwach positiv ? ? ?	0,005 + 0,002 + 0,001 + 0,001 +	5 ccm θ 5 ccm θ 5 ccm (±) 5 ccm +
Paranoia	5. II. 1925 9. II. 1925 14. II. 1925 19. II. 1925	negativ ? ? ?	0,01 + 0,01 + 0,001 + 0,0002 +	5 ccm θ 1 ccm θ 5 ccm θ 1 ccm +
Dem. praec.	27. IV. 1925 8. V. 1925 12. V. 1925	? ? ?	0,01 + 0,0002 + 0,0002 +	5 ccm θ Kpl. 5 ccm ± Kpl. 5 ccm θ
Encephalitis	27. IV. 1925 8. V. 1925 12. V. 1925	? ? ?	0,005 + 0,0005 + 0,0002 +	5 ccm θ Kpl. 5 ccm θ Kol. 5 ccm θ

Tabelle 2. (Fortsetzung.)

Fall		Liquorbefund	Typhusagglutinine	
			im Serum	im Liquor
Paralyse		?	$^1/_{200}$ + $^1/_{500}$ + $^1/_{100}$ ±	1 ccm ++ 0,5 ccm ++ 0,1 ccm ±
Paralyse		?	$^1/_{200}$ + $^1/_{500}$ θ	1 ccm ++ 0,5 ccm +
Senile Demenz		?	$^1/_{200}$ ± $^1/_{500}$ θ	1 ccm ± 0,5 ccm ++ 0,1 ccm +
Katatonie		?	$^1/_{100}$ +	4 ccm θ
Amyotroph. Lateralskl.		?	$^1/_{100}$ +	4 ccm ++ 2 ccm θ

Tabelle 3. *Übersichtliche Darstellung der Permeabilität bei verschiedenen Erkrankungen vor der Brommethode.*

Krankheit	Uraninmethode	Nitratmethode	Hämolysinreaktion
Normal	$\frac{1}{2000000}$	10—12	negativ
Menstruation	bis $\frac{1}{200000}$	—	negativ
Schwangerschaft	bis $\frac{1}{500000}$ Geburt $\frac{1}{250000}$ (BENDA)	—	54,8% positiv Geburt 73,1% positiv Schwangerschaftstoxikosen stets positiv (BENDA)[1]
Organtherapeut. Beeinflussung	bis $\frac{1}{100000}$	—	—
Syphilis ohne klinische u. Liquorerscheinungen ohne klinische m. Liquorerscheinungen mit klinischen m. Liquorerscheinungen Paralyse Tabes	 normal vermehrt deutl. vermehrt bis $\frac{1}{300000}$ ++++ (THIEL)	18—25	Lues I: sehr selten Lues II: 10—13% Lues III: ebenso (stets schwach) 90% selten positiv Lues cerebri: unakut meningitisches Stadium
Meningitis acuta	sehr stark erhöht	50—55—85	stets stark positiv
Rückenmarkskompression	—	10	positiv
Encephalitis	$\frac{1}{1000000}$ und weniger	9—13	negativ

[1] Dieser auffallende Befund ist bisher nicht nachgeprüft.

Auch Kontrollen sind nicht vorhanden, die die Blutfreiheit beweisen. Wenn aber die Versuche einwandfrei sind, so sind wir heute von einer Erklärung weit entfernt. Auch die Autoren, die von einer Filtration oder Dialyse sprechen, können sie nicht geben, denn ein Filtrat oder Dialysat ist in seiner Zusammensetzung unabhängig von der Menge der Ausgangsflüssigkeit an bestimmten Kolloiden. Wenn Stoffe, wie Brom, die normalerweise in den Liquor übergehen, bei Erhöhung des Blutspiegels stärker übertreten, so kann man sich dieses Verhalten vielleicht erklären. Unverständlich aber bleibt es, daß Kolloide, die sonst nicht übergehen, ohne Schädigung der Grenzmembranen nur infolge Erhöhung des Spiegels übertreten. Es dürfte sich hier um nervöse Reflexe handeln, die auf dem Wege über das vegetative Nervensystem diese Permeabilitätsveränderung hervorrufen. Da PHILIPP STÖHR im Plexus chorioideus sympathische Nervenfasern beschrieben hat, wäre vielleicht nur der Plexus für diesen Übergang verantwortlich zu machen, wofür auch Versuche von SIENGALWICZ sprechen. Wenn, was LINA STERN mir mündlich mitgeteilt hat, es sogar Fälle oder Ergebnisse des Tierversuches geben soll, die einen Übergang von Kolloiden ohne Vermehrung der Permeabilität für Krystalloide betreffen, so würde die Schwierigkeit des Problems natürlich noch größer sein. Ich habe daher vorgeschlagen, den Begriff einer *spezifischen* Permeabilität einzuführen, um damit zu sagen, daß uns noch manches in diesem Fragenkomplex unbekannt und auch mit der Brommethode F. K. WALTERS allein nicht erklärbar ist. Wir greifen diese Ergebnisse der Methode heraus, weil sie gegenüber den früheren Permeabilitätsproben neue Fragestellungen herausgearbeitet hat. In der Tabelle 3 gebe ich eine Übersicht über die wichtigsten Resultate der bekannten Methoden von WALTERS Brommethode. Die Brommethode hat eine Reihe dieser Ergebnisse bestätigt. Es ist nach dem bisher Ausgeführten ja auch klar, daß jede Veränderung der Meningen, sei sie nun funktionell durch Reiz oder organisch durch Entzündung und ähnliche Prozesse zu einer Permeabilitätsveränderung veranlaßt, sich im Befunde des Lumballiquors äußert. Uns interessiert daher weniger, daß F. K. WALTER auch außerhalb der Luesgruppe bei senilen und präsenilen, sowie bei einer Reihe von symptomatischen Psychosen eine Erhöhung der Permeabilität festgestellt hat; bedeutungsvoller erscheint uns die Frage, ob tatsächlich eine Herabsetzung der normalen Permeabilität möglich ist, und ob sie besonders bei der Schizophrenie, wie F. K. WALTER und besonders HAUPTMANN behaupten, vorkommt. Wir selbst haben nur sehr selten und sehr geringe herabgesetzte Permeabilitätsquotienten bei der Dementia praecox gesehen, so daß wir die Herabsetzungen, zumal sie auch sonst vorkommen, als in den normalen Rahmen gehörig aufgefaßt und die Grenzen F. K. WALTERS als zu enggezogen angesehen haben. Sollte es sich aber doch bestätigen, daß eine tatsächlich Herabsetzung der Permeabilität möglich ist, so würde das für die Pathogenese der Schizophrenie im Sinne HAUPTMANNS bedeutungsvoll sein; vor allem aber würde das besagen, daß der *normalen* Permeabilität eine größere Rolle zukommt, als wir bisher geglaubt haben und daß vor allem die Filtrations- und Dialysetheorie des Liquors ihren Todesstoß erleiden müßte.

Im übrigen glauben wir, daß ein Vorwärtskommen auf diesem Gebiete nur möglich ist, wenn nicht eine, sondern mehrere Permeabilitätsprüfungen ausgeführt werden und neben den künstlichen auch natürliche. Von den leichtest-diffusiblen Stoffen, z.B. Uranin, über krystalloide, z.B. Brom, zur kolloiden Hämolysinreaktion muß diese Methodenkombination gehen. Es ist mir vollkommen unverständlich, wie BÜCHLER der Hämolysinreaktion den Wert einer Permeabilitätsreaktion abspricht, weil sie mit der Brommethode nicht parallel geht. Nach dem heutigen Stande der Forschung können wir unterscheiden zwischen physiologischen Permeabilitätsschwankungen (Menstruation evtl. Schwangerschaft), und pathologischen (endokrine Störungen, Schizophrenie), deren Sitz wohl der Plexus chorioideus ist, sowie solchen Veränderungen der Permeabilität, die durch lokale Störungen der Meningen hervorgerufen sind. Aus dem Befund des Lumballiquors allein läßt sich dieses nicht klarstellen, dazu gehören Paralleluntersuchungen von Ventrikel-, Zisternen- und Lumballiquor, wie sie ja nach anderer Richtung hin schon gemacht worden sind.

Was besagen überhaupt Liquoruntersuchungen an *verschiedenen Stellen* für die von uns angeschnittenen Fragen? Vergleichsuntersuchungen des Ventrikel- und Lumballiquors sind schon 1850 von C. SCHMIDT, später von QUINCKE und insbesondere von SCHMORL vorgenommen worden, dann von KAFKA, vor allem auch von DAHLSTRÖM und WIDEROE, sowie von CESTAN und RISER, in jüngster Zeit von AYER und SALOMON. Die SCHMORLschen Befunde (Phase I und Wa. R. im Spinalliquor stärker als im Ventrikelliquor, bei Veränderungen des Plexus und des Ventrikelependyms jedoch nicht nachweisbar), sind im allgemeinen von den anderen Autoren auch bestätigt worden, ohne daß sie die theoretischen Konsequenzen SCHMORLS angenommen hätten. *Ich* habe auch die Hämolysinreaktion in den Kreis der Untersuchungen einbezogen; sie war bis auf einen Fall stets in beiden Flüssigkeiten gleich; die Wa. R. war dreimal im Ventrikelliquor schwächer

Tabelle 4. *Ventrikel-, Zisternen- und Lumballiquor in Normalfällen.* Nach WEIGELDT.

		Zellzahl im ccm	Spez. Gew.	Eiweiß-quant. $^0/_{00}$	Nonne	Pandy	Goldsol	Wa. R.
Normalfall 1: 32 Jahre Mors subita durch Lungenembolie. Unmittelbar post mortem	Ventrikel	0	1006,1	0,166	—	—	11111111	—
	Cisterna	1	1006,6	0,20	—	—	1221111	—
	Cervical	0	1006,6	0,20	—	—	1221111	—
	Thorakal	0	1006,7	0,20	—	—	1221111	—
	Lumbal	2	1006,6	0,20	—	—	1221111	—
Normalfall 2: 51 Jahre Mors subita durch Scopolamin intravenös bei dekompens. Herzfehler. 3 Min. post mort.	Ventrikel	0	1004,6	0,125	—	—	111111	—
	Cisterna	0	1005,7	0,166	—	—	111111	—
	Cervical	1	1005,7	0,166	—	—	111111	—
	Thorakal	1	1005,9	0,166	—	—	121111	—
	Lumbal	4	1005,9	0,166	—	—	121111	—
Normalfall 3: 28 Jahre Tod durch Starkstrom. 6 Min. post mortem	Ventrikel	0	1005,2	0,166	—	—	111111	—
	Cisterna	2	1005,9	0,2	—	—	121111	—
	Cervical	1	1005,8	0,2	—	—	121111	—
	Thorakal	2	1006,0	0,2	—	—	121111	—
	Lumbal	6	1006,0	0,2	—	—	1211111	—
Normalfall 4: 36 Jahre Tod durch Halsschuß	Ventrikel	0	1003,2	0,166	—	—		—
	Cisterna	2	1003,4	0,166	—	—		—
	Lumbal	7	1005,3	0,250	—	—		—
Normalfall 5: 28 Jahre Tod durch Bauchschuß (Aorta)	Ventrikel	0	1002,7	0,143	—	—		—
	Cisterna	2	—	0,166	—	—		—
	Lumbal	1	1004,6	0,333	—	∓		—
Normalfall 6: 39 Jahre Tod durch Herzschuß	Ventrikel	0	1003,5	0,166	—	—		—
	Cisterna	0	—	—	—	—		—
	Lumbal	0	1005,7	0,250	—	∓		—
Normalfall 7: 25 Jahre Tod durch Überfahren der Brust	Ventrikel	0	1002,1	0,143	—	—		—
	Cisterna	0	1003,3	0,143	—	±		—
	Lumbal	5	1007,3	0,333	—	+		—
Normalfall 8: 41 Jahre Tod durch Brustschuß (Herz-Lunge)	Ventrikel	0	1002,4	0,143	—	—		—
	Cisterna	2	1002,3	—	—	—		—
	Lumbal	5	1006,8	0,250	—	—		—

als im Lumballiquor. DAHLSTRÖM und WIDEROE haben besonders exakt gearbeitet, indem sie dafür sorgten, daß zwischen Ventrikel- und Lumbalpunktion keine größere Zeitspanne als 50 bis 80 Minuten lag, und auch die Goldsolreaktion ausführten. Auch bei diesen Autoren fand sich ein häufigeres Schwächersein, ja Normalsein der Befunde des Ventrikelliquors. CESTAN und RISER berichten, daß in einem Falle von *normalem* Liquor die Ventrikelflüssigkeit reicher an Zucker, aber ärmer an Albumin und Zellen gewesen sei als die Lumbalflüssigkeit. WEIGELDT hat in einer Reihe von plötzlich im Kriege Gestorbenen kurz nach dem Tode Ventrikel-, Zisternen- und Lumbalraum punktiert. Die Ergebnisse finden sich in Tabelle 4. Es ist schade, daß hier agonale Veränderungen nicht auszuschließen sind. Immerhin wird heute vor allem von amerikanischen Autoren angenommen, daß die Ventrikelflüssigkeit reicher an Zucker ist, die Lumbalflüssigkeit, besonders die durch gewöhnliche Lumbalpunktion entnommene, ein höheres spezifisches Gewicht und stärkeren Eiweißgehalt hat. Die Annahme dieser Autoren, daß diese Veränderung durch Beimengungen aus dem spinalen Lymphraume zustande komme, braucht nicht den Tatsachen zu entsprechen; glykolytische Wirkungen und der allmähliche Zellzerfall im spinalen Liquorraum, sowie die Sedimentation erklären die Differenzen wohl natürlicher, und man braucht nicht von der Annahme der einheitlichen Entstehung des normalen Liquors abzukommen.

WEIGELDT gibt eine Zusammenstellung über die Wa. R. bei 1,0 des Lumbal- und Ventrikelliquors in *pathologischen* Fällen, die ich in der Tabelle 5 bringe.

Tabelle 5. *Ventrikel- und Lumballiquor in pathologischen Fällen.* Nach WEIGELDT.

	Zahl der Fälle	Zahl der mehrfach unters. Fälle	Lumbal-liquor + Ventrikel-liquor +	Ventrikel-liquor + Lumbal-liquor ++	Ventrikel-liquor − Lumbal-liquor +	Ventrikel-liquor + Lumbal-liquor −	Ventrikel-liquor − Lumbal-liquor −
Progr. Paralyse	18	5	5	4	8	1[1]	0
Taboparalyse	3	—	0	0	3	0	0
Lues cerebri	11	1	1	1	4	0	5
Lues spinalis	2	1	0	0	1	0	1
Tabes	3	1	0	0	1	0	2
Lues congenita	4	2	1	1	2	0	0
	41	10[2]					

Dieser Autor fand auch Abweichungen des spezifischen Gewichtes im Ventrikelliquor, und zwar war es hier geringer, wie folgender Fall zeigt: Tumor der Vierhügelgegend Lumballiquor: Zellen 7, spezifisches Gewicht 1006,2, Eiweiß 1,33 ‰, Nonne und Pandy ++, Goldsol 1123321; die Flüssigkeiten sowohl des rechten, wie des linken Seitenventrikels ergaben das gleiche Resultat, und zwar Zellen θ, spezifisches Gewicht 1002,7, Nonne und Pandy θ, Goldsol 1111111. AYER und SALOMON haben sechs Fälle von Paralyse, darunter einige mehrmals, parallel im Ventrikel- und Lumballiquor untersucht. Stets waren die Ventrikelbefunde schwächer. In einem Falle wurde auch die Zisternenflüssigkeit, worüber noch zu sprechen sein wird, parallel untersucht. Zisternen- und Lumbalflüssigkeit stimmten fast genau überein, während der Ventrikelliquor ungefähr negativ war. Am meisten stimmte noch die Goldsolreaktion in ihren Ergebnissen in Ventrikel- und Lumbalflüssigkeit überein. Ferner haben die Autoren drei Fälle von syphilitischer Meningitis untersucht, wobei zu gleicher Zeit auch die endolumbale Behandlung nach SWIFT und ELLIS stattfand. Die interessanten Be-

[1] Starke Ependymitis und schwere Plexuserkrankung chronisch entzündlicher Art.

[2] Vier Fälle wurden in Abständen von je zwei Wochen zweimal, zwei Fälle dreimal untersucht. Das Resultat war genau das gleiche.

funde ergaben auch hier ein wesentlich schwächeres Verhalten des Ventrikelliquors in bezug auf Zellen und Eiweiß, einmal auch in bezug auf die Wa. R. und einmal bezüglich der Goldsolreaktion. Interessant ist, daß ein Fall, der daraufhin untersucht, im Ventrikelliquor einen höheren Zuckerwert darbot, als in der Spinalflüssigkeit. (54 mg% gegenüber 34 resp. 30 mg%.) Den *Zisternenliquor* fanden die Autoren in ihren Fällen so gut wie immer mit dem Lumballiquor übereinstimmend. Bei der tuberkulösen Meningitis kann der Zisternenliquor mehr Zellen und Bakterien enthalten als der Lumballiquor; bei der eitrigen Meningitis ist oft das Umgekehrte der Fall, mehr Bakterien, weniger Zellen. Wir selbt haben in einem sehr interessanten Fall (Paralyse Paroxysmus), in dem der Liquor, bis auf die Wa. R., die stark positiv war, das Bild einer akuten Meningitis bot, folgende Befunde gesehen:

	Aussehen	Weichbrodt	Ph. I	Zellen	Wa. R.	Eiweiß-quotient mg%	Gesamteiweiß mg%
Zisternenliquor	gelbl. Fibringerinnsel	Opal	(+)	306/3	0,2 ++++	0,3	120
Lumballiquor	gelbl. leicht getrübt	+	+	417/3	0,2 ++++	1,0	220

Interessant war der Vergleich des Liquorzellbildes im Zisternen- und Lumbalraum; es verhielten sich neutrophile Leukocyten zu Plasmazellen zu anderen Zellen wie : 32 : 8 : 0 : 10 im Zisternenliquor, und 29 : 17 : 1 : 13 im Lumballiquor. Dabei war auffallend, daß die Zellen im Zisternenliquor unverkennbar größer aussahen, als jene in der Lumbalflüssigkeit und hier mehr schwer differenzierbare Elemente zu finden waren.

Über die Befunde im *corticalen Subarachnoidealraum* ist in der Literatur am wenigsten enthalten. Beriel und Eskuchen haben bei ihren Orbitalpunktionen beschrieben, daß der Liquor des corticalen Subarachnoidealraums mehr Zellen und mehr Eiweiß enthält, als der spinale. Weigeldt hat dies an seinem Material bestätigt (bei Paralyse und Lues cerebri waren die Reaktionen nach Nonne und Pandy im corticalen Subarachnoidealliquor stärker als im spinalen). Zusammengefaßt wäre also zu sagen, daß bei der Paralyse (und wohl auch bei anderen Erkrankungen des Zentralnervensystems mit Einbeziehung der Meningen) die schwächsten Befunde der Ventrikelliquor zeigt, es folgt dann in bezug auf die Stärke der pathologischen Veränderungen der Zisternenliquor, hierauf der spinale Subarachnoidealliquor, dann der corticale Subarachnoidealliquor.

Von großem Interesse ist auch die Frage der *Schichtung des Liquors* im *spinalen* Subarachnoidealraume. Dieses Gebiet ist bekanntlich zuerst von F. K. Walter, dann von Kafka, später von Weigeldt und Weinberg bearbeitet worden. Schon 1906 hat O. Fischer feststellen können, daß der Satz, daß der Lumbalpunktionsbefund uns über die Qualität des ganzen Spinalliquors aufklärt, nicht ganz gilt, was den Zellgehalt betrifft, denn er fand eine auffallende Übereinstimmung des Zellbefundes mit der meningealen Infiltration; man mußte demnach Unterschiede in verschiedenen Höhen mit differenter meningealer Infiltration annehmen. Es war dann 1908 Neu und Hermann, vor allem aber im gleichen Jahr F. K. Walter, der Gesamteiweiß- und Zellgehalt in verschiedenen Höhen bestimmte und bezüglich des ersteren nur geringe, bezüglich des letzteren deutliche Differenzen fand; die tieferen Partien boten meist die größeren Zellwerte. Ich habe 1911 und 1912 auch die Wa. R. und die Hämolysinreaktion zu solchen Untersuchungen herangezogen, sah aber in bezug auf die Ergebnisse dieser beiden Reaktionen keine wesentlichen Differenzen; einmal fand sich ein Unterschied bezüglich der Phase I, zweimal unter neun Fällen waren die Zellwerte der tieferen Partien größer. Weinberg fand auch Differenzen des Gesamteiweißgehaltes und der Wa. R., JACOBI interferometrische, die jedoch MATZDORFF nicht bestätigen konnte. WEIGELDT hat das Gebiet besonders ausführlich bearbeitet. Ich kann hier nicht im einzelnen auf seine interessanten Ausführungen eingehen und verweise diesbezüglich auf sein Buch „Studien zur Physiologie und Pathologie des Liquor cerebrospinalis.“ Ich zitiere daher bloß einige Sätze der Zusammenfassung WEIGELDTS: „Nach längerer körperlicher Ruhe zeigt sich physiologisch im Rückenmarkssack eine Schichtenbildung. Die Liquorsäule nimmt von cervical nach lumbal an Konzentration zu, was im Eiweißgehalt, im spezifischen Gewicht, in den Kolloidreaktionen und gelegentlich auch in der Wa. R. zum Ausdruck kommt. — In Zukunft muß für die Liquordiagnostik gefordert werden, daß lumbal in sitzender Stellung des Patienten ein größeres Liquorquantum abgelassen wird und zum mindesten Anfangs- und Endportion getrennt untersucht werden. In besonderen Fällen ist zur Förderung der Diagnose eine Liquorentnahme an verschiedenen Stellen der Liquor führenden Räume angezeigt.“ MATZDORFF, LOEBELL, JACOBAEUS, BINGEL, KÖNIGSTEIN, SPIEGEL, PETTE und *wir* haben WEIGELDTS Befunde weiter nachgeprüft. Bei den Gehirnerkrankungen sind praktisch bedeutsame Ergebnisse nicht zu erhalten, wenn auch Differenzen fraglos bestehen, die aber nach unseren Untersuchungen für die Wa. R. und die Kolloidreaktionen kaum vorhanden sind. Für Spinalerkrankungen ist die „fraktionierte“ Untersuchung des Spinalliquors fraglos praktisch sehr bedeutsam. Der obenerwähnte Vorschlag WEIGELDTS ist von ESKUCHEN zu einer Forderung erhoben worden, der beizupflichten ist. Ob freilich die Schichtenbildung auch für den normalen Liquor gilt, müßte erst noch nachgeprüft werden, da WEIGELDTS diesbezügliche Fälle sämtlich post mortem punktiert werden sind.

Von allergrößter Bedeutung für dieses Gebiet sind die Untersuchungen von AYER und SALOMON bei Blockierungen des spinalen Subarachnoidealraumes mit vollständiger oder nichtvollständiger Kommunikationsunterbrechung. In diesen Fällen (verschiedene Formen spinaler syphilitischer Erkrankung), wurde die Zisternen- und Lumbalpunktion ausgeführt. Bei vollkommener Kommunikationsunterbrechung wies der Lumballiquor eine starke Eiweißvermehrung auf (800, 760, 178, 90 mg%), während diese Veränderung im Zisternenliquor viel geringer war (68, 35, 68, 42 mg%). War die Kommunikation nicht vollständig unterbrochen, so waren die Differenzen viel geringer (Lumbal: 44, 150, 138, 43 mg%, Zisterne: 26, 130, 67, 34 mg%). Interessant ist auch, daß bei vollständiger Kommunikationsunterbrechung der Lumballiquor stets gelblich war, bei unvollständiger nicht. Bei Tumoren der Cauda equina fand sich in einem Falle bei der Punktion zwischen D 12 und L 1 dunkelgelber Liquor mit Gerinnsel und einem Gesamteiweißgehalt von 700 mg%, Zucker 62 mg%, Wa. R. negativ, bei der Zisternenpunktion hellgelber Liquor mit 17 mg% Gesamteiweiß, Zucker 58 mg%, Wa. R. negativ; in einem zweiten Fall bei der Punktion zwischen L 3 und L 1 ein tiefgelber Liquor mit Gerinnsel und einem Eiweißgehalt von 2187 mg%. Bei der Punktion zwischen D 12 und L 1 citronengelber Liquor ohne Gerinnsel mit einem Eiweißgehalt von 720 mg%, bei der Punktion in D 8 hellgelber Liquor mit 286 mg% Eiweiß. Von Interesse ist hier, daß auch *über* dem Tumor Veränderungen des Liquor bestanden haben. Ich habe früher angenommen, daß bei totaler Kommunikationsunterbrechung die Veränderungen des Liquors unterhalb dieser Stelle darauf beruhen, daß die spinalen Subarachnoidealräume von der Hauptliquorquelle, dem Plexus chorioideus, abgesperrt sind und es daher zu einer Transsudation aus den Meningealgefäßen dieser Gegend in die Subarachnoidealräume kommt. Die Flüssigkeit unterhalb der Kommunikationsunterbrechung hat auch meist, worüber noch zu sprechen sein wird, die Eigenschaften eines Transsudats. Natürlich hängt die Beschaffenheit dieser Flüssigkeit auch von der Eigenart des die Kommunikationsunterbrechung hervorrufenden Prozesses ab. Dieser wird wohl auch dafür als ursächlich anzusehen sein, daß auch die Liquorsäule oberhalb der Kommunikationsunterbrechung von unten nach oben abnehmende Veränderungen zeigt, wobei auch Sedimentierung in verstärktem Maße eine Rolle spielt.

Jedenfalls ist es notwendig, bei der Liquoruntersuchung eines komplizierten Falles von organischer Erkrankung des Zentralnervensystems auf alle diese Punkte Rücksicht zu nehmen.

Goldstein hat nun einen einmalig erhobenen Liquorbefund „Querschnitt" genannt. Besteht die Möglichkeit, zu verschiedenen Zeiten Liquoruntersuchungen zu machen, dann nähert man sich dem „Längsschnitt". Ist aber nur ein Querschnitt möglich, so ist es notwendig, diesen Querschnitt recht umfangreich zu gestalten, d. h. möglichst viel Liquorreaktionen auszuführen. Nur dann wird man zu „Syndromen" gelangen können, die sich einerseits durch die notwendige Anzahl verschiedener Reaktionen, andererseits durch die Bewertung der Stärke der Reaktionen zueinander charakterisieren.

Nonne hat vor Jahren das Schlagwort der „vier Reaktionen" geprägt, das besagen sollte, daß zu einer richtigen Liquoruntersuchung *minimal* neben der Wa. R. im Blute die Zellzählung, Phase I und Wa. R. im Liquor gehört. Man muß sich in die damalige Zeit versenken, um zu wissen, wie wohltuend damals dieses Schlagwort wirkte. Aber es kamen dann die Kolloidreaktionen, die Eskuchen als „fünfte Reaktion" bezeichnen wollte, es kam die Hämolysinreaktion und so ging es fort, und es zeigte sich, daß bei dem natürlichen Fortschreiten der Forschung es eine Unmöglichkeit bedeutet, hier Grenzen zu ziehen. So sind die heutigen Syndrome auch nichts Abgeschlossenes, sondern sie müssen jederzeit durch neue Reaktionen erweitert werden. Zu den unbedingt notwendigen Untersuchungsmethoden kommen dann diejenigen, die nach der Lage des betreffenden Falles dazu gehören. Als unbedingt notwendige Reaktionen des Liquors wären anzusprechen: Zellzählung, Phase I, Weichbrodt, Gesamteiweißgehalt, Eiweißrelation und -quotient, Zucker, Chloride, Wa. R. aktiv und inaktiv, Hämolysinreaktion. Dazu kommen je nach Lage des Falles: p_H und Zellbild-Bestimmung, bakteriologische Untersuchung, Braun-Husler-Reaktion, Rest- und Aminostickstoffbestimmung, Alkalireserve u. a. m.

Die Syndrome nun, d. h. Gesamtbilder mit besonders ausgeprägten Einzelzügen, die für besondere Krankheiten mehr oder weniger charakteristisch sind, schöpfen, wie schon gesagt, ihrem Inhalt nicht nur aus den Ergebnissen einer Reihe von Untersuchungsmethoden, sondern auch aus der Auswertung der Resultate gegeneinander. So hat man besonders in der ausländischen Literatur von Dissoziationen gesprochen, womit man sagen wollte, daß von zwei Reaktionen, die sonst gleich stark auftreten, die eine oder die andere bei starkem Vorhandensein der anderen schwach oder negativ ist. Wir kommen so zu einer *Analyse des Liquorbildes*, die sehr notwendig ist, soll seine diagnostische Bedeutung halbwegs erschöpft werden, und die wir vielerorts, besonders in Statistiken, die überhaupt viel zur Disqualifizierung der Liquorforschung beigetragen haben, vermissen.

Ich habe schon vor Jahren darauf hingewiesen, daß bei der Paralyse die biologischen, die entzündlichen Erscheinungen, im Gegensatz zu dem Befunde der Gehirnsyphilis, besonders der frischen, überwiegen, daß also trotz positiver vier Reaktionen Unterschiede im Gefüge bestehen. Über die weitere diagnostische Entwicklung dieses Gebietes wird weiter unten die Rede sein. Die cytoglobulinische Dissoziation ist viel in der Literatur bsprochen worden, ebenso ein Phänomen, bei der die Dissoziation besonders den Zell- und Gesamteiweißgehalt betrifft. Letztere spielt ja eine Hauptrolle bei dem Syndrom von NONNE und jenem von FROIN. Bei ersterem ist eine deutliche Vermehrung des Gesamteiweißes ohne Pleocytose vorhanden, bei letzterem ist der Liquor xanthochrom leicht gerinnend, flockig, zeigt kaum Zellen, dagegen sehr hohe Gesamteiweißwerte. Beide Syndrome kommen bei Kommunikationsunterbrechungen des spinalen Subarachnoidealraums vor allem vor. ESKUCHEN hat für die Encephalitis epidemica ein Syndrom beschrieben, bei dem die cytoglobulinische Dissoziation und Zuckervermehrung die Hauptpunkte bilden. Ich habe früher ein Syndrom der Endarteriitis syphilitica der kleinen Hirnrindengefäße geschildert, das aber sehr selten vorkommt. Zur Syndrombildung scheint auch besonders die genaue Bestimmung des Eiweißquotienten nötig, denn ich habe oft beobachtet, daß ein dem paralytischen ähnliches Liquorgesamtprofil sich vor allem durch den Eiweißquotienten von einem *echt* paralytischen unterschied.

Wir werden übrigens auf diesem Gebiete viel weiter sein, wenn wir mehr über die *funktionelle Bedeutung mancher Liquorreaktionen* wissen, wenn wir Abwehr- und reine Krankheitssymptone werden auseinanderhalten, Entzündung- und Abbauerscheinungen werden abgrenzen können. Vor allem die Frage der Herkunft der Eiweißkörper, wie auch anderer im Liquor vorkommender Körper, ist hier aktuell. Wir haben versucht, auf verschiedenem Wege dem näher zu kommen, z. B. mit Hilfe der Präcipitation. Auch der physikalische Zustand mancher Liquorkörper ist hier bedeutungsvoll. So haben wir gefunden, daß bei Syphilis die Globuline eine stärkere Hydratation haben als normalerweise; wir konnten ferner feststellen, daß lipoidähnliche Körper, die durch Äther aus dem Liquor extrahiert werden, einen ganz anderen Zustand haben, je nachdem der Liquor-Wassermann negativ oder positiv war. Das ist ein interessantes Arbeitsgebiet, das berufen sein wird, manche Lücken auszufüllen.

Diese Lücken werden vor allem vom Praktiker empfunden und sie haben zu einer gewissen Diskreditierung der diagnostischen, aber vor allem der die Therapie unterstützenden und prognostischen Bedeutung der Liquoruntersuchung geführt.

Was die *diagnostische* Dignität der Liquoruntersuchung betrifft, so ist diese auch heute noch am meisten gefestigt. Wir werden bei den einzelnen Krankheiten im speziellen darauf eingehen. Wie immer wurden bei jeder Erkrankung im Anfang sichere und Kontrollfälle untersucht; erst im Laufe der Jahre wurden die dazwischen liegenden Fälle immer intensiver erforscht und ergaben naturgemäß manche Überraschung. Für die Paralysediagnostik wäre außerdem zu bedenken, daß die histologische Gehirnforschung sich ganz außerordentlich entwickelt und daß wir heute die scharfe Trennung zwischen Paralyse und Gehirnsyphilis nicht immer mehr machen können. Wir wissen heute, daß Mischungen vorkommen von Lues cerebri und Paralyse; wir wissen ferner, daß eine sichere Paralyse, zu Beginn und auch später, das Bild der Gehirnsyphilis vortäuschen kann (A. JAKOB). Im übrigen finden wir aber auch heute schon in den Fortschritten der Liquorforschung Anhaltspunkte, die uns auch in den schwierigen Fällen die Diagnostik erleichtern. Man darf aber nicht vergessen, und das geschieht leider oft, wie gerade die neueren Liquorreaktionen uns gestatten, das diagnostisch mögliche Gebiet auszubauen und zu vergrößern.

Viel diskutiert worden ist die Frage, wie weit humorale Reaktionen befähigt sind, die *Therapie* zu unterstützen. Hier hat sich ein gewisser Pessimismus eingestellt, der teils die Folge einer falschen Fragestellung, teils die Folge zu großer Erwartungen nach dieser Richtung hin war. Wir werden an dem Spezialfall der Malariatherapie der Paralyse noch ausführlich auf dieses Gebiet einzugehen haben. Im allgemeinen wäre aber, fußend auf frühere Erörterungen, festzulegen: die

Liquoruntersuchung muß als gleichberechtigtes Symptom die Therapie bei einer Erkrankung des Zentralnervensystems begleiten. Bei den syphilitischen Nervenerkrankungen muß eine Sanierung des Liquors angestrebt werden. Dagegen spricht nicht, daß Selbstheilung vorkommt (die glücklicherweise auch auf anderen Gebieten der Medizin vorkommt, ohne daß deswegen therapeutische Eingriffe zu kurz kommen), nicht, daß es Fälle gibt, bei denen klinische Besserung ohne wesentliche Liquorveränderung vonstatten geht, und auch das Umgekehrte vorkommt. Wenn wir uns zu sehr auf die zweifellos vorkommenden Selbstheilungsvorgänge stützen wollen, dann stellen wir uns außerhalb der in den anderen Zweigen der Medizin üblichen Gepflogenheiten. Erreichen wir eine klinische Besserung ohne wesentliche Liquorveränderung, so dürfen wir uns erfahrungsgemäß dieses Erfolges nicht allzusehr freuen, denn der betreffende Patient ist der Träger eines Symptoms, daß zumindest eine schwere Gefährdung des Zentralnervensystems darstellt. Der umgekehrte Fall: Liquorbesserung ohne klinische Veränderung ist nach dem, was ich früher gesagt habe, noch nicht spruchreif, denn je genauer wir solche Fälle im Liquor untersuchen, desto mehr Zeichen finden wir dafür, daß ein Prozeß noch vorliegt. Und die Technik der Liquoruntersuchung der Zukunft wird sich gerade mit der Diagnostik solcher Fälle beschäftigen müssen, wofür wir schon Beweise genug haben.

Sehen wir aber in einem Fall parallel mit der klinischen eine Besserung des Liquorbefundes langsam und allmählich auftreten, so ist das, wie auch in anderen Gebieten der Heilkunde üblich, ein günstiges Zeichen, daß uns sicher viel Beruhigung bringt, ebenso wie der umgekehrte Fall natürlich Befürchtung.

Ein sehr widerstandsfähiger pathologischer Liquorbefund unterliegt natürlich schärfster ärztlicher Kritik, ebenso wie eine positive Wa. R. des Blutes, die ohne klinische Erscheinungen jeder Behandlung trotzt. Solche Fälle dürfen aber nicht verallgemeinert werden und dürfen nicht führend sein bei der Feststellung der Grundsätze der Behandlung anderer Fälle.

Ich habe in dem eben Dargestellten vor allem auf den Liquorbefund Rücksicht genommen. Das humorale Syndrom umfaßt natürlich auch die Blutuntersuchung. Es läßt sich aber heute mit noch weniger Schärfe festlegen als das Liquorbild. Daß bei einer Syphilis des Zentralnervensystems vor allem auf die Wa. R. des Blutes, die Flockungs- und Trübungsreaktionen Rücksicht genommen werden wird, ist ja klar. Aber bei anderen Erkrankungen bedarf es großer Erfahrungen, um die das humorale Syndrom ergänzenden Untersuchungsmethoden herauszufinden. Dieses ist natürlich auch abhängig vom Stande der Forschung. Bei einer Schizophrenie ist wichtig die Ausführung folgender Reaktionen: Senkungsgeschwindigkeit, Plasmalabilität, im Serum A. R., antitryptische Wirkung, Zuckerbestimmung. Bei der Epilepsie kommt noch die Refraktometrie und Viscosimetrie des Serums, neben anderen Methoden besonders Untersuchung auf Alkalireserve hinzu, erstere auch bei den groben Störungen der inneren Sekretion usf. Man kann daher auch den therapeutischen und prognostischen Wert der Blutuntersuchungen nicht einheitlich darstellen; immerhin ist zu sagen, daß gerade in der Psychiatrie, wo bei der Beurteilung des Krankheitsverlaufes und der angewendeten Therapie somatische Methoden oft fehlen, die exakten Werte der Blutuntersuchung einen besseren Einblick in das biologische Geschehen gestatten.

Zum Schlusse sei noch hervorgehoben, daß die Humoralpathologie der Psychosen sich nur dann wird geradlinig entwickeln und praktische Erfolge zeitigen können, wenn sie von Über- und Unterschätzung freigehalten wird. Gerade diese beiden psychologischen Einstellungen findet man häufig bei den Klinikern. Erhielt ich doch vor kurzem einen Brief des Inhalts, daß ein hervorragender Kliniker vorhandene Krämpfe als epileptische infolge einer Meningitis serosa ansah, weil bei der Lumbalpunktion *im Sitzen* der Liquordruck erhöht war und der Liquor beim Kochen eine Trübung zeigte, die beim Zusatz von Essigsäure nicht wich (während Phase I und alles andere negativ war). Solche Dinge sind ebenso bedauerlich, wie die Einschätzung der ganzen Humoralpathologie als eine Laboratoriumswissenschaft, eine Kaninchenwissenschaft. Wir haben immer gelehrt, daß die Klinik dominieren muß, damit eine gedeihliche Humoralpathologie überhaupt nur bei genauester klinischer Analyse möglich ist. Aber dann will sie als Spenderin wichtiger Symptome nicht vergessen sein!

C. Spezielle Humoralpathologie der Psychosen.

LÜTTGE und VON MERTZ heben in ihrem Buche hervor, wie schwierig gerade für die Serodiagnostik die Grenze zwischen dem normalen und pathologischen Befund zu ziehen ist. Dies gilt ganz besonders für unser Gebiet, wo die Voraussetzungen kompliziertere sind, als in der somatischen Medizin, denn Abnormitäten der Konstitution zeigen sich oft vor allem im Psychischen. So ist die Grundlage für jede spezielle Humoralpathologie, die Feststellung der *normalen* Verhältnisse, schwierig. Gerade die Auswahl nicht wirklich normaler Fälle als normaler, hat viele Mißverständnisse und Disqualifizierung von Reaktionen hervorgerufen. Zwei Beispiele: in vielen Arbeiten wird der Normalbefund der Rückenmarksflüssigkeit der Schizophrenie zugrunde gelegt. Verschiedene Autoren aber haben gefunden, daß das nicht zutrifft; wir fanden physikalische Veränderungen der Liquorglobuline, leichte Vermehrung sämtlicher Liquoreiweißkörper, Kolloidzacken und Veränderung der Zuckerwerte und, sollte tatsächlich eine Herabsetzung der meningealen Permeabilität bei der Schizophrenie vorhanden sein, dann müßte sich noch manches Pathologische finden lassen. Ein anderes Beispiel: EWALD hat bei schweren Psychopathien positive Befunde der A. R. gefunden und dieses Ergebnis gegen diese Reaktion und ihre diagnostische Bedeutung ausgenutzt. Wo aber steht geschrieben, daß diese Fälle mit einem normalen biologischen Geschehen verknüpft sein müssen? Zum mindesten finden wir doch hier die somatischen Zeichen einer abnormen Konstitution.

Also latente Krankheiten, abnorme Konstitutionen, besondere physiologische Zustände, psychische Alterationszustände (im hypnotischen Zustand sind neuerdings humoralpatholoigsche Veränderungen festgestellt worden), hereditäre Einflüsse, erschweren die Schaffung der scharfen Grenze zwischen Normal und Pathologisch. Ferner kann eine Körperflüssigkeit bei einer Psychose nach einer Richtung hin normal sein, muß es aber nach der anderen nicht sein. (Vgl. das Beispiel der Schizophrenie.)

Eine natürliche Folge davon ist, daß ein Normalbefund von verschiedenen Autoren verschieden aufgefaßt wird. Besonders deutlich ist das in bezug auf den Liquorbefund; ich habe mich auf Seite 119 meines Beitrages des „Handbuch der Psychiatrie“ von ASCHAFFENBURG und in anderen Arbeiten ausführlich darüber geäußert. Ich möchte aber hier nicht wieder auf eine Zusammenstellung der vielen betreffenden Arbeiten eingehen, sondern möchte ein Bild dafür geben, wie die Normalbefunde heute aussehen. Für das Blut kann ich mich kurz fassen: bekannt ist die Senkungsgeschwindigkeit und das Blutbild sowie die Blutgerinnungszeit Normaler. Die Plasmalabilität zeigt mit der Kochsalzreaktion mittlere Werte. Die A. R. ist normal, soweit keine besonderen Konstitutionsabnormitäten bestehen, Refraktion und Viscosität sowie Viscositätsfaktor bieten normale Werte; der Eiweißquotient des Serums ist etwa 0,66 im Mittel, die Wa. R. sowie sämtliche Flockungs- und Trübungsreaktionen sind negativ, die antitryptische Serumwirkung zeigt normale Werte.

Der Liquor bietet normalerweise ein wasserklares, farbloses Aussehen, enthält Zellen 0 bis 5 im ccm, Zellbild: nur Lymphocyten, Phase I negativ bis Spur Opalescenz, Globuline 3—5 mg%. Gesamteiweiß im Mittel 20 mg%, Eiweißquotient im Mittel 0,25, Zucker im Mittel 59 mg%, Chloride (in NaCl) im Mittel 715 mg%, p_H 7,36 bis 7,5 nach ESKUCHEN, 7,4 bis 7,6 nach LEVINSON, Wa. R. und sämtliche Flockungsreaktionen negativ bis 1,0, ebenso die Hämolysinreaktion mit 5 oder 10 ccm negativ, kein Komplementgehalt. Die Kolloidreaktionen ergeben entweder keinerlei Kurve oder eine kleine Zacke, die jedoch vom pathologischen Befunde gut abgrenzbar ist; nur die Benzoereaktion zeigt im 7. und 8. Röhrchen normalerweise vollkommene Ausflockung (Abb. 16). Es ist natürlich streng darauf Rücksicht zu nehmen, daß der Liquor blutfrei ist.

Die obengenannten Befunde müssen genügen, um eine deutlicheAbhebung der pathologischen Ergebnisse zu ermöglichen. Ausführlicheres ist aus den Monographien über die Lumbalflüssigkeit zu ersehen. Bezüglich der Blutwerte muß hervorgehoben werden, daß eine Reihe von ihnen vom Untersucher selbst erst festgelegt werden muß und daß es sich daher empfiehlt, z. B. bei der Untersuchung auf Plasmalabilität oder Blutgerinnungszeit, einen Normalfall stets mitgehen zu lassen. Für die Bedürfnisse dieses Bereiches wird es oft genügen, wenn eine der betreffenden Methoden in ihren Ergebnissen als pathologisch oder gesteigert (ohne besondere Zahlenangabe) bezeichnet wird.

Da wir bei der Darstellung der humoralpathologischen Abweichungen bei Psychosen einem System folgen müssen, werden wir uns im großen ganzen an das KRAEPELINsche halten. Es wird dies um so leichter möglich sein, als natürlich nur typische Fälle behandelt werden können. Wir werden also der alten Einteilung, in endogene und exogene Psychosen folgen, wobei wir diesen beiden Ausdrücken nicht die neue Bedeutung zulegen, sondern die alte: endogene Psychosen entstehen von innen heraus, exogene haben ihre Ursache außerhalb des Körpers. Auf eine weitere Diskussion können wir uns hier nicht einlassen.

Als Repräsentant der endogenen Psychosen gilt für uns natürlich die *Schizophrenie.* Ihre humoralpathologische Erforschung ist ebenso wie ihre hirnhistopathologische noch am Anfang. Eine Begründung dafür ist leicht zu geben; vor allem ergibt sie sich auch daraus, daß wir bei Psychosen wie der Schizophrenie einen vielleicht mit cerebralen Veränderungen in Beziehung stehenden ständigen Wechsel des biopathologischen Geschehens annehmen müssen. Ferner muß natürlich zwischen frischen, mittleren und veralteten Stadien unterschieden werden und innerhalb dieser Stadien wieder zwischen Zeiten von Exacerbationen und Remissionen, wo allein schon die erhöhte körperliche Bewegung oder die starke affektive Spannung die biologischen Verhältnisse beeinflussen können. Ist doch vor kurzem gezeigt worden, daß der Grundumsatz in der Hypnose durch die Erzeugung von besonderen Affekten deutlich verändert werden kann.

Alles dies zeigt, wie schwierig es ist, ein halbwegs einheitliches Bild über die humoralpathologischen Geschehnisse zu gewinnen. Es ist daher auch kein Wunder, wenn die Meinungen der Autoren diametral einander gegenüberstehen und die Serologie für manche disqualifiziert erscheint.

Gehen wir nun in medias res der Befunde über, so sei gesagt, daß die Senkungsgeschwindigkeit der roten Blutkörperchen von E. PLAUT, RUNGE, BÜSCHER, WUTH, D'ABUNDO, GLAUS und ZUTT sowie LÖWENBERG u. a. bestimmt worden ist. Aus allen Arbeiten ergibt sich, daß die Senkungsgeschwindigkeit bei der Schizophrenie nicht wesentlich verändert ist; es findet sich oft eine leichte Beschleunigung, die aber vom momontanen körperlichen Zustand des Patienten abhängig ist. Die Plasmabilität ist von mir untersucht worden; ich fand Herabsetzung, aber auch Steigerung, ein Schwanken, wie es auch für andere humoralpathologische

Erscheinungen bei der Schizophrenie charakteristisch ist. Die Blutgerinnungszeit, die von A. HAUPTMANN als beschleunigt speziell für die Katatonie angegeben worden ist, wurde nachuntersucht von H. BUMKE, SCHNEIDER, WUTH und HERTZ. Aus den letzteren Versuchen, die in meinem Institut ausgeführt worden sind, ergibt sich die Ursache der Verschiedenheit der Ansichten der obengenannten Autoren. Aus der Abb. 4 auf S. 222 ergibt sich, das fließende Übergänge hier vorhanden sind und daß die Katatonen hier bei der Beschleunigung der Blutgerinnung die Hauptsache spielen, unter diesen wieder die frischen Fälle. Nur von diesen Gesichtspunkten aus ergeben sich also gewisse relative Gesetzmäßigkeiten.

Das Blutbild der Schizophrenie ist nicht allzuoft untersucht worden. Ich nenne die Namen ITTEN, I. H. SCHULTZ, WUTH und DAIBER. Die Ergebnisse sind nicht einheitlich, und praktisch vor allem nicht sehr fruchtbar. ITTEN legt großes Gewicht auf die prognostische Bedeutung des Blutbildes. Er sah bei Besserungen

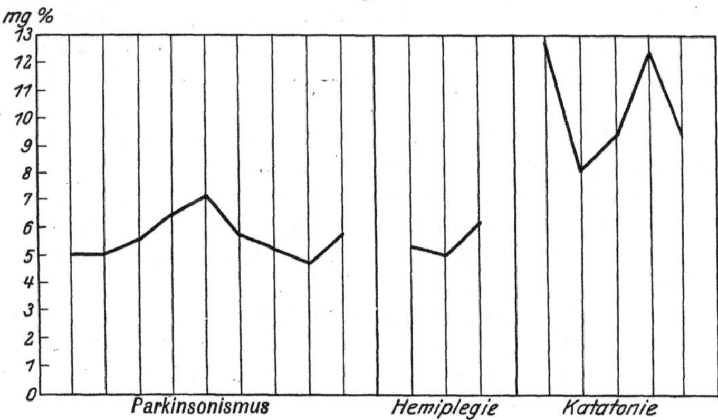

Abb. 23. Kreatingehal im Blut. (Nach T. LUJBARSKAJA.)

stets Abnahme der Mononucleären und Zunahme der Neutrophilen. Er glaubte auch einen Parallelismus mit körperlichen Erscheinungen, speziell endokrinen Veränderungen, beobachten zu können. Eine prognostische Bedeutung sprach der hämatologischen Untersuchung auch I. H. SCHULTZ zu. Die capillare Erythrostase, die SCHULTZ fand, wurde von JACOBI, der mit dem Capillarmikroskop gearbeitet hat, bestätigt. WUTH hat keinerlei Besonderheiten der Blutbilder gefunden. DAIBER sah in 4 von 15 Fällen eine Vermehrung der roten Blutkörperchen; die weißen waren zweimal vermehrt. Neutrophilie bestand unter 20 Fällen 6 mal, Lymphocytose 7 mal, Eosinophilie 2 mal, Eosinopenie 6 mal.

Im Serum fand WUTH bezüglich des Eiweißquotienten, sowie der Kreatinin- und Harnsäurewerte normale Zahlen. Erhöhungen des Blutzuckers bezog WUTH, wie andere Autoren, auf endokrine Vorgänge. Die Zuckerbelastungskurve verläuft nach SMITH und GARDIAN-HILL niedriger als bei anderen Psychosen. LJUBARSKAJA fand das Kreatin bei der Schizophrenie im Blute vermischt (statt der Normalhöchstwerte von 7 mg% 8—13 mg%), Abb. 23. Von PIGHINI wurde eine Cholesterinvermehrung im Blutserum mitgeteilt. Die Fermente des Serums zeigten nach den bisherigen Untersuchungen nur Veränderungen, die mit den besonderen Exacerbationsstadien zusammenhingen. Die antitryptische Serumwirkung ist, wie PFEIFFER, BOLTEN, JUSTSCHENKO, DE CRINIS, SIMONELLI, KAFKA und HAYASCHI nachgewiesen haben, bei der Schizophrenie erhöht. Die A. R. ist seit dem Erscheinen meiner ausführlichen Darstellung von anderer Seite nicht wesentlich bearbeitet worden. Ich verweise daher auf diese Stelle. Ich habe seit

Anfang etwa 6000 Fälle von Schizophrenie mit dem Dialysierverfahren untersucht und war immer wieder überrascht, wie häufig und deutlich die Abbautrias Gehirnrinde, Geschlechtsdrüse und Schilddrüse zu beachten ist. Nebennierenabbau tritt ganz in den Hintergrund. Mit Hilfe der A. S. R. 1 von LÜTTGE und VON MERTZ konnte ich die Befunde bestätigen, die in jüngerer Zeit von PREGL und DE CRINIS sowie von JACOBI auch erhoben worden waren. Die KOTTMANNsche Reaktion wurde von RAPHAEL und SMITH bei 87 Fällen von Schizophrenie ausgeführt. Sie war positiv in Fällen, wo manische oder katatone Erregung vorherrschte, was die Autoren daher auf eine Hyperfunktion der Schilddrüse zurückführten.

Die Lumbalflüssigkeit ist in den letzten Jahren häufiger untersucht worden. Die normalen Befunde von früher, wobei nur selten leichte Vermehrung der Zellen festgestellt wurden, wurden von GALANT-RATNER dahin ergänzt, daß sie mit der Goldsol-Reaktion manchmal kleine Zacken finden konnten. KALTENBACH hat in meinem Institut ebenfalls, wenn auch selten, kleine Kurven der Normomastix- und Paraffinreaktion feststellen können. VON THURZO glaubt diese Befunde nicht bestätigen zu können. Anläßlich von Untersuchungen der ersten und zweiten Zahl konnte ich finden, daß die Hydration der Liquorglobuline oft gesteigert ist, ferner konnte an einem großen Material jetzt erwiesen werden, daß Gesamteiweiß, Globulin und Albumin *stets erhöhte* Werte aufweist. RAVAUT und BOYER wollen Vermehrungen des Gesamteiweißes festgestellt haben, HAYASCHI glaubt Veränderungen des diastatischen und oxydativen Ferments gefunden zu haben und Steigerung der antitryptischen Wirkung, die beide mit Exacerbationen des Krankheitsbildes in Beziehung zu stehen scheinen, PIGHINI fand das Cholesterin des Liquors vermehrt. Bekanntlich wird von F. K. WALTER und vor allem von A. HAUPTMANN eine Herabsetzung der Permeabilität der Meningealgefäße bei der Schizophrenie beschrieben, die aber von anderen Autoren nicht bestätigt wird.

Bevor wir zu der Frage übergehen, wie weit die humoralpathologischen Veränderungen der Schizophrenie zur Klärung ihrer Pathogenese beitragen, sei eines Buches gedacht, das sich in vorbildlicher Weise mit den körperlichen Erscheinungen der Schizophrenie beschäftigt. Es ist das Buch „The endocrine glands and autonomic systems in dementia praecox" von GABRIEL LANGFELDT. 40 Fälle von Schizophrenie wurden ausführlich untersucht, und zwar psychischer Status, somatische Erscheinungen, speziell solche, die auf endokrine Veränderungen hinwiesen, Grundumsatz, Blutbild, pharmakologische Untersuchung nach intravenöser Einführung von Adrenalin, Pilocarpin, Atropin, Symptome des vegetativen Nervensystems, Zuckerbelastungsprobe. Von den Ergebnissen seien vorläufig erwähnt: das Blutbild zeigte Lymphocytose, und zwar hauptsächlich bei katatonen Fällen, ferner in einer Anzahl der Fälle Eosinopenie, besonders bei ruhigen katatonen Fällen und im Stupor, schließlich Basophilie bei ruhigen Katatonen. Selten fanden sich myeloblastenähnliche Zellen. Der Grundumsatz war in 6 von 8 akuten Fällen von Katatonie herabgesetzt, 8 ruhige Fälle boten normale Werte; von 13 Hebephrenien zeigte nur einer eine Herabsetzung des Grundumsatzes. Diese Reduktionen wurden weder durch Thyreoglandol, noch Testiglandol, noch Pituglandol oder Supraglandol behoben, durch Thymoglandol sogar noch verstärkt. Die nüchternen Zuckerwerte des Blutes waren in allen bis auf 2 Fälle normal. Die Zuckerbelastungsprobe des Blutes ergab bei 7 Fällen eine unzweifelhafte Herabsetzung der Zuckertoleranz; es waren 5 akute, 2 ruhige Fälle. Bei weiteren 7 Fällen war die Zuckertoleranz an der normalen Grenze. Alimentäre Glykosurie war bei der Hebephrenie häufiger als bei der Katatonie.

Sehr interessant sind auch die Ergebnisse der mehr klinischen Prüfungen. 13mal war eine leichte Vergrößerung der Schilddrüse festzustellen, einmal bestand ein Struma. In 10 Fällen waren Schwellungen der Submandibulardrüsen nachzuweisen. Die Hoden wiesen normale Größe auf, sie waren nur bei Hebephrenie größer als bei Katatonie. Bei der Gruppe der Katatonie fand sich während des Stupors und in akuten Fällen eine Mischung von vagotonischen und sympathicatonischen Zeichen, bei den sonstigen Fällen nur vagotonische Zeichen. Bei der Hebephrenie fanden sich ausschließlich sympathicatonische Erscheinungen, und eine Unempfindlichkeit gegenüber der Adrenalin wurde nicht festgestellt. LANGFELDT führte weiter aus, daß bei der Katatonie konstitutionell ein Status thymico-lymphaticus anzunehmen ist, bei der Hebephrenie ein sympathicatonischer Konstitutionstyp. Begründet erscheint die Schizophrenie auf einer in spezifischer Weise geschwächten inferioren endokrinen Formel. Das schwächer ausgebildete endokrine System ist die Folge eines besonderen konstitutionellen Typus, der auch eine herabgesetzte Gehirnentwicklung enthält. Wird das geschwächte endokrine System zur Zeit der Pubertät oder durch andere Anlässe besonderen Belastungen ausgesetzt, so kommt es zu akuten Störungen. Die Demenz wird hervorgerufen durch die Einwirkung der endokrinen Gifte auf das vielleicht überempfindliche Gehirn; wird wieder eine Ausbalancierung erzielt, so haben wir die Remissionen. Die verschiedenen Phasen des Krankheitsbildes werden durch den Kampf des sympathischen und parasympathischen Systems erklärt. LANGFELDT weist auch noch auf die Bedeutung der körperlichen Symptome für die forensische Psychiatrie hin.

Es wäre nun außerhalb des Rahmens dieses Buches fallend, wollte man sich ausführlich über das Praecoxproblem unterhalten. Hier seien nur zwei Punkte berührt: es sei der Meinung entgegengetreten, als stellten die humoralen Befunde bei der Schizophrenie gewissermaßen etwas dem heutigen Ideengebäude Heterogenes vor; ferner sei der Vorwurf bekämpft, die serologischen Befunde führten hier auf falsche Pfade. Wenn ZONDEK sagt, der Schizophrenie liege eine spasmophile Konstitution zugrunde, ohne auch nur den Versuch zu machen, dieses zu beweisen, und wenn der gleiche Autor eine Hypofunktion der Geschlechtsdrüsen ausschließt, weil die Erscheinungen des Eunuchoidismus nicht verhanden seien, so erscheinen uns diese Äußerungen doch gewagter als die derjenigen, die eine endokrine Komponente bei der Schizophrenie als vorhanden ansehen und diesbezüglich besonders die Geschlechtsdrüsen und die Schilddrüse in den Vordergrund stellen.

Selbst WUTH, der in seinen Schlüssen größte Vorsicht walten läßt und der dem negativen den positiven Befund in der Bewertung vorzieht, ist der Meinung, daß auch einige Anhaltspunkte für die endokrine Genese der Schizophrenie sprächen und rechnet von Blutbefunden dazu: die Hyperglykämie und die Ergebnisse der A. R., wobei er auch die Herabsetzung des Grundumsatzes erwähnt. H. FISCHER lehnt die Annahme der Schizophrenie als innersekretorische Erkrankung ab. Er sagt aber selbst, daß in der Zeit der Pubertät eine erblich minderwertig endokrine Korrelation schon durch Einwirkung physiologischer Reize, z. B. der Belastung mit der hinzukommenden Geschlechtsdrüsenfunktion, zur Entgleisung kommen kann. Was ist das anderes als eine endokrine Störung? So hat sich denn auch RÖMER auf den Standpunkt gestellt, daß die innersekretorische Genese der Schizophrenie bewiesen sei und daß diese Annahme am besten mit Ergebnissen der Klinik, der Erbbiologie und der Konstitutionspathologie in Einklang zu bringen sei.

Was besagen denn eigentlich die geschilderten Blutbefunde? Die manchmal vorkommende Beschleunigung der Blutgerinnung ist wohl mit HAUPTMANN auf eine Hypofunktion der Schilddrüse zu beziehen, die eventuell temporär auftritt. Das Blutbild hat keine pathogenetische Bedeutung, gewisse Züge dienen nur der Prognostik; die capilläre Erythrostase kann auch bei der Schizophrenie auf klinisch beobachtete vasomotorische Störungen bezogen werden. Die Senkungsgeschwindigkeit, die oft Beschleunigung zeigt, dürfte in Verbindung mit der oft herabgesetzten Plasmalabilität auf einen endokrinen Prozeß hindeuten. Die A. R. mit ihrer Trias: Gehirnrinde, Geschlechtsdrüse und Schilddrüse besagt, daß eine Schädigung dieser Organe vorliegt, ohne daß man hier konstitutionell und prozessual, funktionell und organisch scharf trennen kann. Die Erhöhung der antitryptischen Kraft des Serums wurde auf vermehrte Lipoide oder Eiweißabbauprodukte bezogen; sie spricht also für den organischen Charakter der Erkrankung, ebenso die vorhandene Liquorveränderung. Der erhöhte oder veränderte Zuckergehalt des Blutes wird als endokrin entstanden gedeutet. Desgleichen die Herabsetzung des Grundumsatzes, zumal die häufige motorische Erregung, die affektive Spannung eher das Gegenteil hervorrufen müßten.

Dazu kommen die eventuell klinischen Zeichen, die freilich, was die Semiologie betrifft, meist wenig ausgesprochen und wechselnd sind, und die von LANGFELDT festgestellten Störungen des vegetativen Nervensystems.

Es ist nie gesagt worden, daß die Humoralpathologie beweise, daß die Schizophrenie durch eine endokrine Störung *hervorgerufen* wurde. Die Erscheinungen sind relativ wenig ausgesprochen und wechselnd; daher auch viele Differenzen in den Anschauungen der Autoren. Aber ebenso verfehlt wäre die Annahme, daß endokrine Störungen mit der Schizophrenie nichts zu tun haben, und daß speziell die innere Sekretion der Geschlechtsdrüse keine wichtige Rolle in dem Ensemble der Schizophrenie spielt.

Wir dürfen nicht vergessen, daß auch eine normale Inkretion, wenn sie auf ein konstitutionell geschädigtes Organ trifft, den Anschein einer primären endokrinen Störung bieten kann. Ist dieses Organ nun das Gehirn, so kann dieses wieder mitwirkend die innere Sekretion beeinflussen, so daß wir dann tatsächlich eine endokrine Störung sehen, ohne daß diese primär vorhanden war. Sind nun aber gewisse Inkretorgane, wie es bei der Schizophrenie, besonders für die Geschlechtsdrüsen, wahrscheinlich ist, primär konstitutionell geschädigt, dann wird der pathogenetische Mechanismus noch komplizierter und der Wechsel sowie die oft fehlende Prägnanz der Erscheinungen sind dann verständlich. Denkbar ist natürlich auch, daß ein konstitutionell weniger leistungsfähiges endokrines System ein gesundes Gehirn schädigt, wenn ersteres durch eine Überlastung die Balance verloren hat. Für diese Ansicht sprechen vielleicht die histologischen Befunde, die im wesentlichen als toxische Veränderungen aufzufassen sind. Nach JOSEPHY finden sich Angaben für eine Anlagestörung des Gehirns nicht.

Es überschreitet den Rahmen dieses Buches, ausführlicher auf das oben Skizzierte einzugehen. Es sollte nur gezeigt werden, daß es möglich ist, die verschiedenen pathogenetischen Ansichten mit den klinischen und serologischen Symptomen und untereinander in Einklang zu bringen und so für die weitere Klärung des Gebietes eine wenigstens allgemeine Arbeitshypothese zu finden.

Die Ansicht HAUPTMANNS, daß vielleicht eine Herabsetzung der meningealen Permeabilität mit in der Pathogenese der Schizophrenie einen wichtigen Platz einnehme, erscheint mir nicht genügend gestützt, aber auch nicht plausibel. Ich habe schon darauf hingedeutet, daß wir die normale Permeabilität mit ganz anderen Augen ansehen müßten, falls eine pathologisch herabgesetzte wirklich bewiesen wäre; klar ist mir auch nicht, wie sich eine solche Permeabilitätsherabsetzung funktionell äußern soll. Eher wäre der andere Weg denkbar, daß infolge einer

Erhöhung der Permeabilität die oben angedeuteten toxischen Stoffe zum Zentralnervensystem gelangen.

Für die *Praxis* ist es die Humoralpathologie der Schizophrenie, die im Rahmen größerer Fragestellungen differentialdiagnostische Auskünfte geben kann. So besonders quoad Abgrenzung vom manisch-depressiven Irresein, von den Formen der Nervosität und Hysterie, in anderer Richtung auch von den syphilogenen Psychosen. Ob die humoralpathologische Untersuchung in der Lage sein wird, Trennungen innerhalb der Schizophreniegruppe zu unterstützen, muß die Zukunft lehren. Heute ist nur bekannt, daß die Stärke der Befunde über die Dementia paranoides zur Paraphrenie abzunehmen scheint, während die echte Paranoia Blutveränderung meist nicht zeigt.

Die prognostische Bedeutung der humoralpathologischen Befunde innerhalb der Schizophreniegruppe ergibt sich aus einer Reihe von Anzeichen, die freilich vorläufig noch spärlich sind. Immerhin ist es von Wichtigkeit, Therapieversuche mit Hilfe exakter Untersuchungsmethoden zu kontrollieren.

Das *manisch-depressive* Irresein zeichnet sich, soweit wir heute wissen, vornehmlich durch negative Befunde in den von mir skizzierten Richtungen aus. Bis auf Befunde von WUTH, der Vermehrung des Zuckergehaltes, besonders im melancholischen Stadium, nachgewiesen hat, die Beobachtungen von JACOBI, der häufig eine Hypercholesterinämie sah, und die Fermentuntersuchungen HAYASCHIS, dessen Befunde wohl nicht mit der Krankheit selbst, sondern mit dem Stadium zusammenhängen, und dem seltenen meist einorganigen Abbau bei der A. R., ist nicht viel bekannt geworden. Selbst der Grundumsatz ist nach GRÄFE normal. Das Bild ändert sich natürlich, wenn klinisch nachweisbare gröbere Störungen der inneren Sekretion, wie sie beim manisch-depressiven Irresein nicht selten, vorhanden sind, weil diese dann natürlich das humoralpathologische Bild regieren.

Die Serologie ergibt also heute noch keine Anhaltspunkte für die von manchen Klinikern geäußerte endokrine Genese des manisch-depressiven Irreseins.

Die negativen humoralpathologischen Befunde können natürlich die Abgrenzung des manisch-depressiven Irreseins erleichtern, für die Prognostik und Therapie sind sie nicht verwendbar.

Zu den endogenen Erkrankungen rechne ich hier auch die *Epilepsie* und fasse so die endogenen Formen, unter Ausschluß der exogenen, zusammen. So wie bei der klinischen Erforschung dieses Gebietes eine scharfe Trennung zwischen Epilepsie als Krankheit und epileptischem Anfall üblich ist, so muß es auch in der Humoralpathologie sein. Und gerade die jüngste Zeit hat die Möglichkeit der Erforschung des Anfalls erleichtert, ja fast zu einem Experiment gemacht, durch die Einführung der Hyperventilation durch OTFRIED FÖRSTER. Ich darf vielleicht dieses Arbeitsgebiet zum Ausgangspunkt meiner Erörterungen nehmen. F. GEORGI hat das Verdienst, sich als Erster der humoralpathologischen Erforschung der Hyperventilation und des durch Hyperventilation entstehenden Krampfanfalles angenommen zu haben.

Er stellte fest, daß es speziell während Hyperventilation, wenn diese zum Anfall führte, zu einer Steigerung der Plasmalabilität kommt, die ohne besondere Beschleunigung der Senkungsgeschwindigkeit einhergeht; da letzteres bei jener Erhöhung der Plasmalabilität, wie sie sich z. B. im Fieber findet, immer der Fall ist, hat F. GEORGI diese Veränderung der Kolloidstabilität als proteinogene der ionogenen bei der Epilepsie gegenübergestellt. Diese Versuche sind meines Wissens nur von mir nachgeprüft worden. Bevor wir darauf eingehen, sei eines Vortrages von MAX MEYER gedacht, den er 1925 in Kassel hielt. Er hat das Serum vor und im sowie auch nach dem spontanen wie Hyperventilationsanfall untersucht, und zwar auf Refraktion, Viscosität und spezifische Viscosität, sowie Eiweißquotienten (nach der ROHRERschen Methode), und festgestellt, daß im Anfall die Refraktion zunimmt, Viscositätsfaktor und Eiweißquotienten jedoch abnehmen. Ich habe nun die F. GEORGIsche und die Anordnung von F. MEYER parallel ausgeführt, wobei auch oft Versuche mit der STARLINGERschen Methode unternommen wurden. Die Versuche, die nur das F. GEORGIsche Phänomen

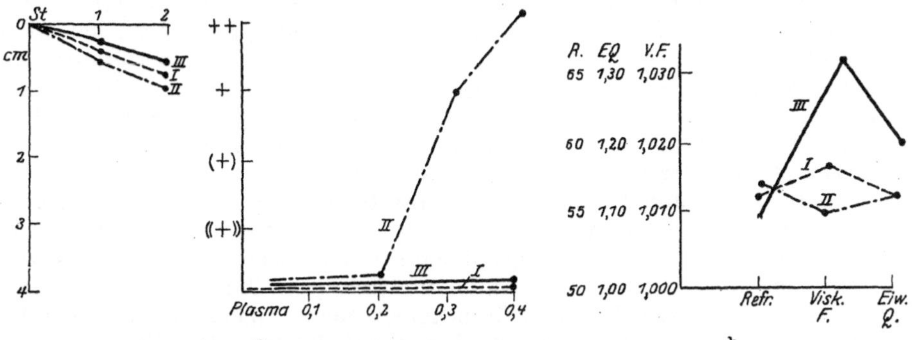

Abb. 24. Senkungsgeschwindigkeit, Plasmalabilität und physikalisch-chemisches Verhalten des Serums mit Hyperventilation mit Erfolg. I ——— vor, II —·—·— während, III ——— nach der Hyperventilation.

umfaßten, hatten ergeben, daß es manchmal zu beobachten war, manchmal auch nicht, ja es konnte auch gerade das Gegenteil bemerkt werden. Da diese Fälle keine typischen Anfälle gezeigt hatten, wurden mit den kombinierten Versuchsanordnungen nur Fälle berücksichtigt, die entweder ganz negativ während der Hyperventilation verliefen, oder typische Anfälle ergaben. Abb. 24 und Abb. 25 zeigen zwei solche Fälle. Wir sehen, daß die Plasmalabilität im Anfall stark

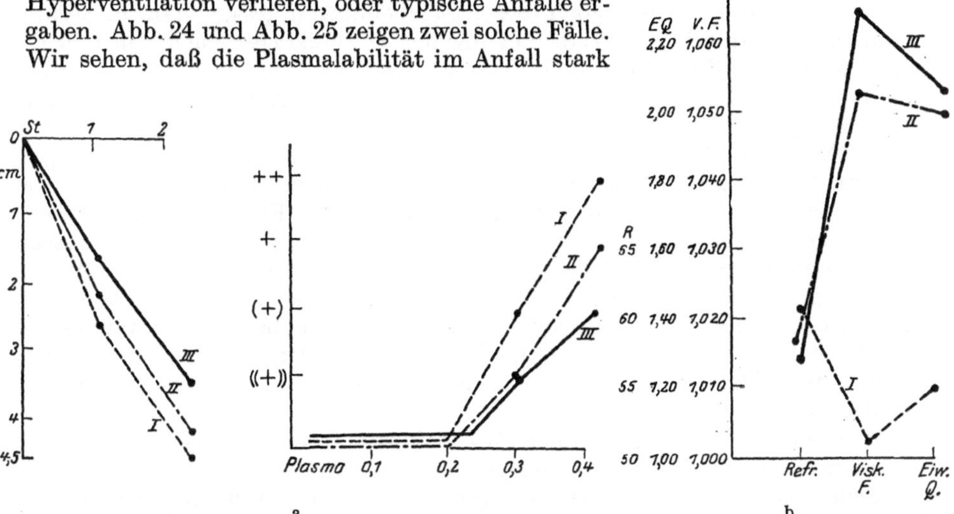

Abb. 25. Senkungsgeschwindigkeit. Plasmalabilität und physikalisch-chemisches Verhalten des Serums bei Hyperventilation ohne Erfolg. I ——— vor, II —·—·— während, III ——— nach der Hyperventilation.

erhöht ist, während die nicht wesentlich gesteigerten Blutsenkungsgeschwindigkeiten kaum differieren; sehr starke Differenzen sehen wir wieder in der Serumuntersuchung. Der Viscositätsfaktor ist im Anfall am niedrigsten, die Refraktion am höchsten. Im zweiten Falle, in dem die Hyperventilation nicht zum Anfall geführt hatte, sehen wir eine starke Steigerung der Senkungsgeschwindigkeit und Erhöhung der Plasmalabilität; beide Erscheinungen waren *vor* der Hyperventilation am stärksten, während der Hyperventilation schwächer, nach der Hyperventilation am schwächsten. Die Serumuntersuchung ergab die niedrigsten Werte (ebenso der Eiweißquotient) vor der Hyperventilation, die höchsten nach derselben, während die Refraktion sich gerade umgekehrt verhielt. Wir müssen daraus schließen, daß die Wirkungen eines spontanen Anfalles, der am Tage vorher stattgefunden, im Abklingen waren; wir nehmen weiter an, daß nicht die Hyperventilation, sondern nur der Anfall (sei er prozvoziert, sei er spontan) zu massiven Veränderungen im Plasma und Serum führt und daß das GEORGIsche Phänomen vielleicht hier nur einen Spezialfall darstellt. F. GEORGI hat später selbst über folgende Ergebnisse berichtet· „Bei 26 mit Erfolg überlüfteten Epileptikern wurde 22mal eine ionogene Kolloidstabilitätsstörung beobachtet; bei 24 vergebens überlüfteten jedoch nur 13mal und in zum Teil geringem Maße. Aber auch bei Nichtepileptikern wurde häufig eine Steigerung, hier und da auch eine Verminderung der Labilität beobachtet." Zu diesem Kapitel sei noch berichtet, daß FRISCH und FRIED mit der refraktometrischen Methode nach STARLINGER den Gesamteiweißgehalt und den Eiweißquotienten sowie das Fibrinogen bestimmt haben. Sie fanden in bezug auf den Eiweißquotienten die Ergebnisse von MAX MEYER bestätigt, sie sahen im Anfall, und knapp vor ihm, eine Verminderung des Gesamteiweißes; bezüglich des Fibrinogens sagen sie, daß sie bis auf einen Fall „im allgemeinen eine bemerkenswerte Konstanz" fanden. Der Fragenkomplex wird in meinem Institut eifrig bearbeitet; hier sei nur hervorgehoben, daß SAMSON außerhalb des epileptischen Anfalles und der Hyperventilation bisher einen großen Parallelismus zwischen der Plasmalabilitätsreaktion mit 26proz. NaCl-Lösung und der Fibrinogenmethode (bestimmt nach STARLINGER), gefunden hat. WEBER und SCHWARZACHER haben durch interferometrische Untersuchungen Erhöhungen des Indexes während des Anfalles nachgewiesen.

Zusammenfassend sei bezüglich dieser Erscheinungen gesagt, daß im Serum, vor und in dem Anfall, eine Verschiebung der Eiweißkörper nach den fein dispersen Phasen stattfindet, wie auch FRISCH hervorhebt, die sich nach dem Anfall wieder ausgleicht. Viel wichtiger aber erscheint mir die zuerst von M. MEYER festgestellte Erniedrigung des Viscositätsfaktors im Anfalle und vor ihm, die mit einer Erhöhung der Refraktion einhergeht. Eine Vermehrung der Eiweißkörper, wie sie DE CRINIS gerade aus den Refraktionswerten erschlossen hat, ist, wie auch die gravimetrischen Bestimmungen FRISCH und FRIEDS ergeben, nicht möglich wegen der starken Erniedrigung der spezifischen Viscosität. Es müssen also andere die Refraktion erhöhende und die Viscosität herabsetzende Stoffe im epileptischen Anfall in das Serum übertreten. Sie zu suchen, um bloßen Vermutungen auszuweichen, ist von großer Wichtigkeit. Daneben verläuft im Plasma eine nach der Richtung der Fibrinogen gehende Verschiebung, deren Genese ebenfalls noch der Klärung bedarf; sie ist vielleicht ein ionogenes Phänomen, wie F. GEORGI annimmt.

Weitere von E. GEORGI mit seinen Mitarbeitern während der Hyperventilation gefundenen humoralen Erscheinungen mögen die Ausgangspunkte der folgenden Auseinandersetzungen bilden. In der Hyperventilation wurde ohne wesentliche Vermehrung des Gesamteiweißes eine Verschiebung des Serumeiweißes festgestellt; die Alkalireserve des Blutes zeigte eine sinkende Tendenz, um evtl. kurz nach Abschluß der Überlüftung wieder zur Norm zurückzukehren. Eine Beschleunigung der Senkungsgeschwindigkeit wurde nicht erzielt, selten sogar eine Verlangsamung. Ähnlich wie vor dem Spontananfall erfährt die Blutgerinnung eine Verzögerung. Das Blutbild zeigt als Folge der Hyperventilation auch beim Normalen das Auftreten einer Leukopenie. Der Peptidasentiter zeigt manchmal eine sinkende Tendenz, der Kochsalzspiegel im Blute wurde, wenn vorher niedrig, erhöht.

Die Alkalireserve des Blutes vor und im Anfall sowie in der Hyperventilation wurde auch von DE CRINIS schon vorher bearbeitet. Er hat 1925 das Kohlensäurebindungsvermögen mit dem Apparat von EPPINGER bestimmt und hat eine Verminderung vor dem Anfalle festgestellt. Auch in der Hyperventilation bestimmte er die Alkalireserve, und zwar nach VAN SLYKE, wobei ebenfalls eine Abnahme zu beobachten ist. Leider ist weder aus den F. GEORGIschen noch aus den DE CRINISschen Veröffentlichungen zu ersehen, welche Unterschiede die Abnahme der Alkalireserve aufweist, je nachdem die Hyperventilation zum Anfall führt oder nicht. Ich stimme mit DE CRINIS darin überein, daß die Herabsetzung der Alkalireserve durch eine Übersättigung des Blutes mit sauren Stoffen hervorgerufen ist, daß also ein Acidose besteht, während die p_H-Bestimmung eventuell eine Alkalose ergibt.

Die übrigen von F. GEORGI für die Hyperventilation geprüften humoralen Erscheinungen sind schon früher von anderen Autoren in Beziehungen zum Spontananfall gesetzt worden. Hier wäre in erster Linie DE CRINIS zu nennen, ferner VOLLMER, ST. ROSENTAL, H. PFEIFFER u. v. a. Vielfach betrifft die hier geleistete Arbeit nur die Epilepsie als solche, da Beziehungen zum Anfall nicht in jeder Arbeit beobachtet worden sind. Am einwandfreiesten nach dieser Richtung hin sind die Versuche von DE CRINIS. Er hat festgestellt, daß der Blutdruck vor dem Anfall ansteigt; als seine Folge wurde von DE CRINIS eine Zunahme des Serumeiweißes vor dem Anfall angesehen, doch haben wir oben berichtet, daß diese refraktometrischen Werte wegen der Herabsetzung der spezifischen Viscosität nicht als Eiweiß gedeutet werden dürfen. Die Blutgerinnung wurde von DE CRINIS mit dem BÜRKERschen Apparat bestimmt; es wurde eine deutliche Verzögerung vor dem Anfall festgestellt. Ferner hat DE CRINIS vor dem Anfall Vermehrung der Cholesterinwerte gesehen. JACOBI hat die Ergebnisse von DE CRINIS bestätigt, er fand nur auch außerhalb der Anfälle Schwankungen des Cholesteringehaltes. In einer anderen Arbeit hat DE CRINIS auch über den Gasstoffwechsel der Epileptiker berichtet und hat einen verminderten Grundumsatz vor dem Anfall und eine geringe spezifisch-dynamische Eiweißwirkung festgestellt.

Wie schon gesagt, haben die älteren Autoren auf die Beziehung zum Anfall weniger geachtet. Es wird daher weiter unten erörtert werden müssen, wo die Grenze der humoralen Symptome für den Anfall und für die Epilepsie als solche gesetzt werden muß. Die Befunde seien hier erst einmal angeführt. JÖDICKE, I. H. SCHULTZ, ITTEN, ZIMMERMANN, DI GASPERO, DE CRINIS u. a. haben das Blutbild untersucht. Festgestellt wurde die Verminderung der Weißen vor dem Anfall, die von relativer Lymphocytose und evtl. Monocytose begleitet ist. Die Eosinophilen sind vor und in den Anfällen vermindert. Die Blutgerinnungszeit wurde von BESTA, TURNER, PERUGIA, HAUPTMANN, SCHNEIDER, DE CRINIS, CLOETTA u. a. geprüft. Die Verzögerung vor dem Anfall ist wohl allgemein anerkannt. Die Senkungsgeschwindigkeit ist von LÖWENBERG als beschleunigt vor dem Anfall gefunden worden; weitere Untersuchungen ergaben ein buntes Bild. Der Blutzucker ist von WUTH untersucht worden, ohne daß Besonderheiten gefunden wurden; dagegen hat VOLLMER einen typischen Abfall des Blutzuckers vor dem Anfall, mit Anstieg nach dem Anfall festgestellt. FLINT, PIGHINI und BORNSTEIN fanden vermehrten Lipoidgehalt des Serums. Die A. R. zeigt im Anfall meist Abbau von Schilddrüse, häufig aber auch in der intervallären Zeit, wo vornehmlich auch Abbau von Geschlechtsdrüsen und evtl. von Gehirnrinde vorkommt. Die antitryptische Serumwirkung ist besonders von ST. ROSENTAL, PFEIFFER, DE CRINIS, BOLTEN u. a. studiert worden. Es ist festgestellt, daß die antitryptische Kraft vor dem Anfall oder in ihm ihren Höhepunkt erreicht, um dann wieder abzusinken. Der Komplementgehalt ist, wie ich feststellen konnte, weder im Anfall noch in der Überlüftung herabgesetzt. Die Toxizität des Serums, die in meinem Institut von Kastan untersucht worden ist, zeigte sich innerhalb einer Frist von 24 Stunden nach dem Anfall deutlich, wobei sie jedoch innerhalb dieser Zeit mit der zeitlichen Entfernung vom Anfall abnahm. Vorgänger waren hier Krainsky, Agostini und Cololian, Ceni u. a.

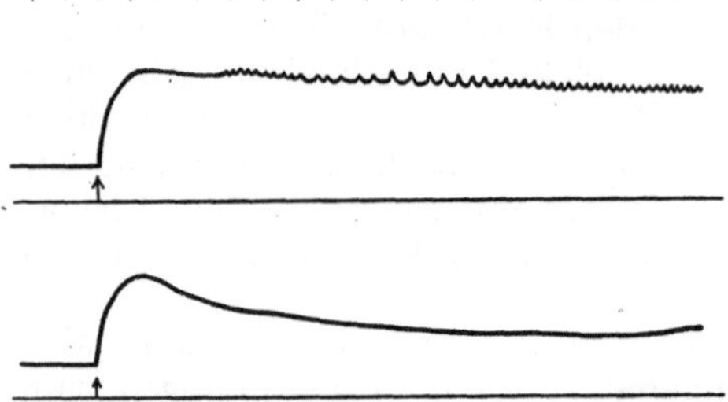

Abb. 26. Serumkurven, geschrieben von überlebenden Rinderarterienstreifen. Obere Kurve: Bei der Pfeilmarke Versenkung des Streifens in *gesundes* Serum. Die erste, starke Kontraktion beruht auf der kombinierten Wirkung der Alkalescenz des Serums und (wahrscheinlich) des in ihm enthaltenen Adrenalins. Dann folgen rhythmische Spontanbewegungen des Arterienstreifens. Untere Kurve: Ein Streifen von derselben Carotis, unmittelbar neben dem anderen entnommen, in *Epileptiker*serum versenkt. Die erste Kontraktion nicht stärker (also kein vermehrter Adrenalingehalt!), spontane Rhythmik *fehlt*. Zeitmarken = 10 Minuten. (Nach O. B. Meyer.)

Die Cerebrospinalflüssigkeit der Epileptiker wurde vielfach untersucht, doch ohne besondere Ergebnisse. M. Pappenheim hat den bisher nicht bestätigten Befund starker Vermehrung der Liquorzellen im Status epilepticus veröffentlicht. Leichte Vermehrung der Zell- und Globulinwerte sind manchmal zu sehen. Die Kolloidreaktionen sind negativ. Der Befund Donath von Cholin in der Cerebrospinalflüssigkeit der Epileptiker ist nicht bestätigt worden. Altenburger hat berichtet, daß bei Epileptikern häufiger das Hypophysenhinterlappensekret, nachgewiesen durch die Schwellenwertmethode von Kochmann, im Liquor fehlt als bei Normalen. Die Toxizität des Liquors ist vielfach festgestellt worden (Donath, Dide, Saquepée, Pellegrini u. a.).

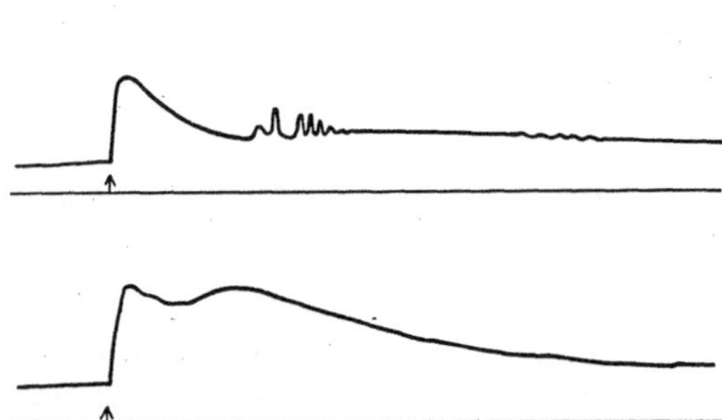

Abb. 27. Auf ¾ des Originales verkleinerte Serumkurven, geschrieben von überlebenden Rindercarotidenstreifen. Serum von Valentin E., organisch *gesund*. *Obere* Kurve: Bei der Pfeilmarke Versenkung des Streifens in das native Serum. Erste, starke Kontraktion durch kombinierte Wirkung von Alkalescenz des Serums und (wahrscheinlich) Adrenalin. Dann folgen rhythmische Spontanbewegungen des Carotidenstreifens. Zeitmarken = 10 Minuten. *Untere* Kurve: Versenkung in Serum von der *gleichen* Person, das mit *Cholin* 1 : 10 000 versetzt ist. Die rhythmischen Spontanbewegungen werden fast völlig gehemmt. (Nach O. B. Meyer.)

Noch ohne Deutung ist der Befund von O. B. Meyer, der nachwies, daß das Serum von Epileptikern die Spontanrhythmik von überlebenden Rinderarterien aufhebt oder stark vermindert. Abb. 26 und Abb. 27 illustrieren den Versuch. Die vergleichsweise untersuchten Sera zeigten dieses Phänomen nicht, Sera von Hyperthyreoidismus brachten sogar eine Steigerung der Spontanrhythmik. Sera, denen Cholin in Verdünnungen von 1/33000 bis 1/5000 oder Cholesterin 1/10000 bis 1/5000 zugesetzt waren, zeigten die gleichen Erscheinungen wie die Epilepsie. Mossner fand, daß die Kontrolle mit Normalserum oft schon die Spontanrhythmik aufhebe. Altenburger sah das O. B. Meyersche Phänomen nur in der intervallären Zeit.

Aus dem Vorstehenden ergibt sich, wie schwierig es ist, die der Epilepsie essentiellen Syndrome von denjenigen des Anfalles abzugrenzen, da man ja nie weiß, ob ein erhobener Befund nicht durch einen Anfall, ein psychisches oder serologisches Äquivalent (de Crinis), beeinflußt ist. Gerade hier bietet die neue Untersuchungsmethode der Hyperventilation sehr große Vorteile, denn sie erlaubt, die humoralen Erscheinungen des Anfalles von den intervallären abzugrenzen.

Nun zur Beantwortung der Frage, wie weit die humoralen Befunde befähigt sind die Pathogenese des epileptischen Anfalles zu klären. F. Georgi hat sich in jüngster Zeit besonders ausführlich mit diesem Problem beschäftigt. Wir möchten gleich vorausschicken, daß wir hier die schöne Arkeit von Vollmer nicht ausführlich genug berücksichtigen können, der auf Grund von Urinbefunden eine Alkalose als Vorläufer des epileptischen Anfalles ansieht. Wir haben oben ausgeführt, daß mir mit de Crinis der Meinung sind, daß eine Acidose bei evtl. alkalischen p_H-Werten dem Anfall vorausgeht. Vollmer aber macht die Alkalose zum Ausgangspunkt seiner Erörterungen. Er faßt zusammen:

„Die Epilepsie wird also als periodische Stoffwechselstörung aufgefaßt, deren wichtigster Bestandteil die bis zum Krampfanfall zunehmende Alkalose ist. Diese ist der Ausdruck einer Stoffwechselbeschleunigung und führt zu der erwähnten zweifachen Wirkung, auf die Muskulatur und das Zentralnervensystem im Sinne der Erregbarkeitssteigerung und Auslösung des Krampfes. Der Anfall selbst stellt die Krisis der bei der Epilepsie vorliegenden Stoffwechselstörung, und gewissermaßen eine vorübergehende Selbstheilung des Organismus dar, denn er führt zu einer Phosphatausschwemmung aus der Muskulatur und damit zu einer Acidosis, welche die Anoxämie und deren Folgen für das Zentralnervensystem aufhebt.“ Wir werden über diese Theorie noch zu sprechen haben.

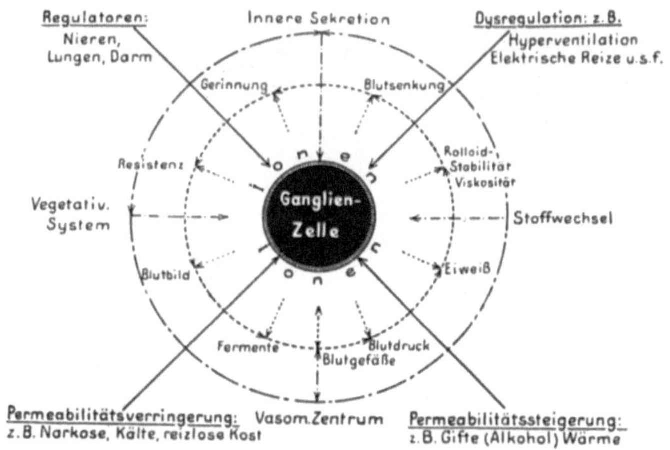

Abb. 28. Schema der Faktorenkoppelung bei der Genese des epileptischen Anfalls. (Nach F. Georgi.)

F. Georgi hat sich bemüht, die humoralen Erscheinungen des epileptischen Krampfanfalles, vor allem in bezug auf ihre Einwirkung auf die Ganglienzellen des Gehirns, zu ordnen und in ein System zu bringen, um ihre pathogenetische Bedeutung unter besonderer Berücksichtigung seiner eigenen Erfahrungen und Feststellungen zu klären. Er hat zu diesem Zwecke eine übersichtliche Figur angefertigt, die in Abb. 28 zu sehen ist. F. Georgi ist der Meinung, daß im großen und ganzen die bekannten präparoxysmalen humoralen Erscheinungen sich im Hyperventilationsstadium auch Gesunder finden können und daß sie daher nicht als direkt anfallauslösend angesehen werden. Sie sollen der Ausdruck einer Umstellung der Ionen und der Körpersäfte sein. Als spezifisch ist nur die Veränderung der Zellen anzusehen; diese kann wieder als durch verschiedene Ursachen hervorgerufen angesehen werden, z. B. konstitutionell, durch Trauma, bei der genuinen Epilepsie vorwiegend wohl durch endokrine Vorgänge. F. Georgi resumiert „Der epileptische Anfall käme demnach auf Grund einer Faktorenkoppelung (1. gestörter Stoffwechsel — 2. Änderung der Ionenkonzentrationen, ionogene Kolloidstabilitätsstörung, kolloide Membranveränderung — 3. pathologisch veränderte Rinde) zustande, bei der das humorale Syndrom lediglich die Rolle des Vermittlers einnimmt. F. GEORGI weist auch sehr richtig darauf hin, daß die Gleichstellung des epileptischen mit dem anaphylaktischen Anfall

Tabelle 6. *Schema der Stoffwechselstörungen der Epilepsie.* Nach WUTH.

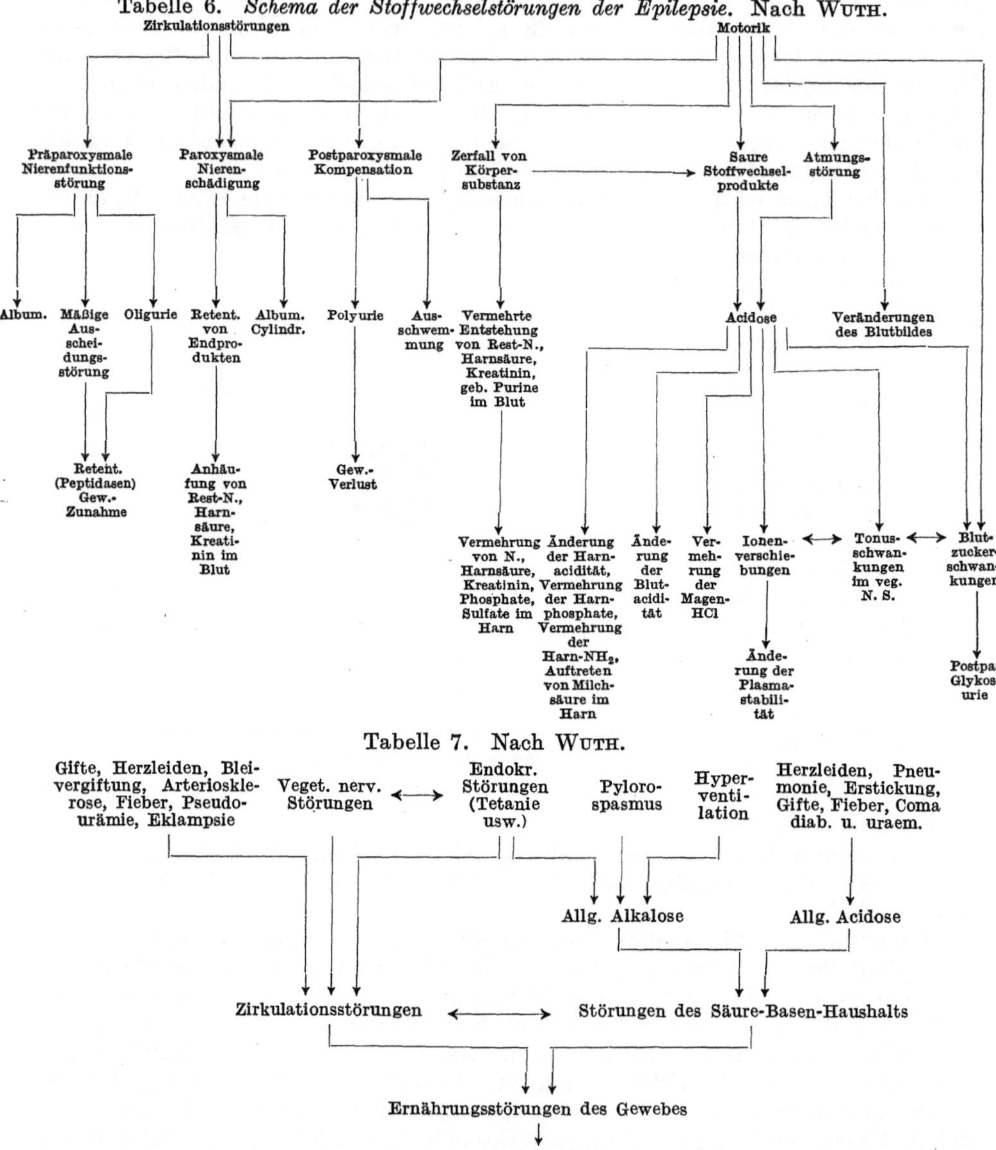

Tabelle 7. Nach WUTH.

nach den heutigen Anschauungen unwahrscheinlich und unproduktiv ist. WUTH hat seine auf stoffwechselchemischen Versuchen beruhenden Annahmen recht anschaulich in zwei Tafeln demonstriert. In der ersten (Tabelle 6) hat er gezeigt, daß eine ganze Reihe von Stoffwechselstörungen entweder auf dem Wege über Zirkulationsstörungen oder Störungen des Säurebasengleichgewichtes zu Eingriffen in die Motorik, wie sie der Anfall darstellt, führen. In der anderen (Tabelle 7) hat er gezeigt, wie eine Reihe von Ursachen entweder auf dem Wege der Zirkulationsstörungen oder der Störungen des Säurebasenhaushaltes zu Ernährungsstörungen der Zellen und so zum Krampfe führen. Er hat die vaskulären Störungen und jene des Säurebasenhaushaltes die wichtigsten Etappen auf dem Wege genannt, die zur Auslösung des Krampfmechanismus führen, die wieder unter sich enge Beziehungen haben.

DE CRINIS ist auf Grund seiner jüngsten Untersuchungen zu Anschauungen gekommen, die denen von WUTH und F. GEORGI z. T., besonders aber denen von VOLLMER widersprechen. Er geht vor allem von der Acidose des Blutes und der Herabsetzung des Grundumsatzes vor dem Anfall aus. DE CRINIS nimmt ungefähr an, daß das (durch saure Stoffwechselprodukte) stärker saure Blut weniger Kohlensäure aufnimmt, diese also in nur unzureichender Weise abtranportieren kann; daher erfährt das Gewebe eine Anreicherung mit Kohlensäure, wodurch wieder die Oxydationsvorgänge der Zelle eine Störung erfahren. So ist die Entstehung toxischer und saurer Stoffwechselprodukte infolge Behinderung der Eiweißverbrennung gegeben, die wieder die Ansäuerung des Blutes erhöhen und so einen Circulus vitiosus bilden. Durch histologische Untersuchungen glaubte DE CRINIS seine Annahme festigen zu können, indem bei experimenteller Säurevergiftung im Gehirn ähnliche Bilder zustande kommen wie bei Epilepsie und Eklamspie. Der Anfall ist bestrebt, einen Ausgleich dieser Stoffwechselstörungen herbeizuführen. Er geht nach DE CRINIS unter Erscheinungen humoraler Art vor sich, die wir beim anaphylaktischen Schock beobachten können. Er bespricht darauf die im Jahre 1912 von HAUPTMANN zuerst geäußerte Auffassung des Zusammenhanges zwischen anaphylaktischem und epileptischem Anfall. Wenn DE CRINIS eine Stoffwechselherabsetzung und -verlangsamung als mit für den Anfall verantwortlich sieht, glaubte VOLLMER präparoxysmal gerade das Gegenteil, eine Stoffwechselbeschleunigung, beobachtet zu haben.

Ich habe geglaubt diese neuen Theorien, die zeigen, wie innig heute Chemie und Serologie liiert sind, zur Orientierung bringen zu müssen. Sie zeigen, daß die Humoralpathologie sicher berufen ist, an der Lösung des Problems des epileptischen Anfalls mitzuarbeiten. Uns scheint aber, daß das Aufstellen großer Theorien, die sich oft direkt widersprechen, weniger wichtig ist als die fleißige Bearbeitung des Gebietes mit exakten Methoden. Vor allem die genaue Analyse des Säurebasengleichgewichtes vor dem Spontananfall und vor, wie im Hyperventilationsanfall, ferner die genaue Trennung der Erscheinungen der erfolglosen und erfolgreichen Hyperventilation, die von F. GEORGI nicht immer genügend scharf durchgeführt ist, scheint hier von allergrößter Wichtigkeit zu sein. Dabei erscheint es nur rationeller, den Parallelismus mit dem anaphylaktischen Anfall ganz auszuschalten. Ich kann DE CRINIS darin nicht beipflichten, daß der Anfall unter den humoralenErscheinungen des anaphylaktischen Schocks vor sich geht. Schon der von mir nachgewiesene Komplementgehalt des Blutes im Anfall spricht dagegen. Ich habe aber auch sonst schon angeführt, daß wir vom anaphylaktischen Schock ganz bestimmte und scharf begrenzte Vorstellungen haben, die wir durch Verallgemeinerung und Übertragung auf menschliche Verhältnisse nur verwässern. Weder experimentell noch erkenntnistheoretisch ist dieser Weg fruchtbar.

O. FÖRSTER, F. GEORGI und DE CRINIS haben auf die Bedeutung der endokrinen Komponente bei der Anfallsentstehung hingewiesen. BOLTEN und *ich* haben besonders der Schilddrüse hier eine Rolle zugesprochen. Aber auch für die Pathogenese der Epilepsie als solche spielt die innere Sekretion eine größere Rolle als vielfach angenommen. Es gibt Fälle, bei denen die Anfälle bei reiner Organtherapie ohne alle Narkotica wegbleiben. Bei genauer Analyse und Anwendung der humoralen Untersuchungsmethoden wird sich zweifellos der Kreis der genuinen Epilepsien gegenüber den Endokrinolepsien, wie sie die Amerikaner nennen, oder den endokrin-toxischen Epilepsien (SEREJSKI) vermindern.

Und so gelangen wir denn zum Schlusse und damit zur Frage, wie weit die Humoralpathologie geeignet ist, bei der *Diagnose* der Epilepsie mitzuwirken. Die vielen beschriebenen humoralen Erscheinungen des epileptischen Anfalls werden es zweifellos leichter machen, von andersartigen Fällen abzugrenzen. Anders die Frage der Diagnose der Epilepsie überhaupt. Hier kommt es wohl auf die Fragestellung an. Wir werden hören, daß die humoralpathologische Abgrenzung der Epilepsie von den syphilogenen Erkrankungen, z. B. der Paralyse, leicht ist. Gegenüber der Hysterie und den Psychopathien werden der niedrige Viscositätsfaktor und Eiweißquotient im Serum, die erhöhte antitryptische Serumwirkung, evtl. auch die Ergebnisse der A. R., vielleicht das O. B. MEYERsche Phänomen bei der Differentialdiagnose mitwirken. Leichter wird es noch sein, wenn sich Paroxysmen irgendwelcher Art mit ihrem reichen humoralen Syndrom bemerkbar machen. Das gilt auch bezüglich der Abgrenzung von der Schizophrenie.

Die *Prognostik* wird aus den humoralen Befunden nur insofern profitieren können, als man unter Umständen einen Anfall voraussagen kann. Freilich wird, wie Erfahrungen gezeigt haben, eine öfter wiederholte serologische Untersuchung eine Prognosenstellung auf weitere Sicht gestatten.

Das gilt ganz besonders, was die *Kontrolle der Therapie* betrifft. Man sieht dann allmählich eine größere Stabilisierung der humoralen Befunde auftreten, ein Normalwerden der auch in den Intervallen vorhandenen pathologischen Erscheinungen. Besonders wichtig aber ist die Humoralpathologie für die Therapie deswegen, weil sie ihr neue Wege zu weisen scheint. Derartige Vorschläge sind von DE CRINIS, F. GEORGI und *mir* gemacht worden und es steht zu hoffen, daß die Humoralpathologie der Schaffung einer ätiologischen Therapie des epileptischen Anfalles und der Epilepsie die Wege weisen wird.

Es ist nicht uninteressant, den serologischen Befunden des Jugendirreseins und der Epilepsie jene gegenüberzustellen, wie sie sich bei den *groben Störungen der inneren Sekretion* finden, die mit psychischen Störungen vergesellschaftet sind. Ich habe über dieses Gebiet schon früher (Seite 236ff.), ausführlich berichtet, weshalb ich jetzt kurz sein kann. Schilddrüsenstörungen bieten am meisten Aussichten, humoralpathologisch geklärt zu werden. Zwar bietet das Blutbild keine genügenden Differentialmerkmale, aber die Blutgerinnungszeit ist doch meist beim Basedow verzögert, beim Myxoedem beschleunigt. Senkungsgeschwindigkeit und Plasmalabilität bieten nicht immer diagnostisch verwertbare Befunde. Dagegen ist speziell die Bestimmung der spezifischen Viscosität und des Eiweißquotienten im Serum von Wert, die beide bei Hyperthyreosen erniedrigt sind; die Erhöhung bei Hypothyreosen ist nicht so deutlich. Die A. R. zeigt beim Basedow Abbau von Schilddrüse und Basedowschilddrüse, oft von Geschlechtsdrüsen oder Hypophyse, bei Myxoedem meist nur Abbau von Schilddrüse. Die Kottmannreaktion weist bei Hypothyreosen Beschleunigug, bei Hyperthyreosen Verzögerung auf, am besten nachweisbar durch die Technik und das Schema von SAMSON. Die antitryptische Serumwirkung ist stets erhöht. Klinisch weniger brauchbar ist die Acetonitrilreaktion des Serums und des Plasmas, speziell in der Technik nach STRAUB, d. h. der Schutz weißer Mäuse vor dem Acetonitriltod durch den Gehalt an wirksamer Schilddrüsensubstanz. Auch der Kaulquappenversuch kommt evtl. in Frage, indem die Tiere bei Fütterung mit Serum von Hyperthyreotikern jene Metamorphosen (schnellere Differenzierung und Kleinerbleiben) erleiden, wie sie beim Füttern mit Schilddrüsensubstanz auftreten. Der Grundumsatz ist bei Hyperthyreosen erhöht, bei Hypothyreosen erniedrigt. Die Cerebrospinalflüssigkeit zeigt bei Schilddrüsenveränderungen meist keine Störungen.

Diese humoralen Erscheinungen sind von besonderer Wichtigkeit, wenn das klinische Bild nicht ganz ausgeprägt ist. Sie können dann auch eine pathogenetische Bedeutung haben, indem sie zeigen, daß die endokrine Störung das Primäre ist. Die humoralen Untersuchungen bei den Störungen der Nebenschilddrüse knüpfen sich vor allem an den Kalkstoffwechsel und Kalkgehalt des Blutes. Die hier diskutierten Befunde sind vielfach auf die Epilepsie übertragen worden (VOLLMER), doch scheinen mir diese Zusammenhänge nicht genügend motiviert.

Hypophysenstörungen, wie die Akromegalie und die Dystrophia adiposogenitalis zeigen weniger charakteristische humorale Verschiebungen als die Schilddrüsenerkrankungen. Das Blutbild weist im allgemeinen keine charakteristischen Züge auf, wenn man von der Eosinophilie bei Dystrophia adiposogenitalis und der manchmal vorkommenden Verminderung der Roten bei Akromegalie absieht. Die A. R. weist meist, wie auch EWALD ausgeführt hat, Abbau von Hypophyse auf, eine Differenzierung der beiden Lappen ist bisher nicht möglich gewesen. Der antitryptische Index ist erhöht. Die Untersuchung auf die dem Hypophysenhormon nahestehenden Wirkungen im Serum und Liquor wird bekanntlich vornehmlich mit der Methode des überlebenden Rattenuterus ausgeführt, doch bestehen meines Wissens keine charakteristischen Befunde im Serum bei Hypophysenerkrankungen. Der Grundumsatz ist meist nicht verändert, dagegen die spezifisch-dynamische Eiweißwirkung. Liquorveränderungen sind bei Hypophysenstörungen nicht bekannt.

Die endokrinen Störungen der Geschlechtsdrüsen weisen, wie wenigstens bisher bekannt, im Serum wenig charakteristische Veränderungen auf; ebenso die Nebennierenerkrankungen, doch steht die Forschung hier erst am Anfang. Die Verwendung der neuen Methoden zur Bestimmung der Sexualhormone, z. B. die Beeinflussung des östrischen Zyklus der kastrierten weißen Maus in der Serologie ist schwierig. Die A. R. ergibt auch hier die relativ besten Resultate. Die antitryptische Serumwirkung ist bei Hypophysen- wie bei Geschlechtsdrüsen- und Nebennierenstörungen erhöht.

Interessant ist auch, daß, wie schon früher ausgeführt, die Zuckerwerte des nüchternen Patienten bei groben Störungen der inneren Sekretion oft verschieden sind; vor allem aber, daß nach Nüchterneingabe von etwa 400 ccm einer 10proz. Zuckerlösung und Untersuchung des Blutzuckers innerhalb der nächsten zwei bis drei Stunden Kurven entstehen, die gewisse charakteristische Züge bei einer Reihe endokriner Erkrankungen besitzen.

Zusammenfassend wäre also zu sagen, daß pathogenetische Anhaltspunkte aus dem humoralen Syndrom oft doch zu ziehen sind, insofern als eine endokrine Störung als ätiologisch für eine psychische Erkrankung angesehen werden kann, doch wird sich das nicht immer durchführen lassen.

Die *Diagnostik* steht, wie wir gesehen haben, wenn wir von der A. R. absehen, erst im Anfangsstadium, doch sind vielversprechende Ansätze gegeben, die freilich methodologisch z. T. zu kompliziert sind.

Die *Prognostik* wird eigentlich nur durch die humorale Untersuchung bei Schilddrüsenerkrankung gefördert; wir sehen bei günstig verlaufenden Fällen oft deutlich Änderungen des humoralen Bildes. Der Raum verbietet die ausführliche Darstellung solcher Fälle.

Die *Therapie* wird oft wesentlich durch die serologische Untersuchung beeinflußt, denn diese kann uns die Wege für eine ätiologische Behandlung weisen und diese in ihrer Wirkung begleiten und kontrollieren. Näheres darüber wird noch bei der Idiotie und dem Infantilismus zu sagen sein.

Die endogenen Erkrankungen der *Neurasthenie, Psychasthenie, Hysterie, Psychopathie* und der *Neurosen* zeichnen sich dadurch aus, daß das humorale Bild, wenigstens nach dem heutigen Stand der Forschung, ein dürftiges ist. Freilich ist das nur cum grano salis zu nehmen, denn wir erkennen immer mehr, daß ein Teil, speziell der Psychopathien und der Neurosen, mit endokrinen Störungen vergesellschaftet ist; in solchen Fällen ergibt auch die Serologie die diesbezüglichen Befunde. Hier wäre auf das Gesagte zu rekrutieren. Es können aber einfache Neurasthenien eine deutliche Lymphocytose haben, worauf SAUER, VON HOESSLIN und *ich* hingewiesen haben.

Für die Diagnostik werden hier also in erster Linie die negativen Befunde zu verwerten sein. Sind positive vorhanden, so werden sie, wie früher besprochen, nur mit Vorsicht zur Diagnostik, Prognostik und Therapie herangezogen werden können.

Wir gehen nun zu den *exogenen* Erkrankungen über. Hier wäre von Infektionen die *akute nichtsyphilitische Meningitis* kurz zu besprechen, einmal deswegen, weil sie manchmal zu Bildern führt, die mit anderen Psychen verwechselt werden, dann deswegen, weil die Meningitis uns besonders bei der Syphilis noch beschäftigen wird.

Die akute nichtsyphilitische Meningitis geht nur mit geringen Veränderungen im Blute einher. Die sogenannte Plasmalabilität ist in Verbindung mit der Senkungsgeschwindigkeit der roten Blutkörperchen stark gesteigert. Das Haemogramm zeigt die typischen Linksverschiebungen. Die antitryptische Serumwirkung ist stark erhöht.

Viel wesentlicher aber ist der Liquorbefund. Schon bei der makroskopischen Besichtigung fällt auf, daß der Liquor (der freilich auch noch klar usw. sein kann) in bezug auf Farbe, Durchsichtigkeit und Homogenität verändert ist. Er ist trüb gelblich oder schmutzig verfärbt und enthält Gerinnsel oder Flocken. Bakterien verschiedener Art sind in ihm mikroskopisch oder kulturell nachzuweisen. Die Zellzahl ist sehr stark gesteigert, als Zellart zeigen sich vor allem neutrophile Leukocyten (bei der tuberkulösen Meningitis herrschen meist die Lymphocyten vor). Das Gesamteiweiß ist deutlich vermehrt, ebenso das Globulin, besonders aber das Albumin, der Eiweißquotient ist relativ gering; Zucker und Chloridwerte sind vermindert. Die Kolloidreaktionen zeigen charakteristische Kurven, die in Abb. 17a zu sehen sind. Die fraktionierte Ammoniumsulfatreaktion des zentrifugierten Liquors ergibt eine positive Reaktion bei 28 proz. Ammoniumsulfatsättigung. Der Liquor enthält das komplexe Hämolysin für rote Hammelblutkörperchen (Normalambozeptor *und* Komplement). Das sind die wesentlichen Züge des Liquorbildes.

Es ist klar, daß sie die *Diagnostik* der akuten Meningitis wesentlich erleichtern, die Differentialdiagnose ermöglichen, Prognostik und Therapie wesentlich unterstützen.

So ist für uns der Übergang zu den auf *Syphilis beruhenden Psychosen* gegeben, denn diese bieten, neben wichtigen sich durch alle Stadien fortsetzenden biologischen Veränderungen, vor allem auch Liquorsymptome, die zu einem beträchtlichen Teil sich von akuten oder chronischen Meningitiden spezifischer Natur herleiten. Als Ausgangspunkt diene uns das humorale Syndrom der *typischen* Paralyse. Das Blutbild zeigt hier Linksverschiebungen, die sich aber auch in anderen Stadien der Syphilis finden. Senkungsgeschwindigkeit und Plasmalabilität sind erhöht. Die Globuline weisen Veränderungen auf, die heute noch nicht vollkommen geklärt sind. FABINYI und WEISBACH nehmen eine Vermehrung der Euglobuline an. Für die WEISBACHsche Technik steht aber zur Diskussion, ob es sich nicht wenigstens zum Teil um eine erhöhte Hydratation der Euglobuline handelt. Ich habe als charakteristisch gefunden, daß die mit Ammoniumsulfatlösung gefällten Pseudo- und vor allem Euglobuline sich bei der Lues, speziell der Paralyse nach Zentrifugieren, Abgießen des Rückstandes und Neulösung in Kochsalzlösung Trübungen der Flüssigkeit zeigen, während bei gleicher Technik und einem Normalserum als Ausgangspunkt eine klare Lösung resultiert. Die Ursache dieses Phänomens habe ich bisher nicht finden können. Die Wa. R., die Flockungs- und Trübungsreaktion des Serums zeigen ein stark positives Resultat. Freilich gibt es Fälle, wie ich nachgewiesen habe, bei denen die Wa. R. im Blute negativ ist.

Die Cerebrospinalflüssigkeit zeigt ebenfalls charakteristische Züge. Das Aussehen ist meist unverändert, nur bei sehr großer Zellvermehrung habe ich sonnenstäubchenartige Trübungen gesehen. Gerinnungsvorgänge sind nicht zu beobachten. Die Zellen sind vermehrt, jedoch lange nicht so stark wie bei der akuten Meningitis, selten über 200/3 im ccm. Von Zellarten sieht man im Liquor vor allem Lymphocyten verschiedener Größe und Form, Plasmazellen, selten neutrophile und eosinophile Leukocyten, Gitter- und Stäbchenzellen, Makrophagen. Das Gesamteiweiß ist vermehrt, ebenso die Globuline, das Albumin zeigt oft normale Werte. Der Eiweißquotient ist hoch. Die fraktionierte Ammoniumsulfatreaktion weist meist das Vorhandensein von Euglobulinen nach. Fibrinogen konnte ich nie finden[1]. Zucker ist normal, oder ganz gering vermindert, ebenso die Chloride. Ob die Lipoide vermehrt sind, steht noch zur Diskussion. Die Kolloidreaktionen zeigen charakteristische Kurven (Abb. 19). Die Wa. R. ist schon bei 0,2 ccm stark positiv und auch durch Inaktivieren nicht abschwächbar. Der Liquor enthält den hämolytischen Normalamboceptor für rote Hammelblutkörperchen, jedoch nur selten Komplemente.

Dieses Ensemble von Veränderungen, die meist bei jeder frischen, unbehandelten Paralyse zu finden sind, kann natürlich Atypien aufweisen, denen aber manchmal nicht immer Atypien im klinischen Blute entsprechen. Auf ein Versagen der Wa. R. im Blute habe ich schon hingewiesen (Kafka, Eicke, Nathan und Weichbrodt, Frigerio u. a.), jedenfalls deuten Atypien des humoralen Bildes darauf hin, genauer nachzuforschen und eventuell auf atypische Fälle gefaßt zu sein. Es kommen aber auch bei typischer Paralyse humorale Atypien ver. So kann, wenn die Krankheit spontan remissioniert, ein ebenfalls spontanes Schwächerwerden der Liquorreaktionen und evtl. auch der Wa. R. im Blute beobachtet werden. Ein vollkommenes Negativwerden wird aber meist nicht gefunden. Die Eiweißwerte und die Kolloidreaktionen bieten meist bis zuletzt Veränderungen, auch der Eiweißquotient zeigt pathologische Werte. Mischfälle, wie sie besonders von A. Jakob beschrieben sind, also histologische Kombinationen von Paralyse und Gehirnsyphilis, zeigen das Liquorbild des dominierenden Prozesses. Von einzelnen Autoren (Binswanger, Förster u. a.) sind Paralysen beschrieben worden, die von vornherein im Blut und im Liquor negativ waren. Ich habe solche Fälle nicht gesehen, denn die bei uns übliche genaue histologische Untersuchung des Z. N. S. hat dann stets das Nichtvorhandensein einer typischen Paralyse ergeben.

Tabesparalysen zeigen meist das humorale Bild der Paralyse, nur etwas abgeschwächt, auch besteht noch die Tendenz zum Abnehmen der Liquorbefunde. Die *juvenile* Paralyse unterscheidet sich serologisch nicht von der typischen Paralyse.

Wir gehen nun zur Beantwortung der Frage über, wie weit das humorale Bild der Paralyse geeignet ist, die *Pathogenese* dieser Erkrankung etwas zu klären. Ich möchte mich hier nur auf die Kritik der 1926 von A. Hauptmann in modifiziertem Zustande gebrachten Paralysetheorie beschränken. A. Hauptmann ist der Anschauung, daß da die Sekundärerscheinungen beim Paralytiker meist ge-

[1] Auch neuerlich konnte Samson mit der Starlingerschen Methode kein Fibrinogen oder Fibringlobulin am blutfreien Paralytikerliquor nachweisen.

fehlt haben, eine Abwehrschwäche gegenüber den Spirochäten vorliegt. Der Organismus kann die Parasiten nicht durch Phagocytose vernichten, sondern er ist darauf angewiesen, sie wie parenterales Eiweiß zu verdauen. Dies geschieht frei im Gewebe resp. in der Blutbahn. Dabei entsteht ein Anaphylatoxin. Als Beweis dafür gelten nach HAUPTMANN: das Vorhandensein proteolytischer Fermente, der Komplementmangel und die Vermehrung eosinophiler Zellen. Von dem ersten Punkte ist mir nichts bekannt; das Komplement fehlt in den meisten Fällen in vivo nicht, das Phänomen in vitro ist aber auch Nichtparalysen eigen; eine Vermehrung der Eosinophilen sieht man bei der Paralyse nur sehr selten; eher eine Eosinopenie. Die Toxine greifen nun, nach HAUPTMANN ähnlich wie das Anaphylatoxin, an den Endothelien, also auch an den Hirngefäßen an und rufen eine gesteigerte Durchlässigkeit der Gefäße hervor. Es kommt so nicht nur zum Übertritt von toxischen Stoffen in den Liquor, sondern auch von normalen Serumbestandteilen, Stoffwechselprodukten usw. Hier sei nur eingeschaltet, daß HAUPTMANN zuerst von der Erhöhung der Durchlässigkeit von Hirngefäßen spricht, und dann einen Übergang in den Liquor annimmt. An anderer Stelle wird dann ausgeführt, daß HAUPTMANN annimmt, „daß durch die in den Liquor gelangten Serumbestandteile eine toxische Zerstörung des Nervengewebes vor sich gegangen ist. Im Zusammenhang hiermit sinkt auch die Abwehrtätigkeit des Gehirns, wodurch es zu einer intensiven Spirochätenvermehrung kommt."

HAUPTMANN bewegt sich hier in den Bahnen von O. POETZL und O. FISCHER, die die alte Theorie von EDUARD WEIL, daß bei der Paralyse, infolge gesteigerter Permeabilität, Stoffe aus dem Blut in den Liquor dringen, die das Gehirn schädigen, an Hand der Hämolysinreaktion neu belebt haben. Ich habe ausdrücklich hervorgehoben, daß auf Grund des Vorhandenseins einer durch die positive Hämolysinreaktion angezeigten Permeabilität der Meningen noch kein Beweis dafür gegeben ist, daß diese Permeabilitätsstörung schon vor der Paralyse bestanden hat; das Negativwerden der Hämolysinreaktion kann man mit dem Nachlassen der meningitischen Erscheinungen erklären. Darüber wird noch zu sprechen sein.

Den ernsten Liquorforscher berührt es aber wenig zuversichtlich, wenn einerseits, wie es heute üblich ist, exakte Befunde bezweifelt, andererseits in Wirklichkeit kaum vorhandene serologische Befunde zur Grundlage von ganzen Theorien gestempelt werden. JAKOB und *ich* haben gezeigt, wie es möglich ist, an der Hand einer genauen Analyse den histologischen und humoralen Befunden wenigstens einen Rahmen für die Theorie der Paralysen zu geben.

Es ist allgemein anerkannt, daß das humorale Paralysensyndrom für die *Diagnostik* sehr bedeutungsvoll ist. Die wesentlichen Züge des Liquorbildes, die hier zu beachten sind, habe ich geschildert. Es können sich freilich innerhalb der Gehirnsyphilis, ja auch der frischen Luesstadien Teile des Liquorbildes finden, doch kann hier fast immer der Eiweißquotient, die Paralysenkurve der Kolloidreaktionen und das Ergebnis der Hämolysinreaktion den Ausschlag geben; doch sind solche Fälle selten. Im allgemeinen gestattet, wie wir noch hören werden, das Liquorbild der Paralyse die Differentialdiagnose gegenüber der Gehirnsyphilis und der Frühlues mit positivem Liquorbefund.

Wie weit die *Prognostik* durch das humorale, besonders das Liquorbild beeinflußt wird, ist heute ein strittiger Punkt. In der Vormalariaära war das Liquorbild insofern schon prognostisch wichtig, weil die Diagnose einer Paralyse a priori eine ungünstige Prognose ergab. Aber auch damals schon konnte ein Fortbestehen starker Reaktionen zwar ungünstig, ein Schwächerwerden aber nicht immer günstig gewertet werden, da wir ja gehört haben, daß beim Stationärwerden der Erkrankung die Befunde die Tendenz zur Abnahme haben. Die ganze Frage der Prognostik ist übrigens heute ganz besonders zur Diskussion gestellt worden anläßlich der ausführlichen Besprechungen der Malariatherapie der Paralyse. Es wurden die verschiedenen Blut- und Liquorreaktionen gemacht; DONATH und HEILIG bestimmten auch den Aminostickstoff im Liquor und fanden eine Vermehrung während der Malariabehandlung, PFEIFFER, STANDENATH und WEBER sahen nur während der Malariabehandlung Glycyltryptophan spaltende Fermente im Liquor. HOFF und SILBERSTEIN sahen Bakteriotropine, gegen Staphylo- und Streptokokken, sowie Colibazillen, die im Blute gebildet werden, während der Malariabehandlung in den Liquor übergehen, ebenso Opsonine. Es wurde gefunden, daß Spirochäten vom Liquor und Leukocyten behandelter Fälle phagocytiert werden, während das bei unbehandelten Fällen nicht so ist. Daraus wurde auf eine Anregung der Abwehrtätigkeit durch die Malaria geschlossen. Das Blutbild der malariabehandlten Paralytiker haben SCHILLING, JOSSMANN, HOFFMANN, VAN DER SPER, vor allem aber SKALWEIT, jenes der mit Recurrens behandelten SAGEL bearbeitet. Für die Malaria wurde das Vorhandensein dreier Phasen festgestellt: der neutrophilen Kampfphase, der monocytären Abwehr- und Überwindungsphase, schließlich der lymphocytär-eosinophilen Heilphase. Auch SKALWEIT hat ähnliche Umwandlungen gesehen; hämatologisch reagiert der malariabehandelte Paralytiker, wie ein Fall von Gehirnsyphilis. SAGEL sieht in der häufigen Erhebung des Querschnittes durch das Blutbild „eine Positions- und Funktionsdiagnostik, indem er den Stand der Krankheit markiert und die Leistungsfähigkeit der blutbildenden Organe kennzeichnet; er wird zum Indikator für eine individualisierende Therapie.“ Die neutrophile Kampfphase ist bei der Recurrens der Malaria gegenüber erhöht und verlängert; im übrigen sind die drei Phasen zu unterscheiden, sie sind bei der Recurrens nur breiter und weniger angedeutet. Hier werden im Gegensatz zur Malaria, wo eine große Grundwelle mit aufgesetzten täglich kleineren Wellen beschrieben wurde, drei Wellen unterschieden: die Grundwelle, die Anfallswelle und die pseudokritische kurzfristige Schwankung.

Die zitierten Arbeiten zeigen, daß man versucht hat, in die Biologie der Malariawirkung einzudringen; freilich ist noch nicht genügend Arbeit geleistet und sind wir von der Lösung des Rätsels noch weit entfernt.

Die Liquorbefunde bei der Malariabehandlung sind von vielen Seiten festgestellt worden; GERSTMANN, KALTENBACH, WALTHER, ABELIN, DREYFUS, BÜCHLER, SOMOGYI, F. GEORGI und viele andere wären hier zu nennen, doch muß gesagt werden, daß die Untersuchung vielfach ungenügend und kritiklos vor sich gegangen ist.

Die wesentlichen Punkte der Veränderung des Liquorbildes sind neben der quantitativen Abschwächung der Zell-, Eiweiß- und Wassermannwerte: die Veränderung der Kolloidkurve und die Beeinflussung der Hämolysinreaktion. Die erstere Erscheinung, die am besten dadurch beschrieben wird, daß die Paralysenkurve sich in eine Lues-erebri-Kurve, schließlich evtl. in eine Lueszacke umwandelt, ist bisher nicht geklärt. Durch eine Veränderung des Eiweißquotienten dürfte sie nicht zustande kommen, wie eigene Versuche beweisen. Da wir eine solche Kurve sonst mit einem andersartigen Liquorbefund zu sehen gewöhnt sind, stellt dieses Ensemble eine Besonderheit dar. Die abgeschwächte oder fehlende Hämolysinreaktion wurde von O. FISCHER und O. POETZL als besonders wichtig in prognostischer Beziehung angesehen. Da man die Paralyseentstehung als zustande gekommen durch den Übertritt von Serumbestandteilen infolge erhöhter Permeabilität ansah, mußte man in dem Aufhören dieser Erscheinung eine Wendung zum Günstigen sehen. Es ist aber, wie ich auseinandergesetzt habe, denkbar, daß die Hämolysinreaktion negativ wird, weil sich die meningitischen Prozesse zurückbilden. Solange wir nicht wissen, welche Stoffe im Liquor aus dem Blute, welche aus dem Zentralnervensystem stammen, solange wir nicht genau den Liquorerscheinungen ansehen können, ob sie Abwehr- oder Krankheitssymptome sind, solange wir nicht neben den geläufigen Liquorreaktionen solche kennen, die lediglich die Folge eines degenerativen, wenn auch stationären Gehirnprozesses sind, solange werden wir in der Bewertung der Liquorbefunde nicht klar sehen. Wir werden uns daher heute vor Über- und Unterschätzung bewahren müssen. Vor allem wird in den meisten Arbeiten der zeitliche Punkt nicht genügend gewürdigt; amerikanische Arbeiten haben gezeigt, daß man doch eine um so bessere Übereinstimmung zwischen Krankheitsverlauf und Liquorbefund feststellen kann, je später man punktiert. Klinische wie auch Liquorbesserungen können jede für sich gewissermaßen über das Ziel hinausschießen; die so entstehenden Diskreparzen zwischen klinischem und Liquorbefund gleichen sich dann wieder aus. Im übrigen sei wiederholt, was ich schon so oft gesagt habe: gehen klinische und Liquorbesserung parallel, dann sind die Aussichten am günstigsten; besteht klinische Besserung ohne wesentliche Liquorbesserung, so kann diese zwar noch folgen, immerhin muß der betreffende Patient als Träger eines nicht unbedeutenden Symptoms angesprochen werden. Ist das Umgekehrte eingetreten, dann muß der Liquor möglichst genau untersucht werden, jedenfalls darf man sich aus seiner Veränderung keine zu großen Hoffnungen machen, wenn die klinischen Erscheinungen bestehen bleiben.

Aber daß die Sanierung das erstrebenswerte Ziel sein muß, ist klar.

Gennerich hat dies auch für die endolumbale Salvarsanbehandlung bewiesen.

Nun zur *Gehirnsyphilis*. Bekanntlich können wir hier drei Formen vom anatomischen Standpunkt aus unterscheiden: die meningitische, die gummöse Form und schließlich die Gefäßlues des Gehirns. Die entzündliche meningitische Form zeigt die deutlichsten humoralen Reaktionen. Im Blute sind die biologischen Reaktionen in 70 bis 80% der Fälle positiv; die anderen humoralen Befunde zeigen nichts Wesentliches. Der Liquor ist in den frischen Stadien meist von unverändertem Aussehen (doch kommen bei starker Meningitis auch Trübungen und Flockungen vor). Die Zellen sind stark vermehrt (über 300/3), das Zellbild zeigt hauptsächlich Lymphocyten. Spirochäten sind im Liquor auch mit den modernen Methoden nur sehr selten nachzuweisen. Das Gesamteiweiß ist vermehrt, ebenso die Albumine und Globuline, wobei neben dem Eu- auch manchmal das Fibringlobulin nachzuweisen ist. Der Eiweißquotient ist geringer als bei der Paralyse, aber gegen die Norm erhöht. Der Zucker- und Chloridgehalt ist vermindert. Die Wa.R. ist selten bei 0,2 ccm schon positiv und dann durch Inaktivierung abschwächbar, meist beginnt aber die positive Wa.R. erst bei 0,5 oder 1,0 ccm. Die Hämolysinreaktion ist in diesem Stadium meist positiv *mit* Komplementgehalt. Die Kolloidreaktionen weisen die typischen Kurven auf (Abb. 18). Dies Bild ändert sich meist auch ohne Behandlung und die chronischen Fälle zeigen dann folgendes Profil der Liquorbefunde. Die Flüssigkeit ist klar, enthält aber noch relativ viel Zellen. Das Gesamteiweiß ist vermehrt, ebenso die Globuline, der Eiweißquotient ist dem frischen Stadium ähnlich; nur das Pseudoglobulin ist meist neben dem echten Globulin nachzuweisen. Zucker im Chloride sind normal. Die Wa. R. ist erst bei höheren Werten positiv und durch Inaktivieren deutlich abschwächbar; die Hämolysinreaktion ist negativ, die Kolloidreaktionen zeigen entweder die abgeschwächte Lues-cerebri- oder eine abortive Paralysekurve. Die gummöse Form zeigt meist ein Bild, welches der subakuten meningitischen Form entspricht. Die Gefäßlues des Z. N. S. bietet die erwähnten Befunde der chronisch-meningitischen Form in sehr abgeschwächtem Zustande, ja negative Reaktionen kommen vor. Am längsten und stärksten erhalten sich die Globulinwerte und die Kurven der Kolloidreaktionen, die freilich bis zur Lueszacke abgeschwächt sein können.

Im allgemeinen kann man sagen, daß bei der Gehirnsyphilis im Liquor die entzündlichen Reaktionen die biologischen überragen, und daß alle Befunde die Tendenz haben, auch ohne Behandlung sich abzuschwächen. Im Gegensatz dazu sehen wir bei der Paralyse die biologischen Befunde überragen, und vor der Malariabehandlung treten spontane Änderungen des Liquorbildes selten sein.

Die *Pathogenese* der Gehirnsyphilis wird durch den humoralen Befund etwas geklärt, wenn wir auch zugeben müssen, daß das Vorkommen ähnlicher Befunde bei Lues ohne klinische Erscheinungen von seiten des Z. N. S. her etwas Abbruch getan hat. Immerhin läßt sich bis zu einem gewissen Grade die Genese, ob meningitisch, ob gummös, ob gefäßsyphilitisch, bei *genauer* Analyse des Liquorbildes leichter klären. Neue Reaktionen werden auch weiteres Licht bringen.

Was die *Diagnostik* betrifft, so sei vor allem die Abgrenzung von der Paralyse besprochen. Es kann hier auf das bei der Paralyse Erwähnte hingewiesen werden. Dort wurde auch gesagt, warum eine Differentialdiagnose nicht in jedem Falle durchführbar ist. Innerhalb des Gebietes der Gehirnsyphilis wird, wie schon erwähnt, das humorale Bild zur Differentialdiagnose beitragen können. Über die Abgrenzung von nichtsyphilitischen Erkrankungen des Zentralnervensystems braucht hier wohl nicht weiter gesprochen zu werden.

Für die *Prognostik* gilt das bezüglich der Paralyse Gesagte, ebenso bezüglich der Kontrolle der Therapie.

Von besonderer Wichtigkeit ist das humorale Syndrom, wenn keine ausgeprägte Erkrankung des Zentralnervensystems vorliegt. Hierher gehören die Fälle von isolierter reflektorischer Pupillenstarre, isoliert fehlender P. S. R., Anisokorie u. ä. Meist dürfte in solchen Fällen ein Liquorbild, das dem der Paralyse oder der Gehirnsyphilis gleicht, prognostisch sehr wichtig sein. Bezüglich der Bedeutung des Liquorbefundes bei der isolierten reflektorischen Pupillenstarre ist in der Literatur eine Diskussion entstanden, die wohl in dem Satz NONNES ihre beste Deutung sieht, daß ein normaler Liquor eine günstige Prognose gäbe, ein pathologischer diese als zweifelhaft erscheinen läßt.

Psychische Erscheinungen im Laufe der Syphilis, die weder als Gehirnsyphilis noch als Paralyse zu deuten sind, sind in der Form der PLAUTschen Halluzinosen selten, kommen sonst aber vor. Hier wird meist die Liquoruntersuchung den Anschluß einer der obengenannten Krankheiten gestatten.

Noch einige Worte über positive Liquorbefunde *ohne* klinische Erkrankungen des Z. N. S. Solche kommen in allen Stadien der Syphilis vor; sie sind meist gering ausgesprochen und flüchtiger Natur. Sie zeichnen sich auch dadurch aus, daß oft nur einzelne Reaktionen positiv sind. Über die Abgrenzung solcher Befunde von denen der manifesten Erkrankungen des Z. N. S. habe ich im „Handbuch der Serodiagnose der Syphilis" und im „Handbuch der Haut- und Geschlechtskrankheiten" berichtet. In der Psychiatrie ist dies insofern wichtig, als z. B. eine Schizophrenie und Lues positive Liquorerscheinungen bieten kann. Die oben genannten Punkte, ferner die Form der Kolloidreaktion, der Eiweißquotient, die negative Hämolysinreaktion u. a. werden hier meist Aufklärung schaffen.

Andere infektiöse Erkrankungen gehen ebenfalls mit interessanten Blut- und Liquorveränderungen einher. Dort, wo die Infektion zu einer Meningitis führt, treten deren humorale Erscheinungen auf (S. 288). Von Wichtigkeit ist das Fleckfieber mit verändertem Zellbild des Blutes und positiver WEIL-FELIX- und GRUBER-WIDALscher Reaktion im Blute und starker Pleocytose, positiver Ph. I, positiver Hämolysinreaktion und positiver WEIL-FELIXscher Reaktion im Liquor. Ferner die Schlafkrankheit, bei der in Blut und Liquor Trypanosomen vorkommen, bei starker Veränderung der letzteren Flüssigkeit, die auch die Wa. R. bietet.

Wir wenden uns jenen Geisteskrankheiten zu, die durch eine chemische Verpflegung, eine *Intoxikation* im engeren Sinne, verursacht werden. Hier stehen Alkoholismus und die Alkoholpsychosen im Vordergrunde. FEIGL, POHLISCH und SUCKOW haben über diese Erkrankungen ausführlich gearbeitet. FEIGL sah bei akutem Rausch Lipämie. POHLISCH fand vermehrte Bilirubin- und Acetonkörperwerte, deren Stärke mit der Schwere der Alkoholerkrankung zunahm; ferner wurde im Delirium stets Indican im Blute gefunden. Reststickstoff und Aminosäuren sollen bei akuten Alkoholvergiftungen im Blut normale, bei chronischen dagegen pathologische Werte bieten. SUCKOW hat das Blutbild eingehend mit Zuhilfenahme des Hämogramms untersucht. Die interessante Zusammenstellung SUCKOWS möchte ich hier in extenso bringen.

SUCKOW faßt zusammen: „Die hämatologischen Untersuchungen ergaben Bilder, wie wir sie von infektiösen bzw. toxischen Erkrankungen kennen. Die Blutbilder zeigen im Delir den Höhepunkt toxischer Wirkung, eine neutrophile Hyperleukocytose mit regenerativer Kernverschiebung, An- bzw. Hypeosinophilie und Lymphopenie. Im roten Blutbild fanden wir eine leichtere Anämie mit polychromatischer Erythrocytose. Der Schwere des Falles entsprach der Grad der Verschiebung im weißen Blutbild nach den Granulocyten und deren Jugendformen hin. Die meisten Jugendformen wurden bei mit atypisch schwerer Bewußtseinstrübung gefunden. Dieses Stadium können wir nach SCHILLING als neutrophile Kampfphase bezeichnen.

Parallel mit Abklingen aller deliranten Erscheinungen fanden wir Absinken der hohen Leukocytenwerte, Rückbildung der Kernverschiebung, Auftreten von Eosinophilen, Zunahme der Lymphocyten. Gleichzeitig oder schon kurze Zeit vorher trat eine Monocytenvermehrung bis zu deutlicher Monocytose auf. Wir haben hier einen kritischen Ausgang schwerer toxischer Schädigung und können von einer Abwehr- oder Überwindungsphase sprechen. Im weiteren Verlauf zeigten die Lymphocytosen die Heilungstendenz. In der zwei bis drei Monate anhaltenden Lymphocytose haben wir die Heilungsphase.

Bei einem protrahierten Delir war ein verlangsamter Rückgang der Neutrophilie und Kernverschiebung bei bestehender Monocytose deutlich.

Die abortiven Delirien zeigten ähnliche Verhältnisse wie die Delirium-tremens-Fälle. Die Neutrophilie, Kernverschiebung und An- und Hypeosinophilie und Lymphopenie waren aber entsprechend dem leichteren klinischen Befunde weniger stark ausgeprägt. Monocytäre Abwehr und lymphocytäre Heilungsphase setzten frühzeitiger ein und nahmen kürzere Zeit in Anspruch.

Bei der Alkoholhalluzinose fanden wir als Ausdruck leichterer toxischer Wirkung nur leichtere Kernverschiebung und gleichzeitiges Einsetzen von monocytärer Abwehr und einer lymphocytären Heilungsphase, im Prinzip das gleiche Bild, wie wir es bei anderen Formen des chronischen Alkoholismus angetroffen haben.

Wenn die KORSAKOWschen Psychosen auch nicht alle eindeutig zu bewerten sind, so zeigen doch die zwei Fälle das Bild einer langandauernden, chronischen Heilphase bei Fortdauer der neutrophilen Reizung und wechselnder hoher Monocyten-, dabei schwankende Eosinophilen- und hohe Lymphocytenwerte.

Einige schwere Gewohnheitstrinker mit nächtlichen deliranten Erscheinungen und anderen Zeichen eines schwersten chronischen Alkoholismus näherten sich den Befunden der Delirien. Wir fanden angedeutet ein toxisches Blutbild bei drei Fällen.

In weniger schweren Fällen sahen wir im Hämogramm als Zeichen geringerer toxischer Wirkung kurzdauernde Kurvenverschiebung, daneben als Zeichen von Abwehr und beginnender Heilungstendenz Mono- und Lymphocytose.

Bei anderen chronischen Alkoholisten, die klinisch vor allem keinerlei nächtliche delirante Erscheinungen hatten, zeigte das ganze Hämogramm nur eine Lymphocytose, die wir wahrscheinlich als ein Zeichen dafür auffassen können, daß toxische Einflüsse überwunden wurden.

Die Heilungsverläufe aller chronischen Alkoholisten glichen im wesentlichen denen der abgeklungenen Delirien, dauerten aber nicht so lange Zeit.

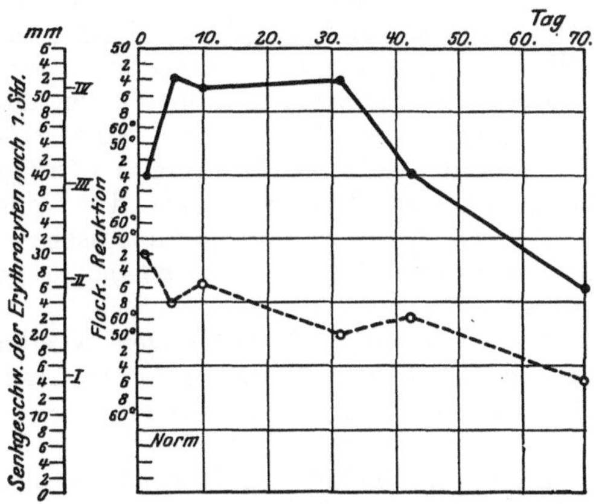

Abb. 29. Fall von schwerem chronischen Alkoholismus. (Nach SUCKOW.)
– – – Senkungsgeschwindigkeit der Erythrocyten nach 1 Stunde. —— Flock.-Reaktion.

Einige chronische Alkoholisten, die wir klinisch zu den leichteren Formen rechnen können, ergaben normale Befunde.

Die Ergebnisse der hämatologischen Untersuchungen weisen auf Übergänge von den Formen des schwersten chronischen Alkoholismus über die abortiven Delirien zu den typischen Delirien hin."

Ferner hat SUCKOW bei den verschiedenen Formen des Alkoholismus parallel nebeneinander die Senkungsgeschwindigkeit der roten Blutkörperchen und die Prüfung der Plasmalabilität unternommen. Letztere führte er, wie schon erwähnt, aus, indem er die Fällung durch Kalisalze der HOFFMEISTERschen Reihe mit stufenweiser Erwärmung kombinierte. Die Befunde finden ihre Illustration in den Abb. 29 u. 30. Zusammengefaßt führt SUCKOW aus, daß die Flockungs-

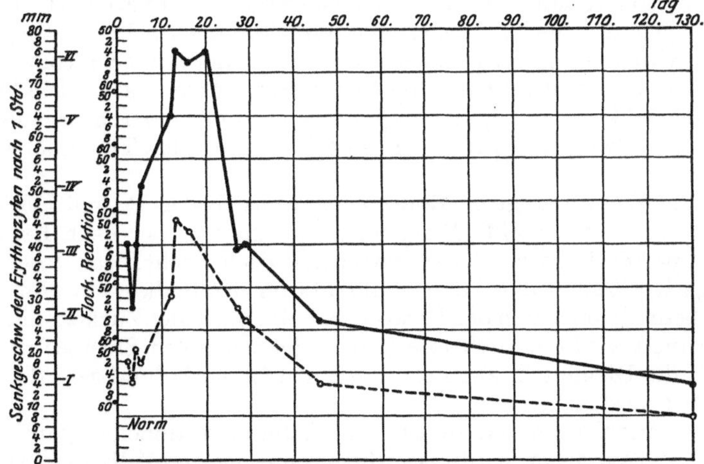

Abb. 30. Fall eines typischen Delirium tremens. (Nach SUCKOW.)
– – – Senkungsgeschwindigkeit der Erythrocyten nach 1 Stunde. —— Flock.-Reaktion. (Die letzten Ausflockungen sind angegeben.)

und Senkungsreaktionen die höchsten Werte bei den Delirium-tremens-Fällen erreichten. Die abortiven Delirien und andere schwere chronische Akloholisten mit deliranten Erscheinungen und körperlichen Zeichen des chronischen Alkoholismus näherten sich in ihren Befunden denen der Delirium-tremens-Fälle. Bei den weniger schweren Fällen konnte SUCKOW nur geringere Erhöhungen der Flockungs- und Senkungswerte finden; bei einigen waren die Reaktionen normal. Die Erscheinungen sind Ausdruck toxischer Vorgänge und nicht direkte Alkoholwirkungen, da sie sich im experimentellen Rausch nicht zeigen. Sie dauern außerdem selbst bei völliger Abstinenz wochen- und monatelang. SUCKOW weist auch auf die diagnostische und prognostische Bedeutung der Befunde hin.

Andere Ergebnisse bei Alkoholikern sind: vermehrtes Auftreten von Fermenten, z. B. dem diastatischen im Blute, Erhöhung des antitryptischen Titers im Serum, verschiedene Bilder der A. R. Im Liquor ist der Alkohol oft nachzuweisen, und zwar nicht selten in größerer Menge als im Blute. Im Delirium tremens enthält der Liquor Aceton und Acetessigsäure.

Beim chronischen Alkoholismus ist der Liquor meist unverändert; bestehen Erkrankungen des Z. N. S. oder seiner Häute, so zeigt sich das in der Erhöhung des Gesamteiweiß-, Globulin- und häufiger des Albumingehaltes, Xantho- oder Erythrochromie, kleinen Zacken der Kolloidreaktionen.

Wir sehen, die humoralpathologische Erforschung des Alkoholismus ist nicht uninteressant und dürfte auch bei der Frage der Beteiligung der Konstitution mitsprechen.

Andere chemische Vergiftungen, wie der Kokainismus und der Morphinismus, dürften, wenn sie in ähnlicher Art untersucht werden, auch manche interessante Abweichung von der Norm bieten, wie es in jüngster Zeit bereits von französischer Seite berichtet worden ist.

Die Psychosen bei *organischen* Erkrankungen des Zentralnervensystems, selbst nichtsyphilitischer Natur, weisen fast durchweg eine Erhöhung des Gesamteiweißes und des Globulins auf und evtl. kleine Kolloidkurven. Besondere Besprechungen verdienen die *Encephalitis epidemica*, die multiple Sklerose und der Tumor cerebri. Bei der Encephalitis sind bisher Veränderungen des Blutes nicht bekannt. Der Liquor ist klar, nur selten verändert, die Zellen sind vermehrt, und zwar stärker als die Globuline (cytoglobulinische Dissoziation). Wa. R. und Hämolysinreaktion verlaufen negativ, der Zuckergehalt ist vermehrt, die Kolloidreaktionen zeigen Kurven, die denen der Syphilis ähneln. Die Pathogenese der Encephalitis wird nur insofern bisher durch das humorale Syndrom bereichert, als die Aktivität des Prozesses aus ihm geschlossen werden kann. Die Diagnostik wird im Liquorbild gegenüber den syphilitischen und anderen organischen Erkrankungen gefördert werden. Auch eine Kontrolle der Therapie wird möglich sein.

Die *multiple Sklerose* zeigt im Blute, bis auf positive A. R. und Erhöhung des antitryptischen Indexes, nichts Besonderes. Im Liquor, der nach ESKUCHEN in 50% der Fälle normal ist, zeigt sich, wenn pathologisch, leicht Pleocytose, schwache Phase I, negative Wa. R. und Hämolysinreaktion, Kolloidkurven, die denen der Syphilis, im besonderen denen der Paralyse ähneln, normaler Zuckergehalt. Durch den Liquorbefund wird die infektiöse Genese der multiplen Sklerose wahrscheinlich gemacht; die Diagnostik kann oft durch den Liquorbefund gefördert werden, weniger die Prognostik.

Der *Tumor cerebri* kann evtl. im Blute die Tumorreaktionen zeigen. Viel wichtiger ist das Liquorsyndrom: häufig Xanthochromie, geringe Zellvermehrung, deutliche Eiweißvermehrung, negative Wa. R. und Hämolysinreaktion, Vermehrung des Zuckergehaltes bei Verminderung der Chloride, Kolloidkurven sind denen der Meningitis ähnlich. Bei Zisternenblock zeigt der Zisternenliquor diese Erscheinungen in erhöhtem Maße, bei Subarachnoidealblock findet sich das NONNEsche oder FROINsche Syndrom.

Das Liquorbild ist von diagnostischer Bedeutung; auch die Therapie kann es wesentlich beeinflussen.

Beim Cysticercus cerebri findet man meist den Liquor ähnlich verändert, wie beim Hirntumor. Von Wichtigkeit und diagnostisch meist ausschlaggebend ist der Befund der Komplementbindungsreaktion mit Hydatidenflüssigkeit als Antigen nach WEINBERG.

Auch *innere Erkrankungen* zeigen oft im Blut und Liquor charakteristische Veränderungen. Ihre Kenntnis ist wichtig, weil sich ja eine Erschöpfungspsychose oder etwas ähnliches hinzugesellen kann. Bei Nierenerkrankungen spielt z. B. im Blute die Gefrierpunkterniedrigung und Reststickstoffbestimmung eine diagnostisch, wie therapeutisch gleich bedeutende Rolle. Bei der Schrumpfniere findet sich eine Vermehrung der Chloride, bei Niereninsuffizierung Erhöhung des Reststickstoffes im Liquor. Die Urämie zeigt folgendes Liquorbild: Vermehrung der Liquorzellen, Erhöhung der Harnstoffwerte des Reststickstoffes und der Chloride, Eiweiß meist normal. Bei Diabetes zeigt nicht nur das Blut die charakteristische Belastungskurve, auch im Liquor findet sich deutliche Zuckervermehrung und im Koma Aceton und Azetessigsäure. So könnte also ein komatöses Bild durch die Liquoruntersuchung geklärt werden.

Zum Schluß sei noch der *Idiotie* und des *Infantilismus* gedacht, weil sie ein so buntes Bild bieten und verschiedenster Ätiologie sind. Wir haben uns angewöhnt in jedem Falle folgenden Untersuchungsgang der Körperflüssigkeit einzuschlagen: Blutbild, evtl. Blutgerinnungszeit, Senkungsgeschwindigkeit der Roten, Plasmalabilität, Wa. R. und A. R. des Serums, der Liquor wird stets gründlich nach bekannten Prinzipien untersucht. Hinzu kommt in besonderen Fällen die evtl. Untersuchung auf Hormonreaktionen im Blute. Die erhobenen Befunde der Literatur sind recht spärlich. LEVINSON berichtet, daß bei der amaurotischen Idiotie der Liquor normal ist, ebenso bei Mongolismus; das Auftreten positiver Wa. R. im Liquor und einer Kolloidkurve begründet LEVINSON mit dem zufälligen Zusammentreffen von Syphilis und Mongolismus.

GREENFIELD und CARMICHAEL erinnern an die Arbeit von STEVENS, der unter 56 Fällen von Mongolismus 14 mit positiver Wa. R. im Blute sah. RIDDEL und STEWART sahen in 55 Fällen eine leichte Farbänderung bei der Goldsolreaktion, sonst aber war der Liquor normal. Nur einer hatte eine positive Wa. R. im Blute.

Gehen wir die Fälle nach dem WEYGANDTschen Schema durch, so sehen wir beim Schwachsinn auf entzündlicher Grundlage meist die Zeichen leicht entzündlichen Liquors (geringe Zell- und Globulinvermehrung). In der endogenen Gruppe zeigt, wie wir gehört haben, die amaurotische Idiotie negative Liquorbefunde. Die tuberöse hypertrophische Sklerose ist sehr selten untersucht worden. Häufiger dagegen in der letzten Zeit der Mongolismus. Ich habe in WEYGANDTS Auftrag kürzlich eine Reihe von Fällen untersucht, die Ergebnisse finden sich in Tabelle 8. Auch hier zeigt sich wieder, daß die Annahme der syphilitischen Genese des Mongolismus sehr unwahrscheinlich ist. Unter Ausscheidung der dystrophischen Formen des Infantilismus, wenden wir uns den glanulären Formen zu. Hier haben wir oft Untersuchungen gemacht und konnten durch den Blutbefund die Diagnose erleichtern und die Therapie bereichern. In der Gruppe der erbsyphilitischen Schwachsinnsformen finden sich die meisten Untersuchungen. THOMSEN, BOAS, HJOST, LESCHLY, KELLNER, CLEMENZ, BRÜCKNER, RAUTENBERG, ALTWOAD, LIPPMANN, HAAS u. a. wären hier zu nennen. Hier stehen natürlich die Syphilisreaktionen im Vordergrunde, die aber mit wachsendem Alter negativ werden. Liquorbefunde bestehen nur wenige. HAAS hat gefunden, daß sie nur dann positiv waren, wenn klinische Symptome von seiten des Z. N. S. vorlagen. Komplementmangel im Blute deutete bei meinen Fällen meist auf klinische Symptome hin.

Tabelle 8. *Humorales Bild bei Mongolismus.*

Name	1. Fu (m)	2. Br (m)	3. Be (m)	4. Lü (m)	5. Le (w)	6. Ha (w)	7. Re (w)
% Hämoglobin	67,8	75,0	86,0	68,0	73,0	61,8	67,3
Rote Blutkörperchen	3980000	3980000	5510000	3820000	4860000	3920000	4214000
Weiße Blutkörperchen	18000	5400	14500	7400	7100	8500	6900
Neutrophile Leukocyten	63,0	62,5	82,0	80,0	62,0	52,0	58,0
Lymphocyten	23,5	23,0	14,5	16,5	29,5	38,5	38,5
Mononucleäre	0,5	2,5	1,0	0,5	3,0	—	—
Eosinophile	8,0	10,0	1,5	1,0	1,5	1,5	2,0
Mastzellen	—	—	—	0,5	2,0	1,0	0,5
Übergangsformen	3,0	1,5	2	1,5	2,0	6,5	0,5
Senkungsgeschwindigkeit, nach 2 Std.	5,0	2,1	0,2	5,1	2,5	1,5	2,5
Plasmalabilität (Kochsalzvers.)	erhöht	erhöht	normal	stark erhöht	normal	herabgesetzt	normal
Abbaureaktionen							
Cortex	1—2	3	2—3	2—3	3	3	0
Test. bzw. Ovar	1	0—1	0	1	0	0	0—1
Thyreoidea	0	0	0	1	0	0	0
Hypophyse	2	2	3	0—1	3	0	0—1
Nebenniere	0	0	0	0	0	0	0
Serum-Wassermann	0	0	0	0	0	0	0
Eiweißquotient des Serums (nach Rohrer)	2,3		0,6	1,0	0,22	0,33	1,5
Viscositätsfaktor des Serums	1,05		0,93	1,0	0,86	0,7	1,0

Zum Schlusse seien die humoralen Untersuchungen von drei Brüdern in Tabelle 9 gebracht. Sie zeigen bei allen Infantilismus und bei einer ziemlich guten Intelligenz kretinähnliche Gesichtszüge. In dieser Familie wechselte stets ein gesundes Kind mit einem Kranken. Die Tabelle zeigt die interessanten serologischen Abweichungen dieser Brüder. Daraus ergibt sich die Forderung der regelrechten serologischen Untersuchung, um zu humoralen Syndromen zu kommen, die dann wieder die Klinik erleichtern und die Therapie fundieren sollen und werden.

Tabelle 9. *Infantilismus bei drei Brüdern.*

Name	Refr.	Visc.	Visc. F.	Eiw.-Quot.	Kottmann	A. R.	Ist-Grundumsatz (Soll)	Senkungsgeschw. n. 1 Std.	Plasmalabil.
W. E.	58	1,7	0,901	34/66	verzögert	Ho: θ—1 Schi: 3 Hypo: 2	880 (769)	1,0	herabgesetzt
R. E.	60,5	1,66	0,813	10/82	verzögert	Ho: 1—2 Schi: 1 Hypo: 1-2	980 (806)	1,4	herabgesetzt
F. E.	—	—	—	—	—	Mikro-R. Ho: θ Schi: θ-1 Hypo: 1-2	822 (837)	—	—
Normalfall	—	—	—	—	norm.	neg.	—	0,3	normal

D. Schlußbetrachtung.

Als ich diesen Teil in meinem Abschnitte des „Handbuch der Psychiatrie" von ASCHAFFENBURG geschrieben habe, faßte ich alle im II. und III. Abschnitt sich ergebenden Befunde zusammen und ging dann in die Diskussion ein, wobei ich versuchte, vom humoralpathologischen Standpunkte aus etwas Licht in die Pathogenese einzelner Psychosen zu bringen. Ich muß auf diese Übersicht hinweisen, denn ich betone, daß diesmal eine ähnliche Disposition unmöglich ist. Seit der damaligen Zeit sind zu viele Ergebnisse berichtet worden, die zum Teil sehr heterogener Art sind, so daß eine zusammenfassende Darstellung kaum möglich sein dürfte und jedenfalls über den Umfang dieser Arbeit weit hinausginge. Aber auch ein zu nahes Herangehen an die großen Probleme der Psychiatrie halte ich diesmal für nicht richtig, weil, wie wir zeigen werden, vorher noch zu viel zu klären ist.

So bewunderungswürdig es ist, wieviel Arbeit auf unserem Gebiete in den letzten Jahren geleistet worden ist, so sehr wir es begrüßen müssen, daß alle Zweige der Erforschung der Körpersäfte herangezogen sind, so ist eines zu bedauern: meist wird nur eine Reaktion in Betracht gezogen und sie wird mit der heute bestehenden Diagnostik in Einklang zu bringen versucht. Ist dies der Fall, so wird sie gelobt, im anderen Fall verworfen. Es wird meist nicht versucht, die Abweichungen durch andere Untersuchungen zu klären, oder bedacht, daß unsere psychiatrische Diagnostik ja gerade durch exakte Methode erst erhärtet und aufgebaut werden muß. Veröffentlichungen selbst aber, die gründlich vorgehen, geben oft nur einen Ausschnitt; man sieht wie durch einen Blitz einen Teil des dunklen Gebietes erhellt, aber es bleibt beim Dunkel, denn der Autor hat mehr oder weniger Fälle untersucht und ist dann davon abgegangen. Und doch ist es heute so, daß man von der Humoralpathologie in der Psychiatrie sagen kann: „— — und wo ihrs anpackt, ist es interessant". Das mußte ich neulich besonders erkennen, als ich das neueste Heft des „Journal of mental science" las und fast in jeder der humoralpathologischen Arbeiten ein neues Ergebnis fand, sei es nun die Feststellung der Resistenz der roten Blutkörperchen bei Psychosen, die Blutzuckerbelastungskurve oder etwas anderes.. Was uns fehlt, ist die *systematische Verfolgung der einfachsten humoralen Phänomene ohne diagnostische Voreingenommenheit*, d. h. die wahllose Bearbeitung des klinischen Materials; erst von Zeit zu Zeit folge Vergleich der Ergebnisse mit der Klinik. Ich habe schon in meiner genannten früheren Zusammenstellung darauf hingewiesen; heute aber sind wir so weit, fertige Pläne nach dieser Richtung hin vorzulegen. Ich möchte vom *humoralpathologischen Status* sprechen und seinen Aufbau folgendermaßen vorschlagen:

Tabelle 10. *Humoralpathologischer Status.*

Blut:

- Blutgerinnungszeit
- Alkalireserve und p_H
- Senkungsgeschwindigkeit der roten Blutkörperchen
- Resistenzbestimmung der roten Blutkörperchen
- Plasmalabilität mit Fibrinogenbestimmung
- Blutbild
- Blutzucker
- Refraktion }
- Viscosität } des Serums
- Viscositätsfaktor }
- Eiweißquotient
- Wa. R.
- A. R.
- Fermente des Serums

Antitryptische Serumwirkung
Lipoide im Serum u. a.

Falls Lumbalpunktion ausgeführt wird:

Liquor:

p_H Bestimmung
Zellen
Phase I und fraktionierte Ammoniumsulfatfällung
Fibrinogenbestimmung
Gesamteiweiß
Eiweißrelation mit besonderer Berücksichtigung des Eiweißquotienten
Zucker
Chloride
Lipoide
Wa. R.
Hämolysinreaktion
Kolloidreaktionen
Permeabilitätsprüfungen u. a.

Das Schema bedarf natürlich noch weiterer Ausarbeitung für den betreffenden Fall. Es sind nur jene Methoden aufgenommen, deren bisherige Ergebnisse die Aussicht in sich tragen, vorwärts zu bringen. Die Liquoruntersuchung ist nur vorzunehmen, wenn die Indikation zur Lumbal- oder Zisternenpunktion gegeben ist. Die Untersuchung ist natürlich so ausführlich zu handhaben, wie es an internen Kliniken geschieht. Nur so kommen wir zur Bildung von humoralpathologischen Syndromen. Diese Syndrome werden, wenn sie mit den klinischen Erscheinungen verglichen werden, allmählich diagnostische Bedeutung erlangen und vielleicht die klinische Diagnostik fördern. Sie werden aber zur Klärung wichtiger theoretischer Fragestellungen noch bedeutungsvoller sein. Ich habe genugsam darauf hingewiesen, wie irreführend es sein kann, wenn Theorien der Psychosen auf ungenügenden humoralpathologischen Ergebnissen aufgebaut werden. Wir sehen ferner, wie einige wenige Reaktionen genügen, um manche Autoren zu langatmigen theoretischen Auseinandersetzungen zu veranlassen. Daß solche Theorien auf tönernen Füßen stehen, ist klar und man möge es doch die Humoralpathologie nicht büßen lassen, wenn sie zusammenbrechen. WUTH, DE CRINIS und andere sind mit gutem Beispiel vorangegangen, aber auch hier fehlte vielleicht zum Gelingen das unbedingt notwendige Systematische der Arbeit. Wenn DE CRINIS und VOLLMER in schönen und fleißigen Arbeiten gerade zu entgegengesetzten Ergebnissen über die Entstehung des epileptischen Anfalls kommen, so ist das nur die Folge davon, daß VOLLMER sich nicht genügender Untersuchungsmethoden des Blutes bedient hat.

Zu solchen systematischen Untersuchungen gehören aber humoralpathologische Institute mit ausgebildetem Personal. Die Trennung in chemische und bakteriologisch-serologische Laboratorien ist besonders für Irrenanstalten untunlich, weil heute die Zusammenhänge zu groß sind. Es gibt heute kaum eine immunbiologische Fragestellung, die ohne Anwendung der physikalischen Chemie beantwortet werden kann; und umgekehrt ist es auch ähnlich: was ist das biologische Phänomen der spezifischen Präcipitation für die Chemie geworden? Aber es gehört heute auch eine gute Ausbildung zur Beschäftigung mit diesen Arbeiten dazu. Es ist eine Unmöglichkeit, wie es vielfach geschieht, daß der bis dahin nur mit klinischen Arbeiten betraute Assistent plötzlich vor die penibelste serologische Arbeit gesetzt wird. Daß so Mißverständnisse und Versager aller Art entstehen, daß oft ein wirkliches Bild der Vorgänge kaum entsteht, ist klar.

So möchte ich es auch nicht wagen, bevor diese sehnlichst herbeigewünschte systematische Arbeit nicht in größerem Maßstabe ausgeübt wird, an die großen Fragen der Psychiatrie heranzutreten, so verlockend es auch sein mag. Ich habe im Laufe dieser Auseinandersetzungen ja Gelegenheit gehabt, auf das Brüchige dieser oder jener Theorie hinzuweisen, die zu wenige exakte Grundlage besaß. Wir haben aber andererseits gesehen, daß wir auf dem besten Wege sind, wertvolle Bausteine für diese Gebiete zu Tage zu fördern und zu behauen. Dieses Gebäude wird dann eine größere Festigkeit haben als die heutigen Gebilde, die oft Luftschlössern verzweifelt ähnlich sind.

Die humoralen Reaktionen werden dann auch berufen sein, in das biologische Geschehen der Psychosen hineinzuleuchten und so eine Pathophysiologie der Psychosen aufzubauen. Daß wir nahe an der Grenze stehen, beweisen die Beziehungen zwischen der Physiopathologie der inneren Sekretion, jenen der allergischen Krankheiten und Neubildungskrankheiten einerseits und viele Erscheinungen der Psychosen andererseits. Aber auch hier heißt es langsamen Schrittes dieses ungemein komplizierte Gebiet zu durchschreiten. Der „Weg über den Liquor" HAUPTMANNS ist sicher eine Straße mit den schönsten Aussichten. Aber wer bürgt dafür, daß der Weg nicht in die Irre führt? Wenn auch LINA STERN durch die Tierversuche bewiesen zu haben glaubt, daß nur Stoffe in das Gehirn gelangen, die vorher im Liquor waren, so erscheint uns dieser Schluß weder für die normale Tierphysiologie bewiesen, noch viel weniger für den Menschen. Wir müßten dann dazu gelangen, alle Gifte und Stoffe, die an irgendeiner Krankheit des Gehirns schuld sind, zu irgendeiner Zeit im Liquor nachzuweisen. Es müßte sich also eine ganz neuartige Liquorforschung von höchster Bedeutung entwickeln und die Physiologie der Psychosen müßte neuartig aufgebaut werden. Es wäre ja so schön, aber wo sind die Beweise dafür? Die Paralysetheorie HAUPTMANNS habe ich schon an anderer Stelle kritisiert, ebenso die Theorie der Entstehung der Schizophrenie. Letztere erscheint mir noch weniger plausibel, denn wie ich schon ausgeführt habe: ich kann mir eine Herabsetzung der normalen Permeabilität nicht vorstellen. Sie ist auch durch nichts bewiesen, denn wäre eine solche bei der Schizophrenie vorhanden, so müßte sie sich im Aufbau des Liquors dieser Erkrankung äußern, was bisher nicht der Fall gewesen ist. Der schönen Permeabilitätsmethode F. K. WALTERS wird nicht viel genützt, wenn man auf ihren Ergebnissen fußend große Theorien aufbaut. Ich habe an anderer Stelle darauf hingewiesen, daß die Permeabilitätsprobleme heute noch sehr komplizierte sind und daß die mit der Brommethode erhobenen Ergebnisse nur einen Teil des Gebietes zu erhellen scheinen. Es erscheint mir, wie ich ausgeführt habe, notwendig, mehrere Permeabilitätsprüfungen nacheinander auszuführen und nicht die Ergebnisse einzelner Methoden zu verallgemeinern. Ferner erscheint es mir weniger präjudizierend, wenn man mehr das Qualitative vor Augen hat und von einer spezifischen Permeabilität bei verschiedenen Erkrankungen spricht.

Man verüble es mir nicht, wenn ich diesmal mehr negativ als positiv bin. Aber es handelt sich für mich um nicht mehr und nicht weniger als reine Bahn zu schaffen für eine wissenschaftliche Humoralpathologie der Psychosen. Gerade weil wir es an allen Orten grünen und knospen sehen, dürfen wir den Kopf nicht verlieren, sondern jetzt heißt es mit kritischem Verstande vorwärts!

Auch die Frage: Konstitution und Psychosen wird vielleicht in nicht allzu ferner Zeit von der Humoralpathologie befruchtet werden können, sprechen wir doch heute schon von einer Konstitutionsserologie und wissen, daß dabei außer der Blutgruppenforschung schon andere Ergebnisse vorwärts weisen! Also auch hier sind wir auf dem besten Wege.

Ein Wort noch über die Liquorforschung. Sie steht abseits von der Serologie und geht ihre eigenen Wege. Aber ich habe nachzuweisen versucht, daß wir heute erst am Anfang einer wissenschaftlichen Liquorforschung stehen. Die rein diagnostische Ära ist vorüber. Sie hat das Gute gehabt, und darin waren NONNES „vier Reaktionen" vorbildlich, in jedem Fall der Liquoruntersuchung ein Minimum von Untersuchungen zu verlangen; wir sind so zu Syndromen gekommen, die z. T. auch schon wissenschaftliche Grundlagen darstellen können. Freilich gibt es viele Autoren, die, wenn der Liquorbefund irgendwie nicht mit der Diagnose stimmt, das Ende der Liquorforschung gekommen sehen. Gerade das Gegenteil ist der Fall: gerade die diagnostisch versagenden Fälle geben dem wissenschaftlichen Fortschritt neue Nahrung, denn sie zeigen, wo wir anzugreifen haben. Ich habe an vielen Stellen der Arbeit darauf hingedeutet und gezeigt, daß die letzten Rätsel des Liquors noch der Lösung harren werden, daß uns aber auf dem Wege dahin vieles begegnet, was von größtem naturwissenschaftlichem Interesse ist. Also auch hier ist Geduld angebracht.

So sehen wir denn die Humoralpathologie der Psychosen trotz aller großen Schwierigkeiten, die gerade hier vorhanden sind, ihren Weg gehen. Wir haben Vorschläge gemacht, um zu bewirken, daß dieses schöne und interessante Gebiet rationeller bearbeitet werde, als es bisher der Fall war. Dann werden wir einen guten Teil der Pathophysiologie der Psychosen miterbauen helfen, wir werden die Diagnostik auf exakte Grundlagen stellen, wir werden prognostische Schlüsse ziehen können und nicht als letztes: die Therapie der Psychosen wird aus dem Zufallsspiel der heutigen Zeit herausgehoben und ätiologisch wirksam werden.

Daß dies alles nicht Utopien sind, sondern daß für vieles schon zumindest Ansätze bestehen, glaube ich in meiner Arbeit gezeigt zu haben. Zum Gelingen freilich des hochgestellten Ziels der Humoralpathologie der Psychosen ist geduldiges, liebevolles und von Über- und Unterschätzung freies Verstehenwollen aller Beteiligten die Grundlage und die Grundbedingung.

Literatur.

1. Einzelwerke, Monographien und Sammelreferate.

ABDERHALDEN: Die Abderhaldensche Reaktion. 5. Aufl. der „Abwehrfermente". Berlin: Julius Springer 1922. ALLERS: Die Anwendung und Bedeutung der Immunitätsforschung in der Psychiatrie. Zeitschr. f. Chemotherap. u. verw. Geb. Bd. 1, S. 986. 1910. — Ergebnisse stoffwechsel-pathologischer Untersuchungen bei Psychosen II. Der Stoffwechsel bei Dementia praecox. Zeitschr. f. d. ges. Neurol. u. Psychiatrie, Ref. Bd. 6, S. 1. 1912. — Ergebnisse stoffwechselpathologischer Untersuchungen bei Psychosen III. Das manisch-depressive Irresein. Zeitschr. f. d. ges. Neurol. u. Psychiatrie Bd. 7, S. 585. 1912.

BIEDL: Innere Sekretion. 3. Auflage. Berlin-Wien: Urban & Schwarzenberg 1916, und Teile der 4. Aufl. 1922. BORCHEWSKY: Pathologie et Methodes du Liquide cephalorachidien. Paris: Masson & Co. 1926. BOAS: Die Wassermannsche Reaktion. 2. Aufl. Berlin: S. Karger 1922. BONOLA: La rachicentesi ed il liquido cefalo-rachidiano. Bologna: L. Capelli 1922. BRUCK: Handbuch der Serodiagnose der Syphilis. (Bearbeitet von BRUCK, JACOBSTHAL, KAFKA, ZEISSLER). Berlin: Julius Springer 1923.

DE CRINIS: Die Beteiligung der humoralen Lebensvorgänge des menschlichen Organismus am epileptischen Anfall. Berlin: Julius Springer 1920.

DANA, DAVIS, JELLIFFE, RILEY, TILNEY, TIMME: The human cerebrospinal fluid. New York: Paul B. Hoeber Inc. 1924. DREYFUSS: Isolierte Pupillenstörung und Lues cerebri. Jena: G. Fischer 1921.

ESKUCHEN: Die Lumbalpunktion. Berlin-Wien: Urban & Schwarzenberg 1919. EWALD: Die Abderhaldensche Reaktion. Berlin: S. Karger 1920.

FALTA: Erkrankungen der Drüsen mit innerer Sekretion. Handb. d. inneren Med. (Mohr u. Staehelin) Bd. 4, S. 424. Berlin: Julius Springer 1912. — Die Erkrankungen der Blutdrüsen. Berlin: Julius Springer 1913. FISCHER, H.: Psychiatrie und innere Sekretion. Ref.: Jahresvers. d. Deutschen Vereines für Psychiatrie. Leipzig 1922. Psychiatr.-neurol. Wochenschr. Bd. 24, S. 33—40. — Die Rolle der inneren Sekretion in den körperlichen Grundlagen für das normale und kranke Seelenleben. Zentralbl. f. d. ges. Neurol. u. Psychiatrie Bd. 36, S. 233. 1923 (Ergebnisse). FODOR: Das Fermentproblem. Dresden u. Leipzig: Th. Steinkopff 1922. FONTECILLA und SEPULVEDA: Le liquide céphalo-rachidien. Paris: Maloine 1921.

GENNERICH: Die Syphilis des Zentralnervensystems. 2. Aufl. Berlin: Julius Springer 1922. GREENFIELD und CARMICHAEL: The cerebro-spinal fluid in clinical Diagnosis. London:

Macmillan & Co. 1925. GUILLAIN, LAROCHE und LECHELLE: Technique de la reaction du Benjoin colloidal. Paris: Masson & Co. 1926.

HAAS: Beitrag zur Serologie und Klinik der kongenitalen Lues. Freiburg: Speyer & Kaerner 1917. HARTMANN u. DI GASPERO: Epilepsie. Handbuch der Neurologie. Herausg. von M. LEWANDOWSKY. Berlin: Julius Springer 1914. HATLEHOL: Blood sugar studies. Christiania: Morton 1924. HIRSCH: Fermentstudien. Jena: Gustav Fischer 1917. — Die Abderhalden-Reaktion mittels der quantitativen „Interferometrischen Methode" nach P. HIRSCH, Jena. Berlin: Julius Springer 1925. HOLZMANN: Diagnostische und therapeutische Lumbalpunktion. Neue Deutsche Chir. Bd. 12, Teil II. Stuttgart: Ferdinand Enke. — Immunitätsreaktionen bei Erkrankungen des Zentralnervensystems. Neue deutsche Chir. Bd. 12, Teil I. Stuttgart: Ferdinand Enke.

JUSTSCHENKO: Das Wesen der Geisteskrankheiten. Dresden und Leipzig: Theodor Steinkopf 1914.

KAFKA: Die Cerebrospinalflüssigkeit. Zeitschr. f. d. ges. Neurol. u. Psychiatrie, Ref. Bd. 6, S. 321—361 u. 449—492. 1912. — Taschenbuch der praktischen Untersuchungsmethoden der Körperflüssigkeiten bei Nerven- und Geisteskrankheiten. 3. Aufl. Berlin: Julius Springer 1927. — Methoden zur Untersuchung des Liquor cerebrospinalis. Handbuch der biologischen Arbeitsmethoden. Berlin-Wien: Urban & Schwarzenberg 1923. — Liquorphysiologie und Pathologie mit besonderer Berücksichtigung der Ophthalmologie. Zentralbl. f. d. ges. Ophthalmologie Bd. 10, S. 65. 1922. — Technik und Theorie der Liquoruntersuchung. Handbuch der Haut- und Geschlechtskrankheiten. — KLOPSTOCK: Ergebnisse der inneren Medizin und Kinderheilkunde. Berlin: Julius Springer 1925. KRAEPELIN: Hundert Jahre Psychiatrie. Berlin: Julius Springer 1918. — Lehrbuch der Psychiatrie. 8. Aufl. Leipzig: Georg Thieme.

LANGE: Spezielle Pathologie und Therapie. (KRAUS u. BRUGSCH.) Bd. 2, S. 3, 435. LANGFELDT: The endocrine glands and autonomic systems in dementia praecox. Bergen: I. W. Eides 1926. LEVINSON: Cerebrospinal fluid in health and in disease. II. Edition. London: Henry Kimpton 1923. LICHTWITZ: Klinische Chemie. Berlin: Julius Springer 1918.

MESTREZAT: Le liquide céphalo-rachidien normal et pathologique. Paris: A. Maloine 1912. MÜLLER: Manisch-depressives Irresein und Dementia praecox; ihre Unterschiede und ihre Differentialdiagnostik. Zentralbl. f. d. ges. Neurol. u. Psychiatrie Bd. 18, S. 145—180, 249—282. 1922.

NONNE: Syphilis und Nervensystem. 4. Aufl. Berlin: S. Karger 1921.

OPPENHEIMER: Die Fermente und ihre Wirkungen. Leipzig: F. C. W. Vogel 1913. OSWALD: Die Schilddrüse. Leipzig: Veit & Co. 1916.

PAPPENHEIM: Die Lumbalpunktion. Wien: Rikola 1922. PEREIRA: Liquido céfoloraquidiano. Porto 1921. PLAUT: Die Wassermannsche Serodiagnostik der Syphilis in ihrer Anwendung in der Psychiatrie. Jena: Gustav Fischer 1909. — Über Halluzinosen der Syphilitiker. Berlin: Julius Springer 1913. —, REHM u. SCHOTTMÜLLER: Leitfaden zur Untersuchung der Zerebrospinalflüssigkeit. Jena: Gustav Fischer 1912.

REHM: Die Zerebrospinalflüssigkeit. Histologische und histopathologische Arbeiten über die Gehirnrinde. NISSL u. ALZHEIMER. Bd. 3, S. 201. 1909.

SEPP: Die Dynamik der Blutzirkulation im Gehirn. Berlin: Julius Springer 1928.

VON THURZO: Les nouvelles méthodes sur les réactions colloidales du liquide céphalorachidien. Paris: Maloine 1927.

WAGNER v. JAUREGG u. GUSTAV BAYER: Lehrbuch der Organtherapie. Leipzig: Georg Thieme 1914. WEICHARDT: Über Ermüdungsstoffe. 2. Aufl. Stuttgart: Ferdinand Enke 1912. WEIGELDT: Studien zur Physiologie und Pathologie des Liquor cerebrospinalis, mit besonderer Berücksichtigung seiner örtlichen Verschiedenheiten im Zell- und Eiweißgehalt. Arb. a. d. med. Klinik Leipzig Heft 6. Jena: Gustav Fischer 1923. WEIL: Die innere Sekretion. Berlin: Julius Springer 1921. WEISBACH: Wassermannsche Reaktion und Ausflockungsreaktion nach SACHS-GEORGI und MEINICKE. Jena: Gustav Fischer 1922. WEYGANDT: Idiotie und Imbezillität. Handbuch der Psychiatrie. Leipzig und Wien: Franz Deuticke 1914. — Erkennung der Geistesstörungen. München: J. F. Lehmann 1920. WUTH: Untersuchungen über die körperlichen Störungen bei Geisteskranken. Berlin: Julius Springer 1922.

2. Originalarbeiten in Zeitschriften.

(Nur die zitierten Arbeiten sind genannt.)

ABDERHALDEN: Die Anwendung der optischen Methode auf dem Gebiete der Immunitätsforschung. Med. Klinik Bd. 41, S. 109. — Ausblicke über die Verwertbarkeit der Ergebnisse neuerer Forschung auf dem Gebiete des Zellstoffwechsels zur Lösung von Fragestellungen auf dem Gebiete der Pathologie des Nervensystems. Dtsch. med. Wochenschr. Bd. 48. 1912. — Serologische Diagnose von Organveränderungen. Dtsch. med. Wochenschr. Bd. 4, S. 12. 1913. — Zur Frage der Spezifität der Schutzfermente. Münch. med. Wochenschr. 1913, S. 234. — Die Bedeutung und die Herkunft der sogenannten Schutzfermente. Münch. med. Wochenschr. 1913. — Die experimentellen Beweise für das Vorkommen der Abwehrfermente unter verschiedenen Bedingungen. Münch. med. Wochenschr. Bd. 24, S. 2. 1914. — Fortgesetzte Studien über das Wesen der sog. Abderhaldenschen Reaktion. VII. Mitteilung. Fermentforschung Bd. 2, H. 2, S. 119. — Einige Gedanken über die Verwertbarkeit der Abderhaldenschen Reaktion zur Prüfung über die Anwesenheit bestimmter Zellarten. Fermentforschung Bd. 6, H. 4, S. 357. — Weitere Studien über die von einigen Organen hervorgebrachten Substanzen mit spezifischer Wirkung. Pflügers Arch. f. d. ges. Physiol. Bd. 176, S. 236. 1912. — u. GRIGORESCU: Versuche über die Übertragung der Abwehrfermente von Tier zu Tier und die Einwirkung von normalem Serum auf solches, das Abwehrfermente enthält. Med. Klinik Bd. 17. 1914. —, HOLLE u. STRAUSS: Über den Nachweis der Wirkung proteolytischer Fermente des Serums mittels Enteiweißungsverfahrens und Feststellung der Zunahme der mit Nynhidrin reagierenden Stoffe usw. Münch. med. Wochenschr. Bd. 15. 1914. — u. PAQUIN: Über den Nachweis der Wirkung proteolytischer Fermente des Serums mittels Enteiweißungsverfahrens usw. Münch. med. Wochenschr. Bd. 15. 1914. — u. RONA: Studien über das Fettspaltungsvermögen des Blutes. Hoppe-Seylers Zeitschr. f. physiol. Chem. Bd. 75, S. 30. 1911. ACHARD: L'examen du liquide céphalo-rachidien pour le diagnostic de la sclerose en plaque. Rev. intern. de méd. et de chirurg. Jg. 34, Nr. 6, S. 67—70. 1923. ALZHEIMER: Zentralbl. f. Nervenheilk. 1907, S. 739. AMBRUS: Die Differenzierung zwischen Meningismen und Meningitiden im Kindesalter mit Hilfe der Liquorveränderungen. Jahrb. f. Kinderheilk. Bd. 106, 3. Folge: Bd. 56, H. 5/6, S. 351/59. 1924. AMSEL u. HALBE: Zeitschr. f. Immunitätsforsch. u. exp. Therapie, Orig. Bd. 42, S. 25. ARNHEIM: Zeitschr. f. Hyg. u. Infektionskrankh. nach dem Ref. im Zentralbl. f. Bakteriol., Parasitenk. u. Infektionskrankh. Ref. Bd. 61, S. 330. ARONOWITSCH: Haemagglutinine im Liquor cerebrospinalis. Zeitschr. f. Immunitätsforsch. u. exp. Therapie, Orig. Bd. 49, S. 406. 1926. ARTHUS: Sur la monobutyrinase du sang. Journ. de physiol. et de pathol. gén. Bd. 4, S. 455. 1902. ASSMANN: Dtsch. Zeitschr. f. Nervenheilk. Bd. 40, S. 1 u. 2.

BAER u. LOEB: Über die Bedingungen der autolytischen Eiweißspaltung in der Leber. Arch. f. exp. Pathol. u. Pharmakol. Bd. 53, S. 1. 1905. BANCHIERI: Contenuto de liquido cefalo rachidiano normale in frazione globulina (Mittelstück) e razione di Braun-Husler. Orig. Pathologica Bd. 345, S. 219. 1923. BARRETT u. PAUL SERRE: Blood analysis and sugar tolerance tests in mental disease. Journ. of nerv. a. ment. dis. Bd. 59, Nr. 6, S. 561/70. 1924. BAUER: Die Bedeutung des Abderhaldenschen Verfahrens für die innere Medizin. Med. Klinik Bd. 2, S. 11. 1913. BAUMANN: Über den Jodgehalt der Schilddrüse von Mensch und Tier. Hoppe-Seylers Zeitschr. f. physiol. Chem. Bd. 22, S. 1. 1896. — Hyperventilationsversuche bei Epileptikern. Inaug.-Diss. Hbg. 1906. BAYLISS u. STARLING: Die chemische Koordination der Funktion des Körpers. Ergebn. d. Physiol. Bd. 5, S. 664. 1906. BECHER: Die Bedeutung des Liquor cerebrospinalis für die Pathogenese der Urämie. Münch. med. Wochenschr. 1926, S. 146. BECKER: Münch. med. Wochenschr. 1909, S. 27. BEHNSEN: Über die Farbstoffspeicherung im Zentralnervensystem der weißen Maus in verschiedenen Alterszuständen. Zeitschr. f. wiss. Biol. Abt. B: Zeitschr. f. Zellforsch. u. mikroskop. Anat. Bd. 4, H. 4, S. 515. BELLISARI: Toxicité du liquide céphalo-rachidien dans la paralysie générale. Riv. med. 1899. BENEDEK: Die gefärbte Normomastixreaktion (KAFKA) im Liquor cerebrospinalis. Dermatol. Wochenschr. Bd. 75. 1922. BERNER: Über Adsorptionserscheinungen bei dem Abderhaldenschen Dialysierverfahren. Münch. med. Wochenschr. Bd. 14, S. 6. 1914. BESTA: Ricerche sopra il potere coagulante di sangue degli epilettici. Rif. med. Bd. 43. 1906. BIBERFELD: Zur Theorie und Praxis der Goldsolreaktion. Zeitschr. f. d. ges. Neurol. u. Psychiatrie Bd. 83, S. 366. 1923. BIELING u. WEICHBRODT: Untersuchungen über die Austauschbeziehungen zwischen Blut und Liquor cerebrospinalis. Arch. f. Dermatol. u. Syphilis Bd. 113, S. 169. 1912. BINSWANGER: Neurol. Zentralbl. 1910, S. 1218. BLOCH u. ROSENFELD: Eine Kolloid-Reaktion zum Nachweis entzündlicher Erkrankungen im Liquor-cerebrospinalis. Dtsch. med. Wochenschr. Jg. 52, S. 403. BLUM: Über den Zuckergehalt des Liquor cerebrospinalis bei den Erkrankungen des Zentralnervensystems. Dtsch. Zeitschr. f. Nervenheilk. Bd. 92, H. 1—3, S. 132. — Über die Zisternenpunktion. Fortschr. d. Med. Jg. 44, Nr. 4. 1926. BLUNCK: Dtsch. med. Wochenschr. 1922. BOAS u. NEVE: Weitere Untersuchungen über die Weil-Kafkasche Hämolysinreaktion in der Spinalflüssigkeit Bd. 15, S. 528. 1913. BOLTEN: Pathogenese und Therapie der genuinen Epilepsie. Monatsschr. f. Psychiatrie u. Neurol. Bd. 33. 1913. — Über die Bedeutung der Blutantitrypsine für die psychiatrisch-neurologische Diagnostik. Monatsschr. f. Psychiatrie u. Neurol. Bd. 43, S. 244. 1918. BORNSTEIN: Über den Stoffwechsel bei Geisteskrankheiten. Münch. med. Wochenschr. Bd. 36. 1913. BRAILOVSKY, TSCHALISSOW u. BERLIN: Über 24stündige Schwankungen der Katalese bei Nerven- und Geisteskrankheiten. Zeitschr. f. d. ges. Neurol. u. Psychiatrie Bd. 98, H. 5, S. 743/50. 1925. BRAUER: Über die Serodiagnose der Syphilis usw. Zwangl. Abhandlungen aus dem Gebiete der Dermat. Bd. 2, H. 1. BRAUN u. HUSLER: Dtsch. med. Wochenschr. Bd. 38, S. 25. 1912. BROWN: Journ. of mental science Bd. 56. 1910.

Bruck: Dtsch. med. Wochenschr. 1922, S. 25. — Klin.-therapeut. Wochenschr. Bd. 33. 1922. — u. Hidaka: Über Fällungserscheinungen beim Vermischen von Syphilisseren mit alkoholischen Luesleberextrakten. Zeitschr. f. Immunitätsforsch. u. exp. Therapie, Orig. Bd. 8. S. 476. — u. Stern: Zeitschr. f. Immunitätsforsch. u. exp. Therapie, Orig. Bd. 6, S. 602. Brückner: Die diagnostische Bedeutung der Weil-Kafkaschen Hämolysinreaktion für die Psychiatrie. Arch. f. Psychiatrie u. Nervenkrankh. Bd. 55, S. 1. 1914. Brun: Berlin. klin. Wochenschr. Bd. 105. 1919. Bruce: The complement-deviation in cases of manio-depressiv insanity. Journ. of mental science Bd. 60, S. 177. 1914. Brühl: Weitere Untersuchungen über den Serum-Eiweißwert beim epil. Krampfanfall und seine Beziehung zum Blutdruck. Zeitschr. f. d. ges. Neurol. u. Psychiatrie Bd. 83, S. 656. — Klin. Wochenschr. S. 1408. 1922. — Weitere blutchem. Untersuchungen zur Pathologie des epileptischen Krampfanfalls. Zeitschr. f. d. ges. Neurol. u. Psychiatrie Bd. 84, S. 642. 1923. Büscher: Über die Senkungsgeschwindigkeit der roten Blutkörperchen. Vortr. auf d. 17. Jahresvers. des Ver. Nordd. Psych. u. Neurol. zu Kiel, 13. 11. 1920. Ref. Allg. Zeitschr. f. Psychiatrie u. psych.-gerichtl. Med. Bd. 77, S. 190. 1921. Bumke: Die Beschleunigung der Blutgerinnungszeit bei Dementia praecox. Monatschr. f. Psychiatrie u. Neurol. Bd. 140, S. 344. 1916.

Calcar: Immunitätsreaktionen und einige ihrer praktischen Verwendungen für Klinik und Laboratorium. Leipzig 1908. de Capito: Ricerche refrattomtriche sul sieromdil sangue e sul liquido encefalo rachidiano nei disturbi acuti della nutrizione. Atti del 11. congr. pediatr. ital. 1925, S. 481/87. Ceni: Neue toxische und therapeutische Eigenschaften des Blutserums Epileptischer. Zentralbl. f. Nervenheilk. März 1902. Centanni: Il neuro-siero. Siero distruttivo del sistema nervosa. Rif. med. 1900, S. 374. Cestan, Riser et Laborde: Le liquid ventriculaire physiologie des ventricules cérébraux chez l'homme. Ann. de méd. Bd. 13, S. 289. 1923. — — — Recherche sur la physiologie pathologique des ventr. cérébraux chez l'homme. Rev. neurol. Jg. 30, Nr. 4, S. 353/57. 1923. Cevidalli: Lo sperimentali Bd. 62, S. 787. 1908. Chiola: Ricerche sulla coagulazione del sangue negli epilettici. Giorn. di psichiatr. clin. e tecn. manicon. Jg. 53, H. 1/2, S. 33/56. 1925. Cinea: L'alexine et les anticorps de la circulation général existentils dans le liquide céphalo-rachidien? Cpt. rend. des séances de la soc. de biol. Bd. 70, S. 79. 1911. Citron: Die Seodiagnostik der Syphylis. Berlin. klin. Wochenschr. Bd. 43, S. 1370. 1907. — u. Munk: Das Wesen der Wassermannschen Reaktion. Dtsch. med. Wochenschr. Bd. 34, S. 1560. 1906. — u. Reicher: Untersuchungen über das Fettspaltungsvermögen syphilitischer Sera und die Bedeutung der Lipase für die Serodiagnostik der Lues. Berlin. klin. Wochenschr. 1910. Cohen: Die Goldsolreaktion im Liquor cerebrospinalis. Inaug.-Diss., München 1914. Commesatti: Arch. f. exp. Pathol. u. Pharmakol. Bd. 62, S. 190. 1910. Connstein: Ergebn. d. Physiol. Bd. 3, S. 1. 1914. de Crinis: Die Lipoide und ihre Bedeutung für das Zentralnervensystem. Zeitschr. f. d. ges. Neurol. u. Psychiatrie Bd. 78, S. 42. 1922. — Diskussionsbemerkung. Zeitschr. f. d. ges. Neurol. u. Psychiatrie S. 105. — Über den Stoffwechsel beim epileptischen Symptomenkomplex. Zeitschr. f. d. ges. Neurol. u. Psychiatrie, Bd. 49, H. 5. 1925. — Über die Beeinflussung des histologischen Bildes des Zentralnervensystems durch humorale Veränderungen. Monatsschr. f. Psychiatrie u. Neurol. Bd. 58. 1925. Critchley: The colloidal paraffin reaction in the cerebro-spinal fluid. Brain Bd. 49, Nr. 2, S. 226/38. 1926. Collin: Colloid hypophysaire et liquide céphalo-rachidien. Cpt. rend. des séances de la soc. de biol. Bd. 95, Nr. 21, S. 107/9. 1926. Custer: Eine einfache Methode zur quantitativen Bestimmung des Gesamteiweißes in kleinen Liquormengen (Sulfosalizylsäureprobe). Münch. med. Wochenschr. 1926, S. 1324/25.

Dalström u. Wideroe: Zeitschr. f. d. ges. Neurol. u. Psychiatrie Bd. 72, S. 75. 1921. Dahna: Sulla pressione del liquido cefalo-rachidiano negli epilettici. Rev. speriment. Freniatria Bd. 49, H. 2—3. 1925. Daiber: Über das Verhalten des Blutbildes bei Geistes- und Nervenkrankheiten. Arch. f. Psychiatrie u. Nervenkrankh. Bd. 76. 1926. Danielopolu: Sur une substance hémolytique contenue dans le liquide céphalo-rachidien? Cpt. rend. de la soc. de biol. Bd. 69, S. 259. 1911. Danila: Sur une réaction de précipitation du liquide céphalo-rachidien. Réaction au gaiac colloidal. Cpt. rend. des séances de la soc. de biol. Bd. 88, Nr. 4, S. 280/81. 1923. Detti: La reazione del benzoino colloidale nella malattie organides del sistema nervoso centrale e nella sifilide congenida dell' infanzia. Riv. di clin. pediatr. Bd. 24, H. 4, S. 236/38. 1926. Deusch: Klin. Wochenschr. 1923. Dochez: Journ. of exp. Med. Bd. 11, S. 718. 1909. Dold: Vereinfachte, frühzeitig ablesbare Luesflockungsreaktion. Med. Klinik Bd. 31. 1921. Donath: Wien. klin. Rundsch. Bd. 41. 1901. — u. Heilig: Wien. klin. Wochenschr. 1926. Draganescu: Die Untersuchung einiger Fermente des Liquor cerebrospinalis im pathologischen Zustande. Biochem. Zeitschr. Bd. 156, S. 460. 1925. Dreyfuss: Prognostische Richtlinien bei isolierter syphilogener Pupillenstarre. Med. Klinik Bd. 51, S. 1. 1921. — Prognostische Richtlinien bei isolierter syphilogener Pupillenstarre. Dtsch. Zeitschr. f. Nervenheilk. Bd. 74, S. 248. 1922. Drury and Farran-Ridge: Some observations on the types of blood sugar found in different forms of insanity. Journ. of mental science. Bd. 71, Nr. 292. S. 8—29. 1925. Dujardin: Gli anticorpi sifilitici termostabili e termolabili del liquido cefalo-rachidiano. Cervello Jg. 2, Nr. 3, S. 182/84. 1923. Duwe: Untersuchungen mit der interferometrischen Methode zum Nachweis der Abwehrfermente bei weiblichen Genitalcarcinomen. Arch. f. Gynäkol. Bd. 124, S. 161.

Edel u. Piotrowski: Neurol. Zentralbl. Bd. 6. 1915. Eichelberg: Med. Klinik. Bd. 29. 1912. Eicke: Zeitschr. f. d. ges. Neurol. u. Psychiatrie Bd. 75, S. 234. 1922. — Die hämolytischen Eigenschaften des aktiven luetischen Blutserums. Dermatol. Wochenschr. Bd. 2. 1917. — u. Mascher: Komplementschwund bei unbehandelter Spätsyphilis. Zeitschr. f. Immunitätsforsch. u. exp. Therapie, Orig. 1907, H. 6. — — Die bisherigen Ergebnisse der Hämolysinuntersuchungen am syphilitischen Blutserum und ihre Bedeutung für die Pathologie der Lues. Dermatol. Zeitschr. Bd. 26, S. 197. 1918. — u. Löwenberg: Med. Klinik Bd. 14. 1921. Eliasberg: Dtsch. med. Wochenschr. Bd. 37, S. 302. 1911. Ellinger: Zur Frage der biologischen Differenzierbarkeit im Liquor cerebrospinalis mittels Antikörperreaktionen. Hoppe-Seylers Zeitschr. f. physiol. Chem. Bd. 132, H. 1/3, S. 134/52. 1924. Emanuel: Berlin. klin. Wochenschr. Bd. 30, S. 792. 1915. Enders: Die Permeabilität der Meningen. Aurosi-Hetilap Bd. 70, S. 139. 1926. Engel u. Kereces: Beiträge zum Permeabilitätsproblem. Klin. Wochenschr. 1926, S. 1707. Epstein u. Rubinstein: Neues zur Theorie der Langerschen Goldsolreaktion des Liquor cerebrospinalis bei Syphilis und Metalues des Zentralnervensystems. Klin. Wochenschr. Jg. 6, Nr. 5. 1927. Erben: Über das proteolytische Ferment der Leukozyten. Münch. med. Wochenschr. 1908, S. 957. Eskuchen: Die Häufigkeit von positivem Liquor-Wassermann neben negativem Blutwassermann. Münch. med. Wochenschr. Sonderabdruck 1923. — Der Liquor cerebrospinalis bei Encephalitis epidemica. Zeitschr. f. d. ges. Neurol. u. Psychiatrie Bd. 76, S. 568. 1922. — Die Punktion der Cisterna cerebello-medullaris. Klin. Wochenschr. Jg. 2, Nr. 40, S. 1830. — u. Lickint: Einzelbeiträge zur normalen und pathologischen Physiologie des Liquor cerebrospinalis. Münch. med. Wochenschr. 1927, Nr. 11, S. 448. — — Einzelbeiträge zur normalen und pathologischen Physiologie des Liquor cerebrospinalis. Dtsch. med. Wochenschr. 1927, Nr. 16. Ewald: Erfahrungen mit dem Abderhaldenschen Dialysierverfahren und seine Verwertbarkeit am Krankenbett. Fermentforschung Bd. 1, S. 315. — Untersuchungen über fermentative Vorgänge im Verlauf der endogenen Verblödungsprozesse vermittels des Abderhaldenschen Dialysierverfahrens usw. Arch. f. Psychiatrie u. Nervenkrankh. Bd. 60. 1918. — Vergleichende Untersuchungen über die Abderhaldensche Reaktion bei Anwendung verschiedener „Antigene". Monatsschr. f. Psychiatrie u. Neurol. Bd. 51, S. 328. 1922.

Fabinyi: Untersuchungen über das Verhalten der Serumglobuline bei Geisteskranken insbesondere bei Paralytikern. Zeitschr. f. d. ges. Neurol. u. Psychiatrie Bd. 68, S. 342. 1921. Fauser: Einige Untersuchungsergebnisse und klinische Ausblicke auf Grund der Abderhaldenschen Anschauungen und Methodik. Dtsch. med. Wochenschr. Bd. 52. 1912. — Weitere Untersuchungen auf Grund des Abderhaldenschen Dialysierverfahrens. Dtsch. med. Wochenschr. Bd. 7. 1913. — Zur Frage des Vorhandenseins spezifischer Schutzfermente im Serum Geisteskranker. Münch. med. Wochenschr. 1911, 1913. — Pathologisch-serologische Befunde bei Geisteskranken auf Grund der Abderhaldenschen Anschauungen und Methodik. Allg. Zeitschr. f. Psychiatrie u. psych.-gerichtl. Med. Bd. 70, S. 719. 1913. — Über „passive" Übertragung der Fermente von Geisteskranken auf Kaninchen. Münch. med. Wochenschr. Bd. 21, S. 7. 1914. Feiler: Zur Serologie des Liquor cerebrospinalis Bd. 24, S. 520. 1914. Fiessinger u. Marie: Le ferment proteolytique des leucocytes dans les meningites aigues et meningocoques. Cpt. rend. des séances de la soc. de biol. Bd. 20, S. 66, 915. 1909. Fischer, O.: Klinische und anatomische Beiträge nach den Ursachen und der Bedeutung der cerebrospinalen Pleozytose. Jahrb. d. Psychiatrie u. Neurol. Bd. 27, S. 323. 1906. — Die anatomische Grundlage der zerebrospinalen Pleozytose. Monatsschr. f. Psychiatrie u. Neurol. Bd. 27, S. 572. 1910. Fischer, H.: Zeitschr. f. d. ges. exp. Med. Bd. 14, H. 1 u. 2. — Ergebnisse zur Epilepsiefrage. Zeitschr. f. d. ges. Neurol. u. Psychiatrie Bd. 56, S. 106. 1920. Fischer, G. H., u. Fodor: Die Sensibilisierung der Salze durch Globuline als Wesen der Goldausflockung durch Globulinlösungen. Kolloid-Zeitschr. Bd. 32, S. 4. 279. 1923. Flatau: Experimentelle Untersuchungen über Durchlässigkeit der zentralen Nervenbarriere. Warszawskie czasopismo lekarskie Bd. 3, S. 311. Fleischmann: Dtsch. Zeitschr. f. Nervenheilk. Bd. 70, S. 171. Flint: Stercorine and cholesterinaemie. New York state journ. of med. 1897. Flockenhaus u. Fernado Fonseca: Beiträge zur Liquordiagnostik. Dtsch. med. Wochenschr. Jg. 50, Nr. 31, S. 1045/46. 1924. Förtig: Über den Ausfall der Wassermannschen Reaktion im aktiv und inaktiviert untersuchten Liquor in den einzelnen Syphilisstadien. Arch f. Dermatol. u. Syphilis Bd. 147, H. 2, S. 246/50. 1924. Forster: Monatsschr. f. Psychiatrie u. Neurol. Bd. 38, S. 162. 1915. Forti: Le sostanza riducenti del liquor ed il loro rapporto con quelle riducenti del sangue nelle malatti neroose e mentali. Policlinico, sez. med. Jg. 33, H. 1, S. 35/49. 1926. Foster u. Jessie Reed Cockrell: Cerebrospinal-fluid in encephalitis lethargica. Americ. journ. of the med. sciences Bd. 167, Nr. 5, S. 696/702. 1924. Fränkel: Arch. f. exp. Pathol. u. Pharmakol. Bd. 60, S. 395.

1909. — u. Allers: Biochem. Zeitschr. Bd. 18, S. 39. 1909. Franz: Wien. klin. Wochenschr. Bd. 51. 1911. Freund u. Brahm: Weitere Erfahrungen mit der Abderhaldenschen Reaktion allein und im Vergleich mit der Antitrypsinmethode. Münch. med. Wochenschr. Bd. 28, S. 7. 1914. Friedemann u. Schönfeld: Zur Theorie der Abderhaldenschen Reaktion. Berlin. klin. Wochenschr. Bd. 23, S. 2. 1914. Frisch u. Fried: Diskussionsbemerkungen. Zeitschr. f. d. ges. Neurol. u. Psychiatrie S. 107.

Gabbe u. Wüllenweber: Beitrag zur Theorie und Praxis der Mastixreaktion im Liquor cerebrospinalis. Zeitschr. f. d. ges. exp. Med. Bd. 39, S. 297/312. 1924. Gaethgens u. Salvioli: Beitrag zur Theorie und Praxis der Ausflockungsreaktion von Sachs-Georgi. Med. Klinik 1922, Nr. 6, S. 5, 179. Gärtner: Was lehrt die serologische Sonderstellung des Liquor cerebrospinalis und des Kammerwassers bei Typhus, Fleckfieber und Syphilis für die Behandlung der Syphilis? Dermatol. Zeitschr. Bd. 28, S. 147. 1919. Geisler: Eine Eiweißreaktion im Blute Geisteskranker. Münch. med. Wochenschr. Bd. 57, S. 785. 1910. Georgi: Arch. f. Psychiatrie u. Nervenkrankh. Bd. 71, S. 4—6. — Zur Pathogenese des epileptischen Anfalls. Verhandl. d. Ges. dtsch. Nervenärzte, S. 334. Kassel 1925. — Zur Pathophysiologie des epileptischen Anfalls. Verhandl. d. Ges. dtsch. Nervenärzte, S. 164. Innsbruck 1924. — Pathogenese des epileptischen Anfalls (Humoralpathologie). Zeitschr. f. d. ges. Neurol. u. Psychiatrie Bd. 106, H. 4/5, S. 751. 1926. — Zur Genese des epileptischen Anfalls. Klin. Wochenschr. Jg. 4, Nr. 143. — Glaser, Ohnsorge u. Winnik: Zur Frage der humoralen Faktorenkoppelungen bei Überlüftungsversuchen unter besonderer Berücksichtigung von Epileptikern. Klin. Wochenschr. Jg. 5, Nr. 51. 1926. — u. Münch: Zur Theorie und Praxis der Plasma-, Liquor- und Serumreaktionen mit besonderer Berücksichtigung der Syphilis, der Tuberkulose, sowie der Fiebertherapie. Zeitschr. f. d. ges. Neurol. u. Psychiatrie Bd. 48, H. 5. 1925. Gilbert u. Castaigne: Cpt. rend. des séances de la soc. de biol. S. 1389. 1903. Giuffre: La tension superficiale del liquido-rachidiano in condizioni normali ed condizioni morbose varie delle meningi. Pediatria, arch. Bd. 2, H. 1, S. 31—37. 1926. — u. Lorenzo Mannio: Sulla temperatura del liquido cefalo-rachidiano. Sperimentale Jg. 79, H. 6, S. 1059/68. 1925. Glaus u. Zutt: Beitrag zur Frage der Senkungsgeschwindigkeit der roten Blutkörperchen, insbesondere bei Schizophrenien. Zeitschr. f. d. ges. Neurol. u. Psychiatrie Bd. 82, S. 66. 1923. Glökler: Untersuchungen mit der Mikro-Abderhaldenschen Reaktion nach Pregl und de Crinis. Fermentforschung, Bd. 6, S. 172. 1922. Goebel: Münch. med. Wochenschr. Bd. 30, S. 943. 1921. Göckel: Beitrag zur Serologie des Liquor cerebrospinalis. Zeitschr. f. d. ges. Neurol. u. Psychiatrie Bd. 79, S. 303. 1922. Goldberger: Münch. med. Wochenschr. Bd. 70, S. 1346. Golant-Ratner, Raissa: Die Goldsolreaktion bei Dementia praecox. Münch. med. Wochenschr. Jg. 71, Nr. 33, S. 1128. 1924. Gozzano: Über die Natur der spezifischen Antikörper der Wassermannschen Reaktion im Liquor. Zeitschr. f. d. ges. Neurol. u. Psychiatrie Bd. 107, H. 1/2. 1927. Grafe: Beitrag zur Kenntnis der Stoffwechselverlangsamung. Dtsch. Arch. f. klin. Med. Bd. 15, S. 102. 1911. Groedel u. Hubert: Interferometrische Untersuchungen zur Frage des Alterns, speziell bei konsumierender Arteriosklerose. Dtsch. med. Wochenschr. Nr. 47. 1926. — Der klinische Wert der interferometrischen Blutuntersuchung bei polyglandulärer Sekretionsstörung, speziell für die Deutung psychischer und konstitutioneller Anomalien. Münch. med. Wochenschr. 1926, Nr. 42, S. 1738/39. — Die Artdiagnose thyreogener Funktionsstörungen mit Hilfe der interferometrischen Blutuntersuchung. Schweiz. med. Wochenschr. Nr. 39. 1926. — Der Wert der interferometrischen Blutuntersuchung für die Differenzierung der endogenen Fettsucht. Wien. klin. Wochenschr. 1926, Nr. 45. — Die Bedeutung der interferometrischen Blutuntersuchung für die Feststellung syphilitischer Organerkrankungen. Klin. Wochenschr. Jg. 5, Nr. 42. 1926. Grossmann: Zeitschr. f. d. ges. Neurol. u. Psychiatrie Bd. 97, S. 251. Gudernatsch: Feeding experiments on tadpoles. Arch. f. Entwicklungsmech. d. Organismen Bd. 35, S. 356. 1913. Guggenheim: Über die Enzymwirkung fördernden auxoautolytischen Stoffe im Blutserum von Kranken und Schwangeren. Dtsch. med. Wochenschr. Bd. 26. 1924. — Beitrag zur Kenntnis des wirksamen Prinzips der Hypophyse. Biochem. Zeitschr. Bd. 65, S. 189. 1914. — u. Pincussohn: Dtsch. med. Wochenschr. Bd. 8, S. 1. 1914. Guillain, Laroche u. Lechelle: Cpt. rend. des séances de la soc. de biol. Bd. 83, S. 1077. 1920. — — — Cpt. rend. des séances de la soc. de biol. Bd. 83, S. 1199. 1920. — — — Cpt. rend. des séances de la soc. de biol. Bd. 84, S. 81. 1921. — — — Bull. et mém. de la soc. méd. des hôp. de Paris Bd. 36, S. 1299. 1920. — — — Etude sur la réaction de Lange modifiée (technique de Sicard et Haguenau) pour le diagnostic de la paralysie générale. Cpt. rend. des séances de la soc. de biol. Bd. 94, Nr. 5, S. 324/26. 1926. — u. Marquezy: Étude sur le liquide céphalo-rachidien dans le sclerose en plaques. La valeur diagnostique des réactions colloidales. Presse méd. Jg. 32, Nr. 40, S. 429/432. 1924. Gundel: Klin. Wochenschr. 1926, S. 1186. Gutfeld u. Weigert: Med. Klinik. 1922, Nr. 5.

Hanriot: Sur un nouveau ferment du sang. Soc. biol. Bd. 48, S. 925. 1896. Hartwich: Lues-Sero-Diagnose im ärztlichen Laboratorium durch Mikro-Meinicke-Reaktion im hängenden Tropfen im Dunkelfeld. Dermatol. Wochenschr. Bd. 83, Nr. 46, S. 1671. 1926. Hauen-

STEIN: Studien mittels der Weichardtschen Reaktion. Zeitschr. f. d. ges. Neurol. u. Psychiatrie Bd. 25, S. 564. 1914. HAUPTMANN: Der „Weg über den Liquor". — Ein neuer Zugang zum Verständnis der Pathogenese toxischer Cerebrospinal-Erkrankungen. Klin. Wochenschr. Jg. 4, Nr. 27. — Die Beschleunigung der Blutgerinnungszeit bei Katatonie. Zeitschr. f. d. ges. Neurol. u. Psychiatrie Bd. 29, S. 323. 1915. — Eine biologische Reaktion im Liquor cerebrospinalis bei organischen Nervenkrankheiten. Med. Klinik, Bd. 5, S. 1. 1910. — Neurol. Zentralbl. Juni 1912. — Münch. med. Wochenschr. 1914. — Klinik und Pathogenese der Paralyse im Lichte der Spirochätenforschung. Zeitschr. f. d. ges. Neurol. u. Psychiatrie Bd. 70, S. 254. 1921. HAYASCHI: Erforschung der antiproteolytischen Fermente. Monatsschr. f. Psychiatrie u. Neurol. Bd. 51, S. 23, 94. 1922. HECHT: Eine Vereinfachung der Komplementbindungsreaktion bei Syphilis. Wien. klin. Wochenschr. Bd. 50, S. 1742. 1908. HIERONYMUS: Zeitschr. f. d. ges. Neurol. u. Psychiatrie Bd. 22, S. 506. 1914. HERMAN, EUFEMJUSZ u. WYNDA HALBER: Etude des isoagglutinines et de la sedimentation des globules rouges dans le liquide cephalorachidien. Cpt. rend. des séances de la soc. de biol. Bd. 91, Nr. 30, S. 959/61. 1924. — u. HALBEROWNA: Untersuchungen über die Anwesenheit der Isoagglutininen und über die Blutkörpersenkung des Liquor cerebrospinalis. Medycyna dofwiedbzalna, Bd. 4, S. 36. 1925. HESS: Interferometrische Untersuchungen über das Auftreten von Abwehrfermenten im Blute tuberkulöser Menschen und Rinder. Münch. tierärztl. Wochenschr. Jg. 76, Nr. 42. 1925. HIRSCH: Bestimmung von Fermentwirkungen mit Hilfe des Interferometers. Zeitschr. f. physikal. Chem. Bd. 2, S. 7. 1914. — Eine neue Methode zum Nachweis der Abwehrfermente. Fermentforschung Bd. 1, S. 33. — Zur Kritik der interferometrischen Methode. Fermentforschung Bd. 2, S. 251. HIRSCHFELD u. KLINGER: Verhandl. d. 33. Dtsch. Kongr. f. inn. Med., Wiesbaden 1914. HOESSLIN: Über Lymphozytose bei Asthenikern und Neuropathen. Münch. med. Wochenschr. Bd. 21, S. 22. 1913. HOFF u. SILBERSTEIN: Versuche, den Eintritt biologisch wirksamer Substanzen aus der Blutbahn ins Zentralnervensystem herbeizuführen. Inaug.-Diss. — — Zeitschr. f. d. ges. exp. Med. Bd. 48, S. 6. 1926. HOFFMANN: Ätiologie der Syphilis. Handbuch der Geschlechtskrankheiten, S. 823. HOPF: Beitrag zur Fortpflanzungstendenz Schizophrener. Inaug.-Diss.

IKEGAMI: Studien über die bakt. Wirkung der Cerebrospinalflüssigkeit. Zeitschr. f. Immunitätsforsch. u. exp. Therapie, Orig. Bd. 46, S. 522. 1926. ISCOVESCO: Action d'un lipoid, extrait de l'ovaire sur organisme. Cpt. rend. des séances de la soc. de biol. Bd. 75, S. 393. 1913. ITTEN: Zur Kenntnis hämatologischer Befunde bei einigen Psychosen. Zeitschr. f. d. ges. Neurol. u. Psychiatrie Bd. 24, S. 341. 1914. — Heilversuche mit Nuklein-Injektionen bei Schizophrenie. Zeitschr. f. d. ges. Neurol. u. Psychiatrie, Bd. 7, S. 384. 1911.

JACH: Über Antitrypsingehalt des Blutserums bei Geisteskranken. Münch. med. Wochenschr. Bd. 44. 1909. JACOBI: Interferometrisch-psychiatrische Studien. Zeitschr. f. d. ges. Neurol. u. Psychiatrie 1923. — Über spektrophotographische Untersuchungen des Liquor cerebrospinalis im ultravioletten Licht. Arch. f. Psychiatrie u. Nervenkrankh. Bd. 79, H. 3. 1927. JACOBSOHN: Über die Blutgruppenzugehörigkeit der Paralytiker. Zentralbl. f. d. ges. Neurol. u. Psychiatrie Bd. 105, S. 810. 1926. JACOBSTHAL u. KAFKA: Berlin. klin. Wochenschr. Bd. 11, S. 249. 1918. — — Hamburger Ärztekorresp. Bd. 2. 1916. JAKOB, M.: Münch. med. Wochenschr. Bd. 27. 1909. JAKOB, A.: Zeitschr. f. d. ges. Neurol. u. Psychiatrie Bd. 52, S. 7. 1919. — Über das Wesen der progressiven Paralyse. Dtsch. med. Wochenschr. 1919, Nr. 43. — Die Klinik und pathologische Anatomie der stationären Paralyse. Zeitschr. f. d. ges. Neurol. u. Psychiatrie Bd. 54, S. 117. 1920. — u. KAFKA: Arch. f. Psychiatrie u. Nervenkrankh. Bd. 51, S. 3. 1913. — — Die atypische Paralyse. Med. Klinik 1920, Nr. 44. JANOSSY u. HORVATH: Nachweis des Hypophysensekrets im Liquor der menschlichen Cisterna cerebello-medullaris. Klin. Wochenschr. Jg. 4, Nr. 50, S. 2397/98. 1925. JOBLING u. PETERSEN: Zeitschr. f. Immunitätsforsch. u. exp. Therapie, Orig. Bd. 23, S. 71 u. Bd. 24, S. 292. 1915. JOCHMANN: Über die Beziehungen des proteolytischen Leukozytenferments zur allgemeinen Immunität. Zeitschr. f. Hyg. u. Infektionskrankh. Bd. 61, S. 71. 1922.

KAFKA: Hämagglutinine im Liquor. Biolog. Abt. d. Ärztl. Ver. Hbg., April 1913. — Über die hämolytischen Eigenschaften des Blutserums der Luiker usw. Med. Klinik Bd. 10. 1913. — Über die Bedingungen und die praktische und theoretische Bedeutung des Vorkommens hammelblutlösender Normalamboceptoren und des Komplements im Liquor cerebrospinalis. Ergebn. d. ges. Med. Bd. 4, S. 107. — Erwiderung auf die Bemerkungen von F. PLAUT zu meiner Arbeit in Bd. 56, S. 260ff.; Zeitschr. f. d. ges. Neurol. u. Psychiatrie Bd. 59, S. 353. 1920. — Über das „Mittelstück"-Phänomen der Lumbalflüssigkeit. Klin. Wochenschr. Bd. 1, S. 51. 1922. — Beiträge zur Serologie des Liquor cerebrospinalis. Zeitschr. f. Immunitätsforsch. u. exp. Therapie, Orig. Bd. 37, S. 316. 1923. — Praktisches und Theoretisches zum Dialysierverfahren. Fermentforschung Bd. 1, S. 254. 1915. — Über die neuen Ausflockungsreaktionen zur Luesdiagnostik im Blut und Liquor. Dermatol. Wochenschr. Bd. 70, S. 385. 1920. — Serologische Studien über die Vorgänge beim Ablauf des Dialysierversuchs nach ABDERHALDEN. Zeitschr. f. Immunitätsforsch. u. exp. Therapie,

Orig. Bd. 25, S. 265. 1916. — Zur Frage der Bedeutung des Dialysierverfahrens nach ABDERHALDEN für die Psychiatrie. Münch. med. Wochenschr. Bd. 39, S. 1316. 1915. — Zur Frage des ABDERHALDENschen Dialysierverfahrens. Monatsschr. f. Psychiatrie u. Neurol. Bd. 50, S. 1. 1921. — Syphilis und Liquor. 12. Kongr. d. Dtsch. Dermatol. Ges., Hamburg, Mai 1921; Ref. Arch. f. Dermatol. u. Syphilis, Bd. 138, S. 78. 1922. — Über den Nachweis von Abwehrfermenten usw. Zeitschr. f. d. ges. Neurol. u. Psychiatrie Bd. 18, S. 43. 1913. — Die ABDERHALDENsche Dialysiermethode in der Psychiatrie. Med. Klinik Bd. 25, S. 1. 1914. — Über die Frage der diagnostischen Bewertung der Ergebnisse des Dialysierverfahrens nach ABDERHALDEN in der Psychiatrie. Med. Klinik Bd. 39, S. 979. 1919. — Zur Biologie des Liquor cerebrospinalis. Mitt. a. d. Hambg. Staatskrankenanstalten Bd. 13, S. 47. 1912. — Monatsschr. f. Psychiatrie u. Neurol. Bd. 27, S. 414. 1910. — Dtsch. med. Wochenschr. Bd. 39. 1913. — Dermatol. Wochenschr. Bd. 61, S. 1091. 1915. — Dtsch. med. Wochenschr. Bd. 28. 1919. — Zeitschr. f. d. ges. Neurol. u. Psychiatrie Bd. 13, S. 192. 1912. — Zeitschr. f. d. ges. Neurol. u. Psychiatrie Bd. 15, S. 482. 1913. — Dtsch. med. Wochenschr. Bd. 47. 1921. — Dtsch. med. Wochenschr. Bd. 39. 1922. — Die Kolloidreaktionen des Liquor cerebrospinalis. Zeitschr. f. d. ges. Neurol. u. Psychiatrie Bd. 74, S. 259. 1921. — Die Untersuchung des Liquor cerebrospinalis mit Paraffinsoloen. Berlin. klin. Wochenschr. 1923. — Prinzipielles zum Problem der Permeabilität der Meningen. Med. Klinik 1927, Nr. 3. — Der Eiweißquotient des Liquor cerebrospinalis. Klin. Wochenschr. Jg. 5, Nr. 44. 1926. — Über die Lüttge-von Mertzschen Serumreaktionen mit besonderer Berücksichtigung der Psychosen. Arch. f. Psychiatrie u. Nervenkrankh. Bd. 78, H. 1/2. 1926. — Ätherschüttelungsphänomene mit Liquor cerebrospinalis. Klin. Wochenschr. Jg. 4, Nr. 19, S. 924/25. 1925. — Diskussionsbemerkungen. Zeitschr. f. d. ges. Neurol. u. Psychiatrie S. 112. — u. PFOERRINGER: Experimentelle Studien zur Frage der Abwehrfermente. — u. RAUTENBERG: Über die neueren Eiweißreaktionen der Spinalflüssigkeit, ihre praktische und theoretische Bedeutung mit besonderer Berücksichtigung ihrer Beziehungen zum Antikörpergehalt des Liquor cerebrospinalis. Zeitschr. f. d. ges. Neurol. u. Psychiatrie Bd. 22, S. 353. 1914. — u. ROHRER: Sistieren epileptischer Anfälle nach Kiefercystenoperation. Dtsch. Monatsschr. f. Zahnheilk. H. 14, S. 344. 1924. KANT: Blutplasmauntersuchungen an Geisteskranken. Zeitschr. f. d. ges. Neurol. u. Psychiatrie Bd. 95, H. 3/4, S. 541. 1925. KASTAN: Dtsch. Zeitschr. f. Nervenheilk. Bd. 70, S. 4—6. — Adrenalinämie bei Psychosen. Arch. f. Psychiatrie u. Nervenkrankh. Bd. 50, S. 555. — Die Beeinflussung der Liquorreaktionen durch Kalk. Dtsch. Zeitschr. f. Nervenheilk. Bd. 81, H. 1/4, S. 146/49. 1924. — Die Toxizität des Serums Geisteskranker. Arch. f. Psychiatrie u. Nervenkrankh. Bd. 78, H. 5, S. 637. 1926. KATZENELLENBOGEN: De l'augumentation de la permeabilité meningée aux nitrates dans la meningite aseptique provoquée. Schweiz. med. Wochenschr. Bd. 54. 1924. KEINING: Dtsch. med. Wochenschr. 1921, Nr. 6, S. 157. KELLNER, CLEMENZ, BRÜCKNER, RAUTENBERG: Wassermannsche Reaktion bei der Idiotie. Münch. med. Wochenschr. Bd. 42. 1909. KENDALL: Chemistry of the Thyroid Secretion. The Harvey Society Lectures Philadelphia 1920/21. KIRCHBERG: Arch. f. Psychiatrie u. Nervenkrankh. Bd. 57. 1917. KIRSCHBAUM: Zeitschr. f. d. ges. Neurol. u. Psychiatrie, Bd. 75. 1922. — u. KALTENBACH: Weitere Ergebnisse bei der Malariabehandlung der progress. Paralyse. Zeitschr. f. d. ges. Neurol. u. Psychiatrie, Bd. 84, S. 297. 1923. KISCH u. REMERTZ: Münch. med. Wochenschr. Bd. 61, S. 1097. 1914. KISSMEYER: Agglutination der Sp. pallida. Dtsch. med. Wochenschr. Bd. 11, S. 306. 1915. KLIENEBERGER: Psychologie und innere Sekretionen. Dtsch. med. Wochenschr. 1925, S. 1055. KNIPPING u. KOWITZ: Eine einfache Methode zur exakten Bestimmung von Globulin und Albumin im Serum und Liquor. Klin. Wochenschr. Jg. 3, Nr. 18. — Über die Bestimmung der Eiweißfraktionen in Serum und Plasma. Hoppe-Seylers Zeitschr. f. physiol. Chem. Bd. 135, S. 84. 1924. KOCHER: Blutuntersuchungen bei Morbus Basedow. Arch. f. klin. Chir. Bd. 87. KÖRTKE: Monatsschr. f. Psychiatrie u. Neurol. Bd. 47. 1920. KOLLE u. STINER: Die Verwendung von Azetonextrakten zur Serumdiagnose. Dtsch. med. Wochenschr. Bd. 38, S. 1739. 1911. KOLMER: Journ. of exp. med. Bd. 18. 1913 nach dem Ref. im Zentralbl. f. Bakteriol. u. Parasitenk. Ref. Bd. 66, S. 521. 1918. —, BROADWELL u. MATSMAN: Ref. im Zentralbl. f. Bakteriol. u. Parasitenk. Bd. 59. S. 139. KOSTLIVY: Über chronische Thyreotoxikosen. Mitt. a. d. Grenzgeb. d. Med. u. Chirurg. KOTTMANN: Korresp.-Bl. f. Schweiz. Ärzte. Bd. 47a u. b. 1917. — Zeitschr. f. klin. Med. 1910. S. 71; 1920. 69. KRAINSKY: Allg. Zeitschr. f. Psychiatrie u. psych.-gerichtl. Med. 1898. KREBS: Die Theorie der Kolloidreaktionen im Liquor cerebrospinalis. Zeitschr. f. Immunitätsforsch. u. exp. Therapie, Orig. Bd. 24, S. 75. 1925. — Die Flockung des kolloidalen Goldes durch Eiweißkörper. Biochem. Zeitschr. Bd. 159, H. 3/4, S. 311. 1925. — Zur Goldsolreaktion im Liquor cerebrospinalis. Klin. Wochenschr. Jg. 4, Nr. 27.

LAEWEN: Arch. f. exp. Pathol. u. Pharmakol. Bd. 51, S. 415. 1904. LAHMANN: Die klinische Bedeutung der quantitativen Untersuchung auf Abwehrfermente. Münch. med. Wochenschr. 1925, Nr. 36, S. 1507/9. LAMPE, A. E. u. L. A.: Vergleichende Untersuchungen über die im Serum von Basodowkranken auftretenden komplementbildenden Antikörper und Abwehrfermente. Dtsch. Arch. f. klin. Med. Bd. 120, S. 419. 1916. LANDMANN: Über das hämolytische Komplement des Blutes besonders bei Syphilitikern. Dermatol. Wochenschr. Bd. 75, S. 1134. 1922. LANGE: Was leistet die neue Liquordiagnose bei der Diagnose des Hirntumors. Mitt. a. d. Grenzgeb. d. Med. u. Chirurg. Bd. 33, S. 582. 1921. — Berlin. klin. Wochenschr. 1922. — Berlin. klin. Wochenschr. Bd. 19, S. 897. 1912. — Zeitschr. f. Chemotherapie Bd. 1, S. 44. 1912. — Die Ergebnisse der Liquorforschung als Korrektur dermatologisch entstandener Vorstellungen in der Syphilidologie. Dermatol. Wochenschr. Bd. 82, Nr. 4, S. 120/32, Nr. 5, S. 163/68, Nr. 6, S. 194/200. 1926. LAROCHE: Étude critique de la réaction du benjoin colloidal. Ann. de med. Bd. 20, Nr. 5, S. 499/529. 1926. LASCH: Über Cholesterin im Liquor cerebrospinalis. Biochem. Zeitschr. Bd. 153, H. 1/2, S. 150/5. 1924. LEHMANN-FACIUS: Die Serodiagnostik des Carcinoms durch Präcipitine. Zeitschr. f. Immunitätsforsch. u. exp. Therapie Bd. 48, S. 397. 1926. LENZ: Zeitschr. f. d. ges. exp. Med. Bd. 24, S. 157. 1921. LESCHKE: Überempfindlichkeit, Fieber und Stoffwechsel. Beitr. z. Klin. d. Infektionskrankh. u. z. Immunitätsforsch. Bd. 3. 1914. — u. PINCUSSOHN: Untersuchungen über die Fermente der Cerebrospinalflüssigkeit. Dtsch. med. Wochenschr. Bd. 43, S. 8. LEWANDOWSKY: Zur Lehre von der Cerebrospinalflüssigkeit. Zeitschr. f. klin. Med. Bd. 40, S. 481. 1900. LEYBERG: Zur Osmotherapie des syphilitischen Liquors. Vorl. Mitt. Dermatol. Wochenschr. Bd. 83, Nr. 526, S. 2003/6. 1926. LICKINT: Der Calciumgehalt des Liquor cerebrospinalis. Klin. Wochenschr. Jg. 5, Nr. 13. 1926. LIPP: Münch. med. Wochenschr. Bd. 42. 1919. LOBERG: Die Blutliquorschwelle für Salicylsäure bei Psychosen. Zeitschr. f. d. Neurol. u. Psychiatrie Bd. 106, H. 1/2, S. 161/70. 1926. LOESCHKE u. LEHMANN-FACIUS: Untersuchungen über Wesen und Grundlagen des Abderhaldenprinzips und die Möglichkeit seines Nachweises durch eine Präcipitinreaktion. Klin. Wochenschr. Jg. 5, Nr. 41. 1926. LÖWE: Untersuchungen über die Harnkolloide von Epileptikern und Geisteskranken. Zeitschr. f. d. ges. Neurol. u. Psychiatrie Bd. 7, S. 1. 1911. LÖWENBERG: Über die Senkungsgeschwindigkeit der roten Blutkörperchen bei Geisteskrankheiten. Zeitschr. f. d. ges. Neurol. u. Psychiatrie. LÜTHGE: Beiträge zur Kenntnis der fermentativen Wirkung in normalen und pathologischen Flüssigkeiten des menschlichen Körpers. Leipzig 1906.

MAASS: Beeinflussen Narkotica der Fettreihe die Wassermannsche Reaktion. Zeitschr. f. d. ges. Neurol. u. Psychiatrie Bd. 24, S. 527. 1914. MAGELHAENS: 17. Intern. med. Kongr. Lissabon 1906. MAINZER: Über den Chemismus der Auslösung des epileptischen Anfalls durch Überventilation. Klin. Wochenschr. Jg. 4, Nr. 40. MALOSSI: Contributo allo studio delle proprieta biologische del liquido cefalorachidiano. Clin. med. ital. Jg. 56, Nr. 5, S. 411/20. 1925. MANDELBAUM: Münch. med. Wochenschr. Bd. 29. 1916. MARIE u. LEVADITI: Les anticorps syphilitique dans le liquide céphalo-rachidien des paralitiques generaux et des tabetliques. Ann. de l'inst. Pasteur Bd. 138. 1907. MARINESCU: Sur la réaction de fixication de l'alexine dans la maladie de Basedow. Dtsch. Zeitschr. f. Nervenheilk. Bd. 41. 1911. MASSAZA: Le reazioni della paraffinae le bicolorate sul liquor. Quaderni di psichiatr. Bd. 13, Nr. 1/2, S. 5/11. 1926. MATZDORFF u. LÖBELL: Beiträge zur Kenntnis der fraktionierten Liquoruntersuchung. Zeitschr. f. d. ges. Neurol. u. Psychiatrie Bd. 75, S. 147. 1922. MAUGERI: Sullo Zucchero nel liquido cefalo-rachidiano. Policlinico, sez. med. Jg. 29, H. 7, S. 400/4. 1922. MAURER u. BANSI: Die Bedeutung der Interferometrie für die klinische Diagnostik. Klin. Wochenschr. Jg. 4, Nr. 17. MAYER: Über die Ätiologie der Dementia praecox. Inaug.-Diss. Freiburg i. B. Allg. Zeitschr. f. Psychiatrie u. psych.-gerichtl. Med. Bd. 70, S. 184. 1913. — Über die wehenerregende Wirkung des Liquor cerebrospinalis von Gebärenden. Klin. Wochenschr. 1924, S. 1805. MEINICKE: Berlin. klin. Wochenschr. 1907. S. 25; 1908. S. 4. — Münch. med. Wochenschr. Bd. 49. 1918. — Dtsch. med. Wochenschr. Bd. 46, S. 219. 1922. MELTZER: Zentralbl. f. Physiol. Bd. 18, S. 316. 1904. MEMESHEIMER: Wie ist die Hämolysinreaktion bei der Frühsyphilis des Nervensystems zu bewerten. Münch. med. Wochenschr. S. 893. 1925. MERTENS: Klinische und serologische Untersuchungen für die diagnostische Bedeutung der Weil-Kafkaschen Hämolysinreaktion in Liquor cerebrospinalis. Dtsch. Zeitschr. f. Nervenheilk. Bd. 49, S. 169. 1913. METZGER u. HOFFMANN: Untersuchungen über die Austauschbeziehungen zwischen Blut und Liquor mit der Walterschen Brommethode. Zeitschr. f. d. ges. Neurol. u. Psychiatrie Bd. 107, H. 3/4, S. 618. 1927. MEYER, KLARA: Über die aktive Reaktion im Liquor cerebrospinalis. Biochem. Zeitschr. Bd. 124, S. 137. MEYER, O. B.: Zeitschr. f. Biol. Bd. 48, S. 353. 1906. — Über eine biologische Reaktion des Epileptikerserums. Zeitschr. f. d. ges. Neurol. u. Psychiatrie S. 335. — Über weitere serobiologische Untersuchungen. Zur Pathogenese der Epilepsie. Zeitschr. f. d. ges. Neurol. u. Psychiatrie S. 123. MEYER, M.: Über kolloidchemische Untersuchungen des Blutserums zur Pathophysiologie des epileptischen Anfalls. Zeitschr. f. d. ges. Neurol. u. Psychiatrie S. 326. MIURA: Über den Gehalt der Cerebrospinalflüssigkeit am Hypophysenhinterlappensekret. Pflügers Arch. f. d. ges. Physiol. Bd. 207, S. 76. 1925. MOLNAR: Über die Refraktion der menschlichen Lumbalflüssigkeit. Klin. Wochenschr. Jg. 2, S. 790. 1923. MOSSNER: Zur Frage der Spontanrhythmik der Rindercarotis und ihrer Bedeutung für die Serodiagnostik der Epilepsie nach O. B. MEYER. Klin. Wochenschr. Jg. 5, Nr. 51. 1926. MOTT u. HALI-

BURTON: Philos. transact. of the royal soc. of London. Bd. 191, S. 211. 1899. MÜHLENS u. KIRSCHBAUM: Zeitschr. f. Hyg. u. Infektionskrankh. Bd. 94. 1921. MÜLLER, LANDSTEINER, PÖTZL: Ges. d. Ärzte, Wien 1907; Wien. klin. Wochenschr. Bd. 17, S. 514. 1907. MÜNZER: Zeitschr. f. d. ges. Neurol. u. Psychiatrie. 1923. — Über die Liquorreaktion von Takata-Ara. (T. A. R.) Zeitschr. f. d. ges. Neurol. u. Psychiatrie Bd. 106, H. 4/5, S. 572. 1926.

NADOR-NIKITIS: Une microméthode diaphanometrique pour le dosage quantitatif de la globuline dans le liquide céphalo-rachidien. Cpt. rend. des séances de la soc. de biol. Bd. 92, Nr. 4, S. 254/6. 1925. NANDER: Über Kolloidreaktionen der Cerebrospinalflüssigkeit. Acta dermato-venereol. Bd. 3, H. 3/4, S. 403/10. 1922. NATHAN: Berlin. klin. Wochenschr. Bd. 51. 1914. — u. WEICHBRODT: Münch. med. Wochenschr. Bd. 51. 1915. — — Untersuchungen über die Wassermannsche Reaktion bei Paralytikern. Arch. f. Dermatol. u. Syphilis Bd. 138. 1922. — — Zeitschr. f. Immunitätsforsch. u. exp. Therapie, Orig. Bd. 18, S. 636. 1913. NEUFELD: Liquor cerebrospinalis und Antikörper. Krankheitsforschung Bd. 2, H. 1, S. 63/9. 1925. NEUMANN u. HERRMANN: Monatsschr. f. Psychiatrie u. Neurol. Bd. 24, S. 251. 1908. NISSL: Zeitschr. f. Nervenheilk. 1904, S. 225. NOGUCHI: Journ. of exp. med. Bd. 14, 4, S. 604. 1909. NONNE: Der heutige Standpunkt von der Lehre von der Bedeutung der „Vier Reaktionen" für die Diagnose und Differentialdiagnose organischer Nervenkrankheiten. Dtsch. Zeitschr. f. Nervenheilk. Bd. 42. 1911. — Der heutige Standpunkt der Luesparalysefrage. Dtsch. Zeitschr. f. Nervenheilk. Bd. 49, S. 384. 1913. — Weitere Erfahrungen. Dtsch. Zeitschr. f. Nervenheilk. Bd. 88. 1910. —, APELT u. SCHUMM: Dtsch. Zeitschr. f. Nervenheilk. Bd. 46. 1913. — u. APELT: Über Lymphocytose und Globulinuntersuchung der Spinalflüssigkeit bei organischen Nervenkrankheiten. Neurol. Zentralbl. Bd. 4. 1908.

OPITZ: Über spektrophotographische Untersuchungen von normalem und pathologischen Liquor cerebrospinalis. Dtsch. Zeitschr. f. Nervenheilk. Bd. 94, H. 1/6, S. 266/279. 1926. OSWALD: Hoppe-Seylers Zeitschr. f. physiol. Chem. Bd. 22. 1901. — Arch. f. exp. Pathol. u. Pharmakol. Bd. 60, S. 115. 1909.

PANZER: Zur Kenntnis der Cerebrospinalflüssigkeit. Wien. klin. Wochenschr. Bd. 31, S. 805. 1899. PEIPER: Über Adsorptionserscheinungen bei der Abderhaldenschen Reaktion. Dtsch. med. Wochenschr. Bd. 16, S. 7. 1914. PERUGIA: Sul potere coagulante neglie epilettici e sull' azione dei sali di calcia. Il Morgagni Bd. 10. 1908. PESTALOZZA: L'enzimoreazione sul liquido cefalorachidiano per la diagnosi di meningite tubercolare. Arch. di scienze biol. Bd. 1, Nr. 4, S. 239/51. 1924. PFEIFFER: Wien. klin. Wochenschr. Bd. 16. 1911. — u. DE CRINIS: Das Verhalten der antiproteolytischen Serumwirkung bei gewissen Psychoneurosen nebst Bemerkungen über die Pathogenese dieser Erkrankungen. Zeitschr. f. d. ges. Neurol. u. Psychiatrie Bd. 18. S. 428. 1913. — u. ALBRECHT: Zeitschr. f. d. ges. Neurol. u. Psychiatrie Bd. 9. 1912. — u. MITA: Zeitschr. f. Immunitätsforsch. u. exp. Therapie, Orig. Bd. 4. 1916. —, STANDENATH u. WEBER: Zeitschr. f. d. ges. Neurol. u. Psychiatrie Bd. 105, S. 235. 1926. — — — Über den Peptidasenhaushalt des Epileptikers. Zeitschr. f. d. ges. Neurol. u. Psychiatrie S. 338. PIGHINI: Zeitschr. f. d. ges. Neurol. u. Psychiatrie Bd. 4, S. 629. 1916. — Hoppe-Seylers Zeitschr. f. physiol. Chem. Bd. 61. 1909. PLAUT: Untersuchungen über die Senkungsgeschwindigkeit im Citratblut. Münch. med. Wochenschr. Bd. 10. 1921. — Über Adsorptionserscheinungen bei Abderhaldenschen Dialysierverfahren. Münch. med. Wochenschr. Teil 2. 1914. — Über den Mechanismus der Abbauvorgänge bei dem Abderhaldenschen Dialysierverfahren. Zeitschr. f. Immunitätsforsch. u. exp. Therapie, Orig. Bd. 24, S. 361. 1915. — Vergleichende Untersuchungen über Phagocytose im Serum, Kochsalzlösung und Liquor. Zeitschr. f. d. ges. Neurol. u. Psychiatrie Bd. 74, S. 331. 1922. — Die Behandlung der Lues des Zentralnervensystems. Zeitschr. f. d. ges. Neurol. u. Psychiatrie Bd. 17, S. 385. — Lues-Paralyse. Ref. Allg. Zeitschr. f. Psychiatrie u. psych.-gerichtl. Med. Bd. 66. 1909. — Die Wassermannsche Reaktion bei der Paralyse. Zeitschr. f. d. ges. Neurol. u. Psychiatrie Bd. 56, S. 295. 1920. — Die Sachs-Georgische Ausflockungsreaktion bei Syphilis mit besonderer Berücksichtigung ihrer Anwendung im Liquor. Zeitschr. f. d. ges. Neurol. u. Psychiatrie Bd. 52, S. 193. 1914. — Mikromethoden für die Untersuchung von Liquor cerebrospinalis und Kammerwasser. Zeitschr. f. d. ges. Neurol. u. Psychiatrie Bd. 65, S. 373. 1921. — Worte der Erinnerung an EMIL KRAEPELIN. Zeitschr. f. d. ges. Neurol. u. Psychiatrie Bd. 108, H. 1/3. 1927. — Zur Bewertung von Liquorbefunden bei Kaninchen. Klin. Wochenschr. Jg. 5, Nr. 27. 1926. — u. EHRISMANN: Die Serodiagnostik im Dienste der Syphilis- und Paralysestatistik. Zeitschr. f. d. ges. Neurol. u. Psychiatrie Bd. 106, H. 1/2. 1926. — u. JAHNEL: Die progressive Paralyse — eine Folge der Schutzpockenimpfung. Münch. med. Wochenschr. 1926, Nr. 10, S. 396/400. PÖNITZ: Beitrag zur Kenntnis der Frühkatatonie. Zeitschr. f. d. ges. Neurol. u. Psychiatrie Bd. 20, S. 343. 1913. POHLISCH: Stoffwechseluntersuchungen beim chronischen Alkoholismus, Delirium tremens und der alkoholischen korsakon. Psychose. PORGES u. MEIER: Über die Rolle der Lipoide bei der Wassermannschen Syphilisreaktion. Berlin. klin. Wochenschr. Bd. 15, S. 731. 1908. PREGL: Beiträge zur Methodik des Dialysierverfahrens von Abderhalden. Fermentforschung Jg. 1, S. 7. — u. DE CRINIS:

Über den Nachweis von Abwehrfermenten in kleinsten Serummengen (Mikro A. R.). Fermentforschung Jg. 2, 5, S. 58. PRESSER u. WEINTRAUB: Zur Goldsol- und Matixreaktion. Zeitschr. f. Immunitätsforsch. u. exp. Therapie, I. T., Orig. Bd. 36, H. 1, S. 34/58. 1923. — — Zeitschr. f. Immunitätsforsch. u. exp. Therapie, Orig. Bd. 33. PROSCH: Über Goldhydrosole und die Goldsolreaktion im Liquor cerebrospinalis. Dermatol. Wochenschr. Bd. 75, S. 1085. 1922.

RAPHAEL u. SMITH: The Kottmann-reaction as applied to psychiatric cases. Amer. journ. of psychiatry Bd. 4, Nr. 2, S. 161/73. 1924. RAVAUT u. BOYER: Presse méd. Bd. 28, S. 42. 1920. RAVENNA: Osservazioni intorna ai sieri cititossici con speciale riguardo al neurotossico. Rif. med. Bd. 2, S. 422. 1902. REGAN: The colloid benzoin reaction in acute poliomyelitis. Americ. journ. of dis. of childr. Bd. 30, Nr. 6, S. 844/50. 1925. REICHER: Dtsch. med. Wochenschr. S. 617. 1910. REITSTÖTTER: Zeitschr. f. Immunitätsforsch. u. exp. Therapie, Orig. Bd. 30, S. 468. 1920. RIDDEL u. STEWART: Journ. of mental science. Bd. 68, S. 396. 1922. — — Spirochaetosis of the cerebrospinal fluid. Journ. of neurol. a. psychopathol. Bd. 3, Nr. 12, S. 345/51. 1923. — — u. ABARD: The collod gamboge reaction. Journ. of mental science. Bd. 68, Nr. 283, S. 396. 1922. RITTERSHAUS: Das manisch-depressive Irresein. Zeitschr. f. d. ges. Neurol. u. Psychiatrie Bd. 56, S. 10. 1920. RIZZO: Ann. di biol. norm. e patol. Bd. 44. 1920. RÖHRS: Vergleichende Untersuchung über die GOEBELsche Modifikation der Mastixreaktion mit der Normomastixreaktion (KAFKA), besonders hinsichtlich ihrer klinischen Brauchbarkeit. Dtsch. Zeitschr. f. Nervenheilk. Bd. 89, S. 293. 1926. RÖMER: Kritischer Beitrag zur Serologie der Dementia praecox. Zeitschr. f. d. ges. Neurol. u. Psychiatrie Bd. 78, S. 571. 1922. RÖSSLE: Zeitschr. f. d. ges. Neurol. u. Psychiatrie Bd. 14, S. 552. 1913. RONA u. MICHAELIS: Über Ester- u. Fettspaltungen im Blut und Serum. Boichem. Zeitschr. Bd. 31, S. 345. 1911. ROSEO: Sulla deviazione del complemento nel morbo di Flajani-Basedow. Biochem. e terap. sperim. Jg. 4, S. 1. 1912. — Ricerche sulla deviazione del complemento nel morbo di Flajani-Basedow. Policlinico 1913. ROSENFELD: Untersuchungen über den Einfluß von Liquor cerebrospinalis auf die Elektrolytflockung von positiven und negativen Solen bei definierter Wasserstoffionenkonzentration. Zugleich ein Beitrag zur Frage der Differenzierung von globulin- und albuminreichem Liquor. Biochem. Zeitschr. Bd. 167, H. 4/6. S. 343. 1926. — Die Nachtblaureaktion zum Nachweis der Albuminvermehrung im Liquor bei Meningitis. Klin. Wochenschr. Jg. 6, Nr. 3, S. 118/19. 1927. ROSENTHAL: Das Verhalten der antiproteolytischen Substanzen im Blutserum bei der Epilepsie. Zeitschr. f. d. ges. Neurol. u. Psychiatrie Bd. 14, S. 552. 1913. ROTKY: Untersuchungen über die Durchlässigkeit der Meningen für chemische Stoffe. Zeitschr. f. klin. Med. Bd. 75, S. 5. RUNGE: Über die Senkungsgeschwindigkeit der roten Blutkörperchen. Münch. med. Wochenschr. Bd. 32. 1920. RUSZNYAK: Die Änderung des antitryptischen Titers des Serums bei der Anaphylaxie. Dtsch. med. Wochenschr. Bd. 4. 1912. — Zeitschr. f. Immunitätsforsch. u. exp. Therapie, Orig. Bd. 30. 1920.

SACHS: Syphilis und Liquor. 12. Kongreß d. Dtsch. Dermatol. Ges., Hbg. 1921. Ref. Arch. f. Dermatol. u. Syphilis Bd. 138. S. 61. 1922. — Zur serologischen Bedeutung der Globulinveränderungen (insbesondere bei Syphilis). Münch. med. Wochenschr. Bd. 54, S. 1462. 1917. — Berlin. klin. Wochenschr. Bd. 25. 1916. — u. GEORGI: Zeitschr. f. Immunitätsforsch. u. exp. Therapie, Orig. Bd. 26, S. 451. 1918. — — Med. Klinik. Bd. 14, S. 805. 1918. — u. OETTINGEN: Zur Biologie des Blutplasmas. Münch. med. Wochenschr. Bd. 12. 1912. — — Münch. med. Wochenschr. Bd. 12, S. 351. 1921. SAGEL: Über den Nachweis spezifisch proteolytischer Fermente im Harn. Münch. med. Wochenschr. Bd. 16, S. 6 u. 15, IX. 1914. SAHLGREN: Über die Natur der Mastixreaktion im Liquor cerebrospinalis. Münch. med. Wochenschr. Bd. 68, S. 618. 1922. — Münch. med. Wochenschr. Bd. 17. 1922. SALUS: Wien. klin. Wochenschr. Bd. 36, S. 44. 1915. SAMSON: Die physikalisch-chemischen Grundlagen der Mastixreaktion. Zeitschr. f. d. ges. exp. Med. Bd. 49, H. 1/3, S. 95. 1926. SAUER: Über das Vorkommen einer Lymphocytose im Blutbild, insbesondere bei den funktionellen neurosen Herden usw. Dtsch. Zeitschr. f. Nervenheilk. Bd. 49, S. 447. 1913. SANTANGELO: Le reazioni colloidali del „liquor“ in generale, ed un nuovo metodo per eseguire la reazione del bleu di Berlino di ispecie. Arch. di scienze biol. Bd. 4, Nr. 3/4, S. 389/423. 1923. SCHÄFER: Proc. of 17. intern. Congress med. London Sect. Bd. 2, S. 263. 1913. — The influence of the internal secretions on the nervous system. Journ. of mental science Bd. 68, Nr. 283, S. 347/67. 1922. SCHALTENBRAND: Untersuchungen zum Kreislauf des Liquor cerebrospinalis mit Hilfe intravenöser Fluorescineinspritzungen. Dtsch. Zeitschr. f. Nervenkeilk. Bd. 96, S. 123. 1927. SCHARNKE u. RUETE: Spirochätenserum und Liquor. Zeitschr. f. d. ges. Neurol. u. Psychiatrie Bd. 64, S. 343. 1921. SCHEER: Münch. med. Wochenschr. 1919. S. 47. 1920. S. 32. SCHLECHT: Münch. med. Wochenschr. Bd. 13. 1913. SCHMIDT: Erfahrungen und vergleichende Betrachtungen über KAFKAS Normomastixreaktion. Zeitschr. f. d. ges. Neurol. u. Psychiatrie, Bd. 84, S. 191. 1923. SCHMITT: Die Collargolreaktion des Liquor cerebrospinalis. Dtsch. Zeitschr. f. Nervenheilk. Bd. 76, S. 133. 1923. — Die zweistufige Alkalisierung des Wassers als Beitrag zur Vereinheitlichung der Mastixreaktion. Klin.

Wochenschr. Jg. 6, Nr. 11. 1927. — Ein Beitrag zur Vereinheitlichung der Mastixreaktion (Voralkalisierung des Wassers). Zeitschr. f. d. ges. Neurol. u. Psychiatrie, Bd. 106, H. 3, S. 411. 1926. — Eine neue Wasserstoffelektrode zur Messung kohlensäurehaltiger Körperflüssigkeiten, insbesondere des Liquors. Biochem. Zeitschr. Bd. 170, H. 4/6, S. 391. 1926. — Ein Überblick über Technik, Klinik und Theorie der Kolloidreaktionen des Liquor cerebrospinalis. Kolloid-Zeitschr. Bd. 13, H. 3 u. 4, S. 261/334. 1927. SCHMORL: Zentralbl. f. allg. Pathol. u. pathol. Anat. Bd. 21, S. 459. 1920. SCHNEIDER: Zur Frage der Blutgerinnungszeit bei der Dementia praecox. Monatsschr. f. Psychiatrie u. Neurol. Bd. 55, S. 45. 1919. SCHÖNFELD: Dtsch. Zeitschr. f. Nervenheilk. Bd. 46, S. 5 u. 6. 1920. — Jahresvers. d. Dtsch. Ver. f. Psych., Leipzig 1922, Ref. Allg. Zeitschr. f. Pdychiatrie u. psych.-gerichtl. Med. Bd. 79, S. 289. 1923. — Untersuchungen am Lebenden über die Wechselbeziehungen zwischen Blut und Rückenmarksflüssigkeit und ein Weg zur quantitativen Auswertung dieser Erscheinungen am Menschen. Dermatol. Zeitschr. Bd. 40, H. 4, S. 193/200. 1924. SCHOTTMÜLLER u. SCHUMM: Neurol. Zentralbl. Bd. 31, S. 16. 1912. SCHREUS, ROTTMANN u. WEGENER: Kritischer Beitrag zur Bewertung der Kolloidreaktionen im Liquor cerebrospinalis. Dermatol. Wochenschr. Bd. 83, Nr. 37, S. 1351/54 u. Nr. 38, S. 1405/8. 1926. SCHULTZ: Beiträge zur somatischen Symptomatik und Diagnostik der Dementia praecox. Monatsschr. f. Psychiatrie u. Neurol. Bd. 37, S. 205. 1915. — Blutuntersuchungen als klinisches Hilfsmittel auf psychiatrischem Gebiet usw. Monatsschr. f. Psychiatrie u. Neurol. Bd. 35, S. 71. 1914. SCHUMM u. FLEISCHMANN: Dtsch. Zeitschr. f. Nervenheilk. Bd. 3. 1913. SEBEK: Luesreaktion im Liquor mit „Elixir paregorique“. Review of neurol. a. psychiatry Jg. 21, Nr. 12, S. 345/47. 1924. SEREJSKI: Über die endokrin-toxische Epilepsie. (Eine Fragestellung.) Zeitschr. f. d. ges. Neurol. u. Psychiatrie Bd. 105, H. 3/5, S. 614. 1926. — Über das Wesen des Antitrypsins. Biochem. Zeitschr. Bd. 169, H. 4/6, S. 249. 1926. SICARD: Cpt. rend. des séances de la soc. de biol. 1920, S. 1356. SIENGALEWICZ: Recherches experimentales sur les reactions des plexus choroides et du liquide céphalo-rachidien sous l'influence d'intoxications aigues. Cpt. rend. des séances de la soc. de biol. Bd. 90, Nr. 4, S. 304. 1924. SKALWEIT: Vergleichende hämatologische und parasitologisch-klinische Untersuchungen über Impfmalaria bei Lues cerebri und Paralyse. Zeitschr. f. klin. Med. Bd. 102, H. 2/3, S. 258/83. 1925. SMITH u. GARDINER-HILL: Blutzuckerkurve bei Dementia praecox. Journ. of Z. Bd. 3, S. 265/69. 1927. SPATZ: Das Lues-cerebri-Paralyse-Problem und die pathogenetische Bedeutung des Ausbreitungsweges. Schweiz. Arch. f. Neurol. u. Psychiatrie Bd. 16, H. 1, S. 153 u. 154. 1925. STANFORD: Hoppe-Seylers Zeitschr. f. physiol. Chem. Bd. 86, S. 43. 1913. STEPHAN: Die Natur der sogenannten Abwehrfermente. Münch. med. Wochenschr. Bd. 14, S. 4. 1914. STERN, C.: Die Punktion des Rückenmarkskanals (Lumbalpunktion) in der Diagnose und Therapie der Syphilis. Arch. f. Dermatol. u. Syphilis Bd. 123, S. 943. 1916. STERN, L.: Le liquode céphalo-rachidien au point de vue des ses rapports usw. Soc. med. de Genève. Bd. 21, S. 4. 1921; Schweiz. Arch. f. Neurol. u. Psychiatrie, Bd. 8, S. 215. 1921. STERN, M. u. R.: Einige Untersuchungen über die Wassermannsche Reaktion im Liquor cerebrospinalis. Biochem. Zeitschr. Bd. 138, S. 318. 1923. STERN u. POENSGEN: Berlin. klin. Wochenschr. Bd. 12, S. 13. 1920. STERTZ: Psychopathie und innere Sekretion. Zeitschr. f. d. ges. Neurol. u. Psychiatrie Bd. 53, S. 39. 1920. STRECK: Die Interferometerie als diagnostisches Hilfsmittel in der Geburtshilfe und Gynäkologie. Zentralbl. f. Gynäkol. 1925, Nr. 18. — Fehlerquellen bei der Interferometrie. Zentralbl. f. Gynäkol. 1925, Nr. 45. — Die Beziehungen von pathologischen und experimentellen Veränderungen der physikalischen Liquorverhältnisse des Menschen zur Körpertemperatur. SYRING: Die Benzoereaktion. Zeitschr. f. Psych. Bd. 82, S. 313. SZABO: Über die Fermentwirkung des Liquor cerebrospinalis bei verschiedenen Geisteskrankheiten. Zeitschr. f. d. ges. Neurol. u. Psychiatrie Bd. 17. 1913. SZECSI: Über das Vorkommen von peptolytischen Fermenten in der Lumbalflüssigkeit. Wien. klin. Wochenschr. Bd. 33. 1912.

TAKAMINE: The isolation of the active princip of the suprarenal gland. Journ. of physiol. Bd. 27, S. 29. 1901. TATERKA: Über Spontanblutungen bei Tabes dorsalis und Veränderungen der Blutgerinnungszeit während der Krisen. Monatsschr. f. Psychiatrie u. Neurol. Bd. 42, S. 347. 1926. THURZO: Kl. Bd. 2. 1922. — u. HARSANY: Über die Paraffinsol-Reaktion von KAFKA. Dtsch. Zeitschr. f. Nervenheilk. Bd. 90, H. 4/6, S. 247/57. 1926. — u. KULCSAR: Die bikolorierte Mastixreaktion bei verschiedenen Zentralnervensystemerkrankungen. Klin. Wochenschr. Jg. 4, Nr. 28, S. 1352/53. 1925. THIEL: Untersuchungen des Kammerwassers und der Cerebrospinalflüssigkeit bei Erkrankungen des Zentralnervensystems. Klin. Wochenschr. Jg. 2, Nr. 48, S. 2195. TRENDELENBURG: Arch. f. exp. Pathol. u. Pharmakol. Bd. 36, S. 161. 1910.

UHLENBRUCK: Über die Fällung des kolloidalen Goldes durch Eiweißkörper. Klin. Wochenschr. Jg. 5, Nr. 16. 1926. — Über reversible und irreversible Fällungen des kolloidalen Goldes durch Eiweißkörper und ihre klinische und biologische Anwendung. Zeitschr. f. d. ges. exp. Med. Bd. 51, H. 5/6, S. 700. 1926.

VERNES: Les étapes de la syphilimétrie. Paris: P. BOLL 1922. VOITEL: Die klinische

Bedeutung der Schellackharzreaktion nach Marchionini im Liquor cerebrospinalis. Dtsch. Zeitschr. f. Nervenheilk. Bd. 97, H. 1/3, S. 144. 1927. Volkmann: Kann man auf serologischem Wege die Lokalisation maligner Tumoren ermitteln? Klin. Wochenschr. Jg. 5, Nr. 34. 1926.

de Waele: Zeitschr. f. Immunitätsforsch. u. exp. Therapie, Orig. Bd. 22, S. 770. 1914. Walter: Studien über den Liquor cerebrospinalis. Monatsschr. f. Psychiatrie u. Neurol. Bd. 28, S. 80. 1910. — Zur Frage der Liquorströmung in der Homogenität des Liquor cerebrospinalis. Münch. med. Wochenschr. Bd. 42, S. 1352. 1921. — Über den Eintritt des Uramins in die Cerebrospinalflüssigkeit. Przeglad dermatol. Bd. 19, S. 217. 1924. Walther u. Abelin: Über Blut- und Liquorbefunde bei unbehandelter und behandelter Paralyse und über Befunde bei größeren Liquorentnahmen. Arch. f. Psychiatrie u. Nervenkrankh. Bd. 78, H. 3, S. 281. 1926. Wartenberg: Über die Suboccipitalpunktion. Med. Klinik 1924, Nr. 20. Wassermann: Neue experimentelle Forschungen über Syphilis. Berlin. klin. Wochenschr. Bd. 9, S. 193. 1921. — u. Bruck: Ist die Komplementbildung beim Entstehen spezifischer Niederschläge eine mit der Präcipitierung zusammenhängende Erscheinung oder Amboceptorenwirkung? Med. Klinik Bd. 55, S. 1409. 1905. — u. Neisser: Eine serodiagnostische Reaktion bei Syphilis. Dtsch. med. Wochenschr. Bd. 19, S. 745. 1906. — — Eine serodiagnostische Reaktion bei Syphilis. Nachweis spezifisch luetischer Substanzen durch Komplementveränderung. Zeitschr. f. Hyg. u. Infektionskrankh. Bd. 55, S. 1409. 1905. Watanabe: On the catalase in the cerebrospinal fluid. Japan med. world., Bd. 4, Nr. 1, S. 8/11. 1924. Wechselmann: Zeitschr. f. Immunitätsforsch. u. exp. Therapie, Orig. Bd. 3, 5, S. 525. 1909. Weichardt: Über die Wirkung gewisser parenteral entstehender Eiweißspaltprodukte. Zeitschr. f. d. ges. Neurol. u. Psychiatrie Bd. 22, S. 586. 1914. Weichbrodt: Monatsschr. f. Psychiatrie u. Neurol. Bd. 40, S. 349. 1916. — Blutforschung und Geisteskrankheiten. Monatsschr. f. Psychiatrie u. Neurol. Bd. 51, S. 364. 1922. Weigeldt: Das Verhalten des Liquors bei der Neurolues usw. Dtsch. med. Wochenschr. Bd. 39. 1922. — Regelmäßige Unterschiede in der Zusammensetzung des Liquor an verschiedenen Stellen des Subarachnoidalraumes. Dtsch. med. Wochenschr. Bd. 42, S. 838. 1921. Weil: Über die Bedeutung der meningealen Permeabilität für die Entstehung der progressiven Paralyse. Zeitschr. f. d. ges. Neurol. u. Psychiatrie Bd. 24, S. 501. 1914. — Über den Lues-Antikörpernachweis im Blut von Luetischen. Wien. klin. Wochenschr. Bd. 18, S. 527. 1907. — Über das Wesen des luetischen Krankheitsprozesses auf Grund der neueren Forschungen. Verein deutscher Ärzte, Prag 1909, Ref. Berlin. klin. Wochenschr. Bd. 12, S. 573. 1909. — u. Braun: Über das Wesen der luetischen Erkrankungen auf Grund der neueren Forschungen. Wien. klin. Wochenschr. Bd. 26, S. 938. 1908. — u. Kafka: Weitere Untersuchungen über den Hämolysingehalt der Cerebrospinalflüssigkeit bei akuter Meningitis. Med. Klinik Bd. 34. 1911. — — Über die Durchgängigkeit der Meningen besonders bei der progressiven Paralyse. Wien. klin. Wochenschr. Bd. 24, S. 10. 1911. Weinberg: Über die fraktionierte Liquoruntersuchung. Münch. med. Wochenschr. Bd. 42, S. 577. 1921. Wendt: Die Bedeutung der Goldsolkurve für die Bedeutung des Liquor cerebrospinalis. Med. Klinik. Jg. 22, Nr. 3, S. 100/2; Nr. 4, S. 138/41. 1926. Weygandt: Vortrag. Vers. südwestdeutscher Neurologen und Irrenärzte, Baden-Baden 1922. Arch. f. Psychiatrie u. Nervenkrankh. Bd. 67, S. 127. 1922. — Über die Frage syphilitischer Antistoffe in der Cerebrospinalflüssigkeit bei der Tabes dorsalis. Phys.-med. Ges., Würzburg 1907, Ref. Münch. med. Wochenschr. Bd. 31, S. 1557. 1907. — Über die Pathogenese des Mongolismus. Psychiatr.-neurol. Wochenschr. Jg. 28, Nr. 7. 1926. Widal u. Sicard: Ann. de l'inst. Pasteur 1897, II, S. 353. — — u. Monod: Cpt. rend. des séances de la soc. de biol. 1900. — — u. Ravaut: Gaz. hebd. des méd. Bd. 7, S. 77. 1901. Wiener: Über den Einfluß der Reaktion auf autolytische Vorgänge. Zentralbl. f. Physiol. Bd. 19, S. 349. 1905. Wiechmann u. Paul: Münch. med. Wochenschr. Bd. 15. 1926. Wieser, v.: Zur Therapie der Drüsen mit innerer Sekretion in der Röntgenologie. Acta radiol. Bd. 7, H. 1—6, Nr. 35/40. Wildermuth: Stoffwechseluntersuchungen bei Epileptikern. Zeitschr. f. d. ges. Neurol. u. Psychiatrie Bd. 95, S. 120. 1925. Winnik: Schwankungen im Peptidasenhaushalte und ihre Bedeutung bei der Genese des epileptischen Anfalls. Wilczkowski: Blutgruppenuntersuchungen bei Schizophrenie und progressiver Paralyse. Klin. Wochenschr. Nr. 4, S. 168. 1927. Wittkop: Neue Blutreaktionen oder Verbindung der Abderhaldenschen Reaktion. Klin. Wochenschr. 1925, S. 1214. Wladyczko: La cure sucrée dans l'epilepsie. Presse méd. Jg. 33, Nr. 89, S. 1475/77. 1925. Wüllenweber: Über den Wert der Konzentrationsbestimmung des Liquor cerebrospinalis bei Erkrankungen des Zentralnervensystems. Münch. med. Wochenschr. Bd. 27, S. 927. 1922. — Dtsch. Zeitschr. f. Nervenheilk. Bd. 74, S. 351. 1922. — Der Mastixgesamteiweißquotient als Ausdruck der Eiweißverhältnisse im Liquor cerebrospinalis. (Vorl. Mitt.) Univ.-Kl. Köln-Lindenberg. Münch. med. Wochenschr. Jg. 73, Nr. 19, S. 772/73. 1926. Wuth: Untersuchungen über die körperlichen Störungen bei der Schizophrenie. Zeitschr. f. d. ges. Neurol. u. Psychiatrie Bd. 78, S. 532. 1922. — Stoffwechselpathologie des epileptischen Krampfanfalls. Verhandl. dtsch. Nervenärzte, Düsseldorf 1926, S. 98.

YLPPÖ: Die wahre Reaktion der Cerebreospinalflüssigkeit bei gesunden Kindern usw. Kinderheilk. Bd. 27, S. 157. 1918.

ZALOZIECKI: Monatsschr. f. Psychiatrie u. Neurol. Bd. 26. 1909. — Über die „Permeabilität der Meningen", insbesondere Immunstoffen gegenüber. Dtsch. Zeitschr. f. Nervenheilk. Bd. 46, S. 195. 1913. ZANFROGINI: Dtsch. med. Wochenschr. 1909, S. 1725. ZIMMERMANN: Über eosinophile Leukozyten und Leukopenie bei Geisteskranken. Zeitschr. f. d. ges. Neurol. u. Psychiatrie Bd. 34, S. 1. 1916. — Beitrag zur Kenntnis der Leukocytose bei der Dementia praecox. Zeitschr. f. d. ges. Neurol. u. Psychiatrie Bd. 22, S. 265. 1914. — Beitrag zur Kenntnis des epileptischen Blutbildes. Zeitschr. f. d. ges. Neurol. u. Psychiatrie Bd. 28, 1915. ZWEIFEL u. SCHELLER: Über den Milchsäuregehalt des Blutes und Liquors bei der Eklampsie. Klin. Wochenschr. Jg. 6, Nr. 10. 1927.

Namenverzeichnis.

Die kursiv gedruckten Zahlen weisen auf die Literaturverzeichnisse hin, die Zahlen in gewöhnlichem Druck auf die Anführungen im Text.

Sachverzeichnis.

Handbuch der Geisteskrankheiten

Herausgegeben von

Oswald Bumke-München

Inhaltsübersicht des Gesamtwerkes.

Erster Band: **Allgemeiner Teil. I.**

RM 66.— geheftet, RM 68.80 gebunden

Ziele, Wege und Grenzen der psychiatrischen Forschung. Von Prof. Dr. O. Bumke-München.

Geschichte der psychiatrischen Wissenschaft. Von Prof. Dr. K. Birnbaum-Berlin.

Die Ursachen der Geisteskrankheiten:

Vererbung, Keimschädigung. Von Oberarzt Dr. J. L. Entres-Eglfing bei München.

Im Leben erworbene körperliche äußere Ursachen. Von Dr. H. Korbsch-Münster i. W.

Im Leben erworbene psychische Ursachen. Von Prof. Dr. F. Kehrer-Münster i. W.

Strukturanalyse. Von Prof. Dr. F. Kehrer-Münster i. W.

Allgemeine Symptomatologie:

Pathologie der Wahrnehmung I: Über die Veränderung der Sinnesleistungen und die Entstehung der Trugwahrnehmungen. Von Privatdozent Dr. J. Stein-Heidelberg.

Pathologie der Wahrnehmung II: Psychopathologie und Klinik der Trugwahrnehmungen. Von Privatdozent Dr. W. Mayer-Gross-Heidelberg.

Die Störungen des Gedächtnisses. Von Prof. Dr. K. Schneider-Köln a. Rh.

Störungen des Denkens. Von Dr. W. Jahrreiss-München.

Störungen des Bewußtseins. Von Dr. W. Jahrreiss-München.

Störungen des Gefühlslebens. Temperamente. Von Prof. Dr. E. Kretschmer-Marburg.

Störungen der Intelligenz. Von Prof. Dr. G. Stertz-Kiel.

Zweiter Band: **Allgemeiner Teil. II.**

Störungen des Wollens, Handelns und Sprechens.

Einleitung und Allgemeines. Von Prof. Dr. A. Bostroem-München.

Psychogene Störungen. Von Dr. E. Braun-Freiburg i. Br.

Katatone und striäre Störungen. Von Prof. Dr. A. Bostroem-München.

Aphasie, Apraxie, Agnosie. Von Dr. R. Thiele-Berlin.

Dritter Band: **Allgemeiner Teil. III.**

Körperliche Störungen.

VI, 333 Seiten, 77 Abbildungen, RM 32.— geheftet, RM 34.40 gebunden

Körperbau und seelische Anlage. Von Privatdozent Dr. F. Georgi-Breslau.

Die neurologischen Störungen bei Geisteskrankheiten. Von Prof. Dr. M. Rosenfeld-Rostock.

Puls, Blutdruck, vasomotorische Störungen, Blutverteilung. Von Prof. Dr. E. Küppers-Freiburg i. Br.

Körpergewicht, Endokrines System, Stoffwechsel. Von Prof. Dr. O. Wuth-München-Kreuzlingen.

Serologie der Geisteskrankheiten. Von Prof. Dr. V. Kafka-Hamburg.

Vierter Band: **Allgemeiner Teil. IV.**

Allgemeine Behandlungen der Geistesstörungen. Von Obermed.-Rat Dr. P. Nitsche-Leipzig-Dösen.

Forensische Beurteilung. Von Prof. Dr. W. Vorkastner-Greifswald.

Grenzgebiete der Psychiatrie. Von Prof. Dr. K. Birnbaum-Berlin.

Fortsetzung auf der nächsten Seite

Fünfter Band: Spezieller Teil. I.

Die psychoreaktiven (psychogenen) Symptomenbildungen. Von Prof. Dr. K. Birnbaum-Berlin.

Die pyschopathischen Anlagen, Reaktionen und Entwicklungen:

Neurasthenische Reaktion. Von Prof. Dr. G. Stertz-Kiel.

Konstitutionelle Nervosität. Von Prof. Dr. J. H. Schultz-Berlin.

Psychogene Reaktionen. Von Dr. E. Braun-Freiburg i. Br.

Hysterische und andere psychopathische Konstitutionen. Von Prof. Dr. E. Kahn-München.

Behandlung der abnormen nervösen Reaktionen und der Psychopathien. Von Prof. Dr. J. H. Schultz-Berlin.

Sechster Band: Spezieller Teil. II.

Endogene und reaktive Gemütskrankheiten und die manisch-depressive Konstitution. Von Prof. Dr. J. Lange-München.

Paranoische Zustände. Von Prof. Dr. F. Kehrer-Münster i. W.

Siebenter Band: Spezieller Teil. III.

Die exogenen Reaktionsformen und die organischen Psychosen.

Einleitung. Von Prof. Dr. G. Stertz-Kiel.

Psychosen bei akuten Infektionen, bei Allgemeinleiden und bei Erkrankungen innerer Organe. Mit Anhang: Die Generationspsychosen des Weibes. Von Prof. Dr. G. Ewald-Erlangen.

Intoxikationpsychosen. Von Prof. Dr. F. Meggendorfer-Hamburg.

Psychosen bei Gehirnerkrankungen: Meningitis. Von Prof. Dr. B. Pfeifer-Nietleben b. Halle a. S.

Die psychischen Störungen nach Hirnverletzungen. Von Prof. Dr. B. Pfeifer-Nietleben b. Halle a. S.

Psychosen bei Hirntumoren. Von Prof. Dr. B. Pfeifer-Nietleben b. Halle a. S.

Psychosen bei Blutungen, Abszessen, Encephalitis, Chorea usw. Von Prof. Dr. W. Runge-Chemnitz.

Achter Band: Spezieller Teil. IV.

Luetische Geistesstörungen.

Ätiologie und Pathogenese. Von Prof. Dr. A. Hauptmann-Halle a./S.

Klinik. Von Prof. Dr. A. Bostroem-München.

Behandlung der syphilogenen Geistesstörungen. Von Prof. Dr. F. Plaut-München und Privatdozent Dr. B. Kihn-Erlangen.

Psychosen des Rückbildungs- und Greisenalters, einschließlich Arteriosklerose. Von Prof. Dr. W. Runge-Chemnitz.

Epileptische Reaktionen und epileptische Krankheiten. Von Prof. Dr. H. Gruhle-Heidelberg.

Neunter Band: Spezieller Teil. V.

Schizophrene und paraphrene Psychosen. Von Prof. Dr. K. Wilmanns-Heidelberg, gemeinsam mit Prof. Dr. H. Gruhle-Heidelberg, Prof. Dr. A. Homburger-Heidelberg, Prof. Dr. G. Steiner-Heidelberg Prof. Dr. A. Wetzel-Heidelberg, Privatdozent Dr. W. Mayer-Groß, Heidelberg, Dr. K. Beringer-Heidelberg und Dr. H. Bürger-Heidelberg.

Angeborene und im frühen Kindesalter erworbene Schwachsinnszustände. Von Prof. Dr. W. Strohmayer-Jena.

Kretinismus und Myxödem. Von Prof. Dr. E. Gamper und Privatdozent Dr. E. Scharfetter-Innsbruck.

Zehnter Band: Spezieller Teil. VI.

Die Anatomie der Psychosen

Herausgegeben von **W. Spielmeyer**-München

Allgemeines. Von Prof. Dr. W. Spielmeyer-München.

Idiotie. Von Privatdozent Dr. F. Schob-Dresden.

Paralyse. Von Prof. Dr. F. Jahnel-München.

Hirnlues. Von Prof. Dr. A. Jakob-Hamburg.

Dementia praecox. Von Privatdozent Dr. H. Josephy-Hamburg.

Extrapyramidale Erkrankungen. Von Privatdozent Dr. H. Creutzfeldt-Berlin.

Multiple Sklerose. Von Prof. Dr. G. Steiner-Heidelberg.

Arteriosklerose. Von Dr. K. Neubürger-München.

Senile Psychosen. Von Privatdozent Dr. E. Grünthal-Würzburg.

Epilepsie. Von Dr. W. Scholz-Tübingen.

Infektions-Psychosen mit Ausnahme spezifischer zentraler Prozesse. Von Prof. Dr. H. Spatz-München.

Hirnverletzungen. Von Dr. K. Neubürger-München.

Eigenartige, nicht rubrizierbare Prozesse. Von Oberarzt Dr. J. Hallervorden-Landsberg/Warthe.

Intoxikationspsychosen. Von Dr. W. Weimann-Berlin.

Tuberkulose und andere spezifische Entzündungen. Von Dr. W. Weimann-Berlin.

Picksche Krankheit. Von Dr. A. von Braunmühl-Eglfing bei München.

Innere Sekretion. Ihre Physiologie, Pathologie und Klinik. Von Professor Dr. **Julius Bauer,** Wien. Mit 56 Abbildungen. VI, 479 Seiten. 1927. RM 36.—; gebunden RM 39.—

Die innere Sekretion. Eine Einführung für Studierende und Ärzte. Von Dr. **Arthur Weil,** ehem. Privatdozent der Physiologie an der Universität Halle, Arzt am Institut für Sexualwissenschaft, Berlin. Dritte, verbesserte Auflage. Mit 45 Textabbildungen. VI, 150 Seiten. 1923. RM 5.—; geb. 6.—

Die Krankheiten der endokrinen Drüsen. Ein Lehrbuch für Studierende und Ärzte von Dr. **Hermann Zondek,** a. o. Professor an der Universität Berlin, Direktor der Inneren Abteilung des Krankenhauses am Urban. Zweite, vermehrte und verbesserte Auflage. Mit 220 Abbildungen. IX, 421 Seiten. 1926. RM 37.50; gebunden RM 39.30

Die Erkrankungen der Blutdrüsen. Von Professor Dr. **Wilhelm Falta,** Wien. Zweite, vollkommen umgearbeitete Auflage. Mit 107 Abbildungen. VII, 568 Seiten. 1928. RM 42.—; gebunden RM 45.—

Die Stammganglien und die extrapyramidal-motorischen Syndrome. Von **F. Lotmar,** Privatdozent an der Universität Bern. (Band 48 der „Monographien aus dem Gesamtgebiete der Neurologie und Psychiatrie".) VI, 170 Seiten. 1926. RM 13.50*

Das „vegetative System" der Epileptiker. Von Dr. **Felix Frisch,** Leiter der therapeutischen Versuchsstation für Epilepsiekranke am Steinhof-Wien. (Band 52 der „Monographien aus dem Gesamtgebiete der Neurologie und Psychiatrie.") IV, 57 Seiten. 1928. RM 4.80*

Epilepsie. Vergleichende Pathogenese, Erscheinungen, Behandlung von Dr. **L. J. J. Muskens,** praktischer Arzt in Amsterdam, Generalsekretär der Internationalen Liga gegen Epilepsie, Fellow of the Royal Society of Medicine of Great Britain, korrespondierendes Mitglied der Société Neurologique in Paris. (Band 47 der „Monographien aus dem Gesamtgebiete der Neurologie und Psychiatrie".) Mit 52 Abbildungen. VIII, 396 Seiten. 1926. RM 30.—*

Die Beteiligung der humoralen Lebensvorgänge des menschlichen Organismus am epileptischen Anfall. Von Dr. **Max de Crinis,** Assistent der Universitäts-Nervenklinik in Graz. (Band 22 der „Monographien aus dem Gesamtgebiete der Neurologie und Psychiatrie".) Mit 28 Kurven im Text VIII, 80 Seiten. 1920. RM 6.50*

Taschenbuch der praktischen Untersuchungsmethoden der Körperflüssigkeiten bei Nerven- und Geisteskrankheiten. Von Professor Dr. **V. Kafka,** Leiter der serologischen Abteilung der Psychiatrischen Universitätsklinik und Staatskrankenanstalt Friedrichsberg in Hamburg. Dritte, verbesserte Auflage. Mit 42 Textabbildungen. VIII, 114 Seiten. 1927. RM 6.60

Taschenbuch zur Untersuchung von Nervenverletzungen, Nerven- und Geisteskrankheiten. Von Dr. **W. Cimbal,** Nervenarzt, Oberarzt der Städtischen Heil- und Pflegeanstalten zu Altona. Eine Anleitung für Ärzte, insbesondere bei gerichtlichen, militärischen und Unfallsbegutachtungen. Dritte Auflage. Mit 15 Textbildern. XII, 255 Seiten. 1918. Gebunden RM 5.25

** Die Bezieher der „Zeitschrift für die gesamte Neurologie und Psychiatrie" und des „Zentralblattes für die gesamte Neurologie und Psychiatrie" erhalten die Monographien mit einem Nachlaß von 10%.*